PATHOLOGY

제 2 판

알기 쉽게 간추린 병리학

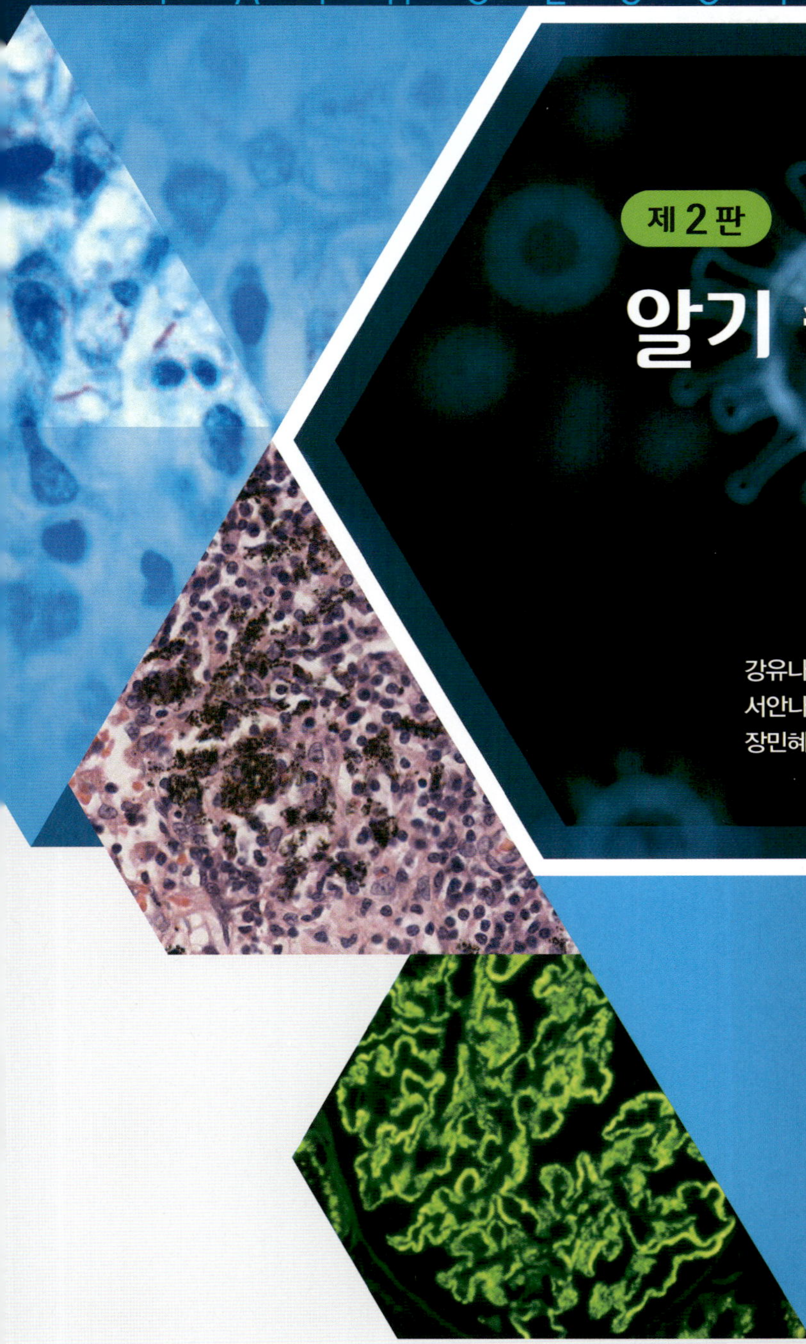

강유나 권선영 김민경 김애리 김용진 박지영 박지영(B) 박태인
서안나 성우정 신형찬 오훈규 윤길숙 이선재 이종임 이혜원
장민혜 장은정 정지윤 정혜라 조창호 최미선 최준혁 한만훈 공저

정문각 JMK

P A T H O L O G Y

제 2 판 알기 쉽게 간추린 병리학

대한병리학회 대구경북지부학회 알기 쉽게 간추린 병리학 편찬위원회

위 원 장 윤길숙 경북대학교 의과대학

부위원장 강유나 경북대학교 의과대학

간 사 장민혜 영남대학교 의과대학
서안나 경북대학교 의과대학

집필진

| 편집위원 |

강유나 경북대학교 의과대학
권선영 계명대학교 의과대학
김민경 동국대학교 의과대학
김애리 대구파티마병원 병리과
김용진 경북대학교 의과대학
박지영 경북대학교 의과대학
박지영(B) 경북대학교 의과대학
박태인 경북대학교 의과대학
서안나 경북대학교 의과대학
성우정 대구가톨릭대학교 의과대학
신형찬 계명대학교 의과대학
오훈규 대구가톨릭대학교 의과대학
윤길숙 경북대학교 의과대학
이선재 대구가톨릭대학교 의과대학
이종임 동국대학교 의과대학
이혜원 계명대학교 의과대학
장민혜 영남대학교 의과대학
장은정 대구파티마병원 병리과
정지윤 경북대학교 의과대학
정혜라 계명대학교 의과대학
조창호 대구가톨릭대학교 의과대학
최미선 계명대학교 의과대학
최준혁 영남대학교 의과대학
한만훈 경북대학교 의과대학

(가나다순)

머리말

유익하고 좋은 책이란 쉽게 쓰여서 많이 읽히는 책이라 할 수 있는 데, 독자가 읽어서 이해하기 쉽고 또한 학습 동기가 부여되는 책이면 좋은 교과서로 충분하리라고 생각된다. 처음으로 대학에 들어온 간호학과 학생이나 보건의료계열 학생들이 질병에 걸린 인간과 그 질병에 대하여 공부하기 시작할 때 좋은 징검다리가 되었으면 하는 바람으로 이 책 "알기 쉽게 간추린 병리학"을 개정하여 집필하였다.

병리학은 질병에 관한 학문으로, 의학 공부의 시작이자 마지막이라고 할 수 있다. 병에 걸린 세포는 왜 변할 수밖에 없으며, 인체의 조직과 장기는 어떻게 반응하고 작용하여 마침내 어떠한 결과를 초래하는가를 이해하기 위한 학문이다. 이 개정판으로 질병과 손상에 대한 인체의 반응을 공부하고, 인체에 미치는 영향을 이해하고 앎으로써 의료 분야의 전공 공부를 할 때 학습에 도움이 되고, 장차 훌륭한 의료인이 될 수 있는 밑거름이 되기를 바란다.

병리학이 다루는 분야가 너무나 넓고 깊어서 새로운 병리학 책을 집필할 때 많은 고민이 있었다. 다행히 그간 대한병리학회 대구경북지부학회에서 발간한 「간추린 병리학」이라는 좋은 교재가 있어, 이를 근거로 "알기 쉽게 간추린 병리학"을 2015년에 발간하게 되었고, 최근에 늘어난 의학 지식을 추가하여 이번에 새로운 개정판을 출간하게 되었다.

이번 개정판 또한 질병을 보다 쉽게 이해하고 공부하는 데 역점을 두었다. 병리학을 처음 접하는 간호학과 학생이나 보건의료계열 학생이 더욱 이해하기 쉽도록 사진과 도안을 재정비하고, 설명을 쉽고 간결하게 정리하였다. 또한 병태 생리를 자세하게 다루어 질병의 기전을 이해하는 데 도움이 되도록 간결하게 기술하였다.

최근에 출판된 "최신판 영문교과서(Robbins 10판)"에 근거하여 최신의 의학지식을 추가하여 개정판을 집필하게 되었다. 특히, 초판의 제9장(심혈관계 및 림프 조혈계)을 각각 2장으로, 제14장(내분비, 근골격계와 연조직 및 신경계)을 각각 3장으로 분리하여 총 17장의 구성으로 하였다. 의학용어에 처음 접하는 학생들에게 쉽게 이해할 수 있도록 "대한의사협회 의학용어 제6집"의 용어를 사용하여 통일되고 보다 쉬운 문장으로 기술하고자 하였다. 이 책은 앞으로도 더욱 보완되고 발전시켜 학생들에게 도움이 되는 책으로 계속 발간되었으면 하는 바람을 가지고 이 개정판을 선보인다.

이 개정판이 나오도록 도와주신 많은 사람들과 1년 이상의 긴 기간 동안 훌륭한 글을 써주신 의과대학 및 간호대학의 모든 저자들과 적극 협조하여 주신 편찬위원들께 진심으로 감사드립니다. 물심양면으로 애정과 격려로 도와주신 대한병리학회 대구경북지부학회 회장님과 임원진들께도 다시 한번 감사의 말씀을 올립니다. 아울러 어려운 여건에도 출간을 맡아 훌륭한 결과물을 만들어 주신 정문각 JMK 사장님 이하 관계자 여러분께도 깊은 감사의 마음을 보내 드립니다.

2022년 1월

편찬위원장 윤 길 숙

차 례

Chapter 04 체액과 혈액역동의 이상 / 51 장은정 · 김애리

Chapter 05 유전질환 / 63 최미선

Chapter 06 면역질환 / 75 정혜라

Chapter 07 종 양 / 93

정지윤

Chapter 08 감염질환 / 115

신형찬 · 이혜원

Chapter 09 심혈관계 / 135

이선재

Chapter 10 림프조혈계 / 147

박태인

Chapter 11 호흡기계 / 163

장민혜 · 성우정

Chapter 14 여성생식계 및 유방 / 239

박지영 · 권선영

Chapter 15 내분비계 / 267

조창호

Chapter 16 근골격계와 연조직 / 277

최준혁

Chapter 17 신경계 / 289

최준혁

CHAPTER 01

병리학의 개요

Ⅰ. 병리학이란 무엇인가?

병리학(pathology)의 어원은 고대 그리스어 'pathos(feeling, suffering: 느낌, 고통)'와 'logos(학문 또는 과학)'의 결합어 'pathologia'이다. 병리학이란 질병의 원인, 발병기전 및 경과를 진단하고 연구하는 의학의 한 전문 분야로, 환자를 치료하는 근본이 되는 학문이다. 질병이란 일반적으로 정상을 벗어난, 즉 비정상 상태를 말한다.

병리학은 각 질병에서의 세포, 조직 및 장기에 나타난 형태적 · 기능적 변화에 대한 연구다. 그 연구 방법에는 분자생물학, 유전학, 미생물학, 생화학, 면역학, 해부학 및 조직학적 방법 등이 있다. 병리학은 이 방법들을 통해서 각종 질병에 발현되는 증상(symptom)과 징후(sign)가 왜 나타나며, 어떻게 진행되는지를 설명한다. 또한 병리학은 임상적으로 환자의 적절한 처치와 치료를 위한 이론적 토대를 제공하여 기초의학과 임상의학의 가교 역할을 맡고 있다.

Ⅱ. 병리학의 역사

르네상스 이전의 시대는 병리학적 질병의 본태를 추구하는 암중모색의 시대였다. 의학의 아버지로 불리는 그리스의 히포크라테스(Hippocrates, B.C. 460~B.C.377)는 질병의 증상을 객관적으로 관찰하여 기록으로 남겼다. 그는 질병의 본태를 네 가지 체액(혈액, 점액, 황색담즙, 흑색담즙)의 균형이 깨진 상태라고 생각하였다. 이것을 액체병리학(humoral pathology)이라 하며, 이러한 개념은 중세 시대가 끝날 때까지 의학계를 지배하였다.

르네상스 시대에는 자유로운 학문적 기풍이 일기 시작하였다. 1665년 영국의 후크(Robert Hooke, 1635~1703)는 자신이 조립한 현미경으로 코르크세포의 구조를 관찰하여 세포를 발견하였고, 네덜란드의 레벤후크(Antonie van Leeuwenhoek, 1632~1723)는 스스로 만든 단식현미경으로 세균과 원생동물을 발견하였다. 병리학에서는 이탈리아의 모르가니(Giovanni Morgagni, 1682~1771)가 많은 업적을 남겼다. 그는 50여 년에 이르는 연구와 700예의 부검을 정리하였는데, 질병은 신체의 특정 장기나 조직에서 일정한 자리, 즉 병소(lesion)를 형성하고, 이 병변 때문에 임상 증상이 나타난다고 하였다. 이와 같은 업적으로 그는 병리학의 아버지라는 칭호를 얻게 되었을 뿐만 아니라 장기병리학(organ pathology)의 창설자가 되었다.

19세기에 독일의 피르호(Rudolf Virchow, 1821~1902)는 현미경을 사용하여 병리학에 획기적 기여를 하였다. 생체의 구성 단위인 조직과 세포의 병적 소견을 관찰하고 체계화하면서, 피르호는 "모든 세포는 세포에서 유래한다(omnis cellula e cellula). 사람의 몸도 동물이나 식물과 마찬가지로 세포로 구성되어 있으므로, 병변 부위도 장기나 조직보다는 세포 수준에서 관찰해야 한다"고 주장함으로써 근대 병리학의 초석이 된 세포병리학(cell pathology)이라는 새로운 학설을 창시하였다.

1931년 루스카(Ernst Ruska, 1906~1988)가 개발한 전자현미경의 등장은 형태학과 기능학 분야에 큰 변혁을 일으켰고, 세포 내 소기관의 형태를 연구하는 소기관병리학(organelle pathology)이 발전하게 되었다.

1920년대 후반부터 1930년대 초반에 병리학은 병원의 전문 과목으로 대두되었으며, 미국을 중심으로 한 병원병리학(hospital pathology) 혹은 외과병리학(surgical pathology)의 토대가 되었다. 그 후 혈액병리학, 피부

병리학 등 다양한 세부 전문 분야로 나누어졌다. 또한 생명 현상을 분자 수준에서 해명하려는 분자생물학이 발달하여 질병역시 신체를 구성하는 분자 수준에서 일어난다는 분자병리학(molecular pathology)이 발전하게 되었다.

현재의 병리학적 연구로는 병실에서 연구실로, 다시 연구실에서 병실로 오가며 기초의학적 지식과 임상적 실천을 연결하는 임상중개연구(translational research)가 활발하다. 또한 개인맞춤치료와 예측의학(personalized therapy and predictive medicine)의 발전을 선도하고, 질병을 더 정확하게 파악하는 개인맞춤정밀의학(precision medicine)으로 나아가고 있다.

Ⅲ. 병원병리학

병리학은 실험병리학(experimental pathology)과 병원병리학으로 크게 나눌 수 있다. 병원병리학은 임상의학의 전문 분야로, 살아 있는 환자로부터 채취된 장기 · 조직 · 체액 등의 검체(specimen)를 검사하여 환자의 질병에 대한 중요한 정보를 찾아내고 진단하여 임상의사에게 제공한다.

우리나라에는 병리과 전문의 제도가 있다. 병리의사의 일상 업무에는 조직병리, 세포병리, 부검, 교육(학생, 전공의, 의료 종사자), 집담회, 연구 등이 포함된다.

1. 검 체

병리검사는 환자에게 채취한 검체를 직접 관찰하는 육안 관찰과 현미경 소견을 바탕으로 질병을 상태를 판단하고 진단하는 것이다. 조직검사(histopathology)의 검체는 수술이나 각종 생검(biopsy)에 의해 채취된 크고 작은 조직이다.

세포검사(cytopathology)는 질 분비물, 소변, 객담, 복수액 등의 검체를 대상으로 현미경으로 암세포(cancer cell)나 형성이상세포(dysplastic cell)를 검색한다.

2. 병리검사방법

검체는 육안으로 관찰한 후, 조직 제작 과정을 거쳐 현미경으로 관찰할 수 있도록 표본으로 만든다.

1) 조직검사(그림 1-1)

(1) 육안관찰(gross examination) 및 고정(fixation)

병리검사를 위해 의뢰되는 조직검체는 더 이상의 변화를 차단하기 위해 고정해야 한다. 작은 조직은 채취 즉시 고정하여 건조를 막고, 수술로 적출된 큰 조직이나 장기는 냉장 보관 혹은 신선한 상태로 병리과에 전달해야 한다.

분자병리검사나 특수 목적을 위해서는 조직 일부를 고정하기 전에 먼저 채취하거나 냉동 보관을 하기도

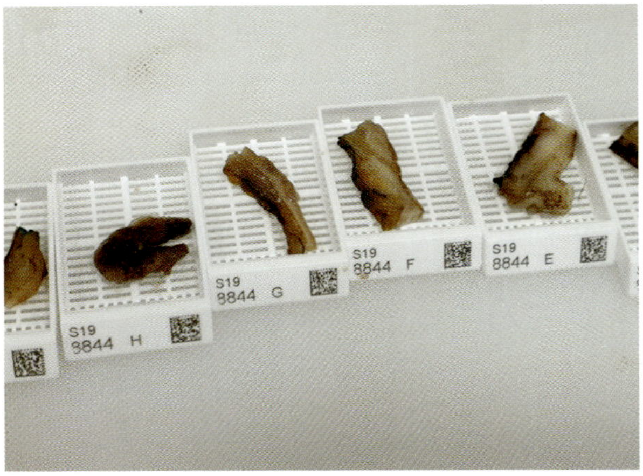

그림 1-1 카세트 제작
절제된 병변은 자동조직 처리기에 넣기 위해 일정 크기의 카세트에 넣는다.

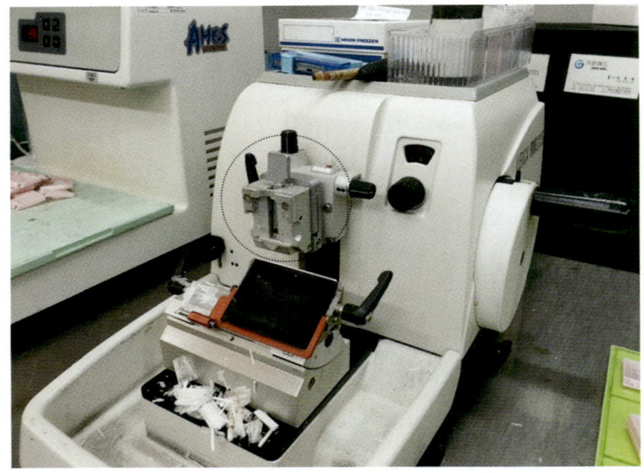

그림 1-2 박절기
파라핀 블록을 점선 원형 부위에 장착하여 얇게 박절한다

한다. 일반적으로 사용하는 고정액은 10% 포르말린이다. 그러나 전자현미경검사나 분자병리검사를 위해서는 병리과에 비치된 특수한 고정액을 사용해야 한다.

(2) 조직표본 제작(그림 1-1,2,3)

대표적인 조직의 병소를 일정한 크기로 절단한 후 카세트에 담는다. 자동조직처리기(automatic tissue processor)에 넣어 정해진 고정, 탈수, 치환, 파라핀 침투의 과정을 거치고, 파라핀으로 포매 과정(embedding)을 거쳐 파라핀 블록으로 제작한다. 파라핀 블록은 박절기(microtome)를 이용하여 3~5μm 두께로 얇게 박절하여 유리슬라이드에 부착한다. 유리슬라이드 위의 조직을 탈파라핀화, 함수, 헤마톡실린-에오진 염색(hematoxylin & eosin stain, H&E), 탈수 및 청명 과정을 거친 후 커버글라스로 봉입한다. 최종적으로 유리슬라이드 위에 부착되어 염색된 조직표본을 광학현미경으로 판독하게 된다.

2) 세포검사

세포검사(cytopathology)의 검체로는 다음과 같은 것들이 있다. 자궁질도말액(자궁목종양), 객담(폐종양), 요(방광종양), 복수나 흉수(전이암) 및 척수액(뇌종양 또는 전이암) 등이 있으며, 유방, 림프절, 갑상샘, 폐종양, 간종양 및 연부조직종양에서 주사침으로 세침흡인(fine needle aspiration, FNA)[1]한 세포들이 세포검사의 대상이 되기도 한다. 채취된 각종 세포검체는 유리슬라이드에 부착한 후 염색한다. 슬라이드 표면에 붙이는 방법으로는 도말(smear), Cytospin법, Liquid-based법 및 Cell block법 등이 개발되어 있다. 염색법으로는 Papanicolau 염색이 기본적으로 이용되며, 그밖에 H&E, Diff-Quick 염색 등이 있고, 더 필요하면 조직화학검사 및 면역세포화학검사 등 다양한 방법들을 이용하여 진단의 정확성을 높이고 있다.

1) 세침흡인(fine needle aspiration): 갑상샘, 유방, 연부조직 혹은 심부 장기에 결절이 있을 경우, 촉진이나 초음파 유도하에 세침(fine needle)으로 세포들을 흡입한 후 도말한 슬라이드를 염색하여 현미경으로 관찰하는 비교적 최소한의 침습적 검사.

3) 동결절편검사(그림 1-4)

동결절편검사(frozen section)는 수술 중에 수술 방침 결정이 필요하고 신속한 진단이 요구될 때 사용하는 방법이다. 그 검사 대상은 수술 방침 결정에 필요한 병소의 병리학적 진단, 수술 절제면의 종양침범 여부, 또는 림프절의 전이 여부 등이다. 병리과로 전달된 신선조직을 급속동결시켜 동결절편기(cryocut)로 박절하여 유리슬라이드표본으로 제작하여 현미경으로 판독한다. 동결절편검사는 표본을 신속하게 제작할 수는 있지만, 동결조직표본 절편의 두께가 두꺼워서 진단의 정확성은 떨어지게 된다. 한편 면역형광염색과 지방염색 등 특수검사에도 냉동 보관한 조직을 동결절편하여 이용한다.

4) 특수검사

(1) 면역조직화학검사(immunohistochemistry)(그림 1-5)

H&E 염색으로 관찰할 수 없는 세포 또는 조직의 각종 항체나 단백질, 바이러스 등을 특수한 면역물질로 표식하여 쉽게 관찰할 수 있다. 각종 종양유전자의 단백 발현을 관찰하여 미분화 암의 기원을 밝혀 정확한 진단을 하거나 표적치료제(target therapy)의 사전검사와 예후표지자(prognostic marker)로 이용되고 있으며, 그 중요성이 높아지고 있다.

(2) 조직화학검사(histochemistry), 효소조직화학검사(그림 1-6)

H&E 염색으로 쉽게 관찰할 수 없는 세포나 조직의 당, 지질, 병원균 등을 특수한 염료로 염색하여 쉽게 관찰할 수 있게 한다. Periodic acid-Schiff(PAS), Acid-fast bacilli(AFB), Gomori's methenamine silver(GMS) 염색 등이 이에 속한다.

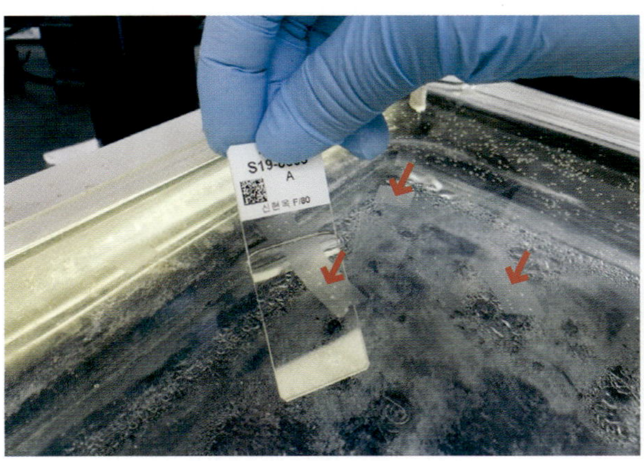

그림 1-3 슬라이드 부착

박절된 얇은 파라핀 절편(화살표)을 물에 띄워서 유리슬라이드에 붙인다.

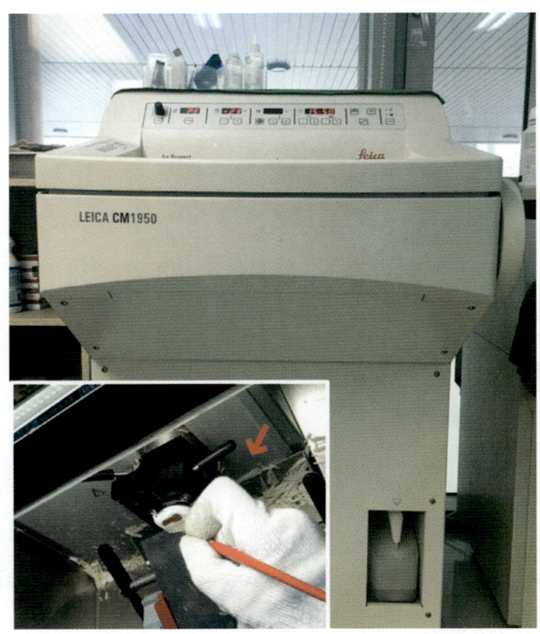

그림 1-4 동결절편기

영하 20도를 유지해 주며 냉동칸(화살표)에 박절기가 설치되어 있어서 냉동 상태에서 표본 박절이 가능하다.

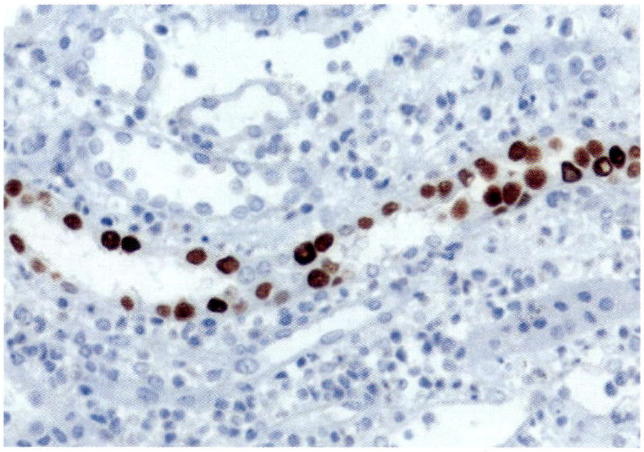

그림 1-5 면역조직화학검사
이식 신장 조직에 SV40 항체를 이용하여 면역조직화학검사를 시행하니 조직화학검사에서 발견할 수 없었던 BK 바이러스 감염을 확인할 수 있었다.

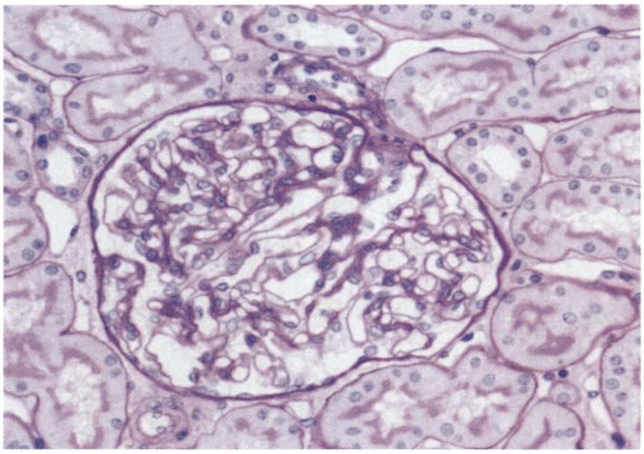

그림 1-6 효소조직화학검사
Periodic acid–Schiff(PAS) 염색으로 본 사구체의 모습으로 사구체 혈관과 주변의 세뇨관들이 매우 뚜렷하게 보인다.

(3) 면역형광검사(immunofluorescence)(그림 1–7)

신장염, 피부질환 등과 같은 면역성 질환의 진단에 유용한 검사법이다. 냉동 보관된 조직을 동결절편하여 제작한 슬라이드표본에 형광물질이 부착된 항체로 염색하여 형광현미경으로 판독한다.

(4) 분자병리검사(molecular pathology)

분자생물학적 검사법으로 세포나 조직에서 단백질, DNA, RNA 등을 분리하여 정성적 및 정량적으로 유전체분석(genomic analysis)을 하여 정보를 보고한다. 이러한 분석 결과는 비정상적인 단백질, 유전물질의 이상, 세포 내외의 정보 전달 체계의 이상을 밝힘으로써 질병을 더 정확하게 파악하고 치료하는 정밀의학(precision medicine)으로 유도한다.

(5) 전자현미경검사(electron microscopy)(그림 1–8)

광학현미경은 물체를 1,000배 정도까지만 확대하여 관찰할 수 있다. 하지만, 가시광선보다 파장이 더 짧은 전자빔을 광원으로 사용하는 전자현미경은 세포를 약 100만 배까지 확대하여 관찰할 수 있다. 전자현미경으로 검체를 관찰하기 위해서는 일반적인 광학현미경적 조직검사법과 다른 복잡하고 세밀한 표본 제작 과정을 거쳐야 한다.

5) 부 검

부검(autopsy)은 크게 병리부검(pathologic autopsy)과 법의부검(legal autopsy)으로 나눌 수 있다. 법의부검은 죽음에 대한 법적, 사회적 의문을 해결하기 위하여 시행되므로 법의학(forensic medicine) 분야에 해당된다. 병리부검은 질병으로 사망한 환자의 시체를 해부하여 질병을 확진하고, 병의 진행 정도, 사망에 이르는 과정, 임상적인 진단과 치료의 적절성 등을 검토하기 위하여 시행된다. 부검은 전신을 해부하여 관찰하는 것이기 때문에 우리나라에서는 관습적으로 '두 번의 죽음'이라는 오해로 꺼리지만, 사망자의 권익보호와 의학의 교육 및 발전을 위해서는 중요하다.

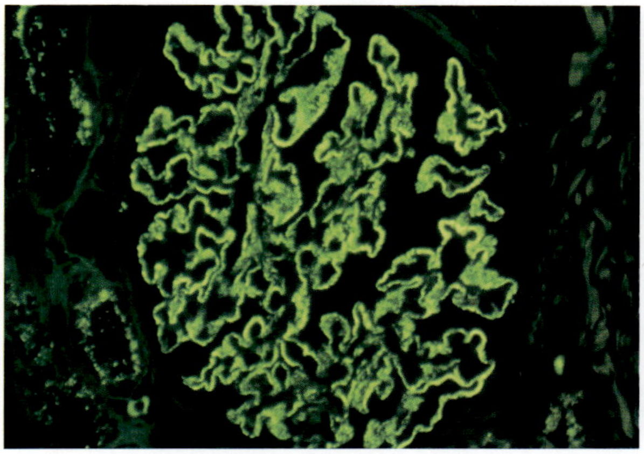

그림 1-7 면역형광검사
사구체 모세혈관에 면역글로불린 G가 침착됨을 확인하여 막성 사구체 신염으로 진단하였다.

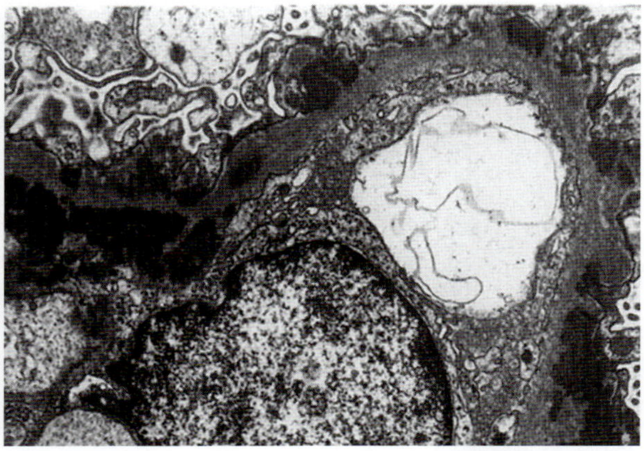

그림 1-8 전자현미경검사
같은 사구체를 전자현미경으로 관찰하니 사구체 여러 곳에서 면역 복합체의 침착이 관찰되어 루푸스 신염으로 진단하였다.

6) 병리과 질관리

병리과의 모든 업무와 절차는 국내외 학회의 정도관리와 질관리(Quality Control and Assurance, QC & QA) 프로그램에 따라서 관리되고 문서화되어 있다. 병리과에서 제작된 검체 사진과 영상, 유리슬라이드표본, 파라핀 블록과 결과 보고서 내용은 진료에 매우 중요하고 직접적인 영향을 주기 때문에 적절하게 보관되어야 한다.

3. 바이오뱅크

병리과 자료는 환자 추적관리, 질병에 관한 통계, 예방, 연구에 유용하여 임상적인 정보와 함께 수집하고, 표준화할 필요가 있다. 최근에는 검사하고 남은 검체(remnant specimen)에서 세포나 조직의 일부를 떼어 내어 인체유래물은행[2)]에 임상자료와 함께 저장하거나 세포주(cell line)[3)]로 개발하여 질병 연구에 사용될 수 있도록 보관하여 분양하고 있다(그림 1-9).

2) 인체유래물은행의 검체는 환자로부터 기증동의서를 받고, 검체와 그 임상정보를 보관 · 저장한다. 인체유래물연구, 특히 유전자연구는 연구계획서에 대한 기관윤리위원회(Institutional Review Board, IRB)의 승인이 필요하다.

3) 세포주(cell line): 세포를 분리해서 순수 배양하여 선택과 클로닝에 의해서 확립된 세포계열에 유래한 세포의 계통으로, 특정의 형질 또는 유전표식을 가지고 있는 것.

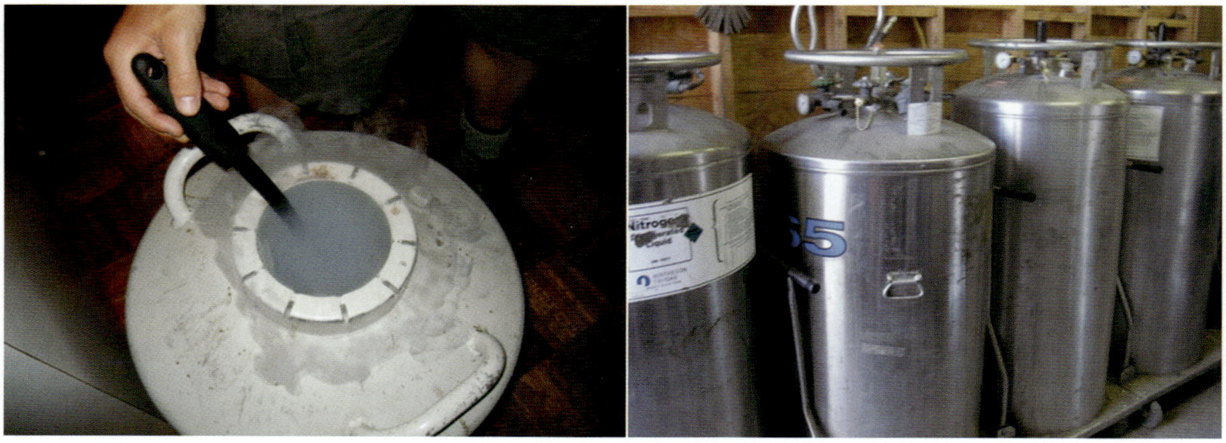

그림 1-9 조직은행
조직 혹은 세포 등을 생명윤리법에 따른 기증 및 보관 절차를 거친 후 액체 질소로 동결시켜서, 대형 질소 탱크에 분류 보관하고 있다.

요 약

1. 병리학은 질병의 본질을 추구하는 학문으로 질병의 원인, 발병기전, 형태 변화 및 기능장애와 임상적 발현 등을 연구 대상으로 한다.
2. 병원병리과의 병리검사는 조직검사와 세포검사를 통해 형태변화를 직접 관찰하고 전자현미경, 면역조직화학, 면역형광, 각종 분자병리검사법을 활용하여 그 질병의 정보를 찾아내어 진단과 환자 치료에 중요한 역할을 한다.
3. 현대 병리학적 연구는 기초의학과 임상의학을 연결하는 임상중개연구를 통해서 맞춤치료와 예측의학, 정밀의학에 기여하여 질병을 더 정확하게 파악하게 한다.
4. 최근 분자생물학, 유전학, 면역학, 바이오뱅크 등의 발전과 더불어 병리학의 영역이 점차 확장되고 있다.

CHAPTER 02

세포손상과 적응

Ⅰ. 세포손상

1. 정 의

세포는 자신의 기능과 생존력을 유지하기 위하여 여러 가지 신진대사가 끊임없이 일어나는 생명의 기본 단위이며, 내부 및 주위 환경으로부터 다양한 자극을 받는다. 이러한 자극이 생리적 범위일 경우, 세포는 한정된 범위 내의 구조적 또는 기능적 변동을 보이지만 곧 안정 상태로 돌아오는 항상성을 가진다. 그러나 생리적인 자극의 범위를 벗어난 병적인 자극이 가해지면 세포는 형태적 · 기능적으로 정상범위를 벗어난 변화를 보이게 된다. 이러한 세포반응은 크게 두 가지로 나눌 수 있으며, 여기에는 **세포적응(cellular adaptation)**과 **세포손상(cell injury)**이 있다.

만일 자극 자체가 세포적응능력의 한도를 벗어난 경우 또는 적응 반응을 일으킬 수 없는 경우에 세포는 손상을 받게 된다. 자극이 비교적 가볍고 시간이 짧을 때는 자극이 중단되면 이전의 상태로 회복될 수 있다. 그러나 자극이 매우 강하고 지속적이면 세포는 자극이 중단되어도 원상으로 회복될 수 없으며, 마침내 죽게 된다. 예를 들어, 심장에 혈류 공급이 10~15분간 차단된 다음 혈류 공급이 재개되면 심근세포는 어느 정도 손상을 받기는 하지만 곧 정상으로 회복된다. 그러나 혈류 차단이 1시간 또는 그 이상 계속되면 혈류 공급이 다시 이루어져도 심근세포는 정상으로 회복될 수 없다. 이런 경우 전자를 **가역손상(reversible injury)** 또는 **준치사손상(sublethal injury)**이라 하고, 후자를 **비가역손상(irreversible injury)** 또는 **치사손상(lethal injury)**이라고 한다(그림 2-1).

비가역손상의 결과는 **세포사(cell death)**이며, 형태학적으로 **괴사(necrosis)**와 **세포자멸사(apoptosis)**의 두 가지 유형이 있다.

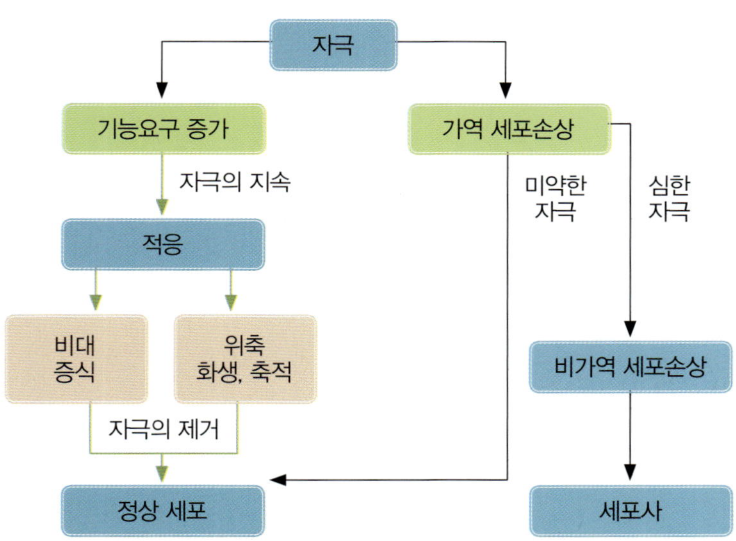

그림 2-1 자극에 대한 세포반응

2. 세포손상의 원인

세포손상을 일으키는 원인은 무수히 많으며, 크게는 자동차 사고와 같은 물리적 힘에서부터 작게는 정상대사기능을 저해하는 효소의 유전결핍과 같은 내적인 원인에 이르기까지 다양하다. 그중 **'저산소증(hypoxia)'**은 세포손상을 유발하는 가장 흔하고 중요한 원인 중 하나이다. 세포에 산소 공급을 중단하거나 감소시키면 산화적 인산화가 억제되어 세포손상이 일어난다. 죽상동맥경화증이나 혈전에 의해 혈액공급이 줄어드는 **허혈(ischemia)**은 저산소증의 가장 흔한 원인이다. 그 밖에 심폐기능부전으로 혈액 내 산소압이 감소하거나 빈혈 또는 일산화탄소 중독 때와 같은 산소운반능력의 부족도 저산소증의 원인이 될 수 있다.

물리적 요인에 의한 손상은 기계적 외상, 극한적 온도, 급격한 기압 변동, 방사선 노출 및 전기 쇼크 등을 들 수 있다.

세포에 손상을 일으킬 수 있는 화학물질은 포도당이나 소금과 같은 단순한 화합물의 농도변화로 수분과 전해질의 균형을 깨뜨리는 경우와, 비소 · 시안화물 · 수은염 등의 독극물이 있다. 이 밖에도 환경 및 대기오염물질, 살충제, 제초제, 일산화탄소, 석면, 규소 등이 있으며, 기호품인 술, 담배, 그리고 각종 치료약제 등도 세포에 손상을 줄 수 있다.

감염요인으로는 바이러스, 리케차, 세균, 진균 및 보다 진화된 각종 기생충 등이 있다. 이러한 생물학적 인자에 의해 세포손상을 유발하는 기전은 매우 다양하다. 자세한 것은 제8장의 감염질환을 참고하기 바란다.

기타 요인으로는 면역 또는 염증반응에 관여하는 여러 세포(호중구, 림프구, 대식세포)나 화학적 인자(항체, lymphokine, 보체) 및 유전자손상이 있으며, 이 밖에도 영양불균형 및 노화 등이 있다.

3. 세포손상의 기전

앞에서 살펴본 것처럼 세포손상을 유발하는 원인은 상당히 잘 알려져 있지만, 모든 손상에 공통적으로 통용될 수 있는 세포사에 이르는 최종 경로는 아직 명확하게 밝혀져 있지 않다.

1) 허혈 및 저산소손상

급성 저산소손상일 때 나타나는 형태 및 생화학 변화의 과정에 대해서는 인체, 실험동물 및 배양세포에서 많이 연구되고 있다. 그림 2-2는 그 결과들을 토대로 한 모식도이다.

(1) 가역세포손상

저산소손상의 첫 공격 지점은 세포의 호기호흡, 다시 말해서 미토콘드리아에서 일어나는 산화적 인산화 과정이다. 세포 내의 산소 분압이 감소하여 산화적 인산화가 장애를 받으면 ATP 생산이 감소되거나 중지된다. 에너지원인 ATP가 소실되면 세포 내의 여러 계통에 광범위한 영향을 미친다. ATP가 감소되면 '나트륨펌프'에 의한 능동적 물질 이동에 장애가 생겨 칼륨이 세포 밖으로 확산되어 나가고, 나트륨과 염소 이온이 세포 내에 물과 함께 저류되어 급성세포종창이 발생한다. 또 혐기호흡을 통해 생겨난 각종 이화대사산물, 즉 무기인산염이나 젖산 등의 축적은 세포 내 삼투압을 증가시켜 종창이 더 심해진다.

세포 내 ATP의 감소와 함께 ATP 분해산물인 AMP가 증가하면 여러 효소가 활성화되어 당원으로부터 직접 ATP를 생산하는 혐기성 당분해작용이 증가한다. 이에 따라 세포 내의 당원이 급속히 소모되고, 젖산이 축적되며, phosphate ester가 가수분해되어 무기인이 증가하여 세포 내의 pH를 감소시킨다.

또한 저산소증이 계속되면 과립세포질세망(RER)의 리보솜이 탈과립되고, 폴리솜(polysome)의 해리가 일어난다. 즉, 세포질세망과 리보솜의 결합은 에너지의존성이어서 에너지가 감소하면 서로 붙어 있을 수가 없고, 따라서 단백질합성의 장애를 초래한다. 만일 저산소증이 계속되어 세포막의 투과성이 증가하고 미토콘드리아의 기능이 더 감소하면 세포골격의 변화로 세포 표면에 수포가 생길 수 있다. 미세융모를 가진 세포라면 미세융모의 구조가 사라지기도 하며, 미토콘드리아, 세포질세망은 물론 세포 전체가 심하게 종창된다. 그러나 이러한 모든 변화는 가역성이며, 산소 공급이 재개되면 다시 정상형태로 돌아가게 된다.

(2) 비가역세포손상

만일 허혈상태가 그대로 지속되면 손상은 비가역적인 변화로 이행한다. 비가역손상의 형태학적 변화에는

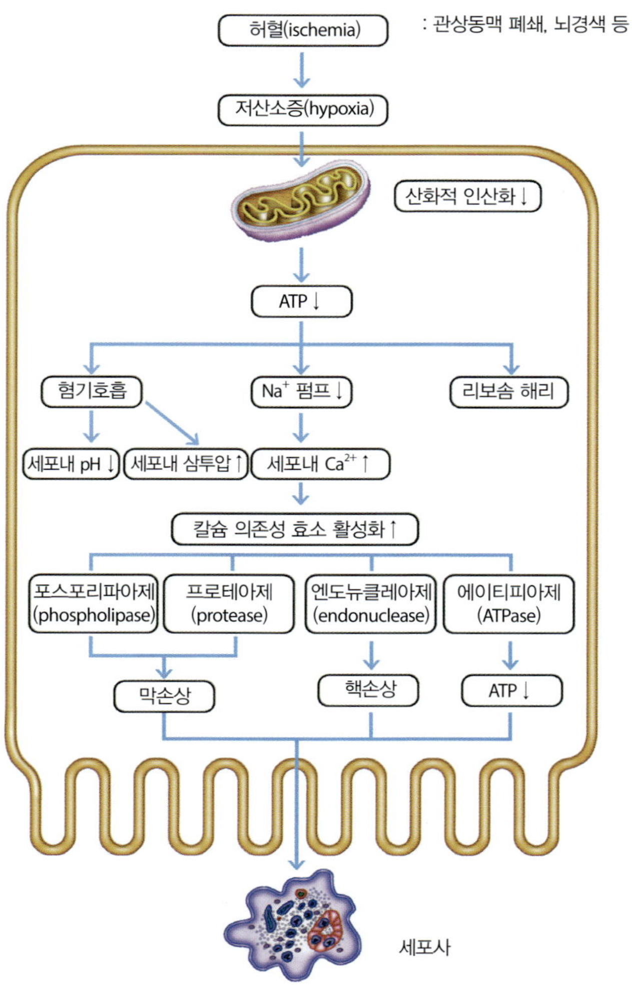

그림 2-2 허혈손상의 진행과정
산화적 인산화 감소와 ATP의 감소가 허혈손상의 중심적 역할을 하지만 허혈 자체가 직접 세포막에 손상을 줄 수도 있다.

미토콘드리아의 심한 공포화, 세포막의 광범위한 손상 및 용해소체(lysosome)의 심한 종창 등이 있다. 이 밖에 허혈 부위에 관류가 재개되면(**재관류손상**) 세포 내로 대량의 칼슘이 유입되어 미토콘드리아 내에 경계가 분명한 칼슘음영이나 무정형의 음영이 나타난다. 점차 투과성이 항진된 막을 통해서 결국 용해소체의 막도 손상되어 그 안에 있던 효소들이 세포질 내로 흘러나온다. 이들 산성 가수분해효소들은 세포 내 pH 감소로 인해 활성화되어 세포의 여러 성분들을 소화시킨다.

세포손상 시 투과성이 증가된 세포막을 통해 세포 내 효소가 혈청 안으로 들어갈 수 있다. 이러한 현상은 병의 진단에 도움을 준다. 예를 들면, 심근에서만 존재하는 creatine kinase(CK)의 동종 효소인 CK-MB는 심근 경색의 진단에 유용하다.

허혈손상 때 비가역손상으로 진행하는 데 가장 치명적인 변화가 있다. 재관류 또는 산소 공급이 재개된 후에도 미토콘드리아의 기능이 회복되지 못하여 산화적 인산화 및 ATP를 생산할 수 없는 상태인 것, 그리고 심한 막기능의 장애이다. 세포막손상의 원인으로 인지질의 소실, 세포골격 이상, 독성 산소 라디칼, 지질 분해산물 등이 있다. 요약하면, 저산소증은 산화적 인산화반응을 억제하여 ATP 합성을 감소시키며, 치사성 세포상해의 결정적 요인인 막손상을 유발한다.

2) 자유 라디칼에 의한 세포손상

세포막 손상의 주요기전중 하나는 활성화 산소 유래 **자유 라디칼(free radical)**에 의한 손상이다. 자유 라디칼에 의한 손상은 화학적 손상, 방사선 손상, 산소 및 다른 가스 독성, 세포성 노화, 대식세포에 의한 미생물의 살균 작용, 염증손상, 대식세포에 의한 종양세포의 파괴 등 다양한 과정에 관계한다.

자유 라디칼은 원자나 분자의 최외각 전자 궤도에 쌍이 아닌 전자가 한 개 이상 있을 때를 말한다. 이 자유 라디칼은 항상 짝을 이루지 못한 전자를 다른 물질에 주어 버리거나 빼앗아 와서 안정 상태를 이루려고 하기 때문에 반응성이 매우 높아 쉽게 주위의 무기 혹은 유기 화학물질, 특히 막과 핵산 내의 중요한 분자들과 반응을 한다. 또 자유 라디칼은 자유 라디칼과 반응한 물질 그 자체가 다시 자유 라디칼로 변하여 주위로 계속해서 퍼져 나가는 자가 촉매 반응을 일으킨다.

자유 라디칼은 세포 내에서 다음과 같은 과정을 통하여 형성된다.

- 방사선 에너지의 흡수(예: 자외선 및 X-선). 예를 들면, 전리방사선(ionizing radiation)은 물을 가수분해하여 수산기($OH^{\cdot}$)와 수소($H^{\cdot}$) 라디칼을 형성한다.
- 정상적인 대사과정, 환원 및 산화반응 과정. 예를 들면, 산소는 미토콘드리아 내에서 호기성 호흡대사를 통해 물로 환원된다. 이러한 과정 중 슈퍼옥사이드(superoxide, $O_2^{\cdot}$), 과산화수소(H_2O_2), 수산기이온(hydroxyl ion, $OH^{\cdot}$) 등이 생성된다. 또 xanthine oxidase 등의 세포 내 산화효소에 의해 슈퍼옥사이드가 생성된다.
- Fenton 반응($Fe^{++} + H_2O_2 \rightarrow Fe^{+++} + OH^{\cdot} + OH^{-}$)을 통하여 슈퍼옥사이드 및 과산화수소 등의 자유 라디칼이 생겨나는데, 이 반응은 이행성 금속(예: 철, 구리)이 전자를 주고받는 역할을 한다. 대부분의 유리철(free iron)은 제이철(ferric, Fe^{+++}) 형태로 있기 때문에 Fenton 반응에서 활용되기 위해서는 제일철(ferrous, Fe^{++}) 형태로 환원되어야 한다. 이러한 환원은 슈퍼옥사이드에 의해서 촉진되므로 금속과 슈퍼옥사이드는 산화성 세포손상에 중요한 역할을 한다(그림 2-3).

- 외인성 화학제와 약물은 효소성 대사 과정을 통해 형성된다(예: $CCl_3^{\cdot}$, CCl_4의 산물).

자유 라디칼에 의한 세포손상은 다음의 세부분에 중요하게 작용한다.

- **세포막의 지질과산화**

세포막의 인지질에 있는 불포화 지방산의 쌍결합부가 산소유래 라디칼의 주된 반응 부위로 지질과 라디칼이 반응하여 과산화물을 만든다. 이 물질은 불안정하고 반응성이 높아 자가촉매 연쇄 반응을 일으켜 광범위한 막손상을 초래한다.

- **DNA 병소**

자유 라디칼이 핵이나 미토콘드리아 DNA 내 thymine과 반응하여 DNA를 단쇄로 파괴하며, DNA가 손상되면 세포는 죽거나 암으로 진행될 수 있다.

- **단백질 변형**

자유 라디칼은 −SH기를 가진 아미노산에 작용하여 단백질의 교차결합으로 폴리펩티드를 분절시키거나 효소의 변형 및 소실을 일으켜 세포에 광범위한 손상을 유발한다.

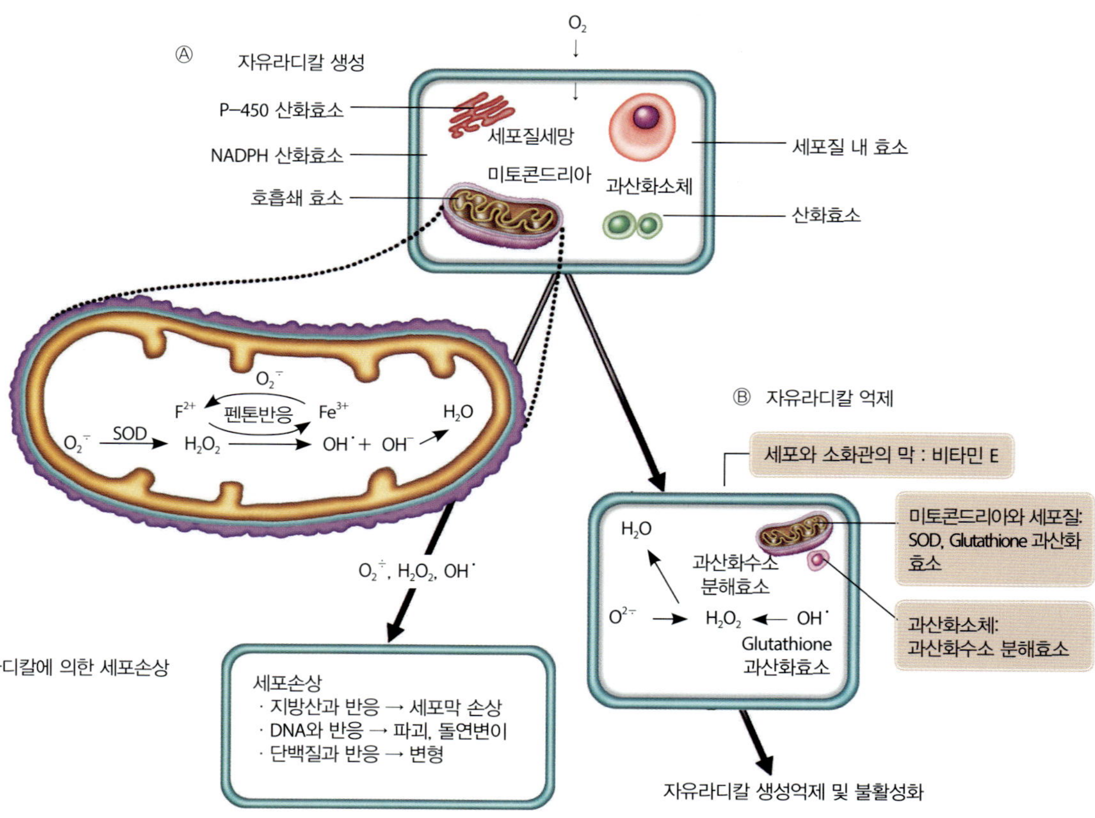

그림 2-3 생물계에서 활성화된 산소종의 형성과 항산화제의 작용 기전

산소는 세포질세망, 미토콘드리아, 세포막, peroxisome과 세포질 내 산화효소에 의해 과산화물($O_2^{\cdot}$)로 전환된다. $O_2^{\cdot}$는 부동변화되어 과산화수소로 전환되고 Cu^{++}/Fe^{++}가 촉매하는 Fenton 반응에 의해서 $OH^{\cdot}$로 전환한다. 과산화수소는 peroxisome의 산화효소로부터 직접 생성되기도 한다. 이렇게 생긴 자유 라디칼은 지질, 단백질, 그리고 DNA에 손상을 주어 여러 가지 형태의 세포손상을 유발한다. $O_2^{\cdot}$는 Fe^{+++}을 Fe^{++}로 환원시켜서 Fenton 반응에 의한 $OH^{\cdot}$ 생성을 촉진시킨다. 중요한 항산화제들로는 SOD, catalase 그리고 glutathione 과산화효소들이 있다. GSH, reduced glutathione; GSSG, oxidase glutathione; NADPH, reduced form of nicotinamide-adenine dinucleotide, phosphate; SOD, superoxide dismutase.

자유 라디칼은 주로 화학적 또는 방사선 반응에 의해 생성되지만, 호흡대사나 그 외 정상적인 세포의 기능에 의해서도 생성된다. 그러므로 세포는 자유 라디칼을 제거하는 방법을 가지고 있으며, 자극에 대한 손상을 극복하고 있다.

다행히 라디칼은 불안정하기 때문에 자연히 소실될 수 있다. 예를 들면, 슈퍼옥사이드는 산소와 과산화수소($2O_2^{\div} + 2H^+ \rightarrow H_2O_2 + O_2$)로 분해된다. 이러한 분해는 superoxide dismutase(SOD)에 의해 가속되며, 이 효소는 여러 종류의 세포에서 발견된다. 이 밖에 peroxisome 내에 존재하는 catalase는 과산화수소를 산소와 물로 분해한다($2H_2O_2 \rightarrow O_2 + 2H_2O$). 또 glutathione peroxidase(GSH)는 자유 라디칼을 불활성화($H_2O_2 + 2GSH \rightarrow 2H_2O + GSSG$)시켜서 세포손상을 방지한다. 한편 내인성 또는 외인성 항산화제(비타민 E, 세룰로플라즈민[ceruloplasmin])도 자유 라디칼의 형성을 억제하거나 불활성화시킨다.

3) 화학적 손상

화학물질이 세포손상을 유발하는 데는 두 가지 기전이 있다. 첫째, 화학물질이 세포 내 중요한 구성 성분이나 세포 소기관과 직접 결합하여 손상을 유발하는 경우. 수은중독이 좋은 예이다. 수은은 세포막이나 그 외 단백질에 있는 sulfhydryl group과 결합하여 막의 투과성을 증가시키거나 ATPase를 불활성화시켜 ATPase에 의한 물질의 이동을 억제함으로써 독성을 나타낸다. 그 외 다수의 항암제와 항생제도 직접 세포손상을 유발한다. 이런 경우에 최대 손상이 일어나는 부위는 화학물질을 이용 · 흡수 · 분비 또는 농축하는 세포이다. 둘째, 화학물질 그 자체로는 독성이 없으나 세포 내 · 외에서 독성물질로 대사되어 비로소 표적세포에 손상을 주는 물질이 있다. 이러한 물질은 일반적으로 간이나 기타 장기의 **cytochrome P450**에 의해 대사되어 변형된다. P450은 무과립세포질세망(SER) 내에 풍부하게 존재하고 지용성 약제나 기타 화합물의 대사에 관여한다. 이들 대사물은 직접 막의 단백질이나 지질과 공유결합을 하여 막손상과 세포손상을 일으킬 수도 있지만, 중요한 기전은 전술한 바와 같이 자유 라디칼을 형성하여 막손상을 일으키는 경우이다. 사염화탄소(CCl_4, 세탁소에서 표백제로 널리 사용되고 있음)와 acetaminophen이 이 범주에 드는 제제이다.

4. 세포손상의 형태학적 변화

세포손상을 일으키는 모든 스트레스나 자극은 분자 수준에서 변화가 일어난다. 세포적응, 손상 및 세포사의 분자 수준의 변화가 형태학적인 변화로 바뀌는 데 걸리는 시간은 이런 변화를 감지하는 방법의 감수성에 따라 다르다. 저산소손상 시 조직화학 또는 전자현미경적 방법으로는 수 분 내지 수 시간 내에 변화를 관찰할 수 있지만 광학현미경이나 육안변화를 보이는 데는 수 시간에서 수 일이 소요된다.

1) 급성세포손상의 유형

(1) 가역손상

가역손상의 광학현미경 소견에는 세포종창과 지방변화가 있다. **세포종창**은 세포가 이온과 수분의 항상성 유지를 할 수 없을 때 나타난다. **지방변화**는 가역적 손상의 다른 표지자로써 세포 내에서 작거나 큰 지방질 소포를 보이며, 저산소증이나 여러 독성 상해 때에 관찰된다. 지방변화는 모든 세포에 광범위하게 나타나는 것이 아니고 주로 지방대사와 관계가 있는 세포, 즉 간 및 심근세포에서 일어난다.

세포종창은 모든 종류의 손상에서 가장 먼저 나타나는 변화이다. 세포종창은 광학현미경으로 식별하기는 어려우며, 육안으로 장기 전체에서 식별하는 것이 더 쉽다. 장기의 모든 세포가 침범을 당하면 장기는 창백하고 팽팽해지며 무게가 증가한다. 광학현미경으로 보면 세포들이 부풀면서 세포질 내 물질들이 농축되어 국소적으로 뭉쳐 있거나 띠 모양으로 존재하고 세포질의 나머지 부분들은 맑게 보인다. 이러한 변화는 비치사성(non-lethal) 손상이며, **'수포성 변화'** 또는 **'공포성 변성'**이라고 불린다.

2) 괴 사

괴사(necrosis)는 살아 있는 조직이나 장기 내에서 세포가 죽은 후에 일어나는 형태적 변화이다. 괴사에는 두 가지 꼭 필요한 과정을 거쳐야 하는데, 그 하나는 세포 자체의 효소에 의한 변화 과정이고 다른 하나는 단백질의 변성이다. 죽은 세포는 보통 세포질의 호산성이 증가한다. 즉, 세포질 내 RNA에 의한 정상 호염기성이 상실되고, 세포질의 단백질이 변성되어 에오진과 결합력이 증가하여 붉게 염색된다. 또 이런 세포는 당원입자를 상실하여 정상 세포보다 더 유리 같은 균질상을 보인다. 용해소체 효소가 세포질 내 소기관들을 소화하면 세포질에는 공포가 형성되어 좀이 먹은 것처럼 보이며, 죽은 세포에 석회화가 일어나기도 한다. 핵은 세 가지 중 한 형태를 보이며, DNA의 비특이적인 파괴에 의해 발생된다. 첫째는, **핵농축(pyknosis**: 그림 2-4)으로 핵이 점진적으로 수축하고 염색질이 농축되어 작은 과염색상의 쭈글쭈글한 덩어리로 변하며, 시간이 지나면서 농축된 염색체가 분절된다. 둘째, **핵융해(karyolyis)**는 용해소체의 기원인 DNase의 가수분해작용으로 핵의 소실이 일어난다. 셋째, 핵이 농축된 후 여러 개의 덩어리로 깨어지는데 이 과정을 **핵붕괴(karyorrhexis)**라고 부르며, 결국 핵은 1~2일 후에 사라진다.

괴사가 일어난 세포 집단은 효소의 작용 또는 단백질의 변성 중 무엇이 주로 관여하였느냐에 따라서 몇 가지 유형으로 분류할 수 있다.

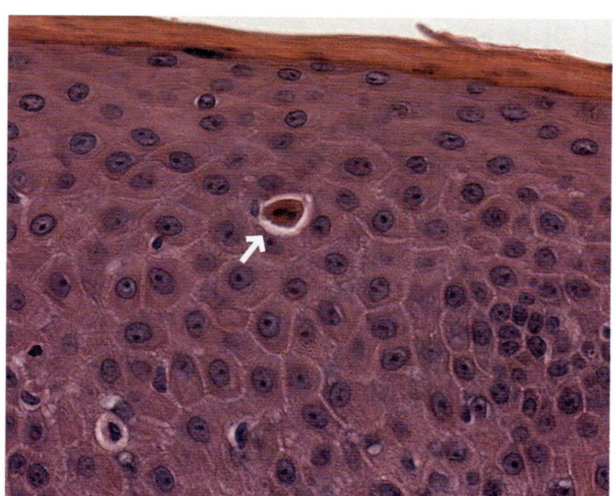

그림 2-4 핵농축
정상적인 피부표피세포의 핵과 핵농축을 보이는 피부표피세포의 핵(화살표).

(1) 응고 괴사(coagulation necrosis)

허혈 손상의 대표적인 유형으로 적어도 수 일간 세포의 모양이 보존되어 세포 윤곽이나 조직의 구조를 인식할 수 있다(그림 2-5). 손상이나 그 후에 오는 산증(acidosis)에 의해 구조단백뿐 아니라 효소성 단백의 변성으로 단백분해가 차단되어 발생한다. 특징적으로 호산성의 핵이 없는 세포가 수 주간 관찰된다. 결국 괴사된 세포는 백혈구의 용해소체 단백질 분해효소의 작용이나 분절 또는 포식작용으로 제거된다.

(2) 액화 괴사(liquefaction necrosis)

박테리아나 곰팡이균에 의한 감염의 특징으로 국소적으로 백혈구를 강하게 자극하여 백혈구의 이입이 이루어진다. 백혈구의 강력한 가수분해효소 작용으로 세포가 완전히 소화되어 액화된다. 뇌조직은 허혈손상에서 이러한 변화를 특징적으로 보인다.

(3) 건락 괴사(caseous necrosis)

결핵감염 병소인 육아종의 중앙에서 볼 수 있는 또 다른 응고 괴사의 일종이다. 건락이라는 용어는 괴사 부위의 육안적인 모양이 치즈 덩어리와 비슷하다는 데에서 유래되었다. 광학현미경으로 보면 무구조의 과립성 물질이 육아종성 염증벽으로 둘러싸여 있으며(그림 2-6), 응고 괴사와는 다르게 조직구조가 완전히 소실된다.

(4) 지방 괴사(fat necrosis)

리파아제의 작용으로 지방조직이 괴사를 일으키는 세포사의 특수한 형태이다. 췌장의 손상으로 리파아제가 흘러나와 췌장과 그 주위 및 복강에 있는 지방세포를 파괴한다. 따라서 트리글리세라이드가 가수분해되고 유리 지방산이 생성되어 방출된다. 지방산은 점차 칼슘과 작용하여 육안으로 볼 때 흰 분필 모양의 석회침착이 관찰된다. 조직 소견은 지방세포의 윤곽이 남아 그림자처럼 보이며, 호염성의 칼슘이 침착되고 염증반응으로 둘러싸인다. 이런 괴사는 흔하지 않으며, 급성 췌장염에서 흔히 나타난다.

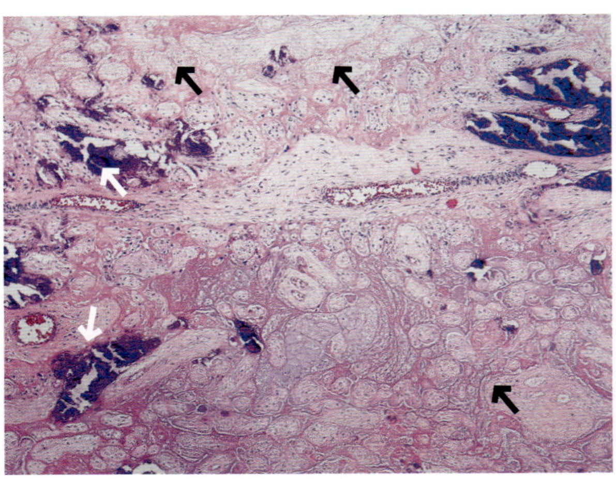

그림 2-5 응고 괴사(태반경색)

핵이 소실되고 세포질이 불투명하게 보이나 세포의 윤곽이 잘 보존되어 태반의 융모를 쉽게 인식할 수 있다(검은색 화살표). 사진의 주변부에는 석회화(흰색 화살표)가 관찰된다.

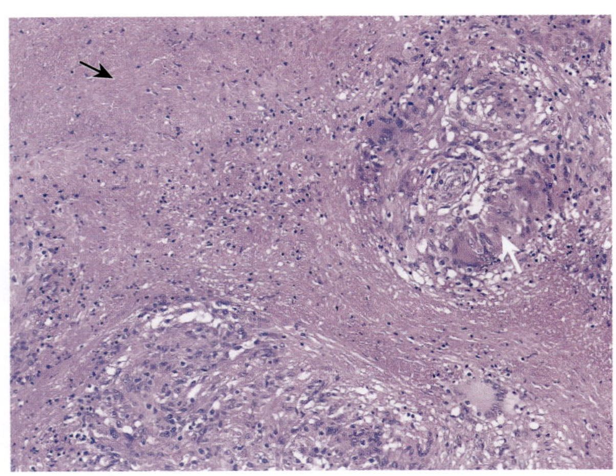

그림 2-6 건락 괴사(결핵)

좌상부에 형태를 소실한 연붉은 건락 괴사(검은색 화살표)가 보이고, 유상피세포 증식 및 거대세포(흰색 화살표)가 있다.

3) 세포자멸사

세포자멸사(apoptosis)는 세포사의 한 형태로, 괴사와는 여러 면에서 구별된다(그림 2-7, 표 2-1). 세포자멸사는 다음과 같은 여러 가지 생리적 · 병적 상태에서 발생한다.

- **태생기의 프로그램에 의한 세포의 파괴** : 착상, 기관형성, 발달 단계에 따른 퇴축 등의 변화
- **성인에서 호르몬에 의한 퇴화** : 예를 들면 월경주기에 따른 자궁내막세포의 변화, 이유 후 수유부 유방의 퇴화, 병적 퇴화 및 거세 후 전립샘 변화
- **증식세포군에서 세포의 제거** : 장와상피세포 또는 종양 내에서 발생하는 세포사 등
- **면역세포의 세포사** : 사이토카인 소모 후 림프구, 발달과정 중의 가슴샘에서 자가반응 T-세포의 제거 또는 세포독성 T-세포에 의한 세포사 등이 이에 속한다.

세포자멸사는 한 개 또는 여러 개의 세포를 침범하며, H&E 염색에서 호산성의 원형이나 타원형의 덩어리로 관찰된다. 핵의 염색질은 핵막 주변으로 응결되며, 다양한 형태와 크기를 이루어 주위와 구별이 뚜렷한 진한 덩어리를 형성한다. 결국 핵 자체는 분절되어 핵붕괴가 일어난다. DNA는 endonuclease의 활성화에 의해 nucleosome 사이에서 분절이 일어나며, 결국 180~200bp 크기의 조각으로 변한다. 침범된 세포는 빠르게

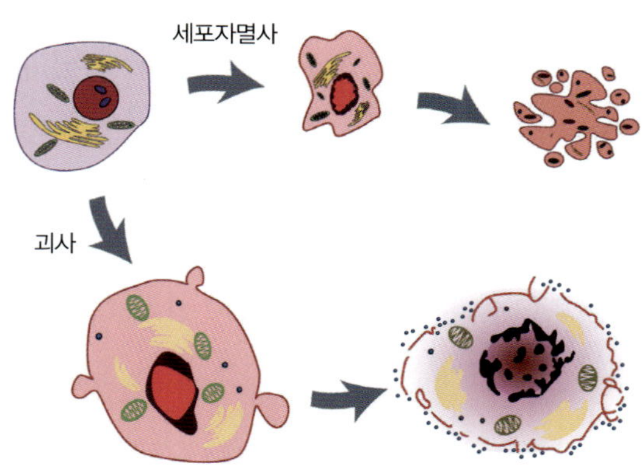

그림 2-7 세포의 괴사와 자멸사
세포자멸사는 처음 핵염색질의 응결과 분절이 생기고 순차적으로 포식작용이 일어난다. 응고 괴사는 염색질의 뭉침, 세포 소기관의 종창 및 세포막손상이 보인다.

표 2-1 세포의 괴사와 자멸사 차이점

	괴사	세포자멸사
자극	병적	생리적, 병적
조직 소견	세포의 집단을 침범 세포종창 소기관의 파괴	단일 세포 침범 염색질 응집 세포자멸사체 형성
DNA 단절기전	불규칙적, 광범위 ATP 고갈 세포막손상 자유 라디칼 손상	규칙적 Endonuclease 등의 활성화
조직반응	염증반응을 일으킴	염증반응 없음

수축되고 표면에 소수포를 형성하며 점차 여러 개의 막으로 싸인 세포자멸사체를 형성한다. 세포자멸사체는 세포질 및 세포 내 소기관으로 구성되고 분절된 핵편을 포함하기도 한다. 이러한 파편은 빠르게 포식되거나 내강 내로 배출되어 제거된다. 세포자멸사는 괴사와는 달리 염증을 유발하지 않기 때문에 조직학적으로 관찰하기 어렵다.

세포자멸사는 성장인자의 소실, 특이수용체의 발현(예: FAS), 방사선상해 등 여러 자극에 의해 카스파제(caspase)가 활성화되어 발생한다. 세포자멸사체는 대식구나 주위 실질 세포의 수용체 매개로 포식된다. 최근에 주장하고 있는 세포자멸사의 진행 과정에 대한 모델은 그림 2-8에서 설명하였다.

5. 세포손상의 미세구조 변화

세포손상은 대개 세포 수준의 변화가 중요하지만 경우에 따라서는 미세구조의 변화만 오는 경우도 있다. 그러나 이런 미세구조의 변화는 급성 치사성 손상뿐 아니라 만성 손상 또는 세포적응 등 모든 손상에서 일어날 수 있다. 이들 변화는 세포 소기관 및 세포골격에서 비교적 흔히 일어나는데 그중 병리학적으로 중요한 변화는 다음과 같다.

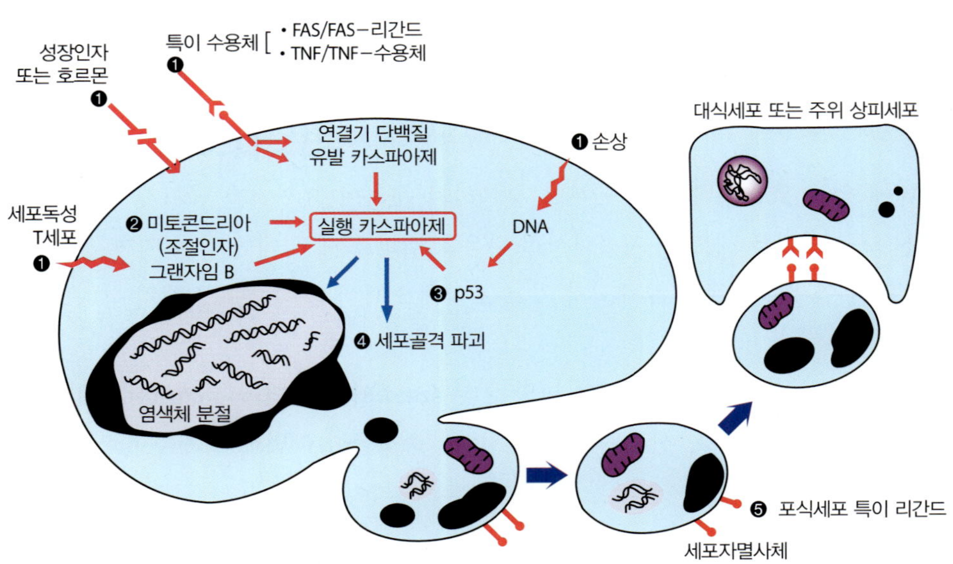

그림 2-8 세포자멸사

❶ 여러 종류의 내부 또는 외부 자극요소들이 유발 caspase나 adaptor 단백질과 결합하여 죽음의 프로그램을 활성화시킨다. 여기에는 성장인자나 호르몬의 소실, Fas 리간드나 종양괴사인자와 수용체의 결합, 방사선 또는 자유 라디칼, 세포독성 T세포가 분비하는 Granzyme B가 있으며, 직접 또는 유발 caspase를 활성화시켜 세포자멸사를 일으킨다. ❷ 자멸사를 조절하는 인자에는 억압인자인 Bcl-2 및 Bcl-XL 등이 있고 증강인자인 Bax 및 Bad 등이 있으며 미토콘드리아에서 분비된 Cytochrome c를 조절하여 실행 Caspase에 영향을 준다. ❸ DNA 손상은 p53을 증가시키고 p53은 세포자멸사를 촉진시키는 물질의 전사를 조절하여 실행 Caspase를 활성화시킨다. 실행 Caspase가 활성화되면 ❹ 핵 내 효소(endonuclease) 및 단백질 효소가 활성화되어 핵염색질의 분절과 세포골격파괴가 발생하며 세포 소기관이나 세포질을 포함한 세포자멸사체를 형성하고 ❺ 새로운 수용체를 발현하여 다른 세포에 의해 포식이 용이하게 한다.

1) 세포골격의 이상

세포골격의 이상은 세포나 세포 소기관의 이동장애와 원섬유성 물질의 세포 내 축적을 일으킨다. 정상 근세사와 미소관은 백혈구의 유주와 포식작용에 매우 중요하다. 예를 들면, 미소관중합에 결손이 있는 **Chediak-Higashi 증후군**은 백혈구 내의 식소체와 용해소체가 융합하지 못하여 백혈구의 박테리아에 대한 포식능력이 저하되는 질환이며, 백혈구 세포질 내에 큰 비정상적인 용해소체가 관찰된다. 또 정자 내의 미소관 형성이 결손되면 정자의 운동장애로 남성 불임이 생길 수 있으며, 호흡기 상피세포 섬모(cilia)의 미소관 형성부전은 흡인된 세균 등의 이물배출 장애로 기관지 확장증을 유발하기도 한다.

일부 세포손상에서는 중간 세사의 집적을 보이는데 대표적인 것으로 **말로리 소체(Mallory body)** 혹은 **알코올성 유리질**이 있다. 이것은 호산성의 세포질 내 봉입체로 알코올성 간 질환에서 많이 보이며 prekeratin 중간세사로 구성되어 있다. **신경원섬유 농축체(neurofibrillary tangle)**는 Alzheimer 병 환자의 뇌에서 나타난다. 이 농축체는 미소관 연합단백질과 신경세사로 구성되며 신경골격 붕괴를 나타낸다.

2) 용해소체의 이화 작용

일차 용해소체는 막으로 둘러싸인 세포 내 소기관으로 지름이 0.2~0.8μm이며 여러 가수분해효소를 포함하고 있어 세포 내 소화작용을 담당한다. 용해소체는 식소체, 즉 자신이 소화시켜야 할 물질이 들어 있는 소체와 융합하여 이차 용해소체 또는 포식 분해소체를 만든다.

- **이형 포식(heterophagy)**: 세포 밖에 있는 물질을 섭취하여 세포 내 이입으로 형성된 소포는 용해소체와 융합하여 분해된다. 이형 포식은 호중구나 대식세포 등 포식을 주로 하는 세포에서 잘 관찰되지만, 그 외 다른 세포에서도 볼 수 있다.
- **자가 포식(autophagy)**: 개개의 세포 소기관들과 세포질의 일부가 세포질에서 격리되어 자가 소포를 만들어, 일차 용해소체와 결합하여 자가 포식 용해소체를 만든다.

용해소체 내에 있는 효소는 지질의 일부를 분해하지 못하여 찌꺼기를 남기게 되며, 이를 **잔류 소체**라고 한다. **리포푸신** 색소 과립은 세포 내 지질과산화 반응의 결과로 세포 내에 남은 찌꺼기이며 탄소 입자나 문신을 새길 때 주입된 염색물질 등은 분해되지 않고 포식세포 내에 포식 분해소체의 상태로 수십 년간 남아 있기도 한다.

또 유전질환인 용해소체축적질환은 점액 다당류 분해효소가 결핍되어 분해되지 못한 찌꺼기가 세포의 용해소체 내에 축적되는 질환으로, 신경원세포는 이러한 축적물질에 의해 쉽게 손상되어 치사성 병터를 일으킨다.

3) 미토콘드리아의 변화

급성세포상해 시 미토콘드리아의 기능장애가 중요하다는 점을 이미 언급한 바 있다. 이 밖에도 여러 비치사성 병적 상태에서 미토콘드리아의 수나 크기 또는 모양의 변화가 일어난다. 예를 들면, 세포의 비대나 위축 시 미토콘드리아의 수가 증가하거나 감소한다. 알코올성 간질환이나 일부 영양소의 결핍 시 간세포에 크고 이상한 모양의 거대 미토콘드리아가 관찰된다. 그 외 유전성 근육병증이나 호산성 과립세포종은 골격근 세포에서 미토콘드리아의 대사 장애를 보일 수 있으며 미토콘드리아 수가 증가하거나, 비정상적으로 큰 미토콘드리아, 미토콘드리아 내 결정 등이 관찰되기도 한다.

4) 무과립세포질세망의 유도

수면제를 장기간 복용하면 내성이 발생하여 동량의 약을 복용할 경우 수면시간이 점차 단축되는데 이것은 환자가 약제에 대하여 적응반응을 하여 약제가 대사되는 장소인 무과립세포질세망이 증가(비대)되기 때문이다. 수면제를 포함한 여러 물질들은 무과립세포질세망 및 효소합성을 자극 또는 유도하며, 이로 인해 세포는 약제의 대사를 좀 더 효과적으로 할 수 있도록 적응한다. 한 약제의 대사에 적응이 되면 다른 약제에 대한 대사도 효과적으로 수행된다. 즉, 이렇게 한 가지 약제에 적응된 세포는 이것과 같은 경로로 대사되는 다른 약제나 빌리루빈, 담즙산 등 내인성 대사물질에 대한 해독능력 또한 증가한다.

6. 세포 내 축적

세포 내에는 여러 가지 물질이 비정상적으로 축적될 수 있으며 일과성으로 축적되기도 하고 영구적으로 축적되기도 한다. 축적물질은 주로 세포질이나 핵에 축적되는데, 세포에 해를 입히지 않는 경우도 있지만 상당한 손상을 초래할 수도 있다. 축적물질은 해당 세포가 비정상 물질을 생산하는 경우도 있으며 체내 다른 부위에서 일어난 이상대사산물을 단순히 저장만 하는 경우도 있다.

세포 내 축적은 간의 지방변화에서 보는 바와 같이 정상적인 내인성 물질로 구성되고 물질의 생성이 정상이거나 증가되어 있는 경우 및 대사속도가 부적절하여 발생하는 경우와 정상 혹은 비정상적인 내인성 물질이 대사되지 못하고 축적되는 경우 및 탄소분자나 규소입자 등 비정상적인 외인성 물질이 침착되거나 축적되는 경우가 있다.

1) 지방증 또는 지방변화

지방증(steatosis)이란 실질 세포 내에 트리글리세라이드가 비정상적으로 축적되는 경우이다. **지방변화**는 가역성 변화의 표지자이며 때로 괴사 주위 조직에서 관찰되기도 한다. 지방변화는 지방대사의 주요 기관인 간에서 자주 보이며 심장, 근육, 신장 및 그 외 장기에서도 발생할 수 있다. 지방증의 원인에는 독소, 단백질 부족, 당뇨병, 비만증 및 무산소증 등이 있다. 그러나 선진국에서는 지방변화, 즉 지방간의 가장 흔한 원인으로 알코올 남용이 꼽히고 있다.

간에서 트리글리세라이드가 과잉 축적되는 이유는 유리 지방산이 간으로 운반되는 과정부터 지질단백질의 형태로 간에서 분비되는 과정까지 한 곳 이상의 결함이 있기 때문이다(그림 2-9). 예를 들면, 알코올 등 간독소는 주로 미토콘드리아와 무과립성 세포질세망의 기능장애를 일으키며, 사염화탄소와 단백질 부족 시에는 지질수용 단백질의 합성저하로, 무산소증에서는 지방조직의 산화 장애를 보이며, 기아 시에는 지방조직에서 지방 유리가 증가하기 때문에 지방증이 발생한다.

지방변화는 축적의 원인과 변화의 정도에 따라 미치는 영향이 다르다. 즉, 정도가 경미할 때는 세포 기능에는 영향이 전혀 없으나 지방변화가 심하면 일시적으로 세포기능에 장애를 일으킨다. 사염화탄소 중독 때와 같이 세포 내 중요한 과정에 비가역적인 손상이 초래되지만 않는다면 지방변화는 가역적이다. 그러나 지방변화는 세포사로 진행하기 전에 선행 병터로 나타나기도 하며 지방변화 없이도 세포가 죽을 수 있다는 점은 꼭 기억하여야 한다.

- **간** : 간의 지방변화가 경미할 경우에는 육안으로 볼 때 아무런 변화가 없다. 지방 축적이 진행되면 간이 3~6kg까지 커질 수 있으며, 점차 황색을 띠게 되어 밝은 황색의 연하고 기름기가 많은 장기로 변한다. 현미경으로 볼 때 지방변화는 처음에는 핵 주위의 세포질 내에 지방 과립이 작은 공포 형태로 관찰되나 더 진행되면 공포가 서로 합쳐져서 핵을 세포 주변으로 밀어내고 큰 공포를 이룬다(그림 2-10).
- **심장**: 심장의 지방변화는 심한 빈혈로 인하여 중등도의 저산소증이 지속되면 심근과 손상되지 않은 심근이 교대로 배열되어 육안으로는 호랑이 가죽무늬 같은 얼룩무늬 형태로 보인다. 심한 저산소증이나 일부 심근염(예: 디프테리아)에서는 심근세포를 균일하게 침범하며 두 경우 모두 지질이 심근세포 내에 작은 방울 형태로 나타난다.
- **콜레스테롤 및 콜레스테롤 에스터** : 콜레스테롤은 세포막 형성에 중요한 물질로 정상 상태에서는 엄격히 조절되기 때문에 세포 내 콜레스테롤이나 콜레스테롤 에스터의 축적은 일어나지 않는다. 그러나 일부 병적인 상태에서는 포식세포 내에 축적될 수 있다. 대식세포가 괴사세포의 지방이나 혈장 내에 있는 비정형 지방과 접촉하게 되면 대식세포 내에 지방 축적이 일어나 포말 형태를 보인다(포말세포). **죽상동맥경화증(atherosclerosis)**에서는 대식세포와 평활근세포 내에 축적된 콜레스테롤 및 콜레스테롤 에스터가 축적되어 특징적인 노란색의 죽상판을 형성한다. 후천성 또는 선천성 **고지혈증**에서는 대식세포에 콜레스테롤이 축적된다. 이때 포말세포는 군집을 이루어 흔히 피부의 피하 결합조직과 힘줄(tendon)에서 종괴를 만드는데, 이를 **황색종(xanthoma)**이라고 한다.

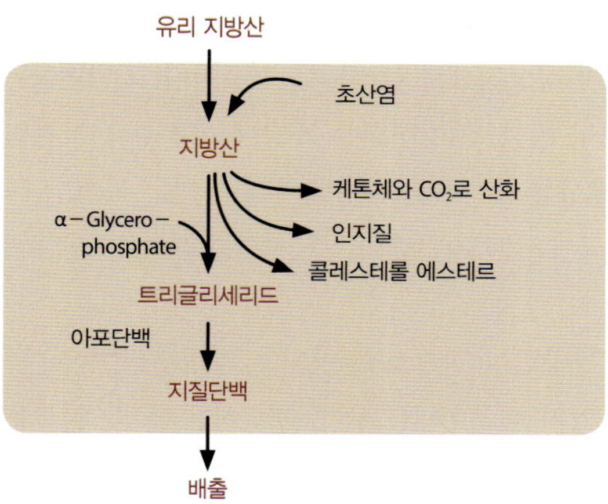

그림 2-9 간 지방변화의 병인

간에 의한 지방산의 흡수와 대사, 트리글리세라이드의 형성 및 지질단백의 분비 등 지방대사 과정 중 어느 한 단계에 결함이 생기면 간에 트리글리세라이드의 축적이 일어난다.

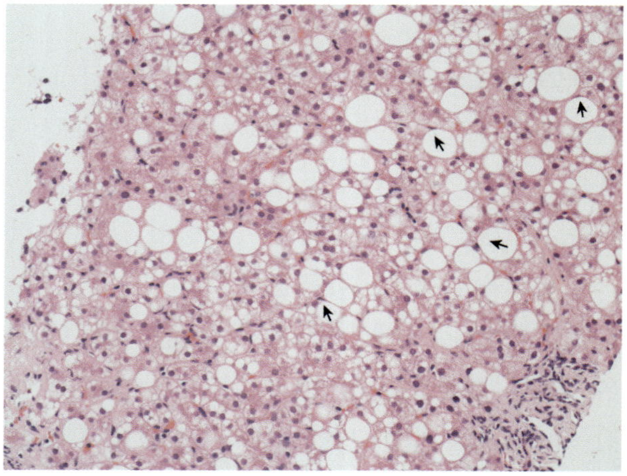

그림 2-10 간의 지방변화

간의 광학현미경 소견으로 간세포의 세포질 내에 다양한 크기의 지방 공포(화살표)가 보인다.

2) 단백질

단백질이 형태학적으로 구별될 수 있을 정도로 축적되는 경우는 지질에 비하여 드물며 단백질이 세포 내 다량으로 존재하면 발생한다. 예를 들면, 사구체에서 다량의 단백질이 여과되는 질환(예: 사구체신염)에서 단백질의 재흡수가 증가하면 단백질이 용해소체와 융합하여 포식 분해소체를 만들며 세포질 내에 분홍색의 유리질 소적으로 나타난다. 이 과정은 가역성이며, 단백뇨가 없어지면 유리질 소적은 대사되어 사라진다. 또 형질세포의 일부에서는 자신이 합성한 면역글로불린이 세포질세망 내에 축적되어 커다란 균질상의 호산성 봉입체로 관찰되며, 이를 **러셀 소체(russell body)**라고 한다(그림 2-11).

세포손상을 유발하는 자극에 의해 스트레스 단백질이 유도되는 것은 생물계에서 가장 보존적인 반응이다. 이 단백은 처음에 초파리 유충에서 온도가 약간 올라간 후 관찰되었기 때문에 **열 충격 단백질(heat-shock protein)**이라 명명하였으며, 여러 물리적 · 화학적 손상에 직면한 세포의 생존에 필수적인 물질이다. 열 충격 단백질 중 **샤프롱**(**HSP70** 또는 **HSP60**)은 스트레스를 받아 주름이 펴지거나 뭉쳐진 폴리펩티드를 회복시킨다. **유비퀴틴(ubiquitin)**은 회복될 수 없도록 변형된 단백의 파괴를 촉진시켜 세포가 더 이상 손상되지 않도록 보호한다.

열 충격 단백은 대부분의 세포에 광범위하게 존재하고, 준치사 스트레스 시 과발현되며, 이들이 세포가 손상에 적응하는 데 중요한 역할을 할 것으로 생각하고 있다. 근래에는 Creutzfeld-Jakob병에서 Alzheimer병에 이르기까지 여러 범위의 질병에서 단백질 구조의 변형이 병을 발생시킨다는 증거가 많아지고 있다.

3) 당 원

당원의 세포 내 과잉 축적은 포도당이나 당원의 대사에 이상이 있는 환자에게서 볼 수 있다. 당원은 세포질 내에 투명한 공포로 나타난다. 당원은 수용성이므로 무수 고정액을 사용할 경우 용해되거나 소실되지 않고 보존할 수 있다. 탄수화물을 검출할 수 있는 특수염색(PAS 등)에 의해 장미색 또는 보라색으로 염색된다.

당뇨병은 포도당 대사 이상의 대표적인 질환으로 당원이 근위곡세뇨관 원위부의 상피세포 내에서 축적되

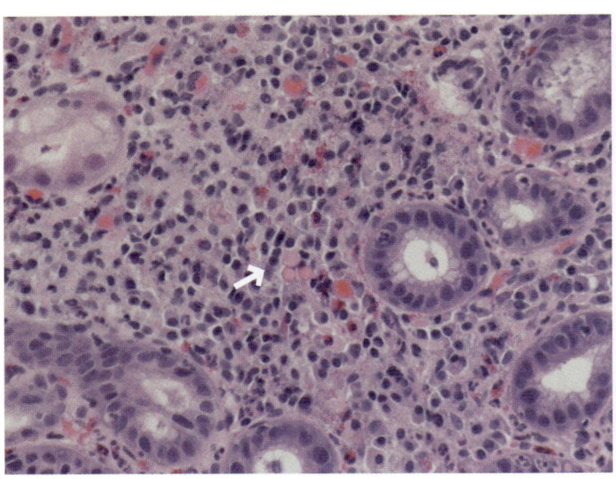

그림 2-11 러셀 소체
위염 환자의 고유판에 광범위의 형질세포 침윤이 보이며, 세포 내 분홍색의 균질상의 유리질 소적(화살표)이 관찰된다.

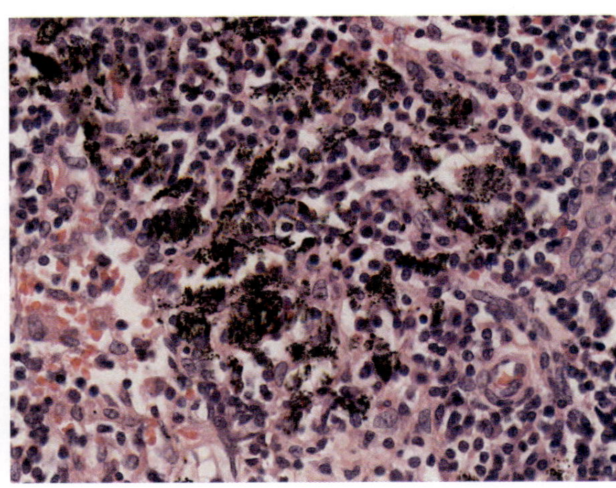

그림 2-12 폐의 탄분 침착
폐의 늑막연을 따라서 탄분의 침착이 보인다.

며, 그 외 간세포, 랑게르한스 섬의 β세포와 심근세포에서도 축적이 일어난다. 당원은 당뇨병 이외의 당원 축적질환이나 당원 축적증에서도 세포 내에 축적된다. 이런 질환에서는 당원이 정상적으로 대사되지 못하여 세포 내에 과잉축적이 일어나며 이차적으로 세포에 상해를 주거나 때로는 세포사를 초래한다.

4) 색 소

색소는 인체 외부에서 온 외인성과 인체에서 합성된 내인성으로 나눌 수 있다.

가장 흔한 **외인성 색소**에는 대기오염에 의한 탄소 또는 석탄분이 있으며, 탄분을 흡입하면 폐포 내에 있는 대식세포에 의해 포식되어 림프관을 따라 주변 림프절로 옮겨진다. 탄분 색소는 폐와 림프절을 검게 만드는데 이것을 **탄분증**이라고 한다(그림 2-12). 폐에 심하게 침착되면 섬유화나 폐기종을 유발하는데 **탄광부 진폐증**이라고 한다.

내인성 색소에는 리포푸신, 멜라닌 및 혈색소 유도물도 있다. **리포푸신**은 물에 녹지 않는 황갈색 과립상의 세포 내 물질로 여러 종류의 조직, 특히 심장, 간 및 뇌에 축적되며, 흔히 위축 또는 노화와 동반되고 육안으로 보이는 경우 갈색 위축이라고 부른다. 전자현미경으로는 핵 주위에서 고밀도 과립으로 나타나며 단백질과 지질 및 인지질의 중합체로 구성되어 있다. 이 색소는 세포막의 다불포화성 인지질이 지질과산화 작용에 의해 형성되며 세포 자체나 기능에 장애를 주지 않는다. 그러나 이 색소는 과거에 자유 라디칼에 의한 손상이나 지질과산화가 발생하였다는 증거가 되기 때문에 중요하다.

멜라닌은 내인성의 흑갈색을 띠는 피부의 색소로 자외선으로부터 피부를 보호한다. 멜라닌은 멜라닌 세포에 의해 생성되지만 주위 표피의 기저세포나 진피 내의 대식세포 내에 축적된다.

혈철소는 혈색소에서 유도된 황금색 혹은 갈색의 과립상 색소로 철이 국소적이나 전신적으로 과잉상태에 있는 경우, 조직 내에 축적된다. 철은 정상적으로 세포 내에 있는 아포페리틴과 결합하여 페리틴 미포의 형태로 저장된다. 혈철소는 페리틴 미포의 큰 집적이며 광학 또는 전자현미경으로 쉽게 관찰할 수 있다(그림 2-13A). 정상적인 상태에서도 적은 양의 혈철소가 골수 · 비장 · 간 등의 대식세포에서 나타나며 모두 적혈구의 파괴와 관계가 있다.

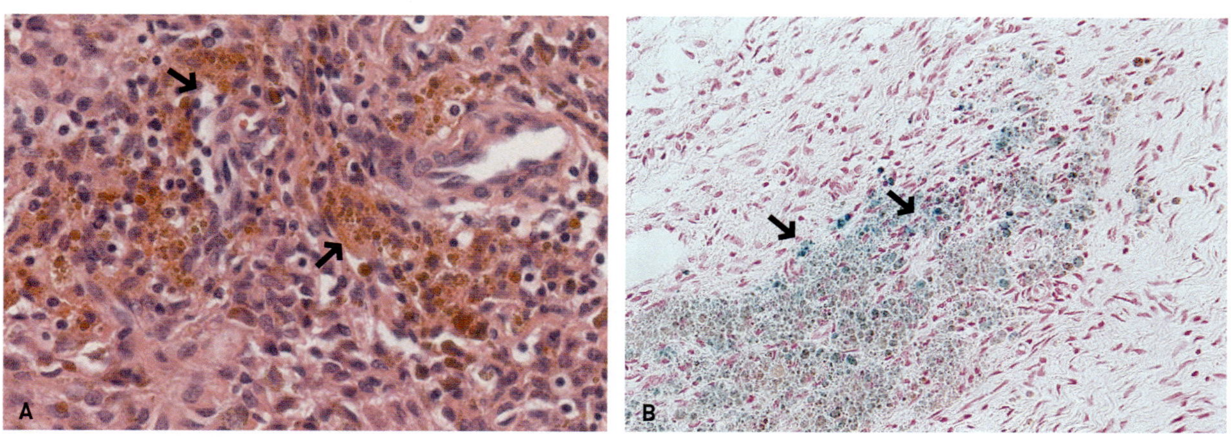

그림 2-13 혈철소
A. H&E 염색에서 혈철소가 세포질에 굵은 과립형태로 보인다(화살표). B. Prussian blue 염색에서 혈철소가 청색으로 염색된다(화살표).

철과 혈철소가 국소적으로 과잉 침착되는 것을 국소적 **혈철증**이라고 한다. 이것의 가장 좋은 예는 타박상이다. 국소 출혈 후 적혈구의 용혈이 일어나면 대식세포는 적혈구 부스러기를 탐식하며, 용해소체 효소는 혈색소를 혈철소로 전환시킨다. 이렇게 되면 처음 혈색소의 색인 적청색은 빌리버딘과 빌리루빈으로 변화되는 녹청색을 거쳐 혈철소의 연황색으로 변하게 된다.

철이 전신적으로 과잉 상태가 되면 혈철소가 여러 장기와 조직에 축적되는데 이를 전신적 혈철증이라고 한다. 전신적 혈철증에서는 간 · 골수 · 비장 · 림프절의 단핵 포식세포에서 먼저 나타나고 그 다음에 다른 장기, 즉 피부 · 췌장 · 신장에 퍼져 있는 포식세포에서 보인다. 혈철소는 Prussian blue 염색과 같은 조직화학 염색을 시행하면 쉽게 구별할 수 있다(그림 2-13B). 전신성 혈철증은 대부분 색소에 의한 세포의 기능장애는 일어나지 않는다. 그러나 다량의 철이 침착되어 조직손상(간경화증, 심장기능상실 및 당뇨병)을 일으키는 병적 상태를 혈색소증이라고 부른다.

5) 병적석회화

병적석회화(pathologic calcification)는 여러 질환에서 관찰되는 병터로 석회염이 소량의 철분, 마그네슘 등의 광산염과 함께 비정상적으로 침착되는 것을 말한다. 칼슘 침착이 죽은 세포 또는 조직에 발생하는 경우 이를 **비정상조직석회화(dystrophic calcification)**라 하며, 이때는 칼슘 대사에 이상이 없고 혈청 칼슘치가 정상이다. 반대로 살아 있는 정상 조직에 발생하는 칼슘 침착은 **전이석회화**(그림 2-14)라 부르는데 대개 칼슘 대사 이상으로 오며 과칼슘혈증이 동반한다.

전이석회화(metastatic calcification)는 폐포벽, 신세뇨관, 혈관벽 및 위점막 등 부적절한 장소에서 광범위하게 일어난다. 형태학적으로는 비정상조직석회화와 유사하게 무결정성 무정형 침착으로 나타난다.

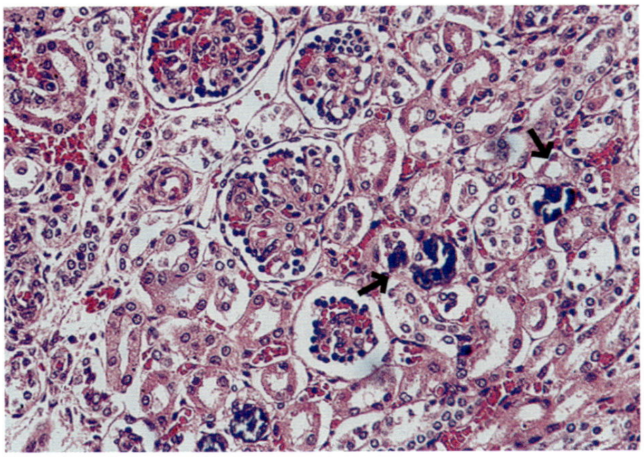

그림 2-14 전이석회화
신장에 석회화가 있다(화살표).

요 약

1. 세포는 생명체의 기본단위이며, 항상성을 유지하고 있다.
2. 세포손상은 내적 · 외적 자극에 대한 세포의 반응이다.
3. 세포손상의 주요한 원인은 허혈, 물리적 손상, 화학적 요인과 자유 라디칼이다.
4. 세포사는 원인과 형태에 따라 괴사와 자멸사로 나눈다.
5. 지방변화와 세포 내 축적은 가역적 세포손상의 대표적인 형태이다.
6. 세포손상과 혈중 칼슘의 대사 이상은 석회화의 원인이 된다.

Ⅱ. 세포적응 및 노화

세포는 정상적으로 주위 환경의 변화에 끊임없는 적응 반응을 일으킨다. **세포적응**은 크게 세포가 호르몬이나 내인성 화학물질에 의한 정상적인 자극에 반응하는 생리적 적응(예: 유방의 비대, 임신 시 유즙분비)과 여러 가지 이상 자극에 대해 반응하는 병적 적응으로 분류된다. 세포가 주위 환경에 적절히 반응하여 손상에서 벗어나는 데에 그 목적이 있다. 다시 말해서 세포적응은 정상, 즉 스트레스가 없는 경우와 손상이 진행된 과스트레스 상태의 중간 단계에 있다.

세포적응은 여러 기전을 통하여 발생한다. 한 예로 정상에서는 혈중 내 콜레스테롤이 충분하면 저밀도 지질단백(LDL)의 세포 표면 수용체가 하향 조절된다. 또 다른 예로는 스트레스가 가해지면 새로운 단백질인 열 충격 단백을 생산하여 세포를 스트레스로부터 보호하기도 하고, 염증 시 백혈구가 내피세포에 잘 붙을 수 있도록 접착성 분자를 만들기도 한다. 세포적응은 리간드와 수용체의 결합, 신호 전달, 복사, 전사, 단백질 포장과 방출 등의 과정 중 어떤 단계에서도 일어날 수 있다. 세포의 성장과 분화에 연계된 적응반응에는 위축 · 비대 · 증식 · 화생 등이 있다.

1. 위 축

위축(atrophy)은 세포 성분의 상실로 세포의 크기가 감소되는 경우로서 침범된 세포수가 충분히 많으면서 조직 전체나 장기의 크기가 작아지는 것을 말한다. 그러나 위축세포는 기능은 줄어들지만 죽은 것은 아니다.

위축의 원인에는 혈액공급의 감소, 만성염증, 필요성의 감소, 혈류 공급의 감소, 내분비 호르몬의 자극 소실, 신경 지배의 상실, 영양 장애 그리고 노화 등이 있다. 이들 원인의 일부는 생리적이며(폐경기의 호르몬 감소), 일부는 병적이지만(신경 소실) 근본적인 변화는 같다. 원인이 제거되어 정상적인 상태로 환원되면 위축된 세포는 세포의 크기뿐 아니라 그 세포의 본래 기능이 원래 상태로 완전히 되돌아온다.

위축의 기전은 다양하다. 정상 세포에서는 단백합성과 분해 사이에 미세한 평형이 이루어지며, 이것은 인슐린, 갑상샘 자극 호르몬 및 글루코르티코이드 등의 호르몬의 영향을 받는다. 즉, 물질의 합성 감소, 이화작용의 증가 또는 둘 모두가 위축의 원인이 될 수 있다. 위축된 세포에는 대개 자가 포식 공포(autophagic vacuole)가 증가하며 전술한 바와 같이 그 속에 소기관의 단편이 소화되지 않고 잔류소체(residual body)로 남기도 한다.

2. 비 대

비대(hypertrophy)는 세포의 부피가 증가되는 상태로 결국 장기의 크기가 증가한다. 다시 말하면 비대세포는 세포의 크기가 단순히 세포 부종 등으로 커진 것이 아니라 구조단백의 합성이나 소기관의 증가로 발생하는 경우를 일컫는다. 원인에 따라 생리적 비대와 병적 비대로 구분할 수 있다. 생리적 비대란 주로 내분비 자극으로 일어난다. 임신 중 자궁은 평활근세포의 비대와 증식을 동시에 보이는 생리적인 성장을 한다. 세포 비대는 세포 내 에스트로겐 수용체를 통한 에스트로겐 자극에 의하며 호르몬이 핵의 DNA와 작용하여 평활근의 단백질합성을 증가시킨다. 적응성 비대는 반복적인 운동으로 근육의 크기와 장력이 증가한 경우나 만성 고혈압 환자의 심근세포 등에서 관찰되며, 심근과 횡문근 세포는 적응반응으로 세포분열을 할 수 없기 때문에 증식은 없이 세포 크기가 커진 상태인 비대로 적응한다. 심장의 부하가 증가하면 스스로 호르몬의 변화가 일어나고 다른 신호들과 상호작용을 하여 기전이 무엇이든 요구와 세포 기능의 용량 사이에 균형이 이루어질 수 있도록 RNA 합성의 증가, 단백질합성의 증가와 미토콘드리아 · 근형질세망 · 근세사를 포함한 모든 소기관의 증가가 뒤따라 일어난다. 즉, 근세사가 증가되면 정상 세포에서 단위당 같은 수준의 대사로 증가된 기능을 담당할 수 있게 된다. 또 외부 스트레스에 반응하여 세포 표현형의 급격한 변화를 보일 수도 있다. 예를 들어, 심장의 부하가 만성적으로 증가하면 수축 단백이 태아성 이소폼(성인형에 비해 천천히 수축한다)으로 바뀐다. 비대세포에서 핵은 분열하지 않기 때문에 정상 심근에 비하여 높은 DNA를 가지는데, 이 세포

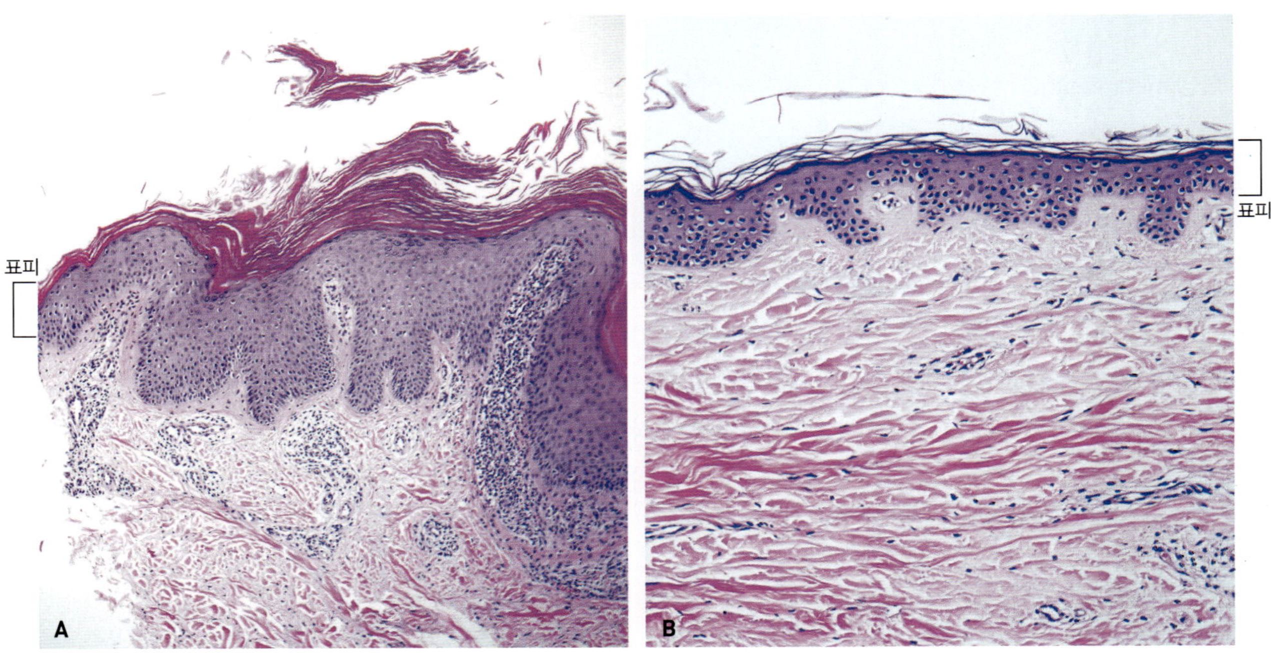

그림 2-15 피부 표피세포의 증식
정상적인 표피(B)에 비하여 염증을 일으킨 피부에서 편평상피의 증식으로 표피(A)가 두터워져 있다.

는 세포주기의 G2기에 정지되어 있다고 알려져 있다.

그렇다면 비대를 일으키는 유전자는 무엇일까? 심장에는 적어도 두 가지 형의 신호, 즉 확장 등의 기계적 자극과 α-아드레날린 수용체의 활성화 등 향성신호가 있다. 비대의 기전이 무엇이든 간에 비대로 부하의 증가를 더 이상 보상할 수 없는 한계에 도달하면 세포손상이 일어난다. 이 시기에는 심근섬유에 '변성'이 일어나는데, 가장 중요한 변화는 수축성 근섬유세사의 용해 또는 소실이다. 비대가 지속되지 못하는 제한 요인이나 변성의 원인은 잘 모르지만 비대섬유에 적절한 혈행 공급, ATP 공급, 수축 단백이나 다른 세포골격요소 합성 과정 등이 제한되기 때문이라고 생각된다.

3. 증 식

증식(hyperplasia)은 장기나 조직의 세포 수가 증가하는 것을 말하며(그림 2-15A) 비대와 밀접한 관계가 있다. 즉, 증식으로도 결국에는 장기나 조직의 부피가 증가하게 된다. 증식의 원인은 생리적인 경우와 병적인 경우로 나눌 수 있다. 생리적 증식은 다시 호르몬성 증식과 보상성 증식으로 나누어진다. 사춘기나 임신 시 유방 샘상피의 증식은 호르몬성 증식의 예이며, 보상성 증식의 예는 간절제 시 남아있는 간 조직에서 세포분열이 일어나 간이 원래의 크기로 되돌아가는 경우를 들 수 있다. 병적 증식은 과도한 호르몬이나 성장인자의 자극 때문에 발생한다. 예를 들어, 정상적인 자궁내막의 증식을 조절하는 각종 호르몬들의 균형이 깨지면 자궁내막의 증식이 일어나고 이로 인하여 비정상 자궁출혈이 나타나거나 자궁내막암의 위험을 증가시킨다. 또 증식은 창상 치유시 결체조직에서 발생하는 중요한 반응이며 성장인자의 자극으로 섬유모세포 및 혈관이 증식하여 수복을 돕는다.

4. 화 생

화생(metaplasia)은 성숙세포가 다른 형태의 성숙세포로 대치되는 경우를 말하며 특정 자극에 대해 감수성을 가진 세포가 내성이 있는 세포로 바뀌는 것이다. 담배 연기에 오랫동안 노출되면 기관지의 섬모성 원주상피는 자극에 강한 편평상피로 편평상피화생(squamous metaplasia)을 일으킨다(그림 2-16). 편평상피로 적응한 기관지 세포는 살아남기는 했으나 중요한 점액 분비기능을 상실하므로 바람직하지 않은 변화다. 즉, 상피화생은 양날의 검과 같다. 더욱이 이런 상해성 자극이 지속되면 화생상피에서 암으로 변형이 일어날 수 있다. 호흡기 상피세포의 가장 흔한 악성종양은 화생상피에서 발생하는 편평세포암종(squamous cell carcinoma)이다. 화생은 원주상피에서 편평상피로만 일어나는 것이 아니다. 예를 들면, 만성 위역류 환자에서 발생되는 바레트식도(Barrett's esophagus)는 식도 하부의 정상적인 편평상피가 장 상피로 변형된 것이다. 화생성 변화는 상피세포뿐만 아니라 간질세포에서도 일어날 수 있는데, 그 예로는 손상 부위의 결체조직이 골세포나 연골세포로 대치되는 경우 등이 있다.

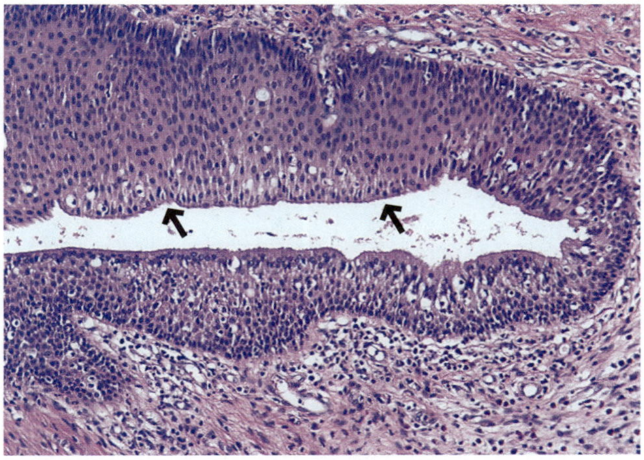

그림 2-16 호흡기 상피세포의 편평상피화생
정상적인 섬유성 원주성상피가 중층편평상피(화살표)로 대치되어 있다.

5. 세포의 노화

세포가 **노화**하면 세포의 기능이 떨어지는데 주로 미토콘드리아에 의한 산화성 인산화가 감소되며, 수용체 단백질 및 구조 또는 효소 단백질의 합성도 감소한다. 노화된 세포는 영양물질의 흡수 및 염색체의 손상에 대한 수복능력이 떨어진다. 형태적으로는 핵은 불규칙하고 비정상적인 소엽을 이루며, 미토콘드리아는 모양이 다양하거나 수포화를 보이며, 세포질세망은 감소하고 골지체의 형태도 변화를 보인다. 동시에 막손상과 지질의 과산화로 형성된 리포푸신 색소가 축적된다.

세포의 노화를 일으키는 원인은 확실하게 규명되어 있지 않지만 외부의 손상력이 세포의 재생력보다 클 때 발생한다. 즉, 일생동안 되풀이되는 손상자극이나 항산화 기전이 감소하면, 열 충격 단백질을 포함하는 단백질의 변화, 산소 자유 라디칼에 의한 손상 등을 초래하여 세포의 구조 및 기능에 영향을 주어 노화가 진행되는 것으로 보고 있다. 또 노화는 세포의 분화 및 증식과 마찬가지로 유전적으로 미리 결정되어 있는 프로그램에 의한다고 생각되고 있다.

요 약

1. 위축, 비대, 증식, 화생은 자극에 대한 세포의 대표적인 적응 현상이다.
2. 노화는 손상에 대한 재생능력의 감소로 발생한다.

알기 쉽게 간추린 **병리학**

CHAPTER 03

염증과 수복

Ⅰ. 염증의 개요

1. 염증의 정의

염증(inflammation)은 감염 혹은 손상된 조직에 대해 혈관이 있는 조직이 보이는 반응으로, 혈관 내의 백혈구와 혈장단백이 손상부위로 이동하여 유해자극과 손상조직을 제거하는 복합적인 과정이다. 따라서 염증반응은 내적 혹은 외적 위험요인으로부터 개체를 보호하고 생존을 위해 필수적인 방어기전이다. 그러나 간혹 자가항원에 대해 발생하는 부적절한 염증반응이나, 유해하지 않은 환경인자에 대한 과도한 염증반응은 오히려 개체에 해로운 결과를 초래하기도 한다. 개체는 염증반응을 통하여 유해자극을 제거함과 동시에 손상된 조직을 재구축하려는 일련의 복구(repair)과정을 병행한다. 염증반응과 복구과정은 서로 연속적이기도 하지만 상당부분 중첩되어 있어, 넓은 의미의 염증은 손상에 대한 즉각적인 반응에서부터 복구에 이르는 전 과정을 의미한다.

2. 염증의 원인

외부에서 유입되거나 내부에서 만들어진 다양한 유해자극이 염증을 일으킨다. 염증의 대표적인 원인으로 감염, 괴사된 조직, 이물질, 비정상적인 면역반응 등이 있다.

1) 감염

세균, 바이러스, 곰팡이, 기생충 등의 미생물과 그 독소는 염증의 가장 흔한 원인이다. 미생물의 종류에 따라 다양한 염증반응이 나타나며, 미생물의 병독성과 숙주의 방어능력에 의해 염증반응의 정도가 결정된다.

2) 괴사된 조직

외상, 물리적 혹은 화학적 자극, 허혈(ischemia) 후에 나타나는 괴사된 조직은 염증의 중요한 유발요인이다.

3) 이물질

수술 봉합사 등 외부에서 유입된 이물질이나 요산결정(urate crystal)과 같이 과량으로 축적된 내인성 물질이 염증을 일으킨다.

4) 비정상적인 면역반응

자가항원에 대해 발생한 부적절한 염증반응과 유해하지 않은 환경인자에 대한 과도한 염증반응이 오히려 조직에 손상을 초래한다. 대표적인 질환으로 자가면역질환(autoimmune disease)과 알레르기(allergy)가 있다. 자가항원과 유발환경인자는 쉽게 제거되지 않으므로 만성염증의 형태로 나타난다.

3. 염증반응의 과정

염증반응의 두 가지 주요 성분은 혈관(blood vessel)과 백혈구(leukocyte)이다. 혈관반응과 백혈구반응은 화학매개체(chemical mediator)에 의해 활성화되고 조절된다. 전형적인 염증반응은 다음과 같은 단계를 거쳐 진행한다.

첫째, 선천면역과 관련된 세포 및 인자가 유해자극을 인지한다.
둘째, 혈관 내의 백혈구와 혈장단백이 유해자극이 있는 부위로 이동한다.
셋째, 백혈구와 혈장단백이 활성화되어 유해자극을 제거한다.
넷째, 염증반응이 조절되고 종료한다.
다섯째, 손상된 조직을 복구한다.

4. 염증의 증상

염증이 발생한 부위에 국소적인 증상이 나타나고, 사이토카인(cytokine)에 의해 전신증상이 동반된다.

1) 국소 증상

염증시의 기본적인 임상 증상은 발적(redness, rugor), 발열(heat, calor), 부종(edema), 통증(pain, dolor)이고 심한 조직손상, 통증 그리고 신경장애가 동반된 경우 해당부위의 기능이 상실되기도 한다.

2) 전신증상

흔한 전신증상으로 전신발열, 피로, 식욕 감퇴 및 쇠약감 등이 있다. 전신증상은 TNF-α, IL-1, IL-6 등의 사이토카인에 의해 나타나며, 특히 전신발열은 프로스타글란딘에 의해 시상하부에 있는 체온중추의 기준점이 높게 재설정되어 발생한다.

5. 급성염증과 만성염증

염증은 유해자극에 대한 반응개시속도, 반응기간, 주로 관여하는 백혈구의 종류 등에 따라 **급성염증(acute inflammation)**과 **만성염증(chronic inflammation)**으로 분류한다. 급성염증은 모기에 물린 경우와 같이 노출 후 수 분에서 수 시간 내에 증상이 신속히 발현하며, 지속시간은 수 시간에서 수 일로 비교적 짧다. 조직학적 소견은 혈관 밖으로 백혈구 및 수분의 삼출(exudation)이고 염증반응에 관여하는 주된 백혈구는 중성구(neutrophil)이다. 만성염증은 유해자극에 노출 후, 수 일에 거쳐 서서히 증상이 발현하며 지속기간도 길다. 조직학적 소견상 단핵염증세포의 침윤, 조직의 파괴, 신생혈관증식과 결합조직의 축적이 동시에 관찰된다.

요 약

1. 염증은 유해자극을 제거하고 개체를 보호하는 이로운 반응이다.
2. 염증의 주요 원인은 감염, 괴사된 조직, 이물질, 비정상적인 면역반응이다.
3. 전형적인 염증반응은 유해자극인지, 손상부위로 백혈구와 혈장단백의 동원, 유해자극의 제거, 염증반응의 조절 및 종료, 조직복구과정으로 진행한다.
4. 염증은 발적, 발열, 부종, 통증, 기능상실 등의 국소증상과 전신증상을 동반한다.
5. 염증은 임상경과 및 조직학적 소견에 따라 급성염증과 만성염증으로 구분한다.

Ⅱ. 급성염증

급성염증은 유해자극과 그로 인한 조직손상에 대한 초기의 일시적인 방어반응이다. 다양한 화학매개체에 의해 이루어지는 혈관반응과 백혈구반응을 특징으로 한다. 급성염증은 다음의 3단계를 거쳐 진행한다. 첫째 소동맥의 확장으로 국소적으로 혈류량이 증가한다. 둘째, 혈관투과성의 증가로 백혈구와 혈장단백이 혈관 밖으로 빠져나간다. 셋째, 백혈구가 손상부위로 이동하고 활성화되어 유해인자를 제거한다(그림 3-1).

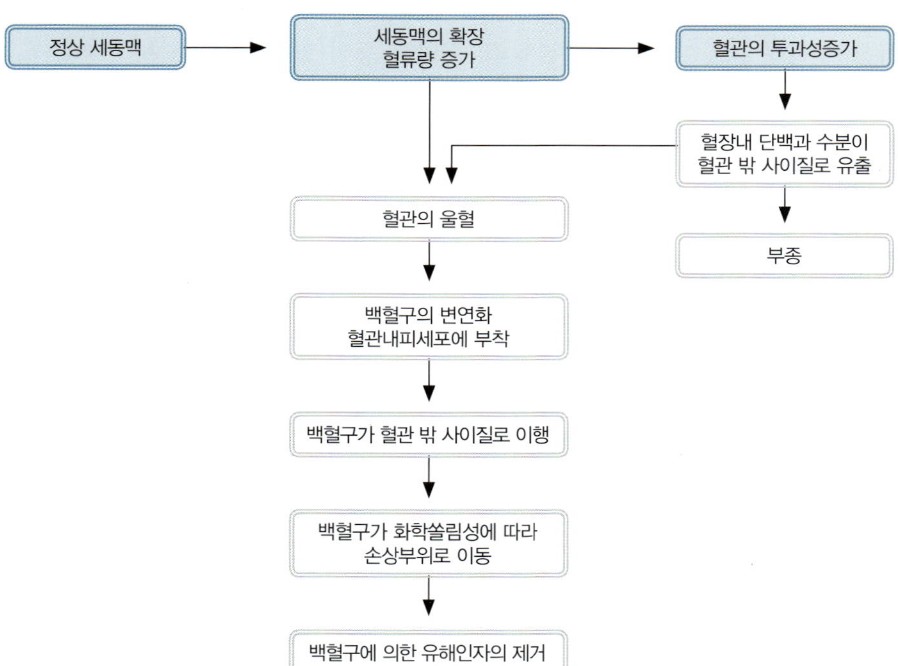

그림 3-1 급성염증에서의 혈관반응과 백혈구반응

1. 급성염증에서의 혈관반응

급성염증시 나타나는 혈관의 주요 변화는 혈관의 확장과 혈관투과성의 증가이다. 혈관반응의 정도와 속도는 유발자극이나 조직손상의 정도에 따라 다르다.

1) 혈관 내경과 혈류의 변화

유해자극에 노출된 부위와 인접한 세동맥은 일시적인 수축 후 신속히 확장되고 이로 인해 미세혈관(microvasculature)으로 유입되는 혈류량이 증가한다. 이러한 혈관의 변화는 염증반응의 초기에 분비되는 히스타민에 의해 매개되며, 임상적으로 염증부위가 붉게 보이거나, 국소적인 열감을 띠는 이유이다. 혈관확장과 더불어 혈관벽의 투과성이 증가되고 혈장의 수분과 단백이 쉽게 혈관 밖으로 빠져나간다. 그 결과 혈류의 흐름이 느려지고 심하면 정체(stasis)된다. 이 때 백혈구 특히 호중구는 혈류의 중심부에서 밀려나와 혈관내피세포에 근접하게 된다.

2) 혈관투과성의 증가

일반적으로 혈관벽의 내면은 한 층의 편평한 혈관내피세포(endothelial cell)로 덮혀 있다. 인접한 내피세포는 서로 밀착되어 장벽을 형성함으로써 혈장단백이나 혈구의 혈관 외 유출을 엄격히 제한하고 있으며, 혈관과 사이질 간의 체액의 이동은 두 구획의 정수압과 삼투압에 의해 결정된다. 급성염증반응에서 혈관이 보이는 또 다른 중요한 변화는 혈관투과성의 증가이다. 급성염증시 분비되는 히스타민은 혈관내피세포에 있는 수용체와 결합하여 혈관내피세포를 수축시킨다. 결과적으로 내피세포사이의 틈이 생기고 벌어지게 되는데 급성염증시 혈관투과성이 증가하는 가장 중요한 기전이다. 또한 유해자극에 의해 혈관내피세포가 직접적인 손상을 받아 혈관투과성이 증가되기도 한다. 혈관투과성의 증가로 인해 단백과 세포가 포함된 혈장액이 혈관 밖으로 빠져나가게 되는데 이를 삼출액(exudate)이라고 한다. 임상적으로 염증부위가 붓는 것은 혈관의 투과성증가에 따른 체액과 혈장단백의 이동으로 나타난다(그림 3-2).

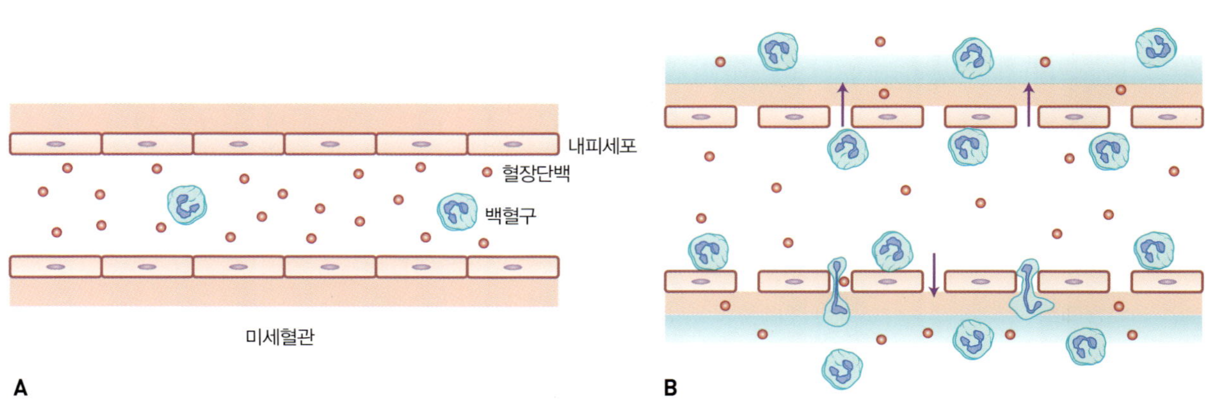

그림 3-2 급성염증의 혈관반응

급성염증시 혈관이 확장되고, 혈관내피세포의 수축으로 혈관의 투과성이 증가한다. 혈장단백과 백혈구를 포함한 혈장액이 혈관밖으로 빠져나가 삼출액(exudate)를 형성한다. A.정상 B. 급성염증

2. 급성염증에서의 백혈구반응

혈관반응에 이어 백혈구가 손상부위로 이동하여 유해자극을 제거한다. 전형적인 급성염증반응에서 유해인자를 제거하는 주된 포식세포는 중성구와 큰포식세포이다. 급성염증에서 나타나는 백혈구의 반응은 다음과 같다. 첫째, 백혈구가 혈관내피세포에 부착한다. 둘째, 백혈구가 혈관내피세포를 통과하여 이행(transmigration)한다. 셋째, 백혈구가 손상부위로 이동한다. 넷째, 백혈구가 유해자극을 제거한다(그림 3-3).

1) 백혈구의 혈관내피세포에의 부착

급성염증시 혈관반응의 결과로 혈류가 느려진다. 혈액이 정체될수록 백혈구는 혈류의 가장자리로 이동하고 혈관내피세포에 더 근접하게 되는데 이를 백혈구의 **변연화(margination)**라고 한다. 급성염증의 초기에 분비되는 **종양괴사인자(tumor necrosis factor, TNF)**와 **인터루킨-1(interleukin-1, IL-1)**은 혈관내피세포와 백혈구의 표면에 부착인자(adhesion molecule)의 발현을 유도하여 두 세포간의 상보적인 부착을 촉진한다. 대표적인 부착인자로는 셀렉틴(selectin)과 인테그린(integrin) 그리고 이들의 리간드(ligand)가 있다.

2) 혈관내피세포를 통한 백혈구의 이행

백혈구는 혈관내피세포에 부착한 다음 내피세포사이의 공간을 **이행(transmigration)**하여 혈관 밖으로 빠져나간다.

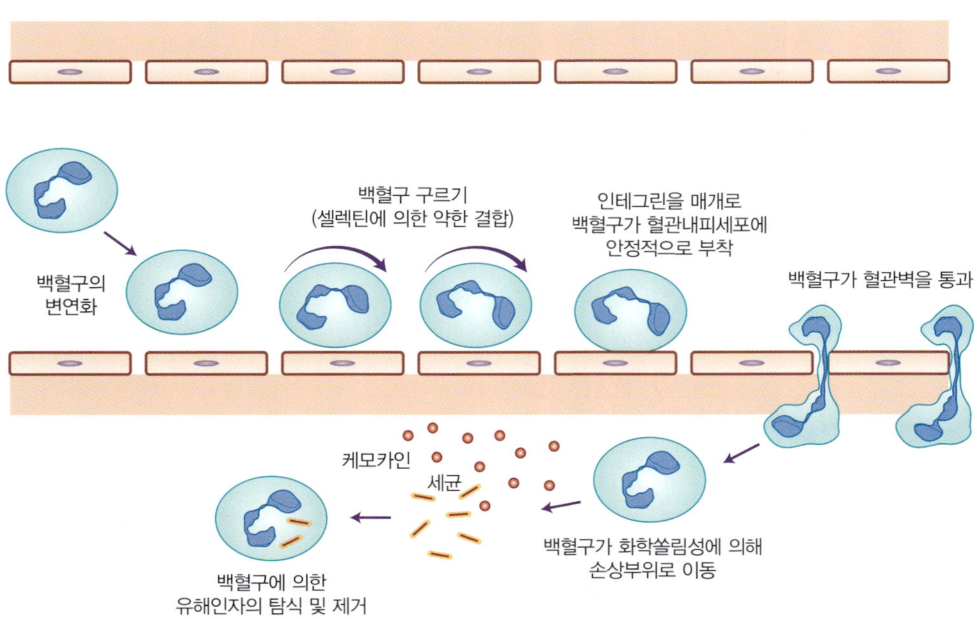

그림 3-3 급성염증에서 백혈구반응
급성염증시 중성구는 혈관의 가장자리로 이동한다. 셀렉틴에 의해 백혈구가 혈관내피세포에 일시적으로 부착하였다가 떨어지는 것을 반복하는 구르기가 나타나고, 이어 인테그린에 의해 백혈구가 혈관내피세포에 안정적으로 부착한다. 백혈구는 정맥벽을 통과하여 혈관 밖 사이질로 나오고, 화학쏠림성에 의해 손상부위로 이동하여 유해인자를 제거한다.

3) 손상부위로 백혈구의 이동

혈관을 빠져 나온 백혈구는 **화학주성(chemotaxis)**에 의해 손상부위로 이동한다. 감염원의 산물, 아라키돈산 대사물(류코트리엔 B4)과 보체(C5a) 등은 백혈구를 손상부위로 이동시키는 강력한 화학유인물질(chemoattractant)이다.

4) 탐식작용과 유해자극의 제거

손상부위로 이동한 백혈구는 미생물 혹은 괴사물질을 인지, 탐식, 분해한다. 백혈구는 수용체를 통해 직접 미생물을 인지하거나, 면역글로불린 혹은 보체(C3b) 등의 옵소닌을 통해 간접적으로 미생물에 부착한다. 미생물을 탐식하여 **포식소체(phagosome)**에 보관하고, 포식소체가 용해소체(lysosome)와 융합하여 **포식용해소체(phagolysosome)**가 형성한다. 포식용해소체내에서 활성산소종(reactive oxygen species, ROS), 산화질소(nitric oxide)와 리소좀과립(lysosomal granule)내 효소를 이용하여 미생물을 살균하고 분해한다.

요 약

1. 급성염증은 혈관반응과 백혈구반응을 특징으로 한다.
2. 급성염증시 특징적인 혈관반응은 혈관확장과 혈관투과성의 증가이다.
3. 급성염증시 혈관투과성의 증가로 삼출이 나타난다.
4. 백혈구는 셀렉틴과 인테그린을 통하여 혈관내피세포에 부착한다.
5. 감염원의 산물, 아라키돈산 대사물과 보체 C5a는 백혈구를 손상부위로 이동시키는 화학유인물질이다.
6. 미생물은 포식용해소체내에서 활성산소종, 산화질소, 리소좀과립효소에 의해 살균된다

3. 급성염증의 화학매개체

급성염증의 주요 혈관반응과 백혈구반응은 다양한 화학매개체(chemical mediator)에 의하여 개시되고 조절된다. 지금까지 많은 화학매개체가 규명되었으며, 화학매개체를 표적으로 한 치료의 효과를 통하여 염증에서 화학매개체의 중요성을 확인하였다. 화학매개체의 일반적인 특징은 다음과 같다.

첫째, 화학매개체는 미생물산물과 괴사조직에서 유리된 물질에 의해서 활성화된다. 둘째, 화학매개체는 다양한 종류의 세포에서 분비되거나 혈장에서 유래한다. 세포기원 화학매개체는 세포질내 과립에 저장되어 있다가 염증신호에 반응하여 신속히 분비되거나(히스타민), 새로 합성한 후 분비한다(아라키돈산대사물). 화학매개체를 생산하는 대표적인 세포는 상피세포, 큰포식세포, 가지세포, 비만세포, 중성구, 혈소판, 혈관내피세포 등이다. 혈장유래 화학매개체의 대표적인 예는 보체(complement)이다. 셋째, 대부분의 화학매개체는 작용기간이 짧다. 작용 후 신속히 소멸되거나 효소에 의해 불활성됨으로써 작용이 엄격히 조절된다. 넷째, 하나의 화학매개체는 다른 종류의 화학매개체의 분비를 촉진하다. 예를 들어, 활성화된 보체는 히스타민의 유리를 자극하고, 종양괴사인자는 혈관내피세포에 작용하여 인터루킨-1(IL-1)과 다른 케모카인의 분

비를 자극한다. 이차 화학매개체는 일차 화학매개체와 기능이 유사하거나 혹은 정반대일 수 있으며 따라서 기존의 염증반응을 강화하기도하고 억제하기도 한다. 대표적인 화학매개체의 종류와 역할은 다음과 같다(표 3-1).

1) 혈관작용아민; 히스타민

히스타민은 혈관주위의 비만세포에 가장 많으며, 그 외 호염기구(basophil)와 혈소판에도 존재한다. 물리적 자극 혹은 **아나필락시스독소(anaphylatoxin)**가 가해지거나, 비만세포 수용체에 항체가 결합하면 비만세포가 활성화되고, 세포질내 과립에 저장되어 있던 히스타민이 신속히 분비된다. 히스타민은 염증의 초기에 혈관에 작용하여 혈관확장과 혈관의 투과성을 증가시키는 대표적인 화학매개체이다.

2) 아라키돈산 대사물

아라키돈산(arachidonic acid)은 20개의 탄소로 구성된 불포화지방산으로 세포막의 인지질에 존재한다. 다양한 유해자극 혹은 C5a 등의 화학매개체가 작용하면 인지질분해효소 A(phospholipase A)는 아라키돈산을 세포막 인지질로부터 유리시킨다. 아라키돈산에 고리산화효소(cyclooxygenase, COX)가 작용하여 **프로스타글란딘(prostaglandin)**을 합성하고, 지방산화효소(lipoxigenese)가 작용하면 류코트리엔(leukotriene)과 리폭신(lipoxin)이 합성된다(그림 3-4).

표 3-1 염증반응과 매개체

화학매개체의 종류	분포	기능
혈관활성아민류		
히스타민	비만세포, 혈소판, 호염기구	혈관확장, 혈관투과성증가, 혈관내피세포 활성화
세로토닌	혈소판, 내분비세포	염증에서의 역할은 불확실
아라키돈산 대사물		
프로스타글란딘	비만세포, 큰포식세포 혈관내피세포	혈관확장, 혈관투과성증가, 발열, 통증, 평활근수축 혈소판응집 촉진 혹은 억제
류코트리엔	비만세포, 백혈구	혈관수축, 기관지수축, 혈관투과성증가 중성구의 활성화 및 화학주성
리폭신	중성구, 혈소판	항염증작용
사이토카인		
종양괴사인자 인터루킨-1, 인터루킨 6	큰포식세포, 비만세포 혈관내피세포	국소; 백혈구와 혈관내피세포 활성화(부착인자발현증가) 백혈구의 화학주성 전신; 급성기반응(발열, 식욕억제)
인터루킨-17	T 림프구	중성구의 화학주성
케모카인		
인터루킨-8	백혈구, 큰포식세포	백혈구 활성화와 화학주성
보체	혈장(간에서 생산)	백혈구 활성화 및 화학주성, 혈관확장, 미생물 직접 용해
브라디키닌	혈장(간에서 생산)	혈관의 투과성증가, 평활근수축, 혈관확장, 통증
혈소판활성인자	백혈구, 비만세포 혈관내피세포	혈관확장, 혈관이 투과성증가, 백혈구 부착인자 증가 화학주성

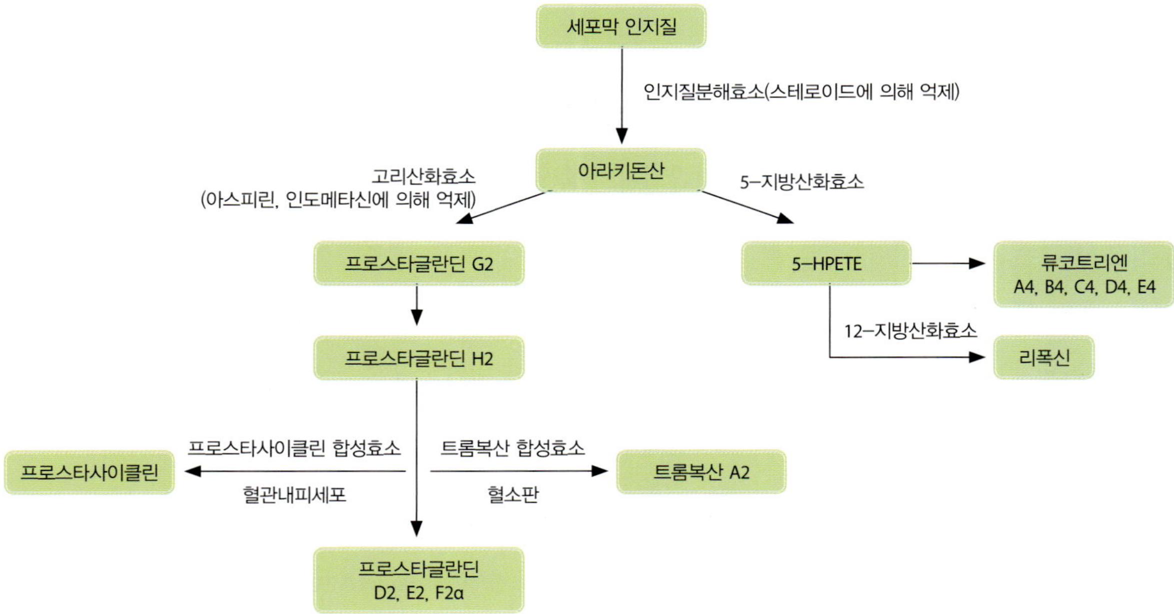

그림 3-4 아라키돈산의 대사

(1) 프로스타글란딘

아라키돈산은 고리산화효소(1형과 2형)에 의해 프로스타글란딘으로 전환된다. 1형 고리산화효소는 염증자극에서도 증가하지만, 평상시에도 대부분의 조직에서 일정수준 발현되어, 조직의 항상성에 기여한다. 예를 들어, 신장조직에서는 수분과 전해질의 균형을 조절하고 위장관에서는 세포를 보호하는 작용이 있다. 2형 고리산화효소는 염증유발자극에 의해 발현되어 프로스타글란딘을 합성한다. 대표적인 프로스타글란딘의 작용기전은 표 3-2와 같다. 염증을 완화시키기 위해 흔히 사용하는 아스피린과 인도메타신(indomethacin)은 고리산소화효소의 작용을 차단함으로써 프로스타글란딘의 합성을 억제한다.

표 3-2 아라키돈산 대사물의 기능

종류	기능
프로스타글란딘	
프로스타글란딘 D2	혈관확장, 혈관투과성증가
프로스타글란딘 E2	혈관확장, 혈관투과성증가, 발열, 통증
프로스타글란딘 F2a	평활근수축
프로스타글란딘 I2	혈관확장, 혈소판응집억제
트롬복산 A2	혈관수축, 혈소판응집
류코트리엔	
류코트리엔 B4	중성구의 활성화 및 화학주성, 내피세포에 백혈구부착
류코트리엔 C4, D4, E4	혈관수축, 기관지수축, 혈관투과성증가
리폭신	항염증작용

(2) 류코트리엔

류코트리엔은 아라키돈산에 5-지방산화효소(5-lipoxygenase)가 작용하여 합성된다. 류코트리엔은 혈관과 평활근의 수축 그리고 손상부위로 백혈구의 이동에 관여한다. 류코트리엔 B4는 강력한 중성구 화학유인인자이고, 류코트리엔 C4, D4, E4는 혈관과 기관지를 수축시키고, 혈관투과성을 증가시킨다.

(3) 리폭신

아라키돈산은 12-지방산화효소(12-lipoxygenase)에 의해 **리폭신**으로 전환된다. 리폭신은 다른 아라키돈산 대사물과 달리 백혈구와 혈관내피세포와의 부착과 백혈구의 화학주성을 억제함으로써 항염증작용을 나타낸다.

3) 사이토카인과 케모카인

염증반응과 면역반응을 매개하는 단백을 총칭하여 사이토카인(cytokines)이라고 한다. 사이토카인은 다양한 세포 즉 활성화된 림프구, 큰포식세포, 가지세포, 혈관내피세포, 상피세포, 결합조직에서 생산되며 일종의 메신저로서 세포간의 상호작용과 백혈구의 작용을 조절한다. 염증과정에 주로 관여하는 사이토카인은 종양괴사인자(tumor necrosis factor, TNF)와 인터루킨-1이다.

(1) 종양괴사인자와 인터루킨-1

다양한 염증유발자극에 의해 큰포식세포, 비만세포 및 혈관내피세포에서 생산된다. 혈관내피세포와 백혈구를 활성화하여 부착인자의 발현을 촉진하고, 다른 화학매개체의 분비를 유도하여 염증반응의 전반을 활성화시킨다. 또한 발열, 급성기단백질합성, 백혈구증가, 식욕억제 등 전신반응도 매개한다.

(2) 케모카인

케모카인은 항상성 케모카인과 염증성 케모카인으로 나눈다. 항상성 케모카인은 다양한 림프구가 림프절과 비장에서 고유의 영역에 바르게 분포하도록 조절한다. 염증성 케모카인은 염증자극시 증가하는 저분자량의 단백군으로, 백혈구의 화학주성을 촉진한다.

4) 보체계

보체계는 염증반응 및 면역반응을 보조하는 혈장유래 단백군을 말하며, 총 20 여종으로 구성되어 있다. 보체는 간에서 생산된 후 불활성화된 상태로 혈액을 순환하다가 염증유발자극에 의해 활성화된다. 활성화된 보체는 다음 단계의 비활성화 상태의 보체를 활성화시키고, 이러한 과정이 연쇄적으로 진행하여 많은 보체가 다양한 기능을 수행한다. 보체는 3가지 경로를 통해 활성화된다. 첫째 고전보체경로는 면역복합체에 의해 개시되는 경로이다. 둘째 대체보체경로는 내독소, 다당류 등 미생물의 성분에 노출되었을 때 활성화되는 경로이다, 셋째 렉틴경로는 미생물표면의 탄수화물에 렉틴이 결합하여 활성화되는 경로이다. 염증반응에서 중요한 역할을 하는 보체로는 C3a, C3b, C5a, C5b-9가 있다. C3a와 C5a는 일명 아나필락시스독소(anaphylatoxin)로 불리며, 비만세포에서 히스타민의 유리를 자극하여 혈관을 확장시키고 혈관의 투과성을 증가시킨다. 또한 C5a는 다양한 백혈구의 화학유인물질이다. C3b는 미생물의 벽에 부착하여 백혈구의 탐식작용을 도와주는 옵소닌이다. C5b-9는 일명 막공격복합체로 불리며 미생물의 세포막에 직접 손상을 주고 세포를 용해하여 미생물을 죽인다. 보체의 활성화는 조절단백에 의해 엄격히 관리된다.

5) 혈소판활성인자

혈소판과 다양한 백혈구, 혈관내피세포에서 생산되는 화학매개체로 세포막의 인지질에서 유래한다. 혈소판응집, 혈관수축과 기관지수축을 유발하고 저농도에서는 혈관확장과 혈관투과성을 증가시킨다.

6) 키닌계

혈장단백 키니노겐(kininogen)은 단백질분해효소인 칼리크레인(kalikrein)에 의해 브래드키닌(bradkinin)으로 전환한다. 브래드키닌은 혈관확장, 평활근수축, 혈관투과성 증가 그리고 통증을 유발한다.

4. 급성염증의 형태학적 양상

급성염증의 공통적인 형태학적 소견은 소혈관의 확장과 혈관 외 사이질 조직으로의 삼출이다. 염증의 유발원인, 염증반응의 정도, 침범된 조직의 특징에 따라 다양한 양상으로 나타날 수 있으며, 이러한 형태학적 특징이 발병원인에 대한 단서를 제공하기도 한다. 급성 염증의 형태학적 양상에는 장액염증(serous inflammation), 섬유소염증(fibrinous inflammation), 화농염증(suppurative inflammation)과 궤양(ulcer)이 있다.

1) 장액염증

장액염증은 염증병소조직이나 체강으로 세포성분이 거의 없는 맑은 물과 같은 체액이 고이는 형태의 염증반응이다. 경미한 화상 혹은 바이러스감염 때 피부에 보이는 물집이 장액염증의 대표적인 예이다.

2) 섬유소염증

염증부위의 혈관 외 사이질에 다량의 섬유소(fibrin)를 포함한 체액이 고이는 형태의 염증반응으로, 화농염증에 비해 백혈구의 유출은 적다. 혈관투과성의 증가로 분자량이 큰 혈장의 섬유소원(fibrinogen)이 혈관 밖으로 유출되고, 섬유소원이 섬유소로 전환되어 침착된 형태이다. 형태학적으로 섬유소는 붉은 색을 띠는 그물 또는 무정형의 응고괴로 나타난다. 섬유소삼출물은 섬유소용해와 큰포식세포의 탐식에 의해 용해될 수 있으나, 충분히 제거가 되지 않는 경우 기질화되어 흉터조직으로 변할 수 있다. 특히 심장막과 같은 체강의 섬유소염증이 기질화되면 이차적으로 기능 장애를 초래한다.

3) 화농염증과 고름집

화농염증은 체액 외에 많은 호중구, 괴사된 세포 찌꺼기, 다량의 혈장단백이 혈관 밖으로 삼출하는 염증반응이다. 가장 대표적인 원인은 세균감염이다. 고름집(abscess)은 화농염증의 형태학적 변이로, 염증반응에 의

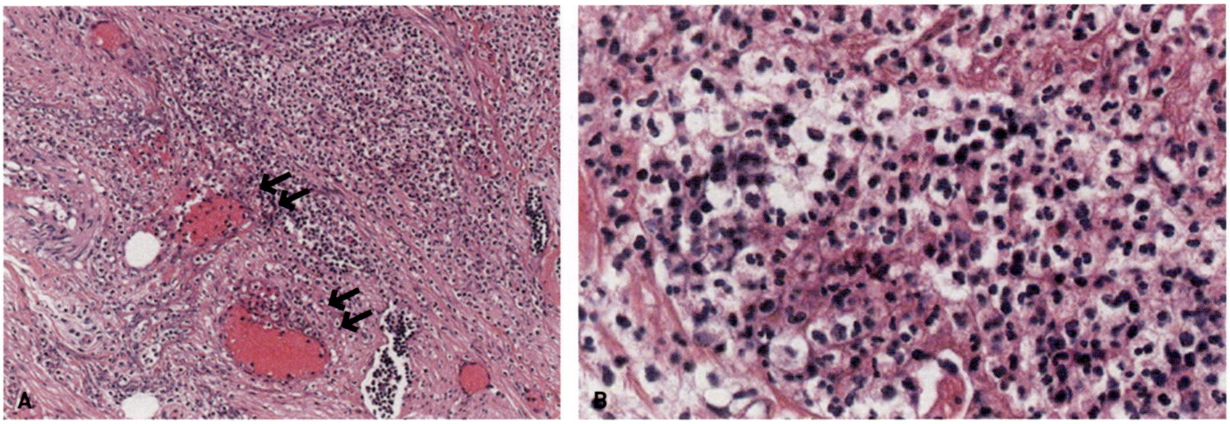

그림 3-5 화농염증
A. 혈관의 확장과 울혈이 관찰된다(화살표).
B. 다수의 중성구가 침윤되어 있다.

해 이차적으로 형성된 공간에 호중구가 가득한 화농삼출액이 국소적으로 모인 것이다. 심한 화농염증과 고름집은 시간이 지나면 결합조직으로 대치된다(그림 3-5).

4) 궤양

염증괴사조직덩어리가 원래의 위치에서 떨어져 나가 장기 혹은 조직의 표면에 국소적인 결손이 생긴 것을 궤양이라 한다. 주로 위장관계나 비뇨기계의 점막 혹은 혈액순환장애가 있는 노인의 하지피부에서 관찰된다. 가장 대표적인 예는 위와 십이지장의 소화성 궤양이다.

5. 급성염증의 경과

급성염증은 손상의 정도, 유해자극의 지속여부 그리고 손상조직의 재생능력에 따라 다양한 경과를 보인다. 첫째, 재생능력이 있는 조직은 경미한 손상 후 원래의 조직으로 완전히 회복된다. 둘째, 재생능력이 없는 조직에 손상이 발생하거나, 재생능력이 있는 조직일지라도 손상정도가 심하면 급성염증 후 결합조직으로 대치된다. 셋째, 감염원 등 유해인자가 제거되지 않고 지속되는 경우 급성염증에서 만성염증으로 진행한다.

요 약

1. 히스타민은 혈관확장과 혈관투과성을 증가시킨다.
2. 아라키돈산 대사물인 프로스타글란딘과 류코트리엔은 혈관반응, 백혈구의 화학주성에 관여하고 리폭신은 항염증작용을 한다.
3. 종양괴사인자와 인터루킨-1은 백혈구와 혈관내피세포의 부착을 촉진하고 급성염증의 전신증상을 매개한다.
4. 보체계는 3가지 경로를 통하여 활성화되며 급성염증의 혈관반응, 화학주성, 미생물의 탐식 및 살균을 매개한다.
5. 급성염증은 형태학적 특징에 따라 장액염증, 섬유소염증, 화농염증, 궤양으로 구분한다.
6. 급성염증은 완전회복, 결합조직으로 대치, 만성염증으로 전환 중 하나의 경과를 따른다.

Ⅲ. 만성염증

만성염증(chronic inflammation)은 수 주 혹은 수 개월 동안 지속되는 염증반응으로 병소에서 만성염증세포, 손상된 조직, 그리고 치유 과정이 동시에 관찰된다.

1. 만성염증의 원인

첫째, 감염이 지속되는 경우이다. 결핵균, 매독균, 진균 등의 미생물은 백혈구의 탐식작용에 의해 쉽게 제거되지 않고 오랫동안 감염이 지속되어 만성염증이 나타난다. .

둘째, 독성 물질에 지속적으로 노출되는 경우이다. 폐가 실리카에 지속적으로 노출될 때나 동맥벽이 콜레스테롤 등 유해지방에 지속적으로 노출될 때 만성염증이 유발되며 규폐증(silicosis)과 동맥경화증(atherosclerosis)과 같은 질환을 일으킨다.

셋째, 부적절한 면역반응이다. 개체의 자가항원을 비자기로 인식하여 면역반응을 일으키거나, 일반인에게는 무해한 외부환경물질에 대해 과도한 면역반응을 일으키는 경우 만성염증이 발생한다. 대표적인 질환으로 자가면역질환(autoimmune disease)과 알레르기(allergy) 등이 있다.

2. 만성염증의 형태학적 특징

급성염증이 혈관 변화와 부종, 중성구의 침윤 등을 특징으로 하는데 비하여 만성염증의 조직학적 특징은 다음과 같다. 첫째, 병소에 림프구(lymphocyte), 큰 포식세포(macrophage), 형질세포(plasma cell) 등의 **단핵염증세포(mononuclear inflammatory cell)**이 주로 침윤한다. 둘째, 지속적인 유해인자 및 염증에 의한 조직파괴가 있다. 셋째, 손상된 조직이 증식된 신생혈관과 결합조직으로 대치된다. 만성염증의 한 특이한 형태로 **육아종염증(granulomatous inflammation)**이 있다. 결핵균 등 쉽게 제거되지 않는 미생물에 감염되거나, 탐식이 어려운 이물질에 노출되었을 때 주로 형성된다. 육아종은 상피세포모양으로 변형된 큰포식세포(상피모양세포, epithelioid cell)가 결절모양으로 결집된 병소를 말한다. 중앙부에 괴사를 동반하기도 하고 주변부는 림프구와 섬유모세포에 의해 둘러싸인다. 랑그한스형(Langhans) 혹은 이물형 거대세포가 종종 동반된다(그림 3-6). 육아종염증의 원인으로는 결핵, 나병, 사르코이드증(sarcoidos), 심부진균감염, 이물질, 매독 등이 있다.

3. 만성염증에서 큰포식세포와 림프구의 역할

1) 큰포식세포(macrophage)

염증병소내 큰포식세포의 축적은 염증반응의 초기부터 나타나기 시작하여, 만성염증 병소에서 주된 염증세포가 된다. 큰포식세포는 유해인자를 직접적으로 제거하는데 관여할 뿐만 아니라, 여러 가지 사이토카인과 성장인자를 분비하고, 다른 염증세포들을 활성화시킴으로써 만성염증에서 중추적인 역할을 한다. 큰

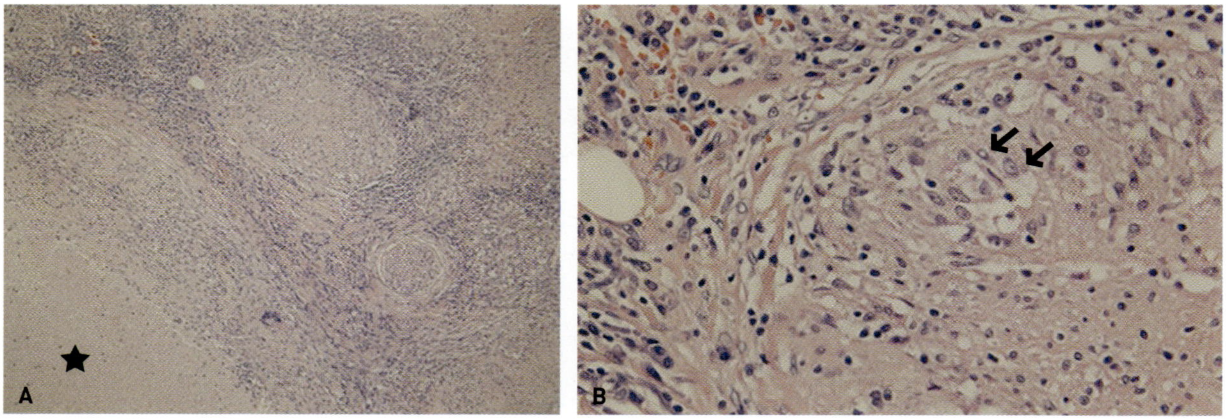

그림 3-6 육아종염증

A. 저배율상 여러 개의 결절양 병소가 보이고, 큰 결절의 중앙부에 괴사가 관찰된다(별표) B. 결절양 병소는 상피모양의 세포(epithelioid cell)로 구성되어 있다. 상피모양세포는 세포의 가장자리가 명확하지 않으며 분홍색의 세포질을 보인다(화살표).

포식세포는 두 가지 경로 즉 고전경로와 대체경로를 통해 활성화된다. 고전경로는 활성화된 T 림프구에서 분비된 인터페론감마에 의해 활성화되는 경로로서 **M1형 큰포식세포**가 생성된다. M1형 큰포식세포는 활성반응산소와 산화질소 등을 분비하여 미생물 등 유해자극을 제거한다. 반면 대체경로는 인터루킨-4와 인터루킨-13등에 의해 활성화되는 경로로, **M2형 큰포식세포**가 생성된다. M2형 큰포식세포는 인터루킨-10, TGF-β 등의 성장인자를 분비함으로써 염증을 억제하고 섬유화 등 조직복구과정에서 중요한 역할을 한다. 염증반응의 초기에는 주로 M1형 큰포식세포가 증가하여 유해인자를 제거하고, 후기에는 주로 M2형 큰포식세포가 증가하여 신생혈관증식 및 섬유화 등 조직복구에 기여한다. 즉, 큰포식세포는 염증의 전 과정에 걸쳐 중추적인 역할을 수행한다.

2) 림프구(lymphocyte)

미생물과 외부환경인자의 항원성 물질은 T 림프구와 B 림프구를 활성화시켜 만성염증을 심화하고 지속시킨다. 만성염증에서 큰포식세포는 T-림프구에 항원을 제시하고 인터루킨-12 등의 사이토카인을 분비하여 T 림프구를 **TH1 림프구**로 분화시킨다. TH1 림프구는 인터페론감마를 생산하여 큰포식세포를 활성화시키고, 활성화된 큰포식세포는 미생물 등 유해인자를 제거하고 염증부위로 더 많은 림프구의 침윤을 촉진한다. 즉, 큰포식세포와 림프구간의 상호작용은 만성염증의 유지 및 진행에 중요하다. **TH2 림프구**는 인터루킨 4, 5, 13을 분비하여 호산구 및 2형 큰포식세포를 활성화시킨다. 활성화된 B 림프구와 형질세포도 만성염증의 주요 구성세포이다.

3) 호산구(eosinophil)

알레르기 등 Ig E 매개 면역반응이나 기생충감염시 다량 침윤한다. 호산구과립내 주염기단백(major basic protein)은 기생충에 독성을 보여 기생충감염을 퇴치하는데 효과적이다.

요 약

1. 만성염증은 지속적인 유해자극에 대한 인체의 면역반응이다.
2. 만성염증은 지속적인 감염과 독성물질 혹은 자가항원에 대한 부절절한 면역반응에서 관찰된다.
3. 만성염증병소에서 단핵염증세포의 침윤, 조직손상, 조직복구가 동시에 관찰된다.
4. 만성염증의 주된 세포는 큰포식세포, 림프구, 형질세포이다.
5. 육아종염증은 제거가 쉽지 않은 미생물 혹은 이물질에 노출될 때 관찰되는 만성염증의 형태학적 아형으로 상피모양의 큰포식세포와 림프구의 집합이 특징이다.

Ⅳ. 복 구

생명체가 다양한 원인에 의해 조직이 손상됨에도 불구하고 생명을 유지하는 것은 조직의 복구 능력 때문이다. 염증 조직에서의 복구 과정은 염증반응이 시작됨과 동시에 시작되며, 조직의 복구는 손상된 조직의 구조와 기능이 원래의 상태로 회복되는 것을 의미한다. 손상된 조직은 크게 두 가지 방식, 즉 재생(regeneration)과 결합조직에 의한 복구(섬유화)로 진행된다(그림 3-7).

1. 재 생

재생은 손상된 조직의 세포들이 다시 증식하고 조직을 만들어서 원래 상태로 회복하는 것을 의미한다. 조직손상이 경미하고 일시적인 경우에는 손상된 흔적 없이 정상 기능을 회복하게 된다. 인체의 세포는 재생 능력에 따라 다음과 같이 나누어진다(표 3-3).

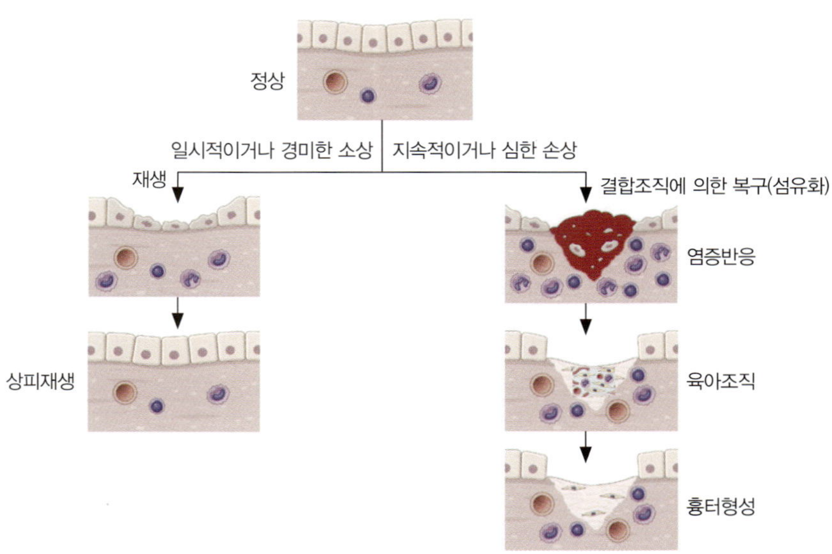

그림 3-7 조직의 복구기전
(Robbins and Cotran PATHOLOGIC BASIS OF DISEASE, 9 edition, Fig 3-24와 일부의 Fig 3-26)

표 3-3 재생능력에 따른 세포의 분류

	특징	예
불안정 세포 (labile cell)	일생 동안 계속 증식하여 손상, 탈락 또는 사멸된 세포를 채워 주는 세포	① 피부 · 구강 · 질 · 자궁경부의 중층 편평상피세포 ② 위장관 · 분비관의 원주상피세포 ③ 비뇨기계를 덮고 있는 이행상피세포 ④ 골수의 조혈모세포
안정 세포 (stable cell)	정상 상태에서는 세포분열을 하지 않지만, 자극되면 신속히 분열하여 손상된 조직을 복구하는 세포	① 간 · 신장 · 췌장의 실질세포 ② 섬유모세포 · 평활근세포 · 연골모세포 같은 결합조직세포 ③ 혈관내피 세포 ④ 림프구를 비롯한 백혈구
영구 세포 (permanent cell)	세포의 분화가 완료되어 세포분열 능력을 완전히 상실한 세포	① 신경세포 ② 골격근세포 ③ 심근세포

1) 불안정 세포(labile cell)

일생 동안 계속 증식하여 손상, 탈락 또는 사멸된 세포를 채워 주는 세포들이다. 대표적인 예로는 피부 · 구강 · 질 · 자궁경부 등의 외피를 덮고 있는 중층 편평상피세포, 위장관 · 분비관을 덮고 있는 원주상피세포, 비뇨기계를 덮고 있는 이행상피세포, 골수의 조혈모세포 등이 있다.

2) 안정 세포(stable cell)

정상적인 상태에서는 세포분열 주기 중 G0에 갇혀 있어 세포분열을 하지 않지만, 자극을 받으면 신속히 분열하여 손상된 조직을 복구하는 세포들이다. 대표적인 예로는 간 · 신장 · 췌장의 실질세포, 섬유모세포 · 평활근세포 · 연골모세포와 같은 결합조직세포, 혈관내피 세포, 림프구를 비롯한 백혈구 등이 있다.

3) 영구 세포(permanent cell)

세포의 분화가 완료되어 세포분열 능력을 완전히 상실한 세포들로 손상될 경우 재생되지 않는다. 대표적인 예로는 신경세포, 골격근세포, 심근세포 등이 있다.

2. 결합조직에 의한 복구(섬유화)

실제 조직을 구성하는 세포가 재생능력이 있더라도 조직손상이 심하거나 지속적인 경우에는 복구가 완벽하게 이루어지지 않는다. 이 경우 손상된 조직은 결합조직으로 대체되는 섬유화(fibrosis)가 일어나 최종적으로 흉터를 남기게 된다. 흉터 조직은 신생혈관(angiogenesis) 형성, 육아조직(granulation tissue) 형성, 결합조직의 재조직화(remodeling) 과정을 거쳐서 생기며, 이는 창상치유(wound healing)와 유사한 과정을 거친다.

1) 신생혈관 형성

혈관신생(angiogenesis)은 제거할 노폐물을 운반하거나 조직의 복구에 필요한 산소와 영양분을 공급하기 위한 새로운 보급로를 형성하는 것을 의미한다. 새로 형성된 혈관은 미성숙한 혈관내피세포로 피복되어 있어 세포간 결합력이 낮고 투과성이 증가되어 있다. 따라서 혈장 내 단백질, 적혈구 등이 주변 조직으로 쉽게 이동하므로 손상된 조직에 부종이 유발된다.

2) 육아조직 형성

손상된 조직에 풍부한 혈관이 만들어지면 복구에 필요한 세포들이 모인다. 큰포식세포(macrophage)에서 집중 분비되는 TGF-β는 손상 부위로 섬유모세포(fibroblast)의 이동과 증식, 세포바깥바탕질(extracellular matrix) 분비 및 각종 금속단백질 분해효소(metallo-proteinase)를 억제함으로써 이미 형성된 세포바깥바탕질의 분해를 막는다. 육아조직은 섬유모세포와 새로 만들어진 모세혈관이 풍부한 조직으로, 육안으로는 분홍색의 부드러운 새살로 보인다.

3) 결합조직의 재조직화

육아조직을 형성한 섬유모세포는 주변의 당기는 힘에 충분히 견디고 손상된 조직을 지탱할 수 있도록 각종 결합조직을 분비하고 이들을 재조직화한다. 이러한 결합조직의 재조직화는 세포바깥바탕질의 합성과 분해 사이의 균형에 의해 진행되며, 이렇게 해서 섬유화가 일어나 소위 '흉터'(scar)가 형성된다.

3. 창상 치유

창상 치유는 염증반응 후 조직의 복구과정을 설명하는 대표적인 예로 감염이 없는 깨끗한 절개창의 치유인 **일차 유합(primary union)**과 조직결손이 심한 경우인 **이차 유합(secondary union)**에 의한 치유가 있다(그림 3-8).

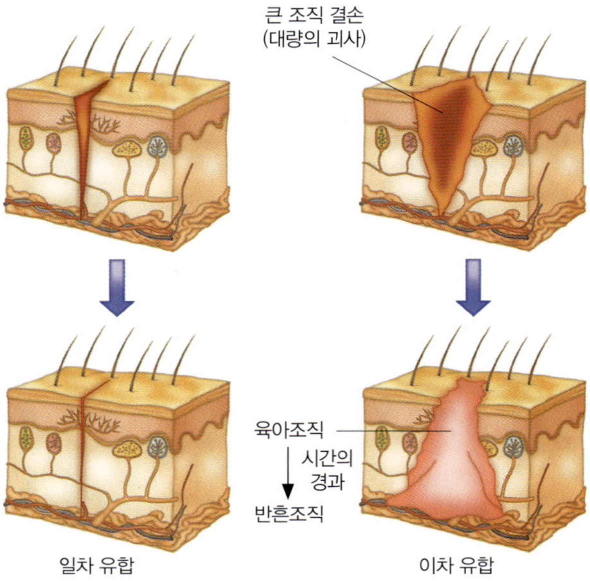

그림 3-8 창상 치유
창상의 치유는 손상의 특징에 따라 일차유합과 이차유합으로 치유된다.

1) 일차 유합

세균 감염이 없고 경미한 피부손상 시에는 즉각적인 혈액응고에 의해 손상된 피부 공간이 채워지고 상피의 재생으로 손상된 조직의 복구가 완성되는데 이를 일차 유합이라고 한다. 이 경우 육아조직의 형성은 아주 적으며 상처의 표면은 딱지(scab)가 형성되어 치유된다.

2) 이차 유합

세포나 조직 손상이 심한 경우, 예를 들어 궤양, 감염으로 인한 농양, 혹은 괴사 등에서는 조직 결손 부위가 육아조직으로 완전히 채워진 후 양쪽 절단면에서부터 상피세포의 증식이 이루어져서 손상된 조직의 복구가 완성되는데 이를 이차 유합이라고 한다. 이 경우 일차 유합과는 달리 염증반응이 더욱 심하고, 더 많은 육아조직이 형성되며 흉터에 의한 수축이 일어난다.

4. 비정상적인 조직복구

조직의 복구과정에 이상이 있으면 상처치유 후에 흉터형성의 결함, 과도한 복구조직 형성 및 상처 수축과 같은 후유증이 발생한다.

1) 흉터형성의 결함으로 인한 상처 벌어짐(wound dehiscence)과 궤양(ulcer)

육아조직과 흉터가 충분히 형성되지 않을 경우 상처가 벌어지거나 궤양이 발생한다. 상처부위에 생긴 흉터조직이 상처의 양방향으로 잡아 당기는 힘을 견딜만큼 충분하지 못하면 상처가 벌어지게 된다. 또한 치유과정에서 혈류가 충분하지 못하면 육아조직이 제대로 형성되지 않아 조직복구가 정상적으로 진행되지 않으므로 상처부위에 궤양이 발생할 수 있다.

2) 과도한 복구조직 형성으로 인한 비후흉터(hypertrophic scar)와 켈로이드(keloid)

진피의 깊은 부위까지 손상이 된 경우에는 복구조직이 과도하게 잘 형성된다. **비후흉터**는 상피세포의 재생을 방해하는 육아조직이 과도하게 성장하여 피부 위로 튀어나온 것으로, 흉터조직은 원래의 상처부위에 국한되어 있다. 반면, **켈로이드**는 아교질(collagen)이 과도하게 축적되는 종양성 반흔으로, 흉터조직이 원래의 상처부위를 넘어서 더 크게 자란다.

3) 과도한 상처 수축으로 인한 구축(contracture)

상처 수축은 정상 치유과정에서 중요한 요소이지만 이것이 과도하게 일어나면 **구축**이 되고 상처부위에 기형을 초래한다. 심한 화상 후에 구축이 잘 일어나며 이는 관절운동에 지장을 초래하기도 한다.

요 약

1. 복구는 손상된 조직의 구조와 기능이 원래 상태로 회복되는 것이다.
2. 복구는 크게 재생과 섬유화 기전으로 진행된다.
3. 재생은 손상된 세포들이 원래의 상태로 회복되는 것으로, 인체 세포는 재생 능력에 따라 불안정/안정/영구 세포로 나눌 수 있다.
4. 섬유화는 손상된 조직이 결합조직으로 대체되는 것으로, 신생혈관 형성, 육아조직 형성 및 결합조직의 재조직화 과정을 거쳐 흉터 조직을 남긴다.
5. 창상치유는 복구과정을 설명하는 대표적인 예로, 감염이 없는 깨끗한 절개창의 치유인 일차유합과 조직결손이 심한 경우의 치유인 이차유합이 있다.
6. 복구과정에 이상이 있으면 창상치유 후에 상처 벌어짐, 궤양, 비후흉터, 켈로이드 및 구축 등의 후유증이 발생한다.

CHAPTER 04

체액과 혈액역동의 이상

사람 몸무게의 약 60%는 물로 이루어져 있고 이를 체액(body fluid)이라고 한다. 전체 체액의 3분의 2는 세포내액(intracellular fluid)이라 하여 세포 내에 있으며 그 나머지 3분의 1은 사이질액(interstitial fluid)과 혈장(plasma)으로 구성된다.

Ⅰ. 부종

부종(edema)은 세포 사이 혹은 체강에 비정상적으로 체액이 증가된 상태를 말하며, 전신 또는 국소적으로 생길 수 있다. 심장이나 신장의 기능저하로 전신에 걸쳐 부종이 발생한 경우를 전신부종이라 하고, 국소염증에 의하거나, 정맥 또는 림프관의 폐쇄로 인해 혈류나 림프액의 순환에 장애가 발생하여 부종이 국소적으로 나타나는 경우를 국소부종이라고 한다(그림 4-1). 부종의 병인은 아래와 같이 나눌 수 있다(표 4-1).

1. 정맥 정수압의 증가

정상적인 체액의 균형은 사이질조직의 삼투압과 혈관 내 정수압에 의해 조절된다. 정상적으로 세동맥 말단부의 정수압은 35mmHg이며 혈관의 바깥쪽 압력이 이보다 낮기 때문에 여기서는 수분이 혈관 밖으로 빠져나간다. 그리고 세정맥의 말단부 정수압은 12~15mmHg로 이 부위는 혈관 바깥쪽의 압력이 이보다 높기 때문에 수분은 혈관 내로 이동한다(그림 4-2). 정맥 정수압의 증가로 인한 부종의 대표적인 예가 심장기능상실이나 협착심장막염이며, 이런 경우에는 전신 정맥의 혈액이 심장으로 원활히 들어가지 못하게 되므로 이로 인해 정맥압이 증가하게 되고 부종이 발생하게 된다.

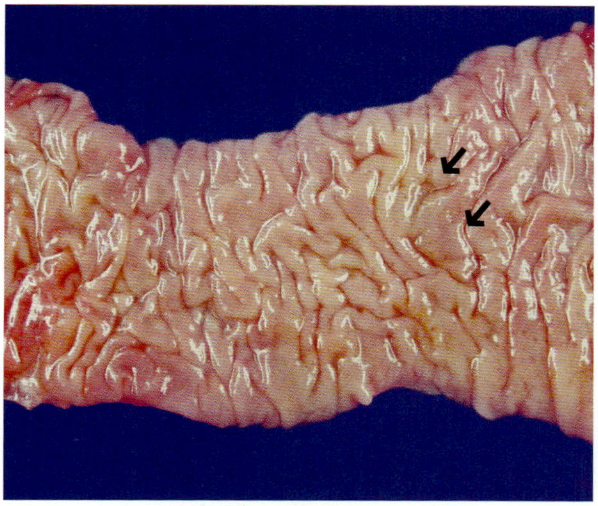

그림 4-1 장점막의 부종

표 4-1 부종의 종류

Ⅰ. 정수압의 증가	A. 정맥유입의 장애 1. 울혈심장기능상실 2. 협착심장막염 3. 간경화증 4. 정맥폐쇄 혹은 협착: 혈전증, 외부압박, 기립성 부종 B. 세동맥의 확장 1. 가온 2. 신경 체액성분의 과다 혹은 감소
Ⅱ. 혈장 삼투압의 감소 – 저단백혈증	A. 단백상실성 사구체병증 – 신증후군 B. 간경화증 C. 영양실조 D. 단백상실 위창자병증
Ⅲ. 나트륨의 정체	A. 염분의 과다섭취 및 신장기능 감소 B. 나트륨의 요세관 재흡수의 증가
Ⅳ. 림프계의 폐쇄	염증, 종양, 수술 후, 방사선 조사

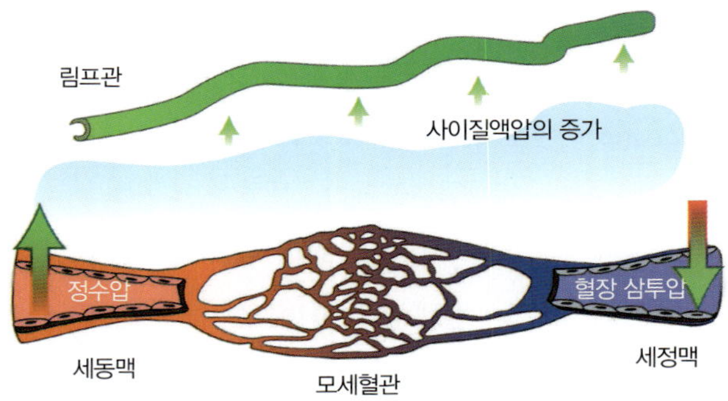

그림 4-2 체액의 흐름

2. 혈장 삼투압의 감소

혈액 내의 알부민, 면역글로불린과 같은 여러 단백질들은 혈액 내의 삼투압을 유지시키는 중요한 역할을 담당하고 있으며, 신증후군과 같은 신장기능의 이상으로 다량의 알부민이 소변으로 소실되거나, 간경화증이나 심한 영양실조처럼 알부민의 합성이 감소하는 경우 혈장 삼투압의 감소로 인해 전신부종이 발생하게 된다.

3. 나트륨 저류

신장염이나 신장기능이 저하된 경우에는 염분의 배출이 원활치 않아 염분의 정체가 일어나고 동시에 수분의 저류가 일어나 혈액량이 많아지며 정수압이 올라가고 부종이 초래된다.

4. 림프관의 폐쇄

세동맥 말단부에서 나간 수분의 일부는 림프계로 들어가서 정맥을 통해 혈류로 돌아온다. 림프관이 염증이나 종양으로 인해 막히면 국소적인 부종이 일어난다. 그 대표적인 예가 **사상충증(filariasis)**으로 서혜부의 림프절이나 림프관이 염증으로 심한 섬유화를 일으켜 폐쇄되고 하지나 음낭에 심한 부종이 생긴다.

요 약

부종은 정수압 증가, 삼투압 감소, 나트륨 정체, 림프계 폐쇄에 의한다.

Ⅱ. 충혈 및 울혈

충혈(hyperemia) 및 **울혈(congestion)**은 모두 조직이나 신체 일부 내 혈관의 혈액량이 증가된 상태를 말한다. 충혈은 동맥과 세동맥이 확장되어 모세혈관으로의 혈류가 증가하는 것으로, 충혈된 부위는 붉게 보인다. 반대로 울혈은 혈액이 정맥과 모세혈관 내에 정체되어 있는 것을 말하며, 정맥혈의 배출이 잘 안 되어 혈액이 고이기 때문에 울혈이 발생한 장기는 청적색을 띠며, 혈중에 탄산가스와 결합한 혈색소가 증가하면 **청색증(cyanosis)**이 나타나게 된다.

좌심실 기능상실이 있을 때는 폐의 울혈이 일어나며, 우심실 기능상실이 있을 때는 폐는 정상이나 전신적인 울혈이 일어난다. 그리고 간경화증으로 문맥고혈압이 일어나면 비장의 울혈이 일어나 커지게 된다.

요 약

1. 충혈은 확장된 동맥 내에 혈액이 증가한 것이다.
2. 울혈은 정맥혈 흐름의 장애로 정맥 내에 혈액이 증가한 것이다.

Ⅲ. 출 혈

출혈(hemorrhage)은 혈액이 혈관 밖으로 빠져 나가는 현상이다. 조직 내에서 혈액이 응고된 덩어리를 만들었을 때 **혈종(hematoma)**이라 하며 피부, 점막 및 장막에 소량의 출혈이 일어날 때 그 크기에 따라 **점상출혈(petechia)**, 크기가 0.3~1cm인 것을 **자색반(purpura)**, 그 이상의 것을 **반상출혈(ecchymosis)**이라고 한다. 그리고 흉강 내의 출혈은 **혈흉(hemothorax)**(그림 4-3), 복강 내의 것을 **복강내출혈(hemoperitoneum)**, 심낭의 출혈은 **혈심낭(hemopericardium)**, 관절 내의 것은 **혈관절증(hemarthrosis)** 등으로 표현한다.

출혈의 가장 흔한 원인은 외상이며 그 외 죽상동맥경화증과 같은 혈관벽의 일차적인 병터와 악성종양이 혈관벽을 침식할 때와 같은 이차적인 병터를 들 수가 있다. 그리고 괴혈병, 혈소판 결핍, 응고인자 결핍이 있을 때 전신적인 출혈이 잘 일어나는데 이를 **출혈소인(hemorrhagic diathesis)**이라고 한다.

출혈의 양과 속도 및 부위에 따라 환자의 상태가 결정된다. 전체 혈액량의 10~15% 정도까지 출혈이 일어나더라도 문제가 되지는 않으며 그 이상의 양이라 하더라도 서서히 출혈이 일어나면 생명의 위협을 받지는 않는다. 그러나 이보다 많은 양이 빠른 속도로 출혈이 되면 **혈액량 감소성 쇼크(hypovolemic shock)**가 일어난다. 소량일지라도 뇌나 심낭의 출혈은 사망에 이르게 할 수 있다. 출혈로 혈액이 소실될 때는 철결핍성 빈혈이 일어나며, 위장관이나 체강으로 출혈이 발생할 경우 혈색소가 분해된 후 철은 재흡수되며 다량의 출혈 시에는 과량의 빌리루빈이 형성되어 일시적으로 황달이 올 수 있다.

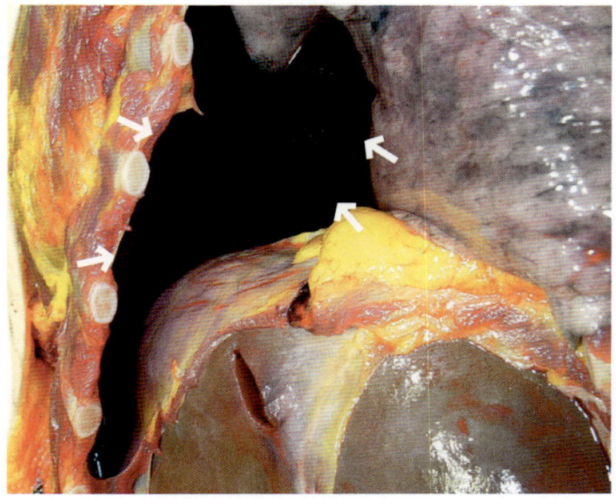

그림 4-3 혈흉
흉강 내에 다량의 혈액이 고여 있다.

Ⅳ. 혈전증

혈전증(thrombosis)이란 생체의 파열되지 않은 혈관 내에서 혈액이 덩어리를 형성하는 것을 말한다. 그리고 그 혈액 덩어리를 **혈전(thrombus)**이라고 한다. 혈전증을 일으키는 원인은 내피세포의 손상, 정상 혈류의 변화 및 혈액성상의 변화로 나눌 수 있다.

1. 혈전증의 원인

1) 내피세포의 손상

내피세포의 손상은 심근 경색증, 죽상동맥경화증, 염증성 판막질환, 방사선손상, 화학물질, 세균독소, 고혈압 등 많은 질환이나 외인성 인자에 의해 일어나며 손상의 원인에 관계없이 손상 받은 내피세포가 있는 곳에 혈전이 형성된다.

2) 정상 혈류의 변화

심장이나 동맥에서는 해부학적 구조가 바뀜에 따라 난류(turbulence)가 형성될 수 있는데 이때에도 혈전이 생긴다. 정맥에서는 혈류가 늦어지는 경우에 주로 혈전이 생긴다. 혈액의 흐름을 보면 혈관의 중심부는 유속이 빠르고 혈액의 고형 성분이 흐르는데 혈관의 벽 쪽은 유속이 느리며 액체 성분이 흐른다. 따라서 정상적으로는 혈구성분과 내피세포는 접촉하지 않는다. 그런데 난류와 유속의 감소는 혈소판을 내피세포에 접촉하게 하고, 활성화된 응고인자가 신선한 혈류에 의해 제거되는 것을 막으며, 응고인자 억제제의 유입을 막고, 내피세포를 손상시킨다.

3) 혈액성상의 변화

혈액성상의 변화는 과응고성으로 되는 것으로, 발생 원인에 따라 항응고제인 안티트롬빈 Ⅲ, 단백질 C 또는 S의 유전적 결핍 등에 의한 원발성인 것도 있고 신증후군, 외상 또는 화상, 임신말기, 심장기능상실 및 암처럼 이차적인 과응고 상태로 나눌 수 있다.

내강이 큰 심혈관계인 심장이나 대동맥 벽에서는 혈전이 큰 덩어리를 형성하는데 이것을 **벽재혈전(mural thrombus)**이라고 한다. 이런 벽재성 혈전은 크기가 아주 커지더라도 대동맥이나 심장의 내강을 가득 채우지 못하지만 크기가 작은 동맥에서의 혈전은 주로 폐쇄성으로 혈관의 내강을 패쇄 한다. 관상동맥, 뇌동맥, 대퇴동맥 순으로 폐쇄성 혈전이 생긴다. 동맥혈전은 회백색을 띠며 부서지기 쉽고 섬유소와 혈소판이 층을 이루어 엉켜 있다.

정맥혈전은 폐쇄성이다. 때때로 정맥의 내강에 길게 자라 내강의 모양을 본뜬 것처럼 보이기도 한다(그림 4-4). 정맥처럼 혈류가 느린 곳의 혈전은 적혈구가 많이 섞여 있어 혈액응고와 비슷한 모양을 나타내며 그 성상에 따라 적색 혈전, 응고성 또는 정체성 혈전이라 부른다. 정맥혈전은 90%가 하지정맥에 생기는데 그 빈도는 종아리정맥, 넙다리정맥, 오금정맥, 엉덩정맥 순이다.

2. 혈전의 경과

혈전은 시간이 지남이 따라 네 가지 경로로 바뀌어 간다. 첫째는 혈전이 계속 **성장(propagation)**하여 혈관을 폐쇄하고, 둘째는 혈전의 일부가 떨어져서 **색전(embolus)**을 만들며, 셋째는 **섬유소 용해효소의 활성**에 의해 작은 혈전은 용해되어 없어질 수도 있다. 넷째는 혈전에 염증이 일어나 **기질화(organization)**되며, 신생혈관이 만들어져 **재관통(recanalization)**될 수도 있다.

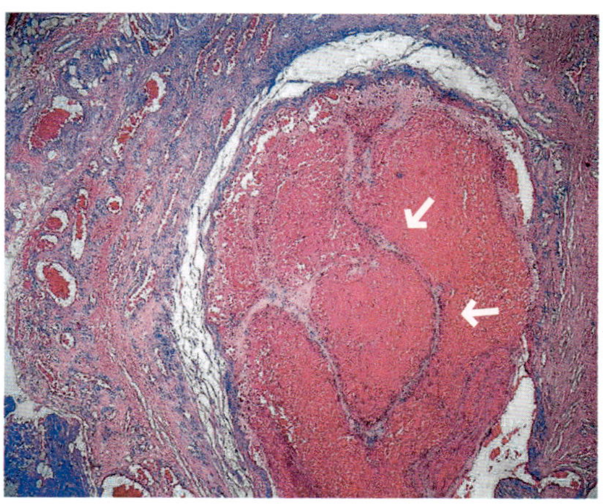

그림 4-4 정맥혈전
혈전에 의해 혈관이 막혀 있으며 혈소판과 섬유소가 모여 흰 선(화살표)을 만들고 있다.

요 약

혈전증은 혈관 내에서 혈액이 응고한 상태를 말한다.

V. 색전증

색전증(Embolism)이란 혈관 내에 떨어져 나온 비용해성 물질이 혈류를 따라 흐르다가 혈관의 내강이 좁은 곳에서 내강을 막아 혈류를 차단하는 현상을 말한다. 액체, 고체, 기체 등 모두가 다 색전이 될 수 있는데 색전의 대부분은 혈전이 떨어진 것으로 **혈전색전증(thromboembolism)**이라고 한다. 그 외 조직조각, 종양세포 덩어리, 세균 덩어리, 기생충, 공기, 지방성 액체 등이 색전증을 일으킬 수 있다.

1. 정맥색전증

정맥계에 생긴 색전은 우측 심장을 통과하여 폐순환계로 들어가기 때문에 폐의 혈관에서 색전증을 형성하게 된다. 이를 **정맥색전증(venous embolism)**이라고 한다. 폐색전의 95% 이상이 오금정맥, 넙다리정맥, 엉덩정맥과 같은 하지의 심부정맥에서 발생한 혈전이 떨어져 만든 것이다(그림 4-5). 큰 혈전성 색전은 폐동맥이 좌우폐로 분지하는 곳에서 양쪽 분지에 걸쳐져 두 분지를 동시에 폐쇄하는 수가 있는데 이를 **안장색전**

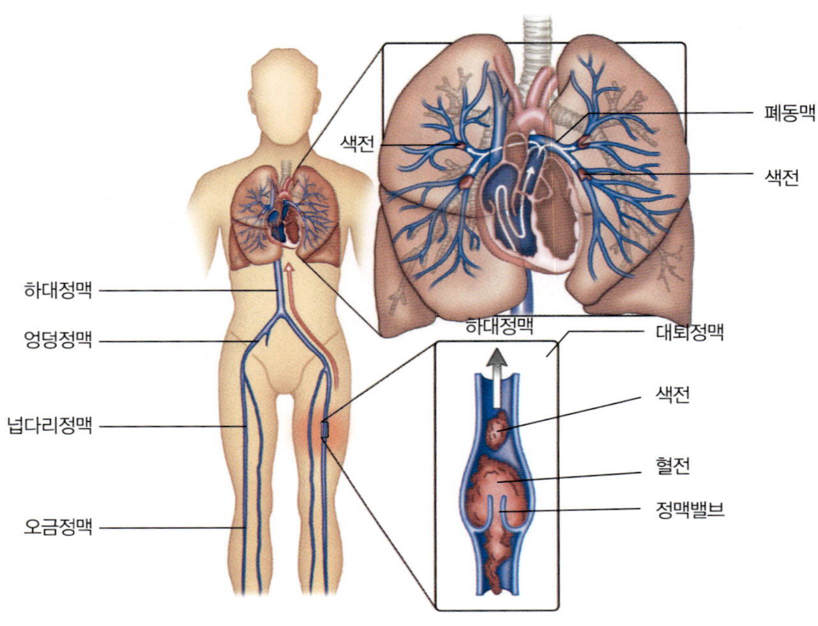

그림 4-5 폐색전이 유발되는 과정
대퇴정맥에서 떨어져 나온 혈전이 폐동맥을 막아 폐색전을 일으킨다.

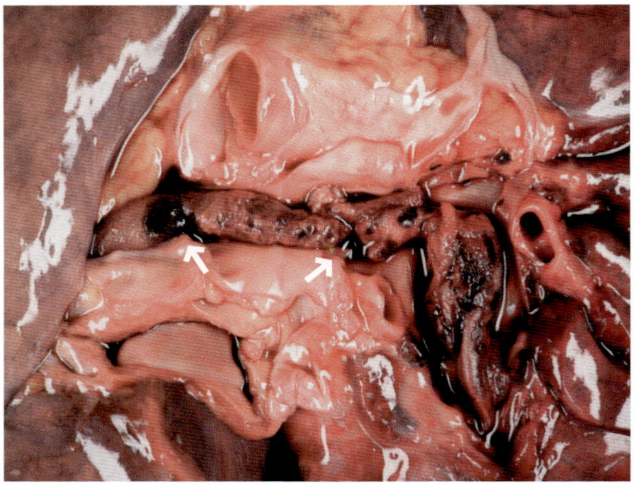

그림 4-6 폐동맥의 안장색전
큰 색전(화살표)이 폐동맥의 분지부를 막고 있다.

(saddle embolism)이라고 한다(그림 4-6). 폐동맥 혈류의 50% 이상이 갑자기 폐쇄되면 급성 우심실기능상실로 급사하기 쉽다. 그러나 그 이하라도 심폐 질환이 있을 때는 치명적일 수가 있다.

2. 동맥색전증

색전이 동맥을 폐쇄하는 경우를 동맥 혹은 **전신색전증(arterial 또는 systemic embolism)**이라고 한다. 좌심방, 좌심실 및 대동맥에 생긴 혈전이 이에 해당하며 여러 장기의 말초동맥에서 색전증을 일으킨다. 동맥 색전의 80~85%는 좌심 내강의 혈전에서 유래하며 주로 침범하는 장기로는 70~75%의 경우가 하지, 10%는 뇌, 10%는 창자간막동맥, 비장 및 신장을 포함한 내부 장기, 그리고 나머지 7~8%는 상지에서 발생한다.

3. 양수색전증

양수색전증(amniotic fluid embolism)은 양막이 찢어지고 자궁 또는 자궁 목의 정맥 파열로 양수가 모체의 정맥으로 유입됨으로써 태아 피부로부터 떨어진 편평상피세포, 태지, 솜털, 점액, 태변 등이 폐순환계의 미세혈관에서 색전을 일으키는 것이다. 이는 5만 예의 분만 중에서 1 예의 빈도로 발생하며, 높은 사망률을 보여 산모 사망의 주원인이 된다.

4. 가스 혹은 공기색전증

공기가 혈관 안에서 기포를 형성하여 색전이 되는 것을 가스 혹은 **공기색전증(air embolism)**이라 하며, **잠수병** 혹은 **감압병(Caisson disease, decompression sickness)**이 대표적이다. 잠수, 정맥주사, 인공기흉술, 유산 등에서 볼 수 있다. 잠수병 혹은 감압병은 대기압의 급격한 변화, 즉 고기압 상태에서 저기압 상태로의 이동이 빠를 때 생긴다. 고기압 상태에서 갑자기 저기압 상태로 이동하면 혈액과 지방 속에 용해되어 있던 산소, 탄산가스 및 질소가스가 기화되어 기포를 만들게 되는데 산소와 탄산가스는 쉽게 재흡수되지만 질소가스는 흡수가 되지 않아 그 기포가 결국은 공기색전증을 일으킨다. 이런 현상은 잠수부가 급히 수표면으로 상승하거나 항공기의 급상승 시에 저기압 상태로 이동이 빠르기 때문에 일어난다. 색전된 공기는 혈관을 폐쇄하고 응고기전을 활성화시켜 관절과 근육에 허혈을 유발하여 동통을 초래한다.

5. 지방색전증

지방색전증(fat embolism)은 지방성분이 혈류로 들어가 혈관을 폐쇄하는 것을 말한다. 지방조직의 외상이나 긴뼈의 골절 후 1~3일에 폐부전증, 의식 혼란, 신장기능상실이 초래되는 수가 있는데 이것이 지방색전증이며, 긴뼈의 골수가 지방조직으로 구성되어 있기 때문에 긴뼈의 골절과 지방색전증은 관계가 깊다. 골절이 쉽게 일어나는 노인환자에게 많이 발생한다.

요 약

어떤 물체가 혈관 내에서 혈류를 따라 흐르다가 내강을 막아 혈류를 차단하는 현상을 색전증(embolism)이라 하며 대부분 혈전에 기인한다.

Ⅵ. 경색증

장기나 조직에서 동맥혈의 공급이나 정맥혈의 배출이 갑자기 감소되어 허혈성 괴사가 일어나는 것을 **경색증(infarction)**이라고 한다. 경색증의 원인은 혈전증이나 색전증이 많고 정맥혈류의 차단보다 동맥혈류의 차단이 있을 때 더 잘 일어난다. 경색증이 잘 일어나는 장기는 비장, 신장, 폐, 위장관, 심장 및 뇌이며 난소나

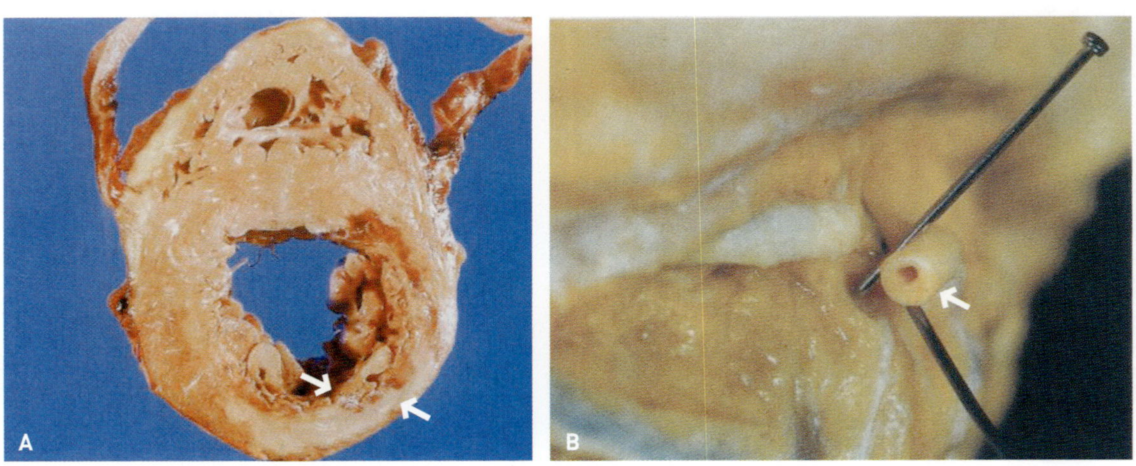

그림 4-7 심근경색A와 관상동맥경화증B

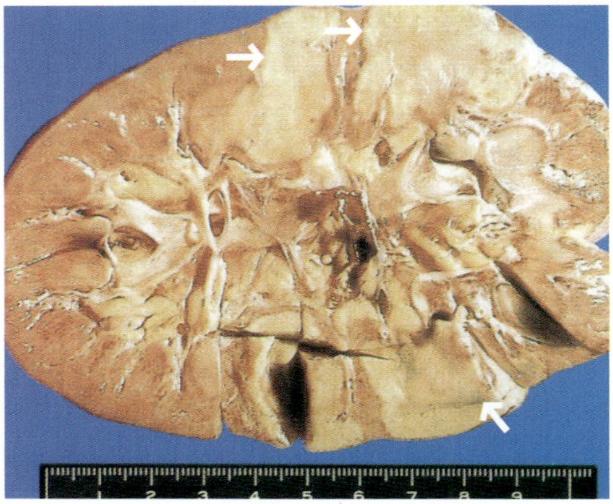

그림 4-8 빈혈경색, 콩팥
허혈성 응고괴사에 의한 회백색 부위(화살표)가 여러 곳에서 관찰된다.

고환과 같이 단일정맥이 있는 장기도 정맥이 막힐 때에는 경색증이 발생한다.

주로 심장, 비장, 신장 등의 고형 조직에서 동맥이 폐쇄되면 그 부분이 흰색 또는 회백색의 경색을 나타내는데 이를 **백색경색(white infarct)** 또는 **허혈성, 빈혈성 경색(anemic infarct)**이라고 한다. 임상적으로 가장 중요한 것은 심근 경색증으로 심장혈관의 관상동맥경화증이 가장 흔한 원인이다(그림 4-7A, B, 그림 4-8).

연조직이거나 정맥이 폐쇄된 경우, 이중 순환계를 가진 장기(폐, 소장) 등에서 생긴 경색은 출혈이나 울혈로 인해 붉게 보이기 때문에 **출혈경색(hemorrhagic infarct)** 또는 **적색경색(red infarct)**이라고 한다(그림 4-9, 그림 4-10).

경색이 일어난 부위의 표면은 경계가 일정하지 않아 지도 모양을 나타내며 색깔은 충혈되거나 회백색이 된다. 절단면은 삼각형의 쐐기 모양을 나타낸다. 경색이 일어난 후 수 시간 내에는 약간 짙은 색깔을 나타낼 뿐 특이한 변화는 없으나 24시간쯤 되면 윤곽이 뚜렷해져 고형 장기는 정상보다 옅은 색을 나타내고 연조직은 출혈로 검은색을 띠게 된다. 며칠이 지나면 백색경색과 적색경색이 뚜렷이 나타난다.

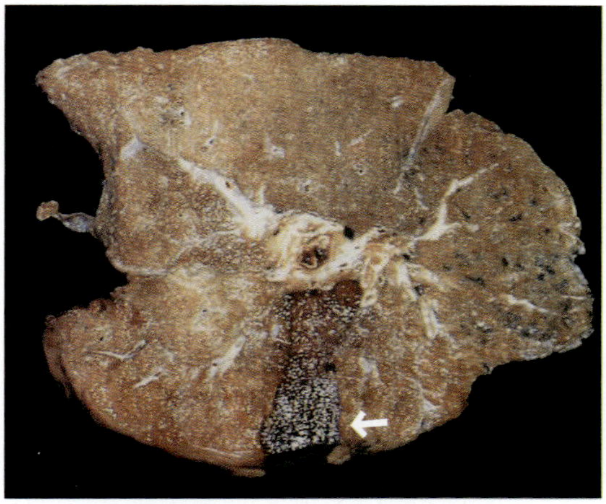

그림 4-9 출혈경색
폐의 절단면상으로 쐐기 모양의 출혈경색이 관찰된다

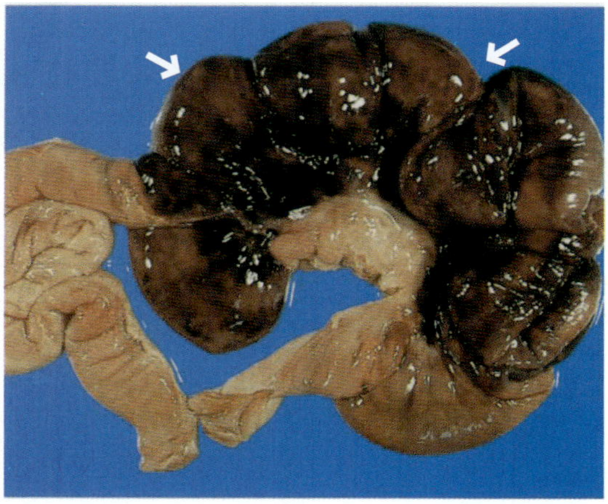

그림 4-10 출혈경색, 창자
주변 창자와 비교했을 때 검붉고 심한 부종이 동반된 분절이 경색이 온 부위이다.

요 약

경색(infarct)이란 혈전증이나 색전증 등으로 혈류가 갑자기 차단되어 조직에 허혈성 괴사가 일어나는 것이다.

Ⅶ. 쇼 크

쇼크(shock)는 급성 순환장애로 유효 순환 혈액량이 감소되어 조직의 광범위한 저관류가 일어나는 것을 말하며, 세포와 조직에 필요한 혈액을 공급할 수 없게 되기 때문에 전신의 세포와 조직이 저산소 상태가 되어 대사장애를 일으킨다. 쇼크는 출혈, 화상, 심근경색, 폐색전증, 패혈증 등 기전은 다르나 혈압이 떨어져 일어나며 그 결과 세포와 조직에 산소와 영양분의 공급 및 대사산물의 제거가 이루어지지 않게 된다(표 4-2). 그 외에도 마취 사고와 척수 손상에 의한 심한 말초혈관의 확장으로 쇼크가 일어나는데 이를 신경성 쇼크라 하며 페니실린과 같은 항생제 주사 후 일어나는 아나필락시 쇼크는 I형 과민반응에 의해 생긴다.

쇼크를 그 원인에 따라 분류하면 심장질환으로 인한 심박출 감소가 원인인 심인성 쇼크(cardiogenic shock), 순환하는 혈액량의 감소로 인한 혈액량 감소성 쇼크(hypovolemic shock), 심한 세균감염에 의한 패혈증에 수반된 내독소에 의한 패혈쇼크(septic shock), 그리고 마취 또는 척수 손상에 따른 심한 말초혈관 확장으로 인한 신경성 쇼크(neurogenic shock)로 분류할 수 있다.

임상 증상은 원인에 따라 다르다. 심인성 쇼크나 혈액량 감소성 쇼크는 저혈압, 심박동 및 호흡수가 증가하고 맥박이 약해지며 피부가 차고 창백하며 습기가 있다. 패혈증에서는 혈관의 확장으로 피부가 따뜻하고 홍조를 띤다. 쇼크의 예후는 쇼크를 일으킨 원인과 쇼크로 인한 여러 장기에서의 이차적인 손상에 따라 결정된다. 즉, 건강했던 젊은이가 혈액량 감소성 쇼크가 있을 때 이를 적절히 치료하면 80% 정도가 생존한다. 그러나 심한 심근경색이나 패혈쇼크는 사망률이 80~90%에 이른다. 쇼크에 의한 세포의 변화는 저산소성 상해로 뇌, 심장, 폐, 신장, 부신 및 위장관계에서 특히 잘 일어난다.

표 4-2 쇼크의 분류 및 기전

쇼크의 종류	기전	임상증례
심인성	심장의 손상으로 혈액박출량이 급속히 감소한 경우 (펌프기능이상)	심근경색 심장파열 부정맥(심근펌프기능부전) 심장눌림증
혈액량 감소성 (출혈성)	심한출혈로 순환하는 혈액량 또는 혈장량이 부족	출혈, 체액소실(구토, 설사) 화상, 외상
패혈성	세균감염 시 미생물이 혈류를 따라 전신에 퍼져 생김	그람음성균 패혈증(내독소 쇼크) 그람양성균 패혈증 심한 세균감염(농양, 복막염 등)
신경성	심한 말초혈관의 확장	마취사고, 척추손상

요 약

쇼크란 급성순환장애로 전신의 세포와 조직이 저산소상태가 되어 각 조직과 장기의 기능과 대사가 장애를 입은 상태이다.

Ⅷ. 파종혈관내응고

파종혈관내응고(disseminated intravascular coagulation, DIC)는 여러 질환에 의해 전신적으로 미세순환계에 섬유소 혈전이 생기는 증후군으로 섬유소 혈전이 생긴 후 섬유소 용해가 일어나 출혈성 소인을 나타낸다. 또한 DIC는 다량의 혈전이 형성되므로 혈소판, 프로트롬빈, 섬유소원, 인자 Ⅴ, Ⅷ 및 Ⅹ의 심한 소모가 일어나 **소모성 응고이상(consumption coagulopathy)**이라고 한다. 플라스미노겐-플라스민계가 활성화하여 섬유소의 분해산물이 생성되며 이들이 항응고 효과를 나타내어 이 증후군의 이름이 응고이나, 실제 나타나는 임상 증상은 출혈이다.

요 약

파종혈관내응고(**disseminated intravascular coagulation, DIC**)는 여러 질환에 의해 전신적으로 미세순환계에 섬유소 혈전이 생기는 증후군이다.

CHAPTER 05

유전질환

우리가 통상적으로 생각하는 것보다 훨씬 많은 질환이 유전자의 영향으로 발생한다. 일생동안 1000명당 600명 이상에서 유전자 이상에 의한 질환이 발생하는 것으로 알려져 있다. 질환은 환경적 인자에 의한 것과 유전적 인자에 의한 것, 그리고 양자의 복합 작용에 의한 것, 이 세 가지 유형으로 나눌 수 있다. 미생물 감염은 환경적 인자에 의한 것으로 생각되지만 면역에 관여하는 유전자들의 역할이 밝혀짐에 따라 미생물에 의한 질환도 유전자의 영향을 받음을 알 수 있다. 대부분의 질환은 환경과 유전적 인자가 복합적으로 작용하며, 당뇨병, 동맥경화증, 암 등이 대표적 예이다. 유전적 인자에 의해 발생하는 질환 중 한 유전자의 돌연변이에 의해 발생하는 경우를 **멘델유전질환(mendelian disorder)**, 여러 가지 유전자와 환경의 복합 작용에 의해 발생하는 경우를 다인유전질환(disorders with multifactorial inheritance), 그리고 염색체의 수나 구조에 이상이 있는 경우를 염색체질환(chromosomal disorder) 또는 세포유전질환(cytogenetic disorder)이라 한다.

Ⅰ. 유전자, 유전체, 염색체

염색체는 DNA로 이루어 진 유전자(gene)가 배열되어 있어 유전정보를 저장 · 전달하며 이 유전정보에 의해 인체의 형태와 기능 및 대사가 이루어진다(그림 5-1). DNA는 유전자와 유전자가 아닌 부분으로 이루어져 있으며 이들을 모두 포함한 총 염기서열을 게놈 또는 유전체라 한다. 사람의 염색체 수는 46개, 즉 22쌍의 **상동염색체**와 2개의 **성염색체**로 구성되어 남성은 22쌍의 상염색체와 XY성염색체, 여성은 22쌍의 상염색체와 XX성염색체로 이루어져 있다.

정상 남성의 핵형은 그림 5-2과 같다. 상염색체는 상대적인 길이 순으로 1에서 22까지의 번호를 붙이며, 염색체의 크기와 중심절의 위치에 따라 A에서 G까지 7군으로 분류한다. 각 염색체는 중심절을 경계로 단완(p)과 장완(q)으로 나누며, 각 완은 다시 1~4개의 영역(region)으로 구분한다. 영역은 중심절(centromere)로부터 바깥쪽으로 1, 2, 3의 번호를 붙이며 각 영역은 다시 몇 개의 밴드(band)로 나눈다. 염색체 표기법의 한 예로 1p32는 '1번 염색체, 단완, 영역 3, 밴드 2'를 의미한다(그림 5-3).

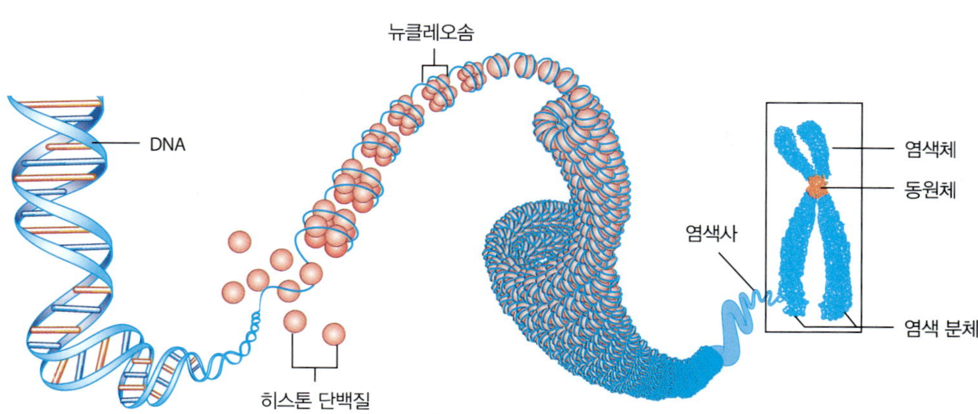

그림 5-1 염색체와 DNA
출처: http://study.zumst.com/upload/00-M33-00-21-07/5_4_1.jpg

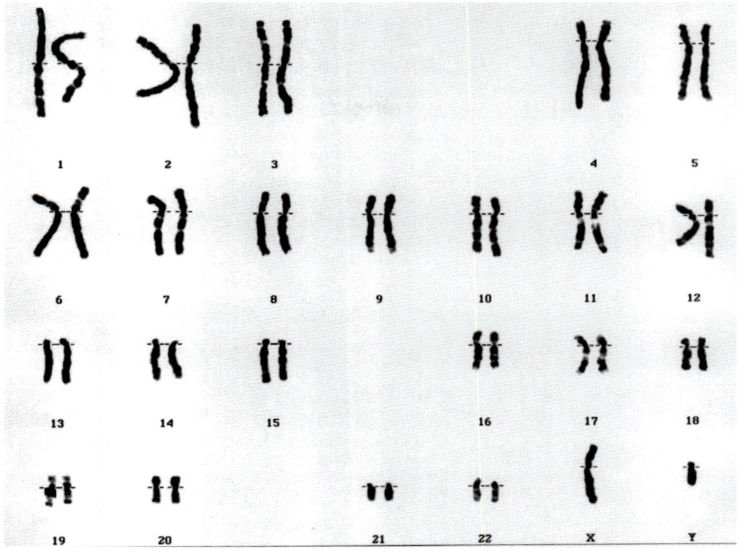

그림 5-2 G밴드로 정렬된 남자 염색체의 핵형(46, XY)
Giemsa 염색 | 출처: 경북대학교 소아과 이건수 교수

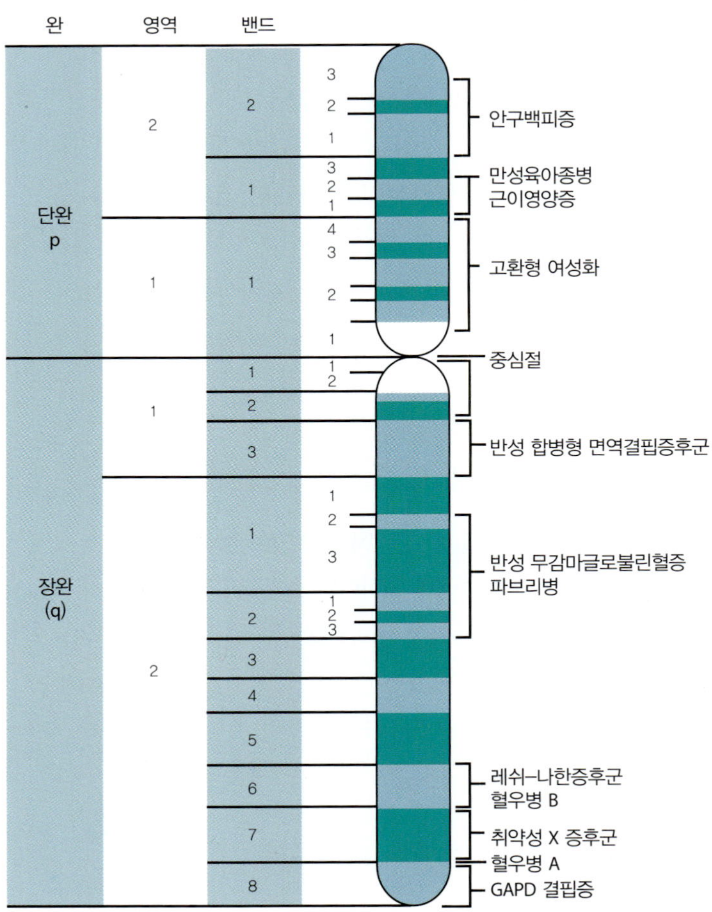

그림 5-3 X염색체

사람은 전체 DNA 중 99.5%이상이 서로 일치하며 나머지가 사람의 다양성을 나타낸다. 사람 유전체에서 관찰되는 중요한 변이로 단일뉴클레오티드다형태(single nucleotide polymorphism, SNP)와 복제수변이(copy number variation, CNV)가 있으며 다양성 또는 질병의 소인이 될 수 있을 것으로 생각된다. DNA 염기서열의 차이뿐만 아니라 서열의 변화 없이 발현의 조절에 관계하는 후생유전(epigenetics), 미세RNA(micro-RNA) 역시 다양성 및 질병의 원인으로 작용할 수 있다.

1. 돌연변이

돌연변이란 염색체의 특정한 부위, 즉 DNA에 영구적인 변화가 생긴 것을 의미한다. 생식세포의 돌연변이는 그 후손에게 전달되어 유전질환을 초래할 수 있는 반면 체세포의 돌연변이는 유전질환을 일으키지는 않지만 암이나 선천기형을 유발할 수 있다. 돌연변이는 DNA를 복제하는 과정에서 자연히 일어날 수 있지만(spontaneous mutation), 이온화 방사선과 화학 약물, 바이러스 등과 같은 환경인자들에 의해 발생 빈도가 증가된다.

돌연변이의 종류로 단일 염기가 다른 염기로 치환되는 점돌연변이, 단일 또는 여러 염기의 결손 또는 삽입이 있다. 아미노산을 부호화하는 유전자염기서열에 점돌연변이가 발생할 경우 다른 아미노산으로 치환(과오돌연변이, missense mutation)되거나 종결코돈이 형성(무의미돌연변이, nonsense mutation)될 수 있다. 다른 아미노산으로 치환된 경우 전체 단백질에 크게 변화가 없다면 보존적과오돌연변이, 단백질에 변화를 가져온다면 비보존적과오돌연변이라 부른다. 돌연변이가 아미노산을 부호화하는 유전자염기서열이 아닌 곳에 발생하더라도 DNA의 발현조절에 관여하는 염기서열 등을 침범한 경우 심각한 결과가 발생할 수 있다. 부호화 염기서열에 결손이나 삽입이 발생할 경우 그 이하의 세개단위 염기서열 해독틀이 변형되어 틀이동돌연변이(frame shift mutation)가 발생한다. 세개의 염기서열이 한 단위 또는 여러 단위가 삽입 또는 결손된다면 틀이동은 나타나지 않고 비정상적인 아미노산이 추가로 만들어지거나 해당 아미노산이 결핍된다. 이외에도 삼뉴클레오티드가 반복적으로 증폭되는 특이한 형태의 돌연변이도 있다.

요 약

1. 유전질환은 크게 멘델유전질환, 다인유전질환, 염색체질환으로 분류된다.
2. 돌연변이란 DNA에 영구적인 변화가 생긴 것을 의미한다.
3. 체세포의 돌연변이는 자손에게 유전질환을 일으키지는 않지만, 암이나 선천 기형을 유발할 수 있다.
4. 생식세포의 돌연변이는 유전질환을 유발한다.

Ⅱ. 멘델 유전질환

모든 **멘델유전질환(mendelian disorder)**들은 역할이 큰 하나의 유전자의 돌연변이에 기인하며 상염색체 우성 유전, 상염색체 열성 유전, X염색체 반성 유전 등의 방법으로 유전된다. 돌연변이의 약 80~85%는 가족성이며 나머지는 새로운 돌연변이에 의한 것이다. 따라서 병에 걸린 개인에 의해 새롭게 유전질환이 발현될 수 있으며, 이런 발단자(proband)는 정상적인 가계를 형성할 수도 있는 반면 질병이 나타나는 후세대의 새로운 시조가 될 수도 있다. 멘델 유전질환은 단일 유전자에 의한 단일 단백분자의 이상으로 효소단백과 구조단백, 조절단백 등 대개 세 가지 종류의 단백질이 돌연변이의 영향을 받게 된다. 질병의 유전 양상은 돌연변이의 영향을 받는 단백질의 종류와 어느 정도 관계가 있다. 일반적으로 아교질과 같은 구조단백이나 막수용기와 같은 조절단백을 침범하는 돌연변이는 주로 상염색체 우성 유전을 한다. 반면 효소단백에 이상을 초래하는 돌연변이에 의한 질환들은 상염색체 열성 유전을 하는데, 이런 경우 이형접합체에서는 정상적인 효소와 결함이 있는 효소가 반반씩 동량 합성되기 때문에 세포는 대부분 정상적인 기능을 한다.

1. 상염색체 우성 유전질환

상염색체 우성 유전질환(autosomal dominant disorders)은 다음과 같은 몇 가지 특징을 가지고 있다.

- 그 가족의 첫 번째 예는 돌연히 나타난다.
- 한 세대에 적어도 한 사람의 환자가 있기 때문에 세대 도약(generation skip)이 없다.
- 남녀 모두에게서 나타나며 성 빈도는 거의 같다.
- 환자가 정상인과 결혼하면 자식의 약 반 수가 이환된다. 근친 결혼의 영향을 받지 않는다.
- 가계에서 환자의 분포가 대체로 수직적이다.

질환으로는 아교질과 같은 구조단백이나 막수용기와 같은 조절단백을 침범하는 마르팡증후군(Marfan syndrome), 신경섬유종증, 폰힙펠-린도우병(von Hippel-Lindau disease), 가족성 고콜레스테롤혈증, 연골형성부전증, 헌팅톤무도병(Huntington chorea), 다낭신, 가족성대장폴립증, 결절성경화증 등이 있다.

2. 상염색체 열성 유전질환

상염색체 열성 유전질환(autosomal recessive disorders)은 멘델 유전질환 중 가장 많은 비중을 차지하나, 돌연변이 유전자는 비교적 드물기 때문에 다음과 같은 가계도의 특징을 보인다.

- 환자의 부모, 조부모 및 가까운 친척들 가운데 같은 병을 가진 환자가 전혀 없다. 대개의 경우 환자의 부모는 모두 이형 접합체이므로 환자의 형제 중 약 1/4이 환자이다.
- 남녀 모두에게서 나타난다.
- 근친 결혼 시 발생 빈도가 증가한다.

질환으로는 효소단백에 이상을 초래하는 대부분의 선천성 대사장애가 포함되며, 백피증, 알캅톤뇨증

(alkaptonuria), 겸상구빈혈증, 지중해빈혈(thalassemia), 선천성부신증식증, 혈색소침착증, 알파-1-항트립신 결핍증(α-1 antitrypsin deficiency), 페닐케톤뇨증(phenylketonuria), 윌슨병(Wilson disease) 등이 대표적인 예이다.

3. 반성 유전질환

모든 **반성 유전질환(sex-linked or X-linked disorders)**은 X염색체와 연관되어 발생하며 거의 대부분은 X염색체 열성 유전질환이다. 따라서 남자는 반성 돌연변이 유전자에 대하여 반접합성(hemizygous)이고 반성 열성 유전병들은 남자에게서 증상이 나타난다. X 관련 유전병의 가계도 특징은 다음과 같다.

- 임상 증상은 거의 전 예에서 임상 증상이 없던 이형 접합 전달자인 여성의 아들에게서 나타난다.
- 전달자인 여성의 아들 중 반수는 임상 증상을 나타낸다.
- 임상 증상을 가진 아버지로부터 아들에게는 유전되지 않지만 딸들에게는 전부 유전되어 딸들은 모두 임상 증상이 없는 이형 접합 전달자가 된다.
- 임상 증상이 없는 남자는 절대로 이상유전자를 유전시키지 않는다.
- 드물기는 하지만 전달자 혹은 동형 접합인 어머니와 임상 증상이 있는 아버지를 가진 딸은 임상 증상을 나타낼 수 있다.

반성 유전질환에는 파브리병(Fabry disease), 취약성 X 증후군, 근이영양증, 혈우병, 만성육아종병, Glucose-6-phosphate dehydrogenase 결핍증, 요붕증, 레쉬-나한증후군(Lesch-Nyhan syndrome), 무감마글로불린혈증 등이 있다.

요 약

1. 멘델 유전질환은 단일 유전자, 즉 단일 단백분자의 이상으로부터 생긴다.
2. 상염색체 우성 유전질환은 상동염색체 한 쌍 중 한 쪽 유전자에만 이상이 있어도 질환이 발생하며 구조단백이나 막수용체단백의 돌연변이가 있는 경우 대개 상염색체 우성의 형태로 유전된다.
3. 상염색체 열성 유전질환은 상동 유전자의 양쪽 유전자에 이상을 물려받는 경우에 발생한다. 효소단백에 이상을 초래하는 경우 대부분 상염색체 열성유전을 한다.
4. 모든 반성 유전질환은 X염색체와 연관되어 발생하며 거의 대부분은 X염색체 열성 유전질환이다.

Ⅲ. 다인유전질환

다인유전질환(disorders with multifactorial inheritance)은 환경의 영향과 둘 이상의 돌연변이 유전자들의 합동작용에 의해 발생하며 관여하는 유전자가 많을수록 증상이 더 심하다. 머리색과 눈색, 피부색, 키 및 지능 등의 여러 가지 정상 표현형들은 이런 다인성 유전에 의해 지배된다.

비록 유전의 양상이 다원성일지라도 개인마다 발생하는 역치가 다르므로 몇몇 다인유전질환은 일정 수의 돌연변이 인자의 유전이 있은 후 나타나며 이 또한 환경적 요인이 관여한다. 인간의 유전질환 중 멘델 유전질환은 다인유전질환에 비해 매우 드물며, 대부분 다인유전질환에 해당한다. 신생아나 영아의 무뇌증과 구순, 선천심장 질환, 유문협착증 및 이분척추 등의 질환과 성인에서의 당뇨병과 간질, 통풍 및 고혈압 등의 질환이 다인유전질환에 속한다.

Ⅳ. 염색체질환

염색체질환은 자연유산, 사산 등의 주된 원인 중 하나로 높은 비중을 차지하나 신생아에서는 발생빈도가 확연히 낮아지며 성인에서는 매우 드물게 나타난다. 염색체 이상은 고전적으로 핵형분석(Karyotyping)을 통해 발견할 수 있다. 염색체질환은 염색체 수의 이상과 구조의 이상으로 나눌 수 있다.

염색체 수의 이상

정상 세포의 46개 염색체를 이배체(2n, diploidy)라 하고 1차 감수분열 후 생긴 23개를 단배체(n)라고 한다. 정상 남성은 46, XY, 정상 여성은 46, XX로 표시하며, 이처럼 단배체의 배수가 되는 것을 정배수체(euploid)라고 한다. 그러나 감수분열시 이상이 생기면 23개의 정확한 배수가 형성되지 않게 되는데 이를 이수배수체(aneuploid)라고 한다. 이수배수체의 가장 흔한 형태는 삼염색체증(trisomy)으로 3개의 상동염색체를 갖고 있다. 상염색체의 이상은 47, XX, +21 또는 47, XY, +13 등으로 표시하는데, 이는 전체 염색체의 수, 성염색체의 성분, + 혹은 −, 획득되었거나 소실된 특정 상염색체의 번호순으로 표시한다. 즉, 전자는 삼염색체증 21로 여성이며, 후자는 삼염색체증 13인 남성이다.

염색체 구조의 이상

구조의 이상은 염색체가 분절된 후에 일부가 소실되거나 재배열되어 생긴다. 염색체 재배열의 형태에는 **전위(translocation), 결손(deletion), 삽입(insertion), 내반(inversion), 고리염색체(ring chromosome), 등완염색체(isochromosome)** 등이 있다(그림 5–4). 이들 염색체 구조의 이상은 그 정도가 미약하더라도 임상적으로는 매우 중요하다. 그 이유는 미약한 정도의 구조이상이 있는 염색체를 소유한 부모는 외형으로는 정상이지만 다음 세대의 후손에게 불균형의 염색체 이상 및 기형을 유발할 수 있는 것은 물론 자연유산의 위험성도 가지고 있기 때문이다.

1. 상염색체를 침범하는 염색체질환

21번 세염색체증(21 trisomy, 다운증후군(Down syndrome))은 염색체이상증후군 중 가장 흔하며 지능발육 부전의 주요 원인이다. 발생 빈도는 국내에서는 전체 염색체이상증후군 중 약 70%를 차지한다고 알려져 있다. 다운증후군 환자의 87%가 21번 세염색체에 의한 것이며 나머지 전위형이 7%, 모자이키즘이 6%를 차지한다. 원인은 대부분 감수분열 시 모체측 염색체의 비분리(nondisjunction) 때문이며 36세이상의 고령 산모가 가장 중요한 발생인자이다. 임상적으로 둥글고 납작한 얼굴형과 외상방으로 경사진 눈꼬리, 내안각 췌피, 단지증을 보이며, 심한 정신발육 지연을 동반한다(그림 5–5). 이들 중 40%는 10세 이전에 사망하며 감염이나 심장질환이 조기 사망의 주요 원인이다. 30%는 심장질환을 보이며 급성 백혈병이 발생할 가능성이 정상인보다 높고, 성인이 될 때까지 생존할 경우에는 조기 치매에 걸릴 가능성이 높다. 다운증후군을 가진 여성은 임신이 가능하나 남성은 대부분 불임증이 있고 다운증후군을 가진 산모의 자녀는 50%가 정상이다.

상염색체를 침범하는 염색체질환은 다운증후군 외에도 18번 세염색체증(Edwards syndrome), 13번 세염색체증(Patau syndrome) 등이 있을 수 있으나 기형이 훨씬 심하여 대부분 수개월 내에 사망한다.

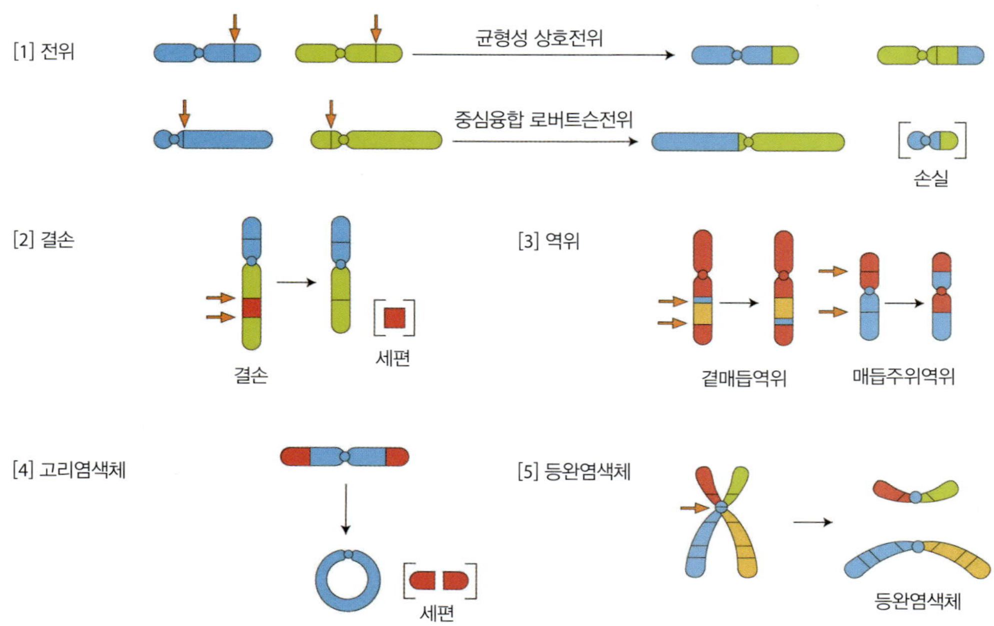

그림 5-4 염색체 재배열의 종류

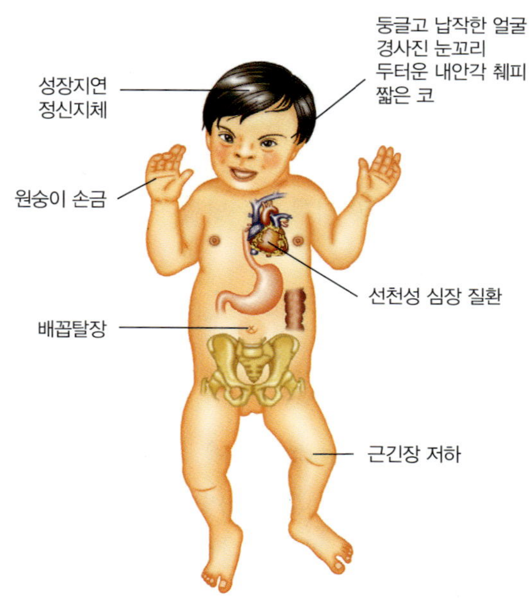

그림 5-5 다운증후군의 임상 양상

2. 성염색체를 침범하는 염색체질환

성염색체 이상의 경우 상염색체 이상의 경우에 비해 생존가능성이 높아 상염색체이상보다 더 자주 관찰된다.

1) 클라인펠터증후군

클라인펠터증후군(Klinefelter syndrome)은 2개 또는 그 이상의 X염색체와 1개 또는 그 이상의 Y염색체를 가지며 남성의 성선기능저하증을 나타내는 증후군으로 정의할 수 있다. 이는 성염색체를 침범하는 유전질환 중 가장 흔하며 모든 염색체이상증후군 중 다운증후군 다음으로 많다. 47, XXY의 핵형을 가지는 경우가 대부분을 차지하고, 이때 가외의 X염색체는 모친 또는 부친에게서 전해 받은 것이다. 발생 빈도는 생존 남아 850명당 1명 꼴로 비교적 흔하다. 평균 IQ는 정상인에 비해서 다소 낮으나 정신발육 지연은 흔하지 않다. 고환의 이상 발육(testicular dysgenesis)으로 불리기도하며 남성의 성선기능저하증의 가장 흔한 원인이다. 임상적으로 이상 고환은 사춘기가 되면서 현저해지기 때문에 사춘기 이전에는 진단되기 어렵다. 특히 키가 크고 사지가 길며 전신의 근육 및 골격이 내시와 유사하고(eunuchoid body habitus), 여성형유방과 고환 발육부전 및 원발성 불임증을 수반하며 남성의 이차성징이 없다(그림 5-6A).

2) 터너증후군

터너증후군(Turner syndrome)은 X염색체 중 하나가 완전 또는 부분 소실된 것이며 여성의 성선기능저하증을 특징으로 하는 유전질환이다. 이는 일반적으로 45, X 형이며 1%만이 생존하여 출생하지만 출생하더라도 신생아 사망률이 높다. 발생 빈도는 생존 여아 3,000명당 1명 꼴이다. 생존한 여아는 전반적인 림프 정체로 인해 손과 발에 부종이 있고 심한 경우는 활액낭종도 관찰된다. 부종은 유아가 성장함에 따라 소실되지만 가끔 목 뒤 피부가 느슨해지거나 물갈퀴 목(webbed neck)을 보일 수도 있다. 선천 심장질환이 조기 사망의 원인이 된다. 사춘기 때 이차 성징의 특징들이 결여되어 있어서 외부 생식기는 영아의 것처럼 보이고 유방 발육이 부진하며 치모는 거의 없다. 지능 발육은 일반적으로 정상이나 소수에서 지능저하를 보인다. 어른인 경우 작은 키와 무월경이 터너증후군을 진단하는 데 중요한 소견이 된다(그림 5-6B).

요 약

1. 다운증후군은 염색체 이상 증후군 중 가장 흔하며 지능발육부전의 주요 원인이다.
2. 클라인펠터증후군은 2개 또는 그 이상의 X염색체와 1개 또는 그 이상의 Y 염색체를 가지며 남성의 성선기능저하증을 나타내는 증후군이다.
3. 터너증후군은 X염색체 중 하나가 완전 또는 부분 소실된 것이며, 여성의 성선기능저하증을 특징으로 하는 유전질환이다.

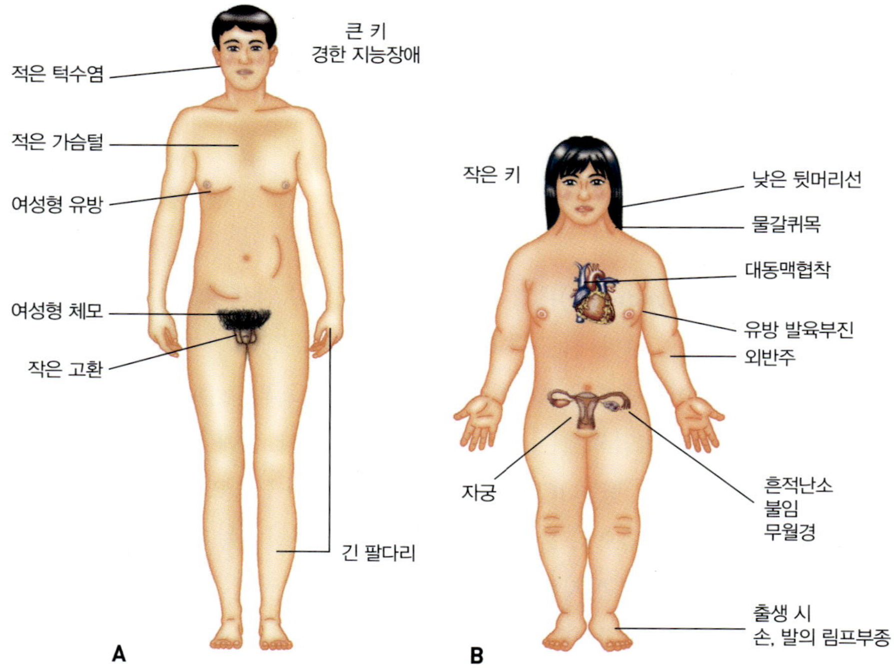

그림 5-6 성염색체를 침범하는 염색체질환
A. 클라인펠터증후군, B. 터너증후군

Ⅴ. 분자진단검사

유전질환의 진단은 DNA, RNA, 염색체에 대한 검사가 이루어지며, 따라서 분자생물학적 검사와 염색체의 이상을 조사하는 세포유전검사가 이루어진다. 분자생물학의 발전은 유전질환의 진단뿐 아니라 일부 유전질환의 유전자치료 단계에 도달하였다. 특히 핵산을 이용한 분자진단검사는 높은 민감도와 검체확보의 용이성 등으로 많은 질환의 진단 및 치료에 핵심적인 역할을 하고 있다.

1. 적응증

분자진단검사는 선천적유전자변이뿐만 아니라 암이나 감염 질환과 같은 후천적유전자변이를 분석하는 데에도 매우 중요한 역할을 하고있다. 또한 법의학적으로는 개인식별이나 친자감별에 이용되기도 한다. 수많은 검사방법이 있을 수 있으나 민감도, 특이도, 정확도, 재현성뿐만 아니라 비용이나 검사소요시간 등과 같은 현실적인 부분도 고려하여 검사방법을 결정하며 특히 진단에 사용되는 마커에 대해 발현 조직 등을 정확히 파악하는 것이 매우 중요하다.

2. 검사방법

1) 중합효소연쇄반응과 DNA 염기서열 변이 분석

중합효소연쇄반응(polymerase chain reaction, PCR)은 DNA 중합효소(polymerase)의 연속적인 반응을 이용하여 단시간에 소량의 DNA를 대량으로 증폭시키는 검사방법으로 모든 분자진단검사의 가장 기본이며 첫단계라 할 수 있다. PCR의 적용으로 극소량의 검체로도 분자진단검사가 가능하게 되었다. 또한 적절한 소식자의 사용으로 PCR만으로도 감염질환, 특정 유전자변이의 진단이 가능하다. PCR을 통해 증폭된 DNA를 이용하여 염기서열의 변이를 밝히는 방법은 여러가지가 있으나 직접적으로 염기서열을 확인하는 방법이 점차 이용되고 있는 추세이다. 생거법(Sanger's method)은 직접 염기서열을 분석하는 가장 기본적인 방법이며 최근에는 차세대염기서열분석법(next generation sequencing)이 선천성 유전질환 및 암의 진단에 도입되고 있다. 비교적 많은 시간과 노력, 비용이 투입되는 직접적인 염기서열분석방법을 대신해서 제한효소절편길이다형성(Restriction Fragment Length Polymorphism), 실시간 중합효소연쇄반응 등의 간접적인 방법이 이용될 수 있다.

2) 유전체 변이 분석

통상적인 PCR방법으로는 유전체범위의 큰 결실, 중복 등의 분석이 어려우므로 다양한 방법의 부합법(hybridization)이용되고 있다. DNA 탐색자(probe)를 이용하여 상보적인 DNA 간 융합체(hybrid)를 형성하는 원리를 이용하는 것으로 형광제자리부합법(FISH, fluorescence in situ hybridization), 전유전체부합법(CGH, comparative genomic hybridization), 서던블롯분석법(Southern blotting)이 있다. 특히 형광제자리부합법은 핵산을 세포로부터 추출하지 않고 세포도말표본, 종양생검조직, 파라핀포매조직 등에 직접 반응시키므로 유전자나 그들의 산물을 검출할 뿐 아니라 조직의 특정 세포 내 분포를 알아낼 수 있는 장점이 있다.

3) RNA 분석

DNA의 변이는 결과적으로 mRNA의 변화를 가져오므로 RNA를 유전질환의 진단에 이용할 수 있다. 하지만 불안정한 RNA의 특성상 몇가지의 특정한 경우를 제외하고는 주로 DNA가 유전질환의 진단에 이용된다.

요 약

1. 유전질환의 진단은 DNA, RNA, 염색체에 대한 검사가 이루어지며 따라서 분자생물학적 검사와 세포유전검사가 필요하다.
2. 유전물질은 유전질환의 진단 뿐만 아니라 암, 감염질환, 개인식별과 같은 비유전질환영역에도 널리 이용되고 있다.
3. 대부분의 분자진단법은 DNA를 이용한 PCR 분석에 기초한다.

CHAPTER 06

면역질환

면역반응이라는 것은 면역반응의 결과로 초래되는 물질에 의한 반응을 말한다. 이러한 면역반응은 외부로부터 인체로 침입한 이물질이 우리 몸의 면역세포 표면에 존재하는 수용체(receptor)에 의해 인지됨으로써 시작된다. 세포 수용체에 의해 인지된 면역세포들은 더 분화되고 활성화되며 숫자도 늘어나서 면역반응이 활발해진다. 이와 같은 기전으로 면역계는 질병으로부터 우리 몸을 보호해 주는 기능을 가진다. 반면에, 면역작용의 결과로 우리 몸의 세포나 조직에 손상을 줄 수도 있다. 면역계에 이상이 생기면 자기(self)와 비자기(nonself)를 구별할 수 있는 정상적인 기능을 잃어 자신의 조직과 세포에 대한 면역반응을 일으키는데, 이것을 자가면역질환이라고 한다. 이 장에서는 면역기능의 이상으로 초래될 수 있는 여러 질환들에 대하여 다루고자 한다.

Ⅰ. 면역계의 질환

면역질환을 다음과 같은 4종의 질환군으로 구분할 수 있다.

- **과민반응(hypersensitivity reaction)**은 항원에 의하여 일어난 다양한 면역반응이 조직의 손상을 일으키는 질환군으로 다음에 토의될 여러 질환의 면역학적 손상의 기전을 이루고 있다.
- **자가면역질환(autoimmune disease)**은 개체 자신에 대항하는 면역반응에 기인한다.
- **아밀로이드증(amyloidosis)**은 면역반응과 관련성이 있으나 그 본체가 잘 이해되어 있지 않은 병터이다.
- **면역결핍증후군(immunologic deficiency syndrome)**은 정상 면역반응의 어떤 요소에 있어서 비교적 명백한 유전학적 결손에 기인한다.

Ⅱ. 면역조직 손상의 기전(과민반응)

생체가 항원에 접하면 개체 방어적인 면역반응이 생길 뿐 아니라, 조직에 손상을 일으킬 수 있는 반응도 생길 수 있다. 이런 반응들을 **과민반응(hypersensitivity reactions)**이라 하는데, 이들은 체액성 면역기전 혹은 세포 매개성 면역기전에 의하여 일어난다.

과민질환은 질환을 매개하는 면역학적 기전에 따라 분류한다(표 6-1).

표 6-1 과민반응의 유형 및 질환

유형	질환		
제I형 과민반응(아나필 락시스형)	• 아나필락시스	• 알레르기	• 기관지천식
제II형 과민반응(항체 매개성)	• 자가면역성용혈빈혈	• Goodpasture 증후군	
제III형 과민반응(면역복합체 매개성)	• 전신홍반루푸스		
제IV형 과민반응(세포 매개성)	• 결핵	• 이식거부	• 접촉성피부염

1. 제 I 형 과민반응(아나필락시스형)

제 I 형 과민반응은 일정한 항원에 대하여 이미 감작되어 개체 내에 존재하는 비만세포(mast cell)에 부착되어 있는 항체와 재침입한 항원이 결합한 후 수 분 이내에 일어나는 즉시형 반응이라고 정의할 수 있다(그림 6-1). 이 반응은 전신반응 또는 국소반응으로도 나타난다. 전신반응은 이미 감작된 숙주에 항원을 정맥으로 주사한 후에 생기며 가끔 수 분 내에 치명적일 수 있는 쇼크 상태에 빠지기도 한다. 국소반응은 항원이 주입되는 경로에 따라 국소피부 부종인 피부 알레르기(allergy)와 담마진(hives), 알레르기비염과 각막염, 고초열(hay fever), 기관지 천식 혹은 알레르기장염 등의 형태로 나타난다.

2. 제 II 형 과민반응(항체 매개성)

제 II 형 과민반응은 세포나 조직 성분의 표면에 존재하는 항원에 대한 항체에 의하여 매개된다. 이러한 형의 반응에는 세 가지 서로 다른 항원의존성 기전이 있다(그림 6-2).

1) 보체 의존성 반응

제 II 형 과민반응 중 보체 의존성 반응에는 직접 용해와 옵소닌화(opsonization)의 두 가지 기전이 있다. 첫 번째 유형, 즉 **직접 용해**에 있어서 항체는 표적세포 표면에 존재하는 항원과 반응하여 보체계를 활성화시킴으로써 세포막을 붕괴시키는 **막 파괴성 복합물(membrane attack complex)**을 생산하여 직접적으로 표적세포를 용해시킨다. 또 다른 보체의존성 반응으로, 표적세포의 표면에 항체나 C3b 절편이 고정되어 탐식세포가 표적세포를 탐식하기 쉽게 하는데, 이것을 옵소닌화라고 한다. 임상적으로 이러한 반응은 ① 수혈 반응 ② 태

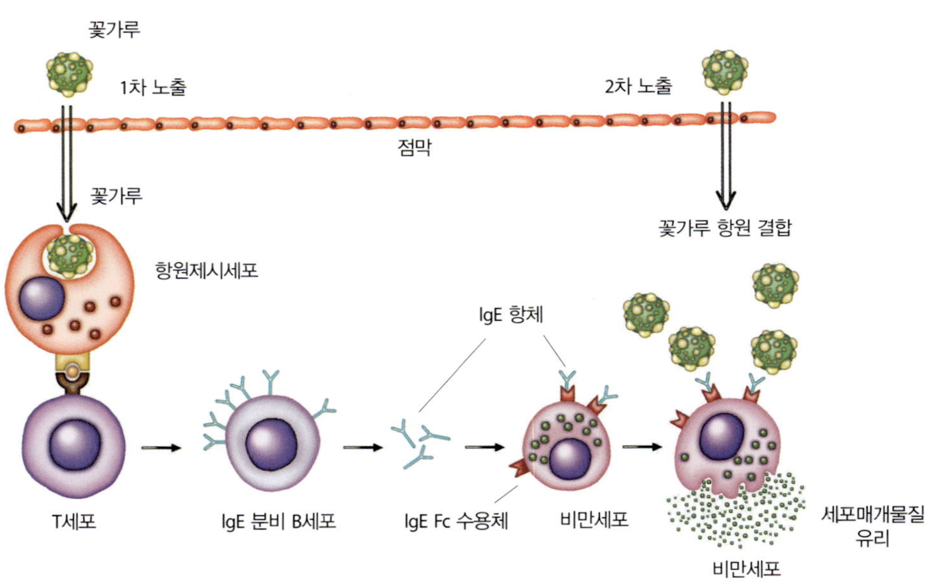

그림 6-1 제 I 형 과민반응의 발생 기전

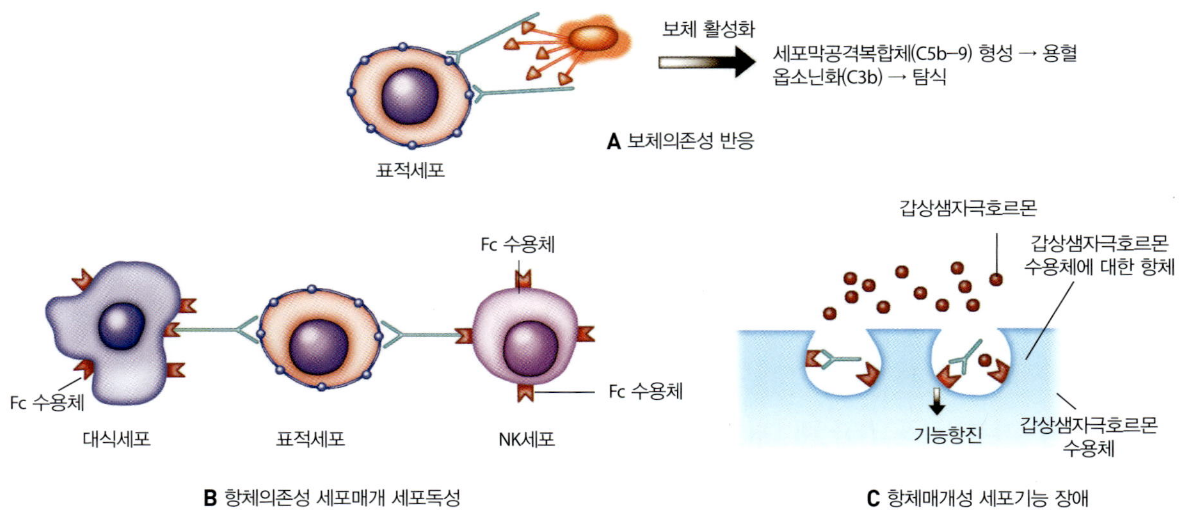

그림 6-2 제II형 과민성 반응의 발생기전

아적혈모구증(erythroblastosis fetalis) ③ 자가면역성 용혈빈혈, 무과립 세포증 혹은 혈소판 감소증(autoimmune hemolytic anemia, agranulocytosis, thrombocytopenia) ④ 특정한 약물반응 등에서 일어난다.

2) 항체의존성 세포매개 세포독성

항체의존성 세포매개 세포독성(antibody-dependent cell-mediated cytotoxicity, ADCC)은 보체 의존성반응과 달리 표적세포의 표면에 있는 항원을 인식하는 항체가 세포손상에 관여한다. 저농도의 IgG 항체에 싸여진 표적세포는 IgG 항체의 Fc 절편에 대한 수용체를 가지는 대식세포나 NK세포 등의 비감작세포에 의해 파괴될 수 있다. 비감작세포는 IgG의 Fc 절편에 대한 수용체에 의해 표적세포와 결합하여 탐식작용 없이도 세포용해가 일어난다. ADCC는 탐식하기에는 너무 큰 물질, 즉 기생충, 종양세포 등과 같은 것을 파괴시키는 데 관여하며, 또한 이식거부반응에도 어떤 역할을 하리라고 생각된다.

3) 항체매개성 세포기능장애

항체매개성 세포기능장애(antibody-mediated cellular dysfunction)란 세포 표면 수용체에 대한 항체와 결합하여 세포의 상해 또는 염증 없이 기능을 잘 수행하지 못하거나 조절장애와 같은 세포의 기능장애를 가져오도록 하는 것이다. 예를 들면, **중증 근무력증**에 있어서 횡문근의 운동종판에 있는 아세틸콜린 항체는 신경근 전달부전으로 근쇠약을 일으킨다. 이것의 역관계, 즉 세포기능의 항체 매개성 자극 역시 **그레이브스병(Graves disease)**에 나타난다. 이러한 질병에서 갑상샘 상피세포에 존재하는 갑상샘자극호르몬 수용체에 대한 항체가 이 세포를 자극하여 **갑상샘항진증**을 유발한다.

3. 제Ⅲ형 과민반응(면역복합체 매개성)

제Ⅲ형 과민반응은 항원-항체 면역복합체에 의해 매개되어 일어나는 면역복합체 매개성 반응이다. 면역복합체는 여러 혈청 매개체 중 원칙적으로 보체계를 활성화함으로써 조직 손상을 일으키는 것이다(그림 6-3). 독성 반응은 항원이 순환 내 또는 혈관 외부에 침착되어 있는 항체와 결합할 때 시작된다. 면역복합체 매개성 질환은 예를 들어 면역복합체가 순환기 내에서 형성되어 많은 장기들에 침착되면 전신성이 되지만, 면역복합체가 국소적으로 형성되어 침착되면 특정 장기인 신장(사구체 신염), 관절(관절염) 또는 피부 소혈관(Arthus 반응) 등에 국소적으로 일어난다.

4. 제Ⅳ형 과민반응(세포 매개성 과민반응)

제Ⅳ형 과민반응인 세포 매개성 과민반응은 특이하게 감작된 T-림프구에 의해 유발되며, 이 범주에 속하는 과민반응으로는 CD4+ T-세포에 의해 시작되는 **지연형 과민증(delayed-type hypersensitivity**, 그림 6-4)과 CD8+ T-세포에 의해 매개되는 **T-세포 매개성 세포독성 반응**이 있다. 이는 세포 내에서 살아가는 미생물(특히 결핵균)에 대한 인체 면역반응의 중요한 형태로서 나타나지만, 바이러스 · 진균 · 원층류 · 기생충 감염에 대한 면역반응이 되기도 하고, 기타 화학물질에 대한 접촉피부염 및 이식거부 현상도 이에 속한다.

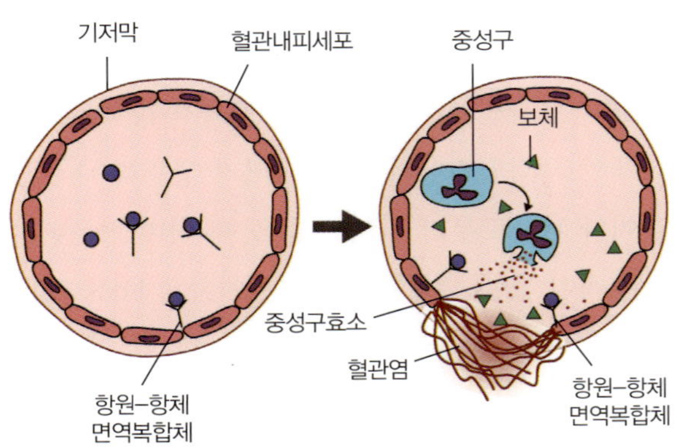

그림 6-3 제Ⅲ형 과민반응의 발생기전

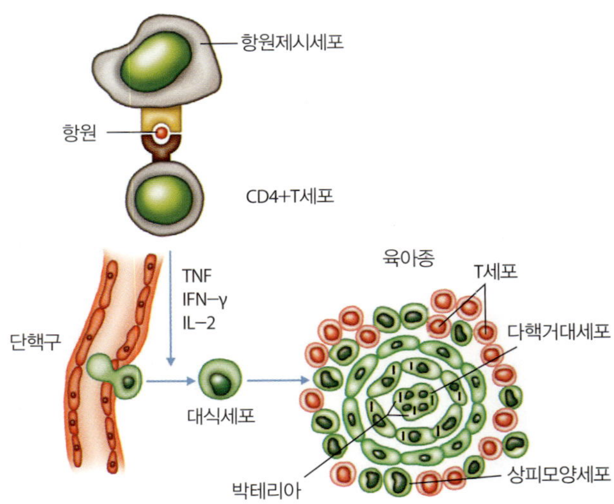

그림 6-4 제Ⅳ형 과민반응의 발생 기전

요 약

과민질환은 과도한 면역반응으로 조직에 손상을 일으키는 질환으로 제 Ⅰ~Ⅳ형의 4가지 면역학적 기전에 따라 분류된다.

5. 이식거부

오늘날 면역학적 연구 대상 중 중요한 사항은 장기 이식을 시행한 후 이식거부 현상이 없이 장기 이식을 성공시키는 것이다. 인체에 적용되는 여러 장기 이식, 즉 피부 · 신장 · 심장 · 폐 · 간 · 비장 · 골수 · 내분비기관 등의 이식에 대한 외과적 기술은 괄목할 만한 진전을 가져 왔지만, 수용자가 이식된 이식편을 영구적으로 받아들일 수 있는 수준에는 미치지 못하고 있다.

1) 거부반응에 관계되는 기전

이식거부는 이식된 조직을 숙주가 비자기(non-self, foreign)로 인식함으로써 발생한다. 거부와 관련된 항원은 사람에서는 주조직적합 항원계이며, 거부반응은 세포 매개성 면역과 체액성 면역 모두가 관여하는 매우 복잡한 과정이다.

(1) T-세포 매개반응

이식거부반응에서 T-림프구 매개 반응이 관련된다는 사실은 인체나 실험동물에서 이미 입증된 바 있다. 그러나 T-림프구가 어떻게 이식편을 파괴시키는가에 대해서는 아직 확실치 않으며, CD8+ 세포독성 T-림프구나 CD4+ 보조세포의 작용에 의한 지연형 과민반응이 일부 관여하고 있다.

(2) 항체 매개반응

장기 이식거부에서 T-세포가 주축이 되는 것은 사실이지만 동종항원에 의해서 생성된 항체 매개반응으로도 이식거부를 매개할 수 있다. 이 과정은 두 가지로 나누어 볼 수 있다. 수용자의 혈액순환 내에 이미 형성된 항공여자 항체(antidonor antibody)가 존재하여 일어나는 초급성 거부와, 이식 항원에 노출된 적이 없지만 나중에 항체가 형성되어 거부반응이 나타나는 경우로 구분된다. 초급성 거부의 경우 항공여자 항체는 이미 신장이식거부반응을 경험했던 수용자에서 있을 수 있으며, 태아로부터 떨어져 나온 아버지 항원에 대한 항 HLA 항체를 가지고 있는 경산부(multiparous women)가 남편이나 자녀로부터 이식을 받을 때 이미 형성된 항체에 의해 초급성 거부를 일으킬 수 있다. 이식 항원에 감작된 적이 없는 수용자에서는 공여자의 HLA 제1형 및 제2형 항원에 노출되면 항체를 형성하게 된다. 이러한 방법으로 항체가 수용자에게 형성되면 이식조직 손상을 일으키는데, 이러한 항체들의 최초 표적은 이식조직의 혈관이다. 따라서 장기 이식 시 발생하는 항체 의존형 거부반응은 조직학적으로 혈관염(vasculitis)의 형태로 나타나므로 **'이식거부 혈관염(rejection vasculitis)'**이라 불린다.

2) 거부반응의 형태학적 변화

거부반응은 초급성, 급성 및 만성 거부반응으로 분류된다. 여기에서는 거부반응의 형태학적 소견을 신장이식과 연관지어 기술하고자 한다. 이러한 소견은 혈관이 존재하는 다른 장기 이식에서도 유사한 변화를 보인다.

(1) 초급성 거부

보통 이식 후 수 분 내에 발생하므로 시술자가 이식장기의 혈관과 수용자의 혈관을 문합한 직후에 알 수 있다. 거부반응이 일어나지 않은 신장은 정상적인 선홍색조와 배뇨기능을 신속히 되찾는 반면, 초급성 거부반응에 빠진 신장은 급속히 청색증을 나타내고 반점을 형성할 뿐 아니라, 단 몇 방울의 혈뇨만을 배출한다. 조직학적 소견은 세동맥, 사구체 및 세뇨관 주위 모세혈관에 호중구의 수가 증가하고, 면역글로불린과 보체가 혈관벽에 축적된다. 또 사구체 혈관의 혈전성 폐쇄와 동맥벽의 섬유소양 괴사(fibrinoid necrosis)가 일어나며 신장 피질은 괴사를 일으켜서 결국 기능을 완전히 상실하게 된다.

(2) 급성 거부

급성 거부반응은 면역억제요법을 시행하지 않은 수용자에서는 수 일 내에 발생하고, 면역억제요법을 실시한 경우에는 수 개월 혹은 수 년 후에 나타난다. 급성 거부의 조직학적 소견으로는 체액성 거부반응으로 인한 혈관염과, 세포성 면역반응으로 인한 간질 내 단핵세포의 침윤이 특징이다.

(3) 만성 거부

만성 거부는 신장 기능장애의 지표가 되는 혈청 크레아티닌 치가 4~6개월에 걸쳐 점진적으로 증가한다. 조직학적으로는 피질동맥의 내막 섬유화를 볼 수 있는데, 이는 급성 거부반응에서 나타나는 증식성 동맥염의 말기 현상으로 보여진다.

3) 다른 장기의 이식

신장이식의 성공률이 높아짐에 따라 간, 심장, 폐, 췌장 등 여러 장기에 대한 이식이 증가하고 있다. 이들 장기 이식은 신장 이식만큼 공여자와 숙주 사이의 HLA 항원 적합성 여부가 그다지 중요하지는 않다. 그 이유는 효과적인 면역억제제 투여로 HLA 부적합의 해를 줄일 수 있기 때문이다. 따라서 간이나 심장을 이식할 경우에는 HLA 적합성 여부보다는 이식된 장기의 크기와 기능이 더욱 중요시된다.

4) 조혈세포의 이식

혈액의 악성 질환, 재생불량성 빈혈, 그리고 일부 면역결핍 상태에서 조혈세포 이식술이 시행되고 있다. 골수이식에는 **이식편대숙주병(Graft-versus-Host disease, GVHD)**과 이식거부 등 두 가지 문제점이 있다. 이식편대숙주병은 면역적격세포(immunologically competent cell) 또는 그들의 전구세포들이 면역학적 장애가 있는 수용자에게 이식되었을 때 생긴다. 골수를 이식받은 수용자는 약이나 방사선 조사로 질환을 미리 치료받거나 원발성 질환으로 인해 면역이 결핍된 상태이다. 이러한 수용자가 공여자로부터 정상골수를 이식받게 되면 공여자 골수로부터 유출된 면역학적으로 능력을 가지고 있는 T-세포가 수용자의 항원에 의해 감작되어 항수용자 CD4+ 및 CD8+ T-세포가 만들어진다. 그러면 수용자의 HLA 항원을 비자기로 인식하고 그들에 대해 반응하게 된다. 급성 이식편대숙주병은 동종 골수 이식 후 수 일 또는 수 주 내에 발생하며, 어떤 장기에도 영향을 미칠 수 있지만 피부 · 간 · 장관의 상피에 주로 영향을 미친다. 영향을 받은 개체는 면역이 심하게 억제되어 있는 상태이므로 쉽게 감염된다. 피부는 심한 경우 표피 박탈과 함께 전신 발진이 초래되며, 작은 담관의 파괴는 황달을 유발하고 장관의 점막궤양 형성으로 혈변이 나타난다.

동종 골수 이식에서 이식거부에 대한 기전은 명확하지 않으나 방사선 조사를 받은 개체에서 살아남은 자연살해세포(natural killer cell)와 T-세포에 의해 매개되는 것으로 보인다.

요 약

이식거부 반응은 T-세포 및 항체 매개로 발생하며 초급성, 급성, 만성 거부 반응으로 분류된다. 주로 혈관염의 형태로 나타난다.

Ⅲ. 자가면역질환

자신의 항원에 대하여 면역반응이 일어나는 것을 **자가면역**이라고 하며, 그로 인해 발생하는 질환을 **자가면역질환(autoimmune disease)**이라고 한다. 상당수의 질환들은 그 발병기전을 자가면역기전에 두고 있다.

자가면역질환은 크게 자가항체가 한 장기나 세포에 대한 면역반응으로 발생하는 국소성 자가면역질환과 여러 장기를 침범하는 전신성 자가면역질환으로 분류되고 있다(표 6-2).

1. 자가면역질환의 기전

면역학적 · 유전적 · 환경적인 요인들에 의하여 자가관용이 소실되면 자가항원에 대한 면역반응이 일어나 여러 가지 면역질환이 생긴다. 자가관용(self-tolerance)을 소실하게 되는 원인은 다음과 같다.

1) 분자의 변화

약물 또는 미생물이 자가항원과 결합하여 새로운 운반체로 작용하거나, 자가항원이 부분적으로 파괴되어 새로운 항원이 표현되면 내성이 없는 T-세포에 의해 외부 물질로 인지된다.

표 6-2 자가면역질환

국소성 자가면역질환	전신성 자가면역질환
하시모토갑상샘염	전신홍반루푸스
그레이브스병	류마티스관절염
자가면역용혈빈혈	쇼그렌 증후군
자가면역저혈소판증	전신피부경화증
중증근무력증	염증근육병증
다발경화증	결절다발동맥염

2) 분자 유사성

세균이 인체 조직과 교차반응을 일으켜 자가관용을 소실시킨다. 즉, 사슬알균 감염시 사슬알균의 M단백에 대한 항체가 심근의 근초(sarcolemma) 내 M단백과 교차반응을 일으키는 것이다.

3) T-억제세포와 T-보조세포 기능의 불균형

억제 T-세포 기능이 소실되면 자가면역이 생긴다. 반대로 과도한 T-세포의 도움으로 인해 B-세포가 많은 자가항체를 만들도록 할 수 있다.

4) 격리항원의 유리

면역반응이 일어나려면 항원과 림프계의 접촉이 필요하다. 태생기 초기에 격리되었던 물질, 즉 안구의 렌즈 물질이나 정충 및 수삭기초단백(myelin basic protein) 등이 외상 또는 정관 수술 등으로 인하여 순환혈 또는 조직액에 나오면 림프구는 이를 외래 항원으로 잘못 인식하여 면역반응을 일으킨다.

5) 유전적 요인

자가면역질환이 유전인자가 관여하는 증거로는 다음 세 가지가 있다.

- 일부 자가면역질환에서 가족력이 있다.
- HLA 특히 class Ⅱ 항원과 관련이 있다.
- 유전자를 이식한 실험동물에서 자가면역질환이 유도된다.

2. 전신홍반루푸스

전신홍반루푸스(systemic lupus erythematosus, SLE)는 전신장기를 침범하여 염증을 일으키는 자가면역질환의 대표적인 예로서 만성적으로 반복되는 발열성 질환이다. 자가항원에 대한 면역반응과 면역복합체질환으로 사구체신염, 혈관염, 관절염 및 빈혈을 동반하여 임상적으로 매우 다양한 증상을 보인다. 특징적으로 10~20대의 젊은 여성에게서 나비 모양의 안면발진과 관절통, 흉막염 및 DNA에 반응하는 다량의 혈청항체가 검출된다(그림 6-5).

1) 원인 및 발생 기전

전신홍반루푸스의 기본적 결함은 자가관용을 유지하는 조절기전의 소실이다. 그 결과 세포의 핵이나 세포질 성분에 대한 자가항체가 생긴다. 유전적 인자를 뒷받침하는 증거로는 첫째, 가족에 발생할 위험도가 높다. 둘째, 임상 증세가 없는 인척들의 20%에서 자가 항체 및 다른 면역조절능의 이상이 있다. 셋째 일란성 쌍생아에서 이란성 쌍생아보다 발병률이 높다(24% 대 1~3%)는 점 등이다. 비유전적 인자로는 hydralazine, procainamide, d-penicillamine 등의 약물이 전신홍반루푸스와 유사한 반응을 일으킨다. 이 외에 자외선 조사,

바이러스, 성호르몬 등도 관련된다.

2) 병리학적 소견

신장, 관절, 피부, 림프절, 안구, 맥락얼기, 사이질조직 및 심장과 폐 등 각 장기의 장막의 혈관벽에 면역복합체가 축적되어 급성괴사성 혈관염을 보인다. 특히 신장의 사구체 사이질과 사구체혈관벽에서 면역형광법이나 면역조직화학법으로 면역글로불린, C3, DNA가 검출되며 전자현미경으로 면역복합체를 관찰할 수 있다(그림 6-6).

3) 임상 경과

다양한 경과를 보이나 일반적으로 순환 면역복합체나 항핵항체의 혈중 농도에 비례하여 증상의 호전과 악화가 반복된다. 사망 원인으로는 콩팥기능상실, 반복적인 감염, 심부전, 중추신경계의 질환들이 있다. 10년 생존율은 평균 70%이다.

3. 쇼그렌 증후군

쇼그렌 증후군(Sjögren's syndrome)은 침샘과 눈물샘이 면역학적 기전에 의해 파괴되어 분비액이 감소되므로 건성 각결막염 및 구강 내 건조증을 특징으로 하는 만성염증질환이다. 40~50대 여자에게 많으며, 눈물이 없어지기 때문에 각막상피가 건조해져 염증이 생기고 궤양이 따른다. 구강과 비강점막의 건조와 후두염, 기관지염 및 폐렴이 동반될 수 있다. 특히 악성 림프종이 발생할 확률이 높다.

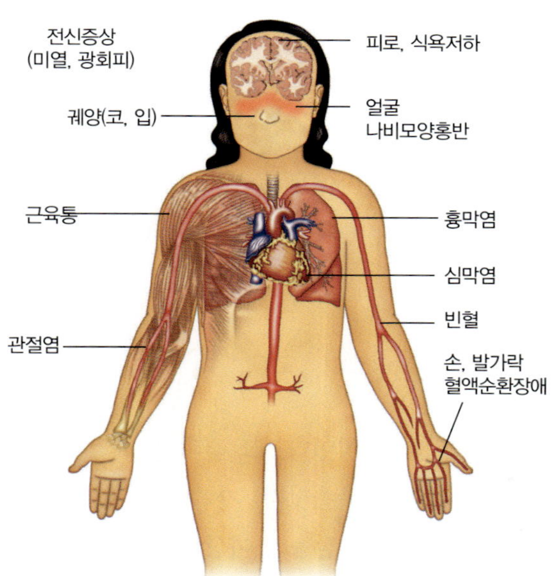

그림 6-5 전신홍반루푸스에서 흔히 나타나는 증상

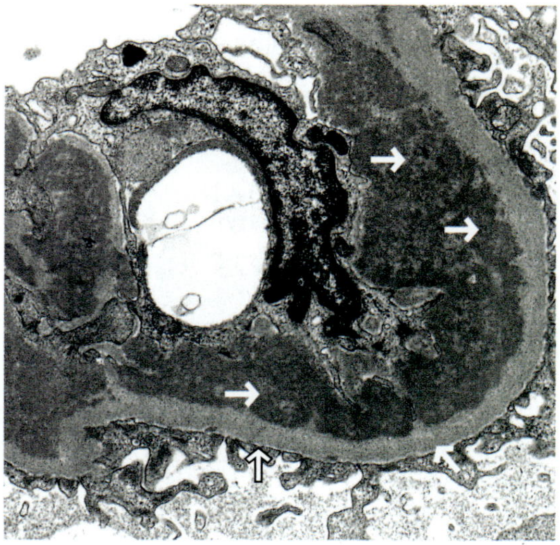

그림 6-6 루푸스 신염의 전자현미경 소견
혈관 내벽에 면역복합체 침착(화살표)이 관찰된다.

4. 전신피부경화증

전신피부경화증(systemic sclerosis)은 전신 여러 장기에 섬유화가 일어나는 질환으로 광범위한 피부침범과 내부장기 침범을 특징으로 한다. 세부 질환으로는 광범위피부경화증과, 비교적 제한된 피부침범, 그리고 내부 장기 침범이 느린 국소형 경화증이 있다.

1) 원인과 발병기전

현재까지는 불분명하지만 면역반응의 이상 또는 미세혈관의 이상이 섬유화에 관여하여 일어난다고 여겨진다.

2) 임상양상

피부에서는 광범위로 대칭성의 경화성 위축이 손가락에서 시작하여 상행성으로 팔, 어깨, 목, 얼굴 쪽으로 진행된다. 소화기에서는 위장관 근육층이 교원섬유로 대치되며, 특히 식도(50%)에서 심하여 고무 호스처럼 단단하고 두터워져서 음식물을 삼키기가 곤란하다. 근골격계는 관절활막염 및 근조직의 사이질이 섬유화되어 근육의 위축과 파괴가 일어난다. 30%의 환자는 신성 고혈압이 생기고 그중 10%는 악성 고혈압으로 이행하며, 경화증 환자의 50%는 콩팥기능상실로 사망한다. 폐사이질과 폐포에 광범위로 섬유화가 일어나고 소혈관의 비후도 볼 수 있다.

5. 염증근육병증

염증근육병증(inflammatory myopathy)에는 면역학적 손상에 의한 근육염인 피부근육염, 다발근육염, 봉입체근육염이 포함되어 있다. 원인은 아직 밝혀진 바 없으며, 조직학적 손상은 면역학적 기전에 의한다. 피부근염에서는 항체 및 보체에 의한 혈관 손상이 일어나며, 다발근염과 봉입체근염에서는 세포 매개 면역에 의한 조직 손상이 일어나는 것으로 추정된다.

6. 혼합 결합조직 질환

혼합 결합조직 질환(mixed connective tissue disease)은 임상적으로 전신홍반루푸스, 다발근염, 경피증의 혼합된 모습을 보인다. 이 질환이 독립된 질환인지 몇 가지 전신성 결체조직 질환의 혼합 아형인지에 대해서는 의견이 분분하다.

7. 결절다발동맥염

결절다발동맥염(polyarteritis nodosa)은 면역기전에 의하여 괴사성 전신 혈관염을 특징으로 하는 질환군의 하나로 어떤 형태의 혈관에도 올 수 있다.

요 약

자가면역질환은 자신의 항원에 대하여 면역반응이 일어나 발생하는 질환으로 면역학적, 유전적, 환경적 요인에 의해 발생한다. 대표적 질환으로 전신홍반루푸스는 젊은 여성에게서 흔하며, 전신장기로 침범하여 염증을 일으키고, 사구체신염, 혈관염, 관절염을 동반한다. 면역복합체가 관찰된다.

Ⅳ. 면역결핍증후군

면역결핍증후군(immunologic deficiency syndrome)은 면역기전의 이상으로 초래되는 모든 질환을 지칭한다. 면역결핍증은 일차 면역결핍증과 이차 면역결핍증으로 나눌 수 있는데 전자는 대개 유전적 소인을 지니며 특정한 면역기전이 결핍되는 양상을 보인다. 이차 면역결핍증은 일차 면역결핍증에 비해 발생 빈도가 높고 생후 여러 가지 원인에 의해 발생한다. 그 원인으로는 감염성 질환의 합병증, 영양 실조, 노쇠, 치료 목적으로 면역 억제제 사용, 방사선 조사 등을 들 수 있다. 이 밖에도 레트로바이러스인 사람 면역결핍 바이러스(human immunodeficiency virus, HIV) 감염에 의한 후천면역결핍증이 있다.

1. 일차 면역결핍증

일차 면역결핍증(primary immunodeficiency)은 유전되는 성향이 있으며, 보체, 대식세포 또는 자연살해세포(natural killer cell)에 의해 매개되는 여러 비특이성 면역 방어계를 침범한다. 흔히 영아에게서 나타나며 감염 질환이 반복되어 발견되는 수가 많다. 이는 관련되는 세포 또는 면역글로불린에 따라 세분된다.

1) 반성 무감마글로불린혈증

반성 무감마글로불린혈증(X-linked agammaglobulinemia of Bruton)은 일차적 면역결핍증의 가장 흔한 형태 중 하나로서, 혈청 내 면역글로불린이 거의 존재하지 않는 것이 특징이다. 1952년 Bruton이 반복되는 세균 감염이 있는 영아에게서 최초로 보고하였으며, 우리나라에서는 1982년 2세 남아에게서 처음 보고되었다. 성 염색체 열성으로 유전되므로 남아에게서만 볼 수 있다. 원인은 일차적인 B-세포의 결핍으로 대부분의 환자에게는 체내 B-세포가 관찰되지 않으나, 일부에서는 전구 B-세포가 정상적으로 존재하기도 한다. 그러나 혈액과 조직 내 T-세포의 수는 정상이며 T-세포의 기능도 정상이다. 사망은 녹농균에 의한 패혈증이나 폐렴, 사람폐포자충(*Pneumocystis jirovecii*) 감염 또는 간염에 의한 경우가 많다.

2) 변형 면역부전증

변형 면역부전증(common variable immunodeficien) 내 저감마글로불린증이 있으며 대개 IgG가 500mg/100ml 이하이다. 그러나 말초 혈액 내 B-세포는 정상이며, 림프조직 내 B-세포가 분포하는 지역이 상당히 비후되어 보이는데, 이는 항원 자극에 대해 B-세포가 증식할 수는 있으나 면역글로불린을 분비하는 형질세포로는 성숙하지 못하기 때문인 것으로 생각된다.

3) 선택적 면역글로불린결핍증

선택적 면역글로불린결핍증(selective immunoglobulin deficiency)은 다른 면역글로불린은 정상이거나 증가되면서 하나 또는 두 종류의 면역글로불린만이 결핍되어 있는 경우로, 대표적인 질환은 IgA 결핍증, IgM 결핍증, IgG 아군결핍증이 있다.

(1) IgA 단독 결핍증

IgA 단독 결핍증(isolated IgA deficiency)이 있는 환자는 혈청 내 IgA와 분비성 IgA가 모두 결핍되어 있다. 일부에서는 가족적으로 발생하지만 유전방식은 잘 알려져 있지 않다. 대부분 임상 증세가 없지만, 일부에서는 부비동염이나 폐렴이 나타나며 호흡기계 알레르기의 빈도가 높다. 이 질환의 근본적인 결함은 IgA 분비성 B-림프구의 분화 장애이다.

(2) IgM 단독 결핍증

IgM 단독 결핍증(isolated IgM deficiency)이 있는 환자는 다른 면역글로불린은 정상이면서 혈청 내 IgM만 결핍되어 있다. 남녀 모두를 침범하며 원인은 아직 밝혀진 바 없다. 소수의 예에서 자가면역질환 또는 패혈증을 동반한다.

(3) IgG 아군 결핍증

IgG는 IgG1부터 IgG4까지 네 종류의 항체 아군으로 구성되는데 이 중 한 가지 이상의 아군이 결핍될 경우를 **IgG 아군 결핍증(selective deficiency of IgG subclass)**이라고 한다. 결핍 정도에 따라 혈청 내 IgG는 정상이거나 감소되며, 다른 면역글로불린은 정상 또는 증가되어 있다. 임상 증세로는 반복되는 화농성 감염이 있으며 γ-글로불린을 주사하면 쉽게 치료된다.

4) DiGeorge 증후군(가슴샘무형성증)

이 질환은 가슴샘이 형성되지 못하는 가슴샘무형성증(thymic aplasia)으로 인해 발생하는 세포매개면역의 결핍이 특징이다. 가슴샘은 태생 6~8주째, 3, 4번째 인두실로부터 발생하며, 부갑상샘이 동일 부위에서 발생하므로 가슴샘무형성증 환자의 경우, 세포매개 면역의 결핍 외에도 부갑상샘결핍에 의한 테타니(tetany) 증세 및 팔로(Fallot) 4징이나 우측대동맥궁 같은 심장 및 대혈관의 선천기형도 동반될 수 있다. 이 질환은 유전적 성향은 없는 것으로 생각되며 태생 8주 전에 자궁 내 사고의 결과로 생각된다.

5) 합병형 면역결핍증후군

합병형 면역결핍증후군(severe combined immunodeficiency)은 세포매개면역과 체액면역을 동시에 침범하는 심한 면역결핍 질환이다. 합병형 면역결핍 증후군의 약 50%는 성염색체 열성이다. 환자는 발육부전, 만성

설사, 녹농균 폐렴, 칸디다증, 사람폐포자충(Pneumocystis jirovecii) 폐렴 등으로 대개 1, 2세 전에 사망한다. 치료법으로는 골수 이식이 있다.

6) Wiskott-Aldrich 증후군

Wiskott-Aldrich 증후군은 혈소판 감소와 습진을 동반한 면역결핍증이다. 성염색체 열성으로 유전하며 혈소판 감소, 습진 및 반복되는 감염이 특징이다. 대개 1년 내에 광범위한 감염, 출혈 또는 악성 림프종으로 사망한다.

2. 보체결핍증

보체단백의 결핍은 유전적 성향에 의해 일차적으로 나타날 수도 있으나, 대부분의 경우 염증 또는 면역질환 시 보체의 소모로 인해 이차적으로 보체결핍증(genetic deficiencies of the complement system)이 나타나게 된다. 보체계가 염증 및 면역반응에 있어 매우 중요한 위치를 차지하고 있기 때문에 일차적인 보체의 결핍은 결핍된 성분에 따라 특정한 질병에 잘 걸리는 경향을 나타낸다.

3. 후천면역결핍증

후천면역결핍증(acquired immunodeficiency syndrome, AIDS)은 1981년 6월 미국 내 질병관리 센터에 건강하던 젊은 동성애자에게서 **사람폐포자충(Pneumocystis jirovecii)감염**과 **카포시(Kaposi) 육종**이 보고되면서부터 관심을 끌기 시작했다. 현재 전세계적으로 확산되어 있으며 현저한 면역결핍과 함께 기회감염, 속발성 암 및 신경계 증세가 동반된다.

1) 역 학

후천면역결핍증은 현재 163개국 이상에서 보고된 바 있다. 미국 성인에게서 잘 발생하며, 위험도가 높은 5군은 다음과 같다.

- 동성애 또는 양성애 남자가 약 60%를 차지한다.
- 정맥 내 약물 상습 주사자로 약 23%를 차지한다.
- 혈우병 환자로 특히 factor Ⅷ을 다량 주사받은 사람이 약 1%를 차지한다.
- 혈우병 환자가 아니면서 혈액 또는 그 구성 성분을 수혈받은 사람이 약 2%를 차지한다.
- HIV 감염의 위험도가 높은 사람의 이성 상대자가 약 6%를 차지한다.

그러나 약 6% 정도는 위에 기술된 위험인자가 없으며 이들의 전파방식에 대해서는 잘 알려져 있지 않다. 모든 후천면역결핍증 환자의 약 2%는 소아인데, 이 중 80%는 모체로부터 바이러스가 전파된 것이며 나머지는 혈우병 환자 또는 혈액 성분을 수혈받은 환자이다.

2) 사람 면역결핍 바이러스(HIV)의 전파

사람 면역결핍 바이러스의 전파는 성적 접촉, 혈관 내 주입, 모체로부터의 전파 중 하나 이상을 통해 일어난다. 성적 접촉에 의한 전파는 가장 주요한 전파방식이다. 대부분의 환자가 동성애 또는 양성애의 남자이므로, 성적 접촉에 의한 감염은 대부분 동성애 남자에게 일어난다. 바이러스는 정액 내에 존재하는 림프구에 의해 옮겨지므로 상처난 대장 점막을 통해 체내로 들어간다. 이성 간의 전파는 정맥 내 약물 상습 주사자, 혈우병 환자 또는 후천면역결핍증 환자인 양성애 남자의 상대방에게서 발견된다. 여자로부터 남자로의 전파율은 이보다 낮으나 바이러스가 질분비물 또는 자궁경부의 점막세포를 통해 전파된다고 생각된다. 단순포진 또는 매독 같은 성기궤양이 있으면 전파가 더 용이하다. 사람 면역결핍 바이러스의 혈관을 통한 전파는 세 부류에서 일어날 수 있다. 정맥 내 약물 상습 주사자, 혈우병 환자, 수혈받은 사람 등이 그것이다. 주산기 감염은 임신 중 또는 출산 직후에 일어날 수 있으며, 태반을 통한 자궁 내 감염도 보고된 바 있다. 가능한 경로는 출생 시 모체의 혈액이나 체액을 통해 또는 모유를 통해 일어날 수 있다.

3) 원인

사람 면역결핍 바이러스는 레트로바이러스(retrovirus)군에 속한다. 이 레트로바이러스는 잠복기가 길고, 서서히 진행하며, 조혈계 및 신경계에 대한 친화력이 있고, 면역억제를 일으키는 능력이 있다. 바이러스의 외피에는 gp120, gp41이라는 당단백질이 있으며 gp120은 바이러스가 세포에 부착하는 데 중요한 역할을 한다.

4) 사람 면역결핍 바이러스 감염의 자연 경과

사람 면역결핍 바이러스의 감염 과정은 초기 급성기, 중간 만성기, 마지막 단계로 나눌 수 있다. 초기 급성기는 사람 면역결핍 바이러스에 처음 감염되어 나타나는 반응으로, 바이러스 증식이 활발하고 바이러스 혈증이 있으며 림프조직 내에 광범위하게 퍼진다. 근육통, 고열, 발진, 뇌막염이 감염 후 3~6주째 발생하며 2, 3주 후 저절로 낫는다. 중간 만성기는 바이러스가 존재하는 잠복기로, 면역계는 비교적 유지되어 있으나 림프조직 내 바이러스 증식이 느리게 진행되고 있다. 환자는 증세가 없거나 지속적인 림프절 증대가 있다. 림프절 증대와 함께 발열, 발진 또는 전신쇠약이 나타나면 면역계의 이상이 시작되며, 바이러스 증식이 활발해지고 마지막 단계로 가고 있음을 의미한다. 마지막 단계에서는 숙주 방어 체계가 무너지며 임상 질환이 나타난다. 환자는 지속되는 고열과 전신 쇠약, 체중 감소 및 설사 등의 증세를 보이며, CD4+ 세포수가 감소한다. 심한 기회감염, 속발성 암, 또는 임상적인 신경계 질환이 생기면 후천면역결핍증이 발생한 것으로 간주한다. 만성기가 7~10년 경과하면 대부분의 환자에서 후천면역결핍증으로 진행되지만, 다량의 사람 면역결핍 바이러스가 혈관 내에 주입되는 경우는 더 빨리 진행되고, 예방적으로 항바이러스 치료를 받은 경우는 더 느리게 진행될 수 있다.

HIV에 감염된 환자는 면역기능이 감소되어 있으므로 감염증 특히 기회감염이 잘 일어나고 암의 빈도도 높아진다. 약 50%의 환자에서 사람폐포자충에 의한 폐렴이 발생된다. 이 밖에도 칸디다(candida)계, cytomegalovirus, 비정형 및 정형 항산균, cryptococcus neoformans, toxoplasma gondii, cryptosporidium, 단순포진(herpes simplex) 바이러스, papovavirus, histoplasma capsulatum 등에 의한 감염이 흔하다. 중추신경계 침범은 흔하며

70~90%에서 부검 시 신경계 이상이 관찰된다. 기회감염과 암 외에도 뇌막염, 말초신경증, 진행성 뇌병변 등이 나타난다.

요 약

면역결핍증후군은 면역결핍이 초래되는 질환으로 일차 면역결핍증과 이차 면역결핍증으로 나누어진다. 특히 후천면역결핍증은 사람 면역결핍 바이러스의 감염에 의해 발생하며, 대부분 동성애 남자에게서 성적 접촉에 의해 발생한다. 면역결핍으로 기회감염, 속발성 암, 신경계 질환 등이 흔히 발생하는 질환이다.

Ⅴ. 아밀로이드증

아밀로이드증(amyloidosis)이란 아밀로이드가 침착되는 질환이다. 아밀로이드는 병적인 단백질성 물질로 여러 조직과 기관의 세포 사이에 침착된다. 광학현미경 하에서 비정형의 호산성 유리질 물질로 세포 밖에 점차 축적됨에 따라 세포의 압박 위축을 일으킨다. 아밀로이드증은 침착되는 장기에 따라 전신성과 국소성으로 나누어지며, 전신성은 면역질환에 동반된 원발성과 만성염증의 부작용으로 나타나는 속발성 아밀로이드

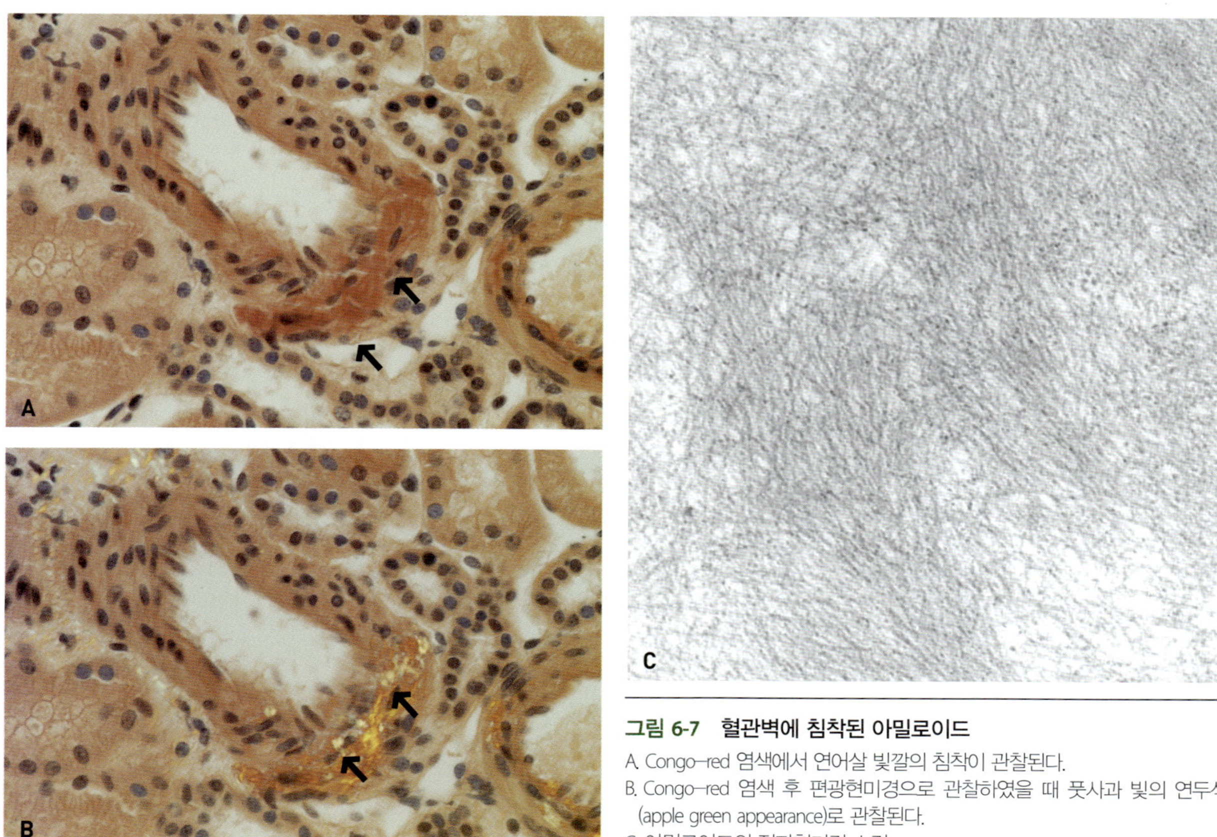

그림 6-7 혈관벽에 침착된 아밀로이드

A. Congo-red 염색에서 연어살 빛깔의 침착이 관찰된다.
B. Congo-red 염색 후 편광현미경으로 관찰하였을 때 풋사과 빛의 연두색(apple green appearance)로 관찰된다.
C. 아밀로이드의 전자현미경 소견.

증으로 나눌 수 있다. 면역질환에 동반된 아밀로이드증은 가장 흔한 아밀로이드증으로 AL 성분이 축적되며, B-세포 질환인 다발골수종의 5~15%에서 나타난다. 혈청에서 M단백을 보이며 요 및 혈청에서 벤스-존스(Bence-Jones) 단백이 검출된다. 반응성 아밀로이드증은 류마티스 관절염, 강직성 척추염, 염증성 장질환, 결핵, 기관지 확장증, 만성 골수염 등에서 나타날 수 있다. 이 외에 혈액투석과 관련된 아밀로이드증과 유전 가족성 아밀로이드증이 있다.

한편 국소성 아밀로이드증은 한 장기나 조직에 국한된다. 흔히 폐, 후두, 피부, 방광, 혀 및 안구 부근에 결절을 형성한다. 발생 기전은 IL-6 및 IL-1과 같은 사이토카인에 의해 SAA(serum amyloid A protein) 합성이 증가된다. 형성된 SAA가 효소 결핍에 의해 파괴되지 못하거나 SAA 분자 자체의 구조적 이상으로 파괴가 어려워지게 되면 AA 단백이 침착된다. 아밀로이드는 Congo red 염색 후 편광현미경으로 특징적인 소견을 관찰하거나 최종적으로는 전자현미경으로 확인한다(그림 6-7). 또 각 화학성분에 대한 항체를 이용해서 원섬유 단백을 확인할 수 있다. 아밀로이드증을 진단하기 위해서는 흔히 신장, 직장 및 잇몸조직을 생검하며, 복부 지방 흡입검사도 전신성 아밀로이드증의 진단에 이용될 수 있다. 반응성 전신성 아밀로이드증의 대부분은 신부전으로 사망하고, 면역질환에 동반된 형에서는 심장의 아밀로이드증으로 사망한다. 예후는 일반적으로 나쁘며, 특히 면역세포유래 아밀로이드증의 경우 진단 후 2년 정도 생존하는 정도이다. 특히 다발골수종을 가진 환자는 예후가 매우 나쁘다.

요 약

아밀로이드증은 면역질환 및 반응성으로 병적인 단백질 물질인 아밀로이드가 침착되는 질환이다. 다발골수종에서 나타나며 그 외 염증반응의 부작용으로 발생한다. 흔히 신장, 비장, 간, 심장 등을 침범하며, 신부전, 심장아밀로이드증으로 사망한다.

CHAPTER 07

종 양

Ⅰ. 개 요

'종양(tumor)' 또는 **'신생물(neoplasm)'**은 정상 세포가 어떠한 자극을 받아 유전자의 형질이 바뀜으로써 세포의 모양과 기능이 변하고, 이러한 변형 세포가 주변 정상조직보다 과도한 증식을 하여 생긴 조직 덩어리를 뜻한다. 종양은 구성하는 세포의 형태와 행동양상에 따라 **양성종양(benign tumor)**과 **악성종양(malignant tumor)**으로 구분하며, 암(cancer)이 바로 악성종양에 해당한다. 모든 종양들은 두 가지 기본 성분으로 구성되어 있다. 하나는 증식하는 종양세포로서 이들을 실질(parenchyma)이라고 한다. 다른 하나는 결합조직, 혈관, 림프관 등 종양세포에 대한 지주 역할을 하는 기질(stroma)이다. 종양의 주인공은 실질이지만 종양의 성장과 진행은 기질에 의존한다. 적절한 기질에 의한 혈액공급은 종양의 성장에 필수 요소이며 기질의 결합조직은 실질에 대해 뼈대 기능을 한다.

현대 의학을 이용한 최선의 암 진단과 치료법에도 불구하고 암 환자의 약 반수는 암으로 사망하며 현재 암은 우리나라에서 사망 원인 중 1위를 차지하고 있다.

이 장에서는 종양의 분류와 명명법, 종양세포의 형태학적 특징과 생물학적 양상, 지금까지 밝혀진 암의 원인과 발암 기전, 암이 인체에 미치는 영향과 종양의 진단법에 관하여 설명한다.

Ⅱ. 종양의 분류와 명칭

종양은 발생 기원 또는 생물학적 성질에 따라 분류할 수 있다.

종양은 종양세포의 발생 기원이나 조직 분화에 따라 **상피종양(epithelial tumor)**, **간엽종양(mesenchymal tumor)**, **혼합종양(mixed tumor)** 및 **기형종(teratoma)** 등으로 구분한다(표 7-1).

피부 표면을 싸는 표피, 소화관과 요로 등의 내강을 덮는 점막상피, 물질을 분비하는 샘조직이나 실질 장기 등을 상피조직이라 부르고, 상피조직에서 유래하는 종양이 상피종양이다. 아교섬유(collagen fiber), 지방, 근육, 골, 혈관 등은 중배엽 유래의 간엽조직으로, 간엽조직에서 기원하는 종양이 간엽종양이다. 종양세포가 두 종류 이상의 조직 성분으로 분화하여 여러 종류의 종양세포가 섞여 있을 때 혼합종양이라고 부른다. 혼합종양의 좋은 예는 침샘에서 발생하는 다형성샘종(pleomorphic adenoma)으로 이는 연골 또는 골을 만들기도 하는 점액 모양 간질 내에 상피 성분이 섞여 있다. 대다수의 종양은 한 종류의 배엽[1] 세포로 구성되는 데 반하여 생식세포(germ cell)와 같이 전능세포(totipotential cell)에서 발생하여 여러 종류의 배엽 유래 세포로 구성되어 있는 종양을 기형종(teratoma)이라고 한다.

이러한 분류방식보다 실질적으로 더욱 중요한 분류는 생물학적 성질에 따라서 숙주의 생명에 위험을 초래하지 않는 양성종양(benign tumor)과 위험을 초래하는 악성종양(malignant tumor)으로 나누는 것이다(표 7-2). 악성종양은 조절불능의 성장과 함께 주변조직으로의 침윤 및 다른 장기로의 전이를 일으킨다.

양성종양의 명명은 대개 종양의 기원조직 또는 종양을 구성하는 세포 이름 뒤에 '-종(-oma)'이라는 접

---

1) 배아형성과정에서 나타나는 세포층으로 외배엽, 중배엽, 내배엽으로 구성된다. 외배엽은 제일 바깥층으로 이후 중추신경계, 피부의 표피 등을 형성한다. 내배엽은 제일 안쪽에 위치하며 이후 소화기계의 점막, 호흡기계의 점막 등을 형성한다. 중배엽은 외배엽과 내배엽 사이에 위치하며 주된 간엽조직으로 분화한다.

표 7-1 종양의 분류와 명칭

기원조직	양성	악성
한 종류의 종양세포		
상피 기원 종양	–종(–oma)	–암종(–carcinoma)
편평상피	편평세포유두종(squamous cell papilloma)	편평세포암종(squamous cell carcinoma)
피부기저세포		기저세포암종(basal cell carcinoma)
도관피복상피	샘종(adenoma) 유두종(papilloma)	샘암종(adenocarcinoma) 유두상샘암종(papillary adenocarcinoma)
기관지상피	기관지샘종(bronchial adenoma)	기관지암종(bronchogenic carcinoma)
신장상피	샘종(adenoma)	신세포암종(renal cell carcinoma)
간세포	간세포샘종(liver celll adenoma)	간세포암종(hepatocellular carcinoma)
담관	담관샘종(bile duct adenoma)	담관암종(cholangiocarcinoma)
요로상피	요로세포유두종(urothelial papilloma)	요로세포암종(urothelial carcinoma)
태반상피	포상기태(hydatidiform mole)	융모막암종(choriocarcinoma)
고환상피(생식세포)		정상피종(seminoma) 배아암종(embryonal carcinoma)
간엽 기원 종양	–종(–oma)	–육종(–sarcoma)
섬유조직	섬유종(fibroma)	섬유육종(fibrosarcoma)
지방조직	지방종(lipoma)	지방육종(liposarcoma)
연골조직	연골종(chondroma)	연골육종(chondrosarcoma)
골조직	골종(osteoma)	골육종(osteosarcoma)
혈관	혈관종(hemangioma)	혈관육종(angiosarcoma)
림프관	림프관종(lymphangioma)	림프관육종(lymphangiosarcoma)
중피		(악성)중피종((malignant) mesothelioma)
뇌막	수막종(meningioma)	악성수막종(malignant meningioma)
조혈세포		백혈병(leukemia)
림프조직		(악성)림프종((malignant) lymphoma)
평활근	평활근종(leiomyoma)	평활근육종(leiomyosarcoma)
횡문근	횡문근종(rhabdomyoma)	횡문근육종(rhabdomyosarcoma)
멜라닌세포	모반(nevus)	(악성)흑색종((malignant) melanoma)
여러 종류의 종양세포		
한 배엽 기원–혼합세포형		
침샘	다형샘종(pleomorphic adenoma)	악성다형샘종(malignant mixed tumor)
둘 이상의 배엽 기원		
전능세포	기형종(teratoma)	미성숙기형종(immature teratoma)

표 7-2 양성종양과 악성종양의 비교

특성	양성	악성
분화/역형성	분화 좋음: 기원 조직과 유사 구조	분화 소실 및 역형성: 비정상적 구조
성장 속도	일반적으로 서서히 진행 성장이 정지되거나 감소될 수 있음 유사분열은 드물며 정상형태	불규칙, 빠르게 또는 서서히 진행 성장이 정지되거나 감소되지 않음 유사분열은 많으며 비정상 형태가 나타남
국소 침윤	팽창형, 경계 명확 주변 정상조직으로 침윤성 성장 없음	경계 불명확 주변 정상조직으로 침윤성 성장
전이	없음	있음

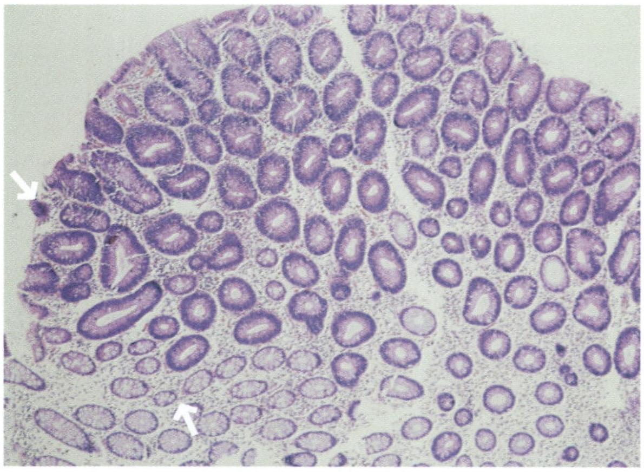

그림 7-1 대장의 샘종
본래의 샘구조를 잘 유지하고 있는 양성종양(화살표)이다.

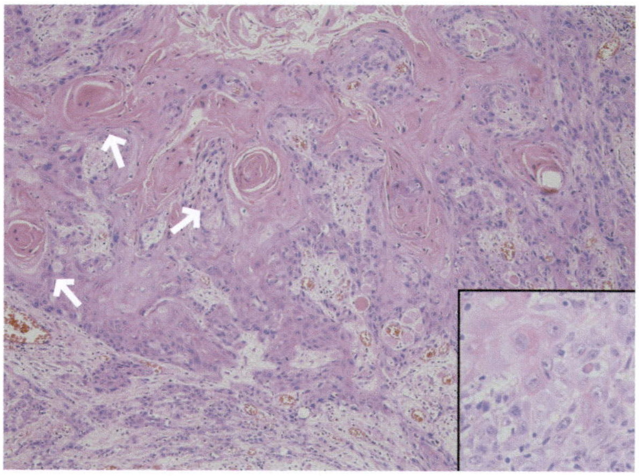

그림 7-2 편평상피세포암종
분화가 좋은 편평상피세포암종으로 호산성의 각질진주(keratin pearl, 화살표)를 잘 형성하고 있다. 각질진주는 편평상피세포의 특징적인 소견이다.

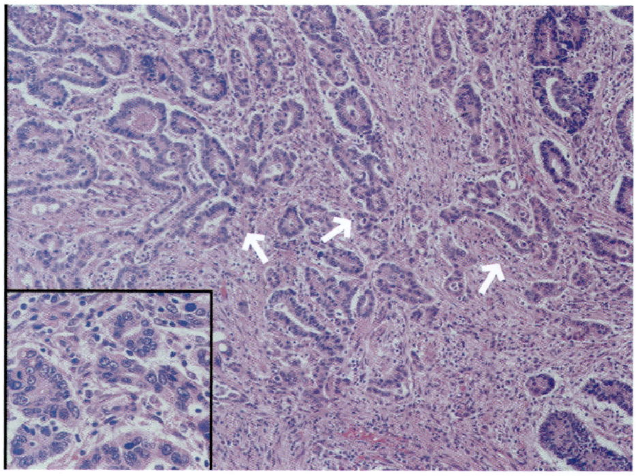

그림 7-3 대장의 샘암종
침윤성 성장을 하는 복잡한 샘구조(화살표)로 이루어져 있다. 종양세포에서는 다형성과 과염색성이 관찰된다. 양성종양인 샘종(그림 7-1)과 비교해보자.

미사를 붙인다. 근, 골, 연골, 지방, 혈관, 림프관 및 섬유조직 등에서 발생하는 양성 간엽종양은 각각 근종(myoma), 골종(osteoma), 연골종(chondroma), 지방종(lipoma), 혈관종(hemangioma), 림프관종(lymphangioma), 섬유종(fibroma)으로 명명한다. 양성 상피종양의 경우는 이보다 좀 더 복잡하여 종양세포의 기원, 현미경적 구조, 육안적 형태에 따라 명명하며, 대표적으로 샘종(adenoma)은 샘(gland)을 형성하는 양성 상피종양의 명칭이다(그림 7-1).

악성종양의 경우 일반적으로 악성 상피종양은 **암종(carcinoma)**, 악성 간엽종양은 **육종(sarcoma)**이라 부른다. 종양세포의 종류나 기원에 따라 그 뒤에 암종 또는 육종을 덧붙여 편평세포암종(squamous cell carcinoma : 그림 7-2), 샘암종(adenocarcinoma : 그림 7-3), 연골육종(chondrosarcoma), 지방육종(liposarcoma) 등으로 명명한다. 드물게 부적절한 명칭을 관습적으로 쓰고 있는 경우도 있다. 그 예로 악성종양임에도 불구하고 양성종양의 명명을 따르고 있는 흑색종(melanoma), 정상피종(seminoma) 등이 있다. 또한 조직 분화와 관련없이 악성종양이 발생한 장기에 따라 위암, 간암, 폐암, 유방암, 자궁경부암 또는 방광암 등으로 부르기도 한다.

요 약

1. 종양은 발생 기원이나 조직 분화에 따라 상피종양, 간엽종양, 혼합종양 및 기형종(teratoma)으로 구분한다.
2. 종양은 생물학적 성질에 따라 양성종양(benign tumor)과 악성종양(malignant tumor)으로 분류한다.
3. 악성 상피종양은 암종(carcinoma), 악성 간엽종양은 육종(sarcoma)이라 부른다.

Ⅲ. 종양의 특성

양성종양과 악성종양의 차이를 이해하는 것은 매우 중요하다. 양성종양과 악성종양은 종양세포의 분화와 역형성, 성장속도, 국소 침윤 및 전이 등의 관점에서 차이가 있다(표 7-2). 양성종양으로부터 악성종양을 구분할 수 있는 가장 중요한 소견은 **전이**이며 그 다음은 **침윤성 성장**이다.

1. 분화와 역형성

분화(differentiation)란 종양세포의 모양과 기능이 정상 세포와 닮은 정도를 말한다. 일반적으로 양성종양은 분화가 잘 되어 종양이 기원한 모세포와 닮은 세포로 구성되어 있다(그림 7-4). 이와 대조적으로 악성종양은 비교적 정상에 가깝게 분화가 일어난 종양에서부터 전혀 분화가 안 일어난 미분화종양까지 여러 형태가 있다. **역형성(anaplasia)**은 종양세포의 분화가 안 된 상태를 말한다. 따라서 역형성은 악성종양의 특징이며 종양세포를 악성이라고 판정할 수 있는 여러 형태학적 소견 중 하나이다.

악성종양의 형태학적 소견은 다형성(pleomorphism)[2], 과염색성(hyperchromatism), 세포질에 대한 핵의 비율증가(increased N/C ratio), 염색질의 변화, 유사분열 증가, 종양거대세포 출현과 무질서한 배열 등이다(그

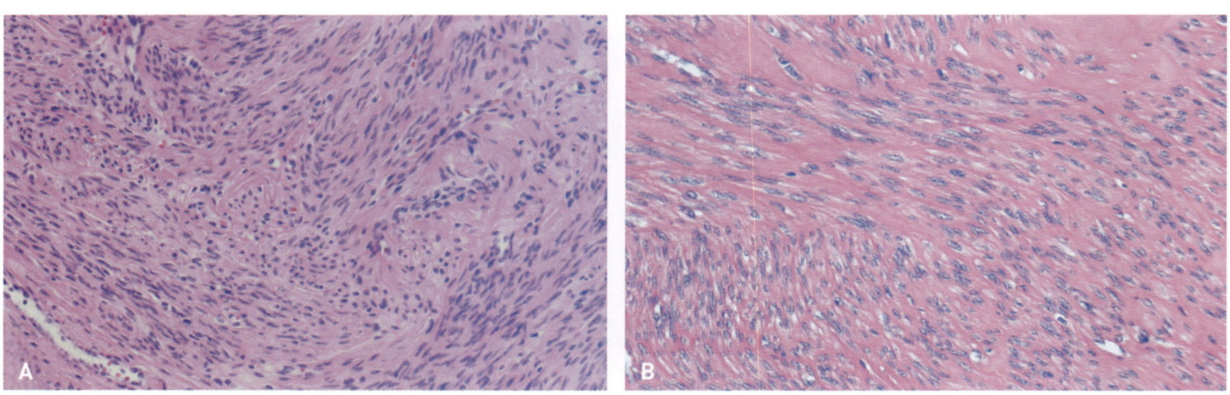

그림 7-4 정상 자궁 평활근A와 자궁의 평활근종B
자궁의 평활근종(B)은 종양성 평활근으로 이루어져 있으나 분화가 매우 좋아 정상 자궁의 평활근(A)과 거의 흡사한 모양이다.

2) 세포 혹은 핵의 모양과 크기가 다양한 상태

림 7-5, 그림 7-6). 이외에도 악성종양은 양성종양에 비해 세포 밀도가 높고 허혈성 괴사가 자주 동반된다.

형성이상(dysplasia)은 엄밀한 의미의 종양은 아니나 암종의 전 단계로 상피세포가 기저막은 침범하지 않는 범위 내에서 무질서하게 증식하는 병변을 말한다. 형성이상 세포는 세포의 크기와 모양이 다양하며, 핵도 진하게 염색되고 정상 핵보다 크다. 유사분열도 증가되며 비정상적인 위치에 관찰될 수 있다. 형성이상이 진행하여 상피의 전 층을 침범하였으나 기저막은 침범하지 않은 상태를 **상피내암종(carcinoma in situ, CIS)**이라고 부르고, 암의 초기 상태가 된다(그림 7-7). 상피의 전 층을 침범하지 않는 경도 또는 중등도의 형성이상은 원인을 제거하면 정상으로 되돌아오는 경우도 있다.

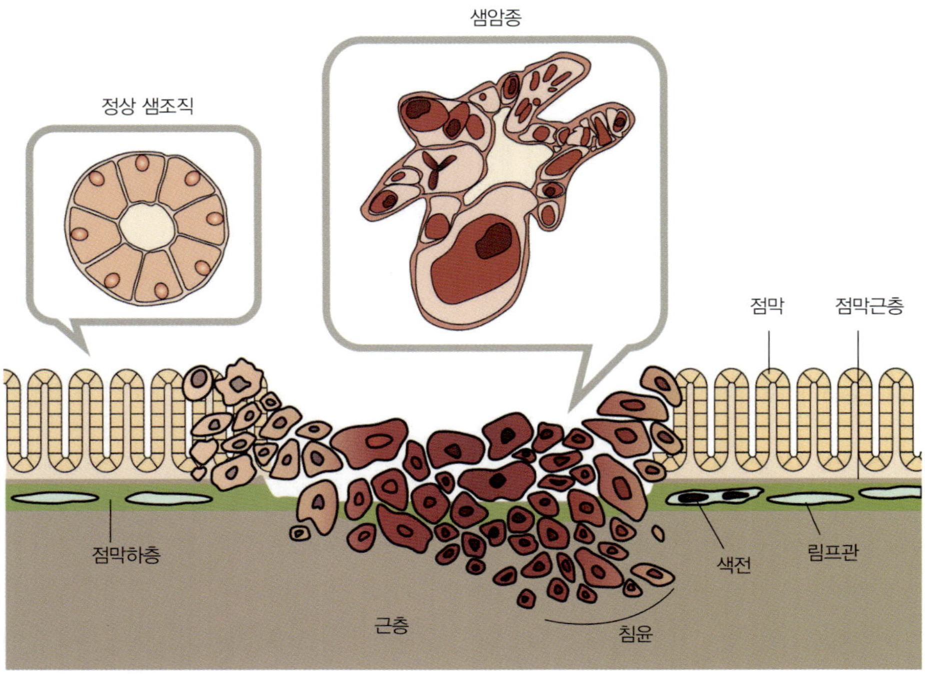

그림 7-5 악성종양의 형태학적 모식도
대장의 샘암종의 모식도로 악성종양의 형태학적 특징 및 주변 정상조직으로 침윤성 성장을 보여준다.

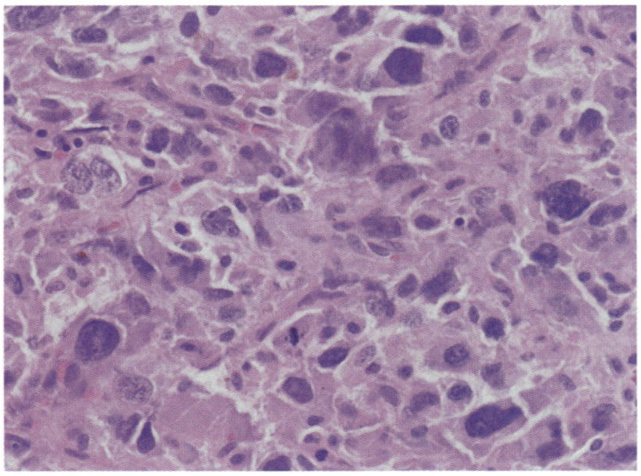

그림 7-6 악성종양세포의 역형성
크기와 모양의 변이가 심하고 진하게 염색되는 핵을 관찰할 수 있다.

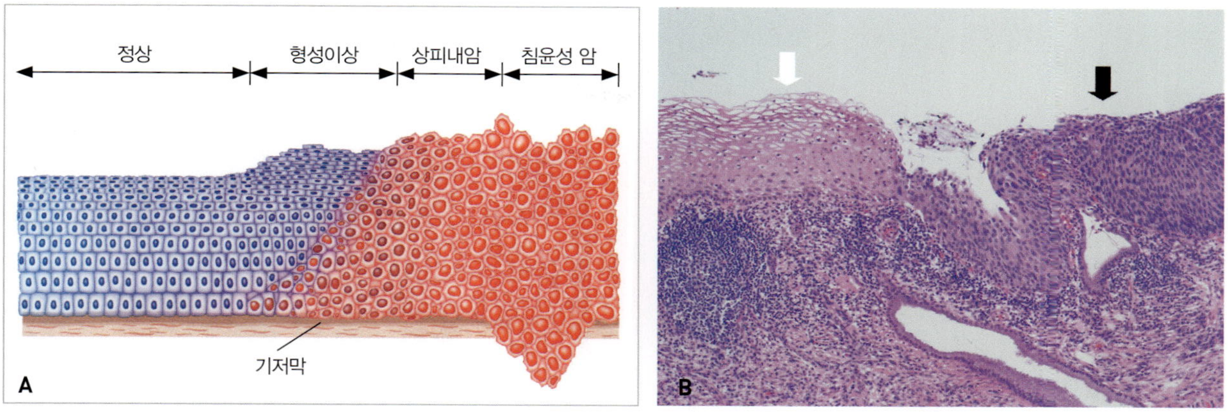

그림 7-7 A 정상-형성이상-상피내암-침윤성 암의 모식도, B 자궁경부의 상피내암
상피의 전층이 비정형적인 세포들에 의해서 무질서하게 배열되어 있다(오른쪽, 검정색 화살표). 아직 기저막은 침범하지 않은 상태이다. 정상 자궁경부의 상피(왼쪽, 흰색 화살표)와 비교해보면 그 차이를 쉽게 알 수 있다.

2. 종양의 성장속도

일반적으로 양성종양은 수년에 걸쳐 서서히 성장하는 반면 대부분의 악성종양은 빨리 자란다. 그러나 실제로 종양의 성장속도에는 많은 차이가 있으며 호르몬, 혈액공급, 숙주의 방어적인 면역반응 등에 따라 자라는 속도가 달라지기도 한다. 예를 들면, 에스트로겐의 영향을 많이 받는 자궁의 평활근종은 수년간 크기의 변화가 없다가 폐경기 후에 위축되거나, 임신 중에는 크기가 커질 수 있다.

3. 국소 침윤

대부분의 양성종양은 섬유성 피막으로 둘러싸여 있거나 발생 부위에 국한되어 팽창하는 덩어리로 성장하며 주위로 침윤하거나 신체의 다른 장기로 전이되지 않는다(그림 7-8, 그림 7-9). 피막으로 둘러싸인 양성종양은 주변조직과 잘 경계 지어지며, 잘 움직이고, 수술로 제거하기 쉽다. 그러나 악성종양은 주위로 침윤하면서 성장하여 정상 조직을 파괴하므로 정상 조직과 경계가 불분명하다(그림 7-9, 그림 7-10). 따라서 침윤성 악성종양은 양성 종양에 비하여 외과적 절제가 어려우며 일부의 정상 조직을 함께 제거할 필요가 있다.

4. 전 이

전이란 종양세포가 그 원발부위에서 떨어져 다른 장소에서 성장하는 현상이다. 양성종양은 원칙적으로 전이를 일으키지 않으며 전이가 일어난 종양은 악성종양이다. 암은 침윤성으로 자라나 혈관, 림프관, 체강을 통해서 신체의 다른 부위로 파급된다. 모든 암은 전이를 일으킬 수 있으나 일반적으로 분화도가 낮고, 빨리 자라고, 큰 덩어리를 형성하는 암일수록 전이할 위험성이 높다.

암의 전이 경로는 파종성 전이, 림프성 전이, 혈행성 전이가 있다.

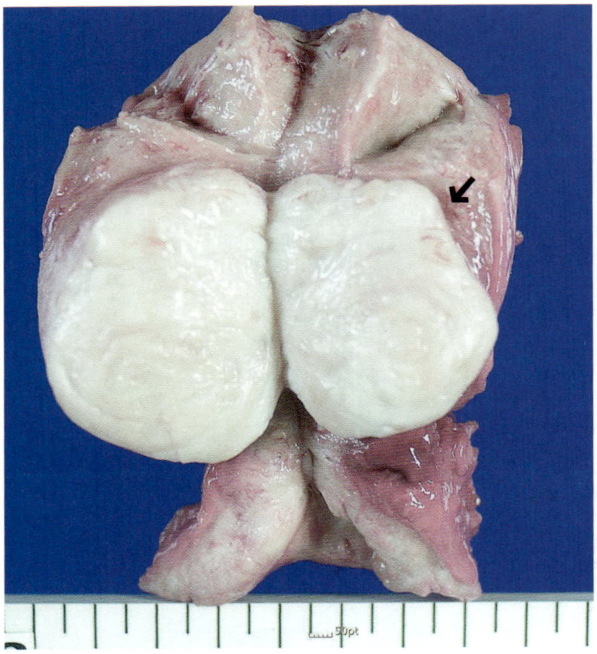

그림 7-8 자궁의 평활근종

양성종양인 평활근종의 단면을 보여주는 사진이다. 주변조직과 경계가 매우 좋으며 팽창성 성장을 하고 있다.

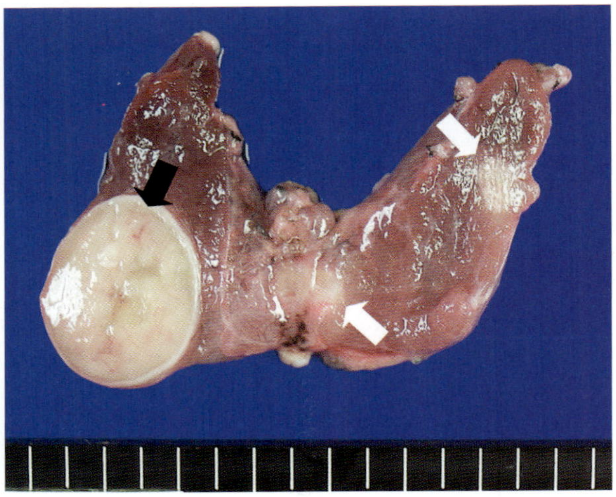

그림 7-9 갑상샘의 양성종양과 악성종양종

양성종양은 주변조직과 경계가 매우 잘 지어지면서 피막으로 둘러싸여 있다(왼쪽, 검정색 화살표). 반면 악성종양은 피막형성도 없을 뿐 아니라 주변조직으로 침윤성 성장을 하여 경계가 불분명하다(오른쪽, 흰색 화살표).

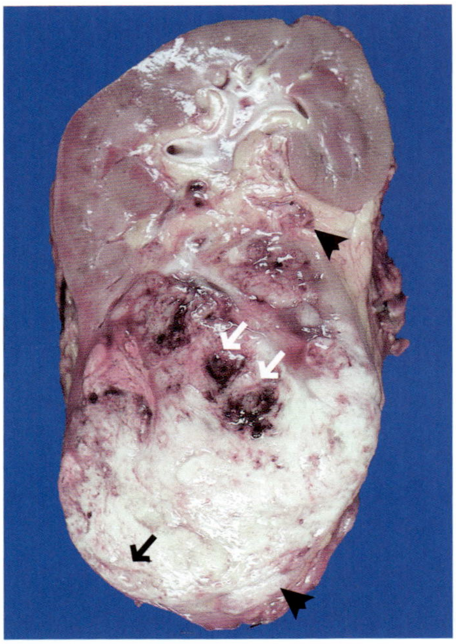

그림 7-10 신장의 악성종양

신장의 아래쪽에 발생한 신세포암종으로 괴사(검은색 화살표)와 출혈(흰색 화살표)을 보이고 있으며, 신장의 피막을 뚫고 주위조직으로 침투(화살표머리)하고 있다.

1) 파종성 전이

복강이나 체강에 위치하고 있는 장기에서 발생한 악성종양의 암세포들이 장기표면을 뚫고 체강 내로 빠져나온 후 멀리 떨어진 부위까지 퍼져 발생하는 것이다. 복강에서 가장 빈번하게 일어나며 복강의 파종성 전이는 위장관이나 간 또는 난소에서 발생한 암종에서 가장 흔히 볼 수 있다.

2) 림프성 전이

림프관을 통한 전이는 암종에서 주로 나타나지만 육종도 림프관을 통하여 전이할 수 있다. 림프성 전이는 림프관의 자연 관류 경로를 따라서 일어나기 때문에 국소 림프절로 가장 먼저 전이한다. 가령, 유방의 상외부에 발생한 암은 액와 림프절로 먼저 전이한다.

3) 혈행성 전이

육종의 전형적 전이 경로이지만 암종에서도 볼 수 있다. 정맥은 벽이 얇아서 동맥에 비해 비교적 쉽게 암세포가 뚫고 들어갈 수 있으며 정맥혈을 따라 종양세포가 이동하기도 한다. 따라서 혈행성 전이에 의해 주로 간이나 폐로 종양세포가 전파된다.

요 약

1. 양성종양과 악성종양은 분화와 역형성, 성장속도, 국소 침윤 및 전이 등의 관점에서 상호 비교된다.
2. 양성종양으로부터 악성종양을 구분할 수 있는 가장 중요한 소견은 전이이며 그 다음은 침윤성 성장이다.
3. 암의 전이는 파종성 전이, 림프성 전이, 혈행성 전이를 통해서 일어난다.

Ⅳ. 암의 역학

1. 암 발생률 및 사망률

암 발생빈도는 인구 10만 명당 약 400~500명 정도이며, 지역, 인종, 생활양식, 나이, 성별 등에 따라 암의 종류와 빈도에 차이를 보인다.

우리나라의 주요 암 발생 장기와 빈도는 표 7-3과 같고, 성별에 따른 주요 암발생 현황은 표 7-4와 같다. 2016년 암등록통계 자료에 의하면 국내 암발생빈도는 계속 증가하고 있으며 우리나라 국민들은 기대수명까지 사는 동안 약 36.2%가 암에 걸리는 것으로 나타났다. 이는 노인인구의 증가, 암 진단 기술의 발달, 조기검진의 활성화 및 서구형 식생활 등 생활습관의 변화에 기인할 것으로 생각된다. 우리나라에서 2016년 기준 가장 많이 발생하는 암은 위암이었으며, 그에 이에 대장암, 갑상선암, 폐암, 유방암, 간암, 전립선암의 순으로 나타났다. 성별에 따라 나누어 보면 남자의 경우 위암, 폐암, 대장암, 전립선암, 간암 순이었으며, 여자의

표 7-3 주요 암발생 현황: 남녀전체, 2016 (보건복지부 2016년 국가암등록 통계)

(단위: 명, %, 명/10만 명)

순위	암종	발생자수	분율	조발생률	표준화발생률*
	모든 암	229,180	100.0	448.4	286.8
	갑상선암 제외	203,129	–	397.4	242.7
1	위	30,504	13.3	59.7	35.4
2	대장	28,127	12.3	55.0	31.8
3	갑상선	26,051	11.4	51.0	44.1
4	폐	25,780	11.2	50.4	27.5
5	유방	21,839	9.5	42.7	31.4
6	간	15,771	6.9	30.9	18.0
7	전립선	11,800	5.1	23.1	12.5
8	담낭 및 기타담도	6,685	2.9	13.1	6.8
9	췌장	6,655	2.9	13.0	7.2
10	신장	5,043	2.2	9.9	6.5

*연령표준화발생률: 우리나라 2000년 주민등록연앙인구를 표준인구로 사용

표 7-4 주요 암발생 현황: 남녀전체, 2016 (보건복지부 2016년 국가암등록 통계)

(단위: 명, %, 명/10만 명)

순위	남자					여자				
	암종	발생자수	분율	조 발생률	표준화 발생률*	암종	발생자수	분율	조 발생률	표준화 발생률*
	모든 암	120,068	100.0	470.3	307.6	모든 암	109,112	100.0	426.5	281.2
	갑상선암 제외	114,530	–	448.6	288.6	갑상선암 제외	88,599	–	346.3	211.4
1	위	20,509	17.1	80.3	50.9	유방	21,747	19.9	85.0	62.5
2	폐	17,790	14.8	69.7	42.9	갑상선	20,513	18.8	80.2	69.8
3	대장	16,672	13.9	65.3	41.6	대장	11,455	10.5	44.8	23.3
4	전립선	11,800	9.8	46.2	28.2	위	9,995	9.2	39.1	22.0
5	간	11,774	9.8	46.1	29.2	폐	7,990	7.3	31.2	15.8
6	갑상선	5,538	4.6	21.7	19.0	간	3,997	3.7	15.6	7.9
7	담낭 및 기타담도	3,490	2.9	13.7	8.4	자궁경부	3,566	3.3	13.9	10.8
8	방광	3,488	2.9	13.7	8.5	췌장	3,271	3.0	12.8	6.1
9	신장	3,410	2.8	13.4	9.3	담낭 및 기타담도	3,195	2.9	12.5	5.6
10	췌장	3,384	2.8	13.3	8.3	자궁체부	2,771	2.5	10.8	7.5

*연령표준화발생률: 우리나라 2000년 주민등록연앙인구를 표준인구로 사용

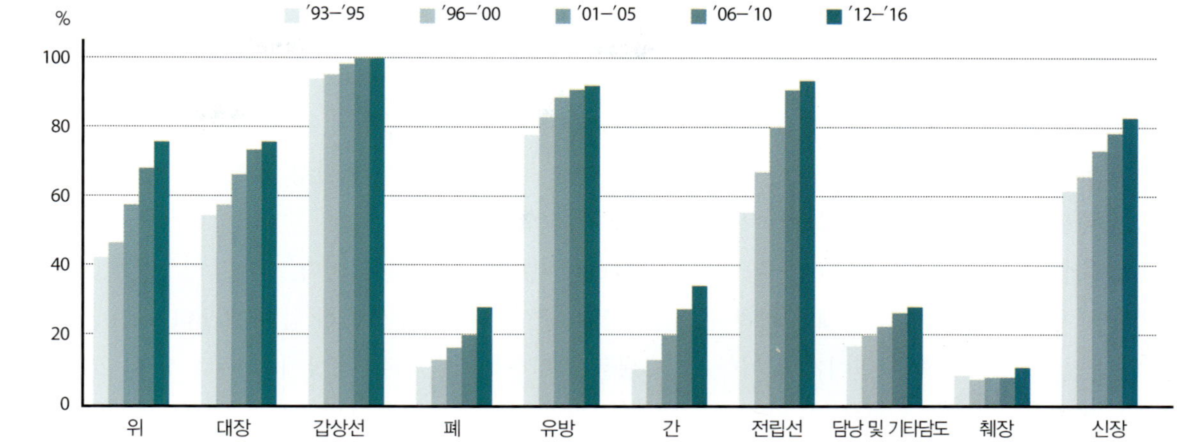

	위	대장	갑상선	폐	유방	간	전립선	담낭 및 기타담도	췌장	신장
'93–'95	42.8	54.8	94.2	11.3	77.9	10.7	55.9	17.3	9.4	62.0
'96–'00	46.6	58.0	94.9	12.7	83.2	13.2	67.2	19.7	7.6	66.1
'01–'05	57.8	66.7	98.3	16.5	88.6	20.4	80.4	23.0	8.4	73.5
'06–'10	68.1	73.6	99.9	20.1	91.1	28.1	91.1	26.7	8.4	78.3
'12–'16	76.0	75.9	100.2	28.2	92.7	34.6	93.9	29.0	11.4	82.7
증감*	33.2	21.1	6.0	16.9	14.8	23.9	38.0	11.7	2.0	20.7

*증감: '93–'95년 대비 '12–'15년 암발생자의 생존율 차이

그림 7-11 주요 암종 5년 상대생존율 추이: 남녀전체 (보건복지부 2016년 국가암등록 통계)

경우 유방암, 갑상선암, 대장암, 위암, 폐암 순으로 많이 발생하는 것으로 나타났다.

암 환자의 약 반수는 암으로 사망하며, 암은 현재 우리나아의 사망원인 중 1위를 차지하고 있다. 2010~2016년 암발생자의 5년 상대생존율은 70.6%로, 약 3명 중 2명 이상은 5년 이상 생존할 것으로 추정되었다. 주요 암종들의 5년 상대생존율 추이를 보면 대부분 암종에서 5년 생존율이 증가했으며, 특히 전립선암, 위암, 간암, 대장암의 5년 생존율이 크게 향상되었다(그림 7–11).

2. 지역별 차이

전세계에 걸쳐 암의 발생률과 사망률은 차이가 있다. 이러한 지역별 차이는 인종적인 소인도 무시할 수 없지만 대부분 환경적 영향의 결과로 나타난다. 환경적 요인에는 음식, 직업, 개인의 생활방식 등 많은 요인이 있다.

3. 연령별 차이

나이는 암 발생에 중요한 인자이다. 일반적으로는 나이가 증가할수록 발생빈도가 증가하여 60–70대에 최고조에 달하나 각 연령대별로 호발하는 암의 종류는 다르다. 2016년 암등록통계에 따르면 남자의 경우 44세까지는 갑상선암이, 45세–69세까지는 위암이, 70세 이후에는 폐암이 가장 많이 발생하였으며, 여자의 경우 39세까지는 갑상선암이, 40–69세까지는 유방암이, 69세 이후에는 대장암이 가장 많이 발생하였다. 15세 미만의 소아의 경우 백혈병이 가장 흔히 발생하며, 소아암은 전체 암 중에서는 1–2%만을 차지하지만 이 연령층에서는 사고 다음으로 두 번째로 많은 사망 요인이다.

Ⅴ. 암의 분자생물학적 이해

암은 각각의 분자적 성상과 임상적 양상이 매우 다양하지만, 몇 가지 공통된 원칙이 있다.

암의 발생은 유전자손상에 기인한다. 유전자손상이나 돌연변이는 여러 환경 요인에 의하여 습득될 수도 있고(체세포), 이전 세대로부터 물려받은 것일 수도 있다(생식세포).

암은 특정 유전 손상을 가진 단일 세포의 증식에서 시작한다. 즉, 클론성이다.

발암 및 암의 진행은 여러 단계를 거친다. 즉, 유전자 변이가 축적됨에 따라 암이 발생하고 진행하게 된다.

발생과정에서 손상 혹은 변이가 일어나 암 발생을 야기하는 유전자는 정상에서 주로 성장, 분화, 세포자멸사의 조절이나 DNA 수복에 관여하는 유전자로 종양유전자, 종양억제유전자, 세포자멸사 조절 유전자, DNA 수복유전자 등이 해당된다(그림 7-12).

1. 악성화과정의 변이

암세포가 분자생리학적으로 정상세포와 구별되는 특징을 다음과 같이 요약할 수 있으며 이들은 악성화과정에서 필연적인 변이라고 할 수 있다. 암세포는 1) 성장신호가 없어도 성장을 하며, 2) 성장억제 신호에 반응을 하지 않는다. 3) 세포자멸사를 피할 수 있는 기전이 작동되고 4) DNA의 수선에 문제가 있다. 5) 무한정 분열할 수 있으며 6) 혈관을 지속적으로 형성할 수 있고 7) 주변조직으로 침윤 및 전이가 가능하다.

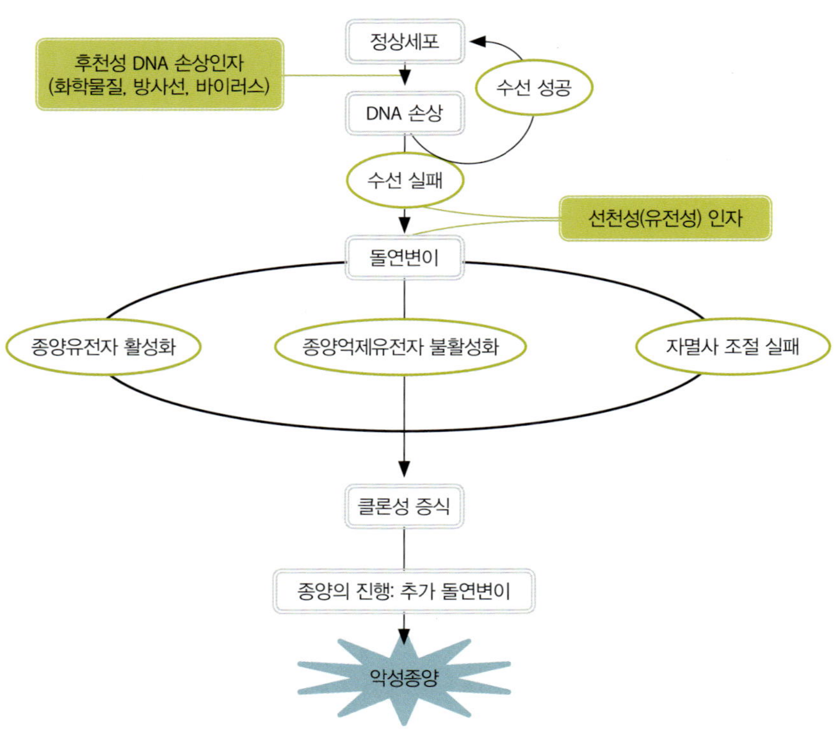

그림 7-12 발암과정의 모식도

1) 종양유전자의 활성화: 성장신호의 자가 충족

종양유전자(oncogene)란 암세포가 다른 외부인자의 자극 없이 자체적으로 지속적인 증식을 가능토록 하는 유전자이다. 이 종양유전자는 정상세포에서는 세포의 증식과 분화에 관여하고 적절한 조절 기전에 의해 불활성화 상태로 존재하는데 이 상태를 원종양유전자(protooncogene)라고 한다. 원종양유전자가 비정상적으로 발현되거나 변이로 인해서 조절이 불가능해질 때 종양유전자가 되며 이러한 과정을 활성화라고 부른다.

정상적인 세포의 성장은 여러 신호전달 체계를 거쳐서 이루어진다. 먼저 외부의 성장인자가 세포 표면의 성장인자 수용체와 결합하고 이로 인해 활성화된 수용체가 세포막 안쪽에 위치하고 있는 신호전달 단백을 활성화시킨다. 이후 세포질의 신호전달 체계 단백이나 이차메신저를 통해 신호가 핵 속으로 전달되어 세포주기를 진행시키고, DNA를 합성시키는 단백질의 전사를 활성화시킴으로써 세포증식이 일어나게 된다. 신호전달 체계에 관여하는 유전자 내지는 단백질이 결국 세포증식을 조절하게 되며 따라서 비정상적인 자극에 의하여 종양유전자 내지는 종양단백이 될 수 있다.

전달순서대로 종양유전자/종양단백을 정리해보면 성장인자, 성장인자 수용체, 신호전달 단백, 전사인자, 세포주기조절인자 등이 있다.

- **HER2/Neu(ERB B2)** : 상피세포 성장인자 수용체군(EGFR family) 중 하나로 유방암, 위암 등에서 과다 발현된다.
- **Ras** : 신호 전달 단백 중 하나로 Ras 유전자의 돌연변이는 사람의 암에서 가장 흔히 발견되는 분자생물학적 변화 중 하나다. 특히 대장암, 췌장암 등에서 자주 관찰된다.

2) 종양(암)억제유전자: 성장억제기전의 오작동

종양억제유전자(tumor suppressor gene)의 단백산물은 세포주기 조절, 세포자멸사 조절 등 세포의 생존과 성장에 핵심적인 역할을 하는 것으로 알려져 있다. 원종양유전자의 단백은 세포 증식을 조장하는 반면에, 종양억제유전자의 단백은 세포증식을 억제한다. 종양억제유전자의 기능상실, 즉 세포성장 억제기능의 소실은 발암과정의 핵심적인 요인 중의 하나이며 대부분의 인체 종양에서 관찰된다. 종양억제유전자들은 한 쌍의 대립인자가 모두 손상을 받아야 그 기능이 상실되어 발암이 유발되므로 열성으로 작용한다. 따라서 암억제유전자들을 '열성 종양유전자(recessive oncogene)'라고 부르기도 한다.

중요한 종양억제유전자로 Rb, p53, APC, NF-1, DCC, WT-1 등이 있다.

- **Rb 유전자**: Rb단백의 기능은 활성상태에서 전사인자를 억제하여 세포주기의 진행을 막아 세포증식을 억제하는 것이다. 이 유전자의 변이는 망막모세포종, 골육종 등의 발생과 관련이 있다.
- **p53**: p53은 사람 암에서 가장 흔하게 변이를 보이는 유전자로서 약 50% 이상의 암에서 변이가 관찰된다. p53은 세포주기에 있는 세포의 DNA에 손상이 있는 경우 DNA의 수선에 관여하거나, DNA가 수선되지 않는 경우 손상받은 세포를 세포자멸사 시키는 데 관여한다.
- **APC**: 유전적으로 APC(adenomatous polyposis coli) 유전자의 한 대립형질이 상실되어 있는 사람은 10~20대가 되면 대장에 수많은 폴립이 생긴다(가족성샘종폴립증, familial adenomatous polyposis, FAP와 Gardner's syndrome). 폴립의 상당수에서 결국 샘암종이 발생하게 된다.

3) 세포자멸사의 억제

인체가 일정 세포수를 유지하기 위해서는 세포증식과 세포자멸사 간의 균형이 필요하다. 세포증식이 과도할 때뿐 아니라 세포자멸사가 억제되면 세포 간 수의 균형이 깨어지면서 종양이 발생할 수 있다. 좋은 예로 Bcl-2의 과다 발현으로 인한 B세포 소포림프종(B cell follicular lymphoma)을 들 수 있다. Bcl-2는 대표적인 세포자멸사 억제 단백으로 B세포 소포림프종에서는 전위에 의해 비정상적으로 축적된다.

4) DNA 교정 결함: 게놈 불안정성

정상적으로 세포에는 외부나 내부의 자극에 의해 변이가 일어난 DNA를 고쳐서 정상으로 되돌리는 기전이 작동하고 있다. 이러한 기전으로 다양한 발암물질의 위해에도 불구하고 암 발생률이 상대적으로 낮은 상태로 유지된다. 하지만 이러한 교정기능에 오류가 발생한다면 세포들에 변이가 축적되어 암 발생의 위험이 높아진다. DNA 교정유전자에 결함이 있는 유전질환의 경우 게놈 불안정성이 초래되어 발암 가능성이 크게 증가하는 것을 관찰할 수 있다. 이러한 현상을 **게놈 불안정성 증후군(genomic instability syndrome)**이라고 한다. 이 범주에 속하는 대표적 질환으로 유전성비폴립대장암(hereditary nonpolyposis colorectal cancer syndrome, HNPCC syndrome)이 있다.

5) 종말체효소의 활성: 무제한적인 복제 잠재력

정상의 경우 체세포가 분열할 때마다 염색체 끝에 위치하는 종말체(telomere)의 길이가 점차 줄어들게 되고 일정 길이로 짧아지게 되면 더 이상의 분열이 불가능하게 된다. 태아세포의 경우, 종말체의 길이를 보충시키는 종말체효소가 활성상태이므로 계속적인 분열이 가능한 반면 대부분의 체세포의 경우 종말체효소가 불활성 상태이므로 무제한적인 분열이 불가능한 것이다. 종양세포에서는 종말체효소의 재활성이 일어나 종양세포의 종말체 길이가 유지됨으로써 무제한적인 분열능력을 갖게 될 수 있다.

6) 지속적인 혈관생성

아무리 비정상적인 증식능력을 가진 종양세포라 하더라도 혈관을 통한 혈액 공급이 없어지면 생존할 수 없다. 종양은 지속적으로 혈관을 생성시키는 능력을 가지며 이는 종양에 산소 및 영양분을 공급할 뿐만 아니라 신생혈관에서 생성되어 나오는 각종 성장인자들에 의해 종양성장을 촉진하는 작용도 하게 된다. 또한 암세포 전이의 경로를 제공하기도 한다.

7) 침습과 전이

침습과 전이는 악성 종양의 대표적인 생물학적 특성이다. 암으로 사망하는 환자의 가장 흔한 원인은 전이에 의한 것이다. 종양세포가 원래의 덩어리로부터 탈출하여 혈관 또는 림프관으로 들어가 먼 위치에서 이차적인 성장을 하기 위해서는 여러 단계를 거쳐야 한다. 즉, 모든 단계를 성공적으로 거친 극소수의 세포만 전이가 가능하다.

악성 종양이 원발 병소로부터 먼 위치로 이동하여 전이 병소를 형성하는 과정은 다음과 같다.

- **세포 외 기질의 침입**

종양세포가 전이를 하기 위해서는 먼저 종양세포들 사이의 분리가 일어나야 하고 종양세포가 세포 외 기질 성분에 부착된 뒤 세포 외 기질을 분해하고 이주할 수 있어야 한다. 첫 장벽은 기저막을 통과해야 하는데 기저막은 세포 외 기질 중에서 고도로 특수화된 판이다. 다음으로 종양세포는 기질 결합조직을 통과해야 하며 마지막으로 혈관 기저막을 통과함으로써 순환계 내로 들어갈 수 있다. 종양세포가 혈관을 따라 이동한 후에 다른 장기에 정착하려면 위의 단계를 역순으로 반복한다.

- **종양세포의 혈관 파종과 귀소**

순환 중인 종양세포는 면역적 방어기전에 의해 파괴되기 쉽다. 순환 중의 종양세포는 군락 형태로 모이는 경향이 있는데, 종양세포가 혈소판 등의 혈액 세포와 결합하기도 하며 세포끼리 부착하기도 한다. 종양이 혈소판과 결합하여 군집을 형성하면 종양세포의 생존과 이식능력이 증가된다. 종양 색전이 혈관 외로 이동하려면 먼저 전이된 곳의 혈관 내피 세포에 부착되어야 한다.

2. 암 발생과 관련된 유전자의 조절이상 기전

종양유전자의 활성화나 종양억제유전자의 불활성화와 같은 암 관련 유전자의 조절이상을 야기하는 기전은 크게 나누어 원종양유전자의 점돌연변이, 염색체전위, 역위에 의한 재배치, 유전자증폭과 같은 구조적 변화와 발현 조절의 변화(epigenetic change)[3] 로 나눌 수 있다.

3. 암의 발생 및 진행

1) 암 발생원인

암은 선천적(유전적) 요인과 후천적(발암물질) 요인의 복합적인 상호작용으로 발생한다.

(1) 후천적 요인 – 발암물질

많은 종류의 물질이 사람 몸에서 종양이 발생하도록 세포의 형질전환을 일으키거나, 실험동물에서 암을 일으킬 수 있는 것으로 알려져 있다. 발암물질에는 발암성 화학물질, 방사선, 종양성 바이러스, 여러 종류의 물리적 인자 등이 있다. 실제 역학적 연구에 의하면 사람 암의 80~90% 이상이 생활 습관이나 기타 환경적 요인에 기인한다고 한다. 발암인자는 여러 인자들이 상호 작용을 하거나 상승 작용을 하여 암을 일으킨다.

① 화학적 발암물질

화학적 발암물질(chemical carcinogen)의 수는 대단히 많으며 화학적 발암물질은 산업화 과정에서 많이 발생한다. 대표적인 화학적 발암물질에는 다환식 탄화수소(폐암), 방향족 아민(방광암), 알킬화 약물(백혈병), 자연 발암물질인 아플라톡신(간암), 니트로스아민과 니트로스아미드(위암) 등이 있다. 다환식 탄화수소는 화석연료에 존재하며 담배가 고온에서 연소될 때 만들어지거나 고기를 구울 때 동물지방에서 생성되기도 하고

3) DNA염기서열의 변화는 없으면서 유전자의 발현에 변화가 일어나는 것을 말하며 가장 잘 알려져 있는 기전은 과메틸화(hypermethylation)이다.

훈제된 고기와 생선에도 존재한다.

② 물리적 발암물질

자외선, 이온화방사선 등은 잘 알려진 발암물질이다. 의학에서 방사선과 방사성 동위원소는 진단과 치료에 이용하고 있지만 지속적으로 노출된 의료 종사자에서 또는 핵발전소 사고나 원자폭탄 폭발 등으로 이온화 방사선에 노출된 경우에서 다양한 암 발생이 보고되었다.

③ 종양 바이러스 및 미생물

가. 발암성 DNA 바이러스

- **사람 유두종 바이러스**: 사람 유두종 바이러스(human papilloma virus)에는 여러 형이 존재하며, 일부는 양성질환인 편평세포유두종(사마귀)을 야기한다. 16, 18형은 자궁경부와 항문, 성기 부위의 편평세포암종 발생에 관여한다. 이외에도 HPV는 구강암 및 후두암 발생과 밀접한 관련이 있다.
- **Epstein-Barr 바이러스**: Epstein-Barr 바이러스는 중앙 아프리카에 유행하는 버킷림프종(Burkitt lymphoma) 및 동양에 흔한 비인두암종(nasopharyngeal carcinoma)과 밀접한 관계가 있으며 또한 면역억제환자의 B세포 림프종 및 호지킨림프종 일부의 발생과도 관련이 있다.
- **B형 간염 바이러스**: B형 간염 바이러스는 간암의 발생과 밀접한 관련이 있다. 간암의 발생에 있어 B형 간염 바이러스의 역할은 아직 정확히 규명되지 않았으나 만성적인 간세포손상과 재생을 위한 간세포 증식을 반복시킴으로써 후속적인 유전적 변화가 일어날 수 있도록 하는 토양을 제공하는 것으로 생각된다.

나. 발암성 RNA 바이러스

사람 T-세포 백혈병 바이러스는 현재까지 알려진 인체의 유일한 발암성 RNA 바이러스이다. 성인의 T-세포 백혈병을 유발하는 원인 바이러스로 알려져 있다.

다. 헬리코박터

헬리코박터(Helicobacter pylori)는 소화성 궤양의 원인균으로 알려졌지만 발암물질로 분류된 최초의 박테리아이기도 하다. 헬리코박터 감염은 위 샘암종과 위의 림프종 발생과 관련이 있다.

(2) 선천적(유전적) 요인

암 발생에는 환경적 영향뿐만 아니라 유전적 요인이 관여한다. 암 발생과 연관된 유전적 형태는 상염색체 우성 유전성 암 증후군, 가족성 암종, DNA 복구 결손의 상염색체 열성 증후군의 세 가지 범주로 나뉠 수 있다.

① 상염색체 우성 유전성 암 증후군

특정 유전자 돌연변이가 상염색체 우성 유전에 의해 자손에게 전달되고, 돌연변이를 가진 사람에게서 특정 암이 발생하는 경우이다. 가족성샘종폴립증(familial adenomatous polyposis)은 대장에 수많은 샘종 폴립이 생기는데, 환자의 100%에서 50세 이전에 샘암종이 발생한다(그림 7-13). 이외에도 p53유전자의 돌연변이에 기인하는 Li-Fraumeni 증후군과 DNA 불일치복구유전자인 MLH1 또는 MSH2 등의 돌연변이로 인해 발생하는 유전성비폴립대장암 등이 이에 속한다.

② 가족성 암종

뚜렷한 유전성 소인과 발생 원인이 밝혀지지는 않았으나 암이 발생한 가족 내에서 암이 더 많이 발생하는 경향이 있다. 대장암, 유방암, 난소암 그리고 뇌에서 발생하는 암 등은 가족력이 있는 경우가 많다. 가족성으로 발생하는 암은 일반적으로 젊은 나이에 발생하고, 다발성 또는 양측성으로 발생하기 쉽다.

③ DNA 복구 결손의 상염색체 열성 증후군

상염색체 우성으로 유전하는 암 또는 전암성(precancerous) 질환 외에도 총괄적으로 '염색체성 또는 DNA 불안정성'을 특징으로 하는 상염색체 열성 질환군이 있다. 대표적인 예로 색소성 건피증(xeroderma pigmentosum)이 있는데, DNA 복구 결손으로 인하여 자외선에 노출되었을 때 피부암의 발생 가능성이 높아진다.

2) 다단계 발암과정

악성종양은 장시간에 걸쳐 여러 손상의 축적으로 발생한다. 어떠한 유전자도 단독으로 정상세포를 암세포로 변형시킬 수 없으며, 여러 종양유전자 또는 종양억제유전자의 상호 작용이 필요하다. 이러한 과정을 보여주는 고전적 모델이 대장암이다. 대장의 정상 상피세포가 상피증식-저등급 샘종-고등급 샘종-샘암종으로

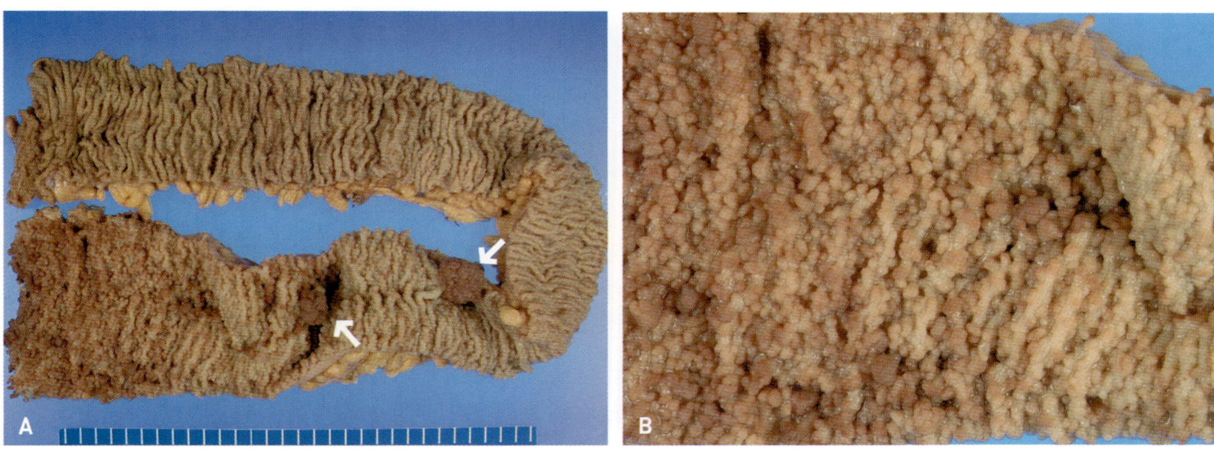

그림 7-13 가족성 샘종폴립증

A. H&E 대장 점막이 무수히 많은 폴립으로 덮여 있다. 크기가 큰 폴립(화살표)에서 샘암종이 발생할 위험이 높다.
B. 확대한 사진을 보면 점막에 마치 자갈을 깔아놓은 듯 하다.

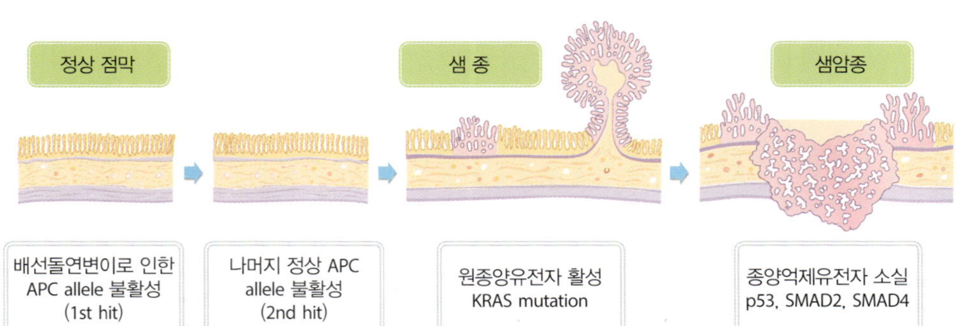

그림 7-14 대장암 발생과정의 유전적 모델

진행하는 과정에서 각 단계마다 특정 유전적 변이가 나타나고 이러한 변이들이 축적된 결과로 암 발생이 일어난다는 것이다(그림 7-14).

일단 악성종양으로 변한 뒤에도 종양세포들은 점점 더 많은 유전자 변이를 획득하여 더욱 공격적이고 악성도가 높은 암으로 변하게 되며 침윤과 전이를 일으키게 된다. 대부분의 악성종양이 하나의 세포에서 기원하지만 악성으로 진행되는 과정에서 종양세포들이 획득하는 유전자 변이의 정도와 수가 세포마다 달라져서 종양이 어느 정도 진행된 후에는 매우 이질적인 세포집단으로 구성된다.

요 약

1. 암의 발생은 유전자손상에 기인하며 클론성이다.
2. 발암 및 암의 진행은 여러 단계를 거친다. 즉, 유전자 변이가 축적됨에 따라 암이 발생하고 진행하게 된다.
3. 암 발생과정에서 손상 혹은 변이가 일어나 암 발생을 야기하는 유전자는 정상에서 주로 성장, 분화, 사멸의 조절이나 DNA 수복에 관여하는 유전자로 종양유전자, 종양억제유전자, 세포자멸사 조절 유전자, DNA 수복유전자 등이 해당된다.
4. 암은 선천적(유전적) 요인과 후천적(발암물질) 요인의 복합적인 상호작용으로 발생한다.

Ⅵ. 종양과 숙주의 상호작용

1. 종양에 대한 개체반응(종양 면역)

사람의 면역계가 종양세포에 반응한다는 것은 종양세포 주위에 림프구가 침윤하고, 면역결핍환자에게서 종양발생이 증가하며, 암 환자에게서 종양특이 T 림프구와 종양 특이 항체가 발견된다는 점 등이 이를 뒷받침한다. 드물지만 어떤 암은 치료를 받지 않았는데도 자연히 사라지기도 한다. 그러나 면역기능이 정상인 사람에게도 종양이 발생하므로, 사람에서 종양에 대한 면역감시가 불완전하다는 것을 알 수 있다.

1) 종양 항원

종양세포에서 표현되거나 분비되어 면역작용을 유발하는 물질을 **종양 항원**이라 한다. 대표적인 종양항원으로는 변형된 유전자 산물, 발암성 바이러스에 의해 생성된 종양항원, **암태아항원(oncofetal antigen)**인 carcinoembryonic antigen(CEA)와 α-fetoprotein(AFP), 변형된 세포 표면 당지질과 당단백에 해당되는 CA-125와 CA19-9, 그리고 CD20 등의 세포특이 분화항원이 있다.

2) 항종양 효과기전

세포매개면역과 체액면역이 항종양 기능을 가질 수 있으나 주된 종양면역은 주로 CD8+ 세포독성 T림프구에 의해 이루어진다.

세포독성 T림프구는 바이러스 관련 종양(버킷림프종, HPV 관련 종양)에서 종양 억제 역할을 한다.

자연살해세포(natural killer cell, NK세포)는 이전에 항원에 대한 감작 없이도 종양세포를 파괴할 수 있다. NK 세포는 조직적합항원이 감소된 세포에서 효과적으로 작용한다.

활성화된 대식세포는 T 림프구, NK 세포와 협동하여 항종양작용을 나타낸다.

항체가 종양에 대한 방어작용을 하는지에 대한 증거는 없지만, 종양세포에 대한 단클론항체를 종양 치료에 이용하고 있다. B 림프구 표면항원인 CD20에 대한 단클론 항체(rituximab)가 림프종 치료에 널리 이용되고 있다.

3) 면역 감시

종양에 대한 면역감시가 존재한다는 근거로 선천성면역결핍증 또는 후천성면역결핍증(AIDS) 등의 면역결핍된 사람에게서 암 발생 빈도가 높다는 사실을 들 수 있다. 그러나 대부분의 암은 면역결핍이 없는 사람에게서 발생하므로 종양세포가 면역계 감시를 피하는 기전이 있을 것으로 생각된다.

2. 종양이 숙주에 미치는 영향

종양은 양성이든 악성이든 숙주에게 국소적 혹은 전신적 영향을 줄 수 있으나 종양의 병리조직학적 및 기능적 특성에 따라 다르다. 종양은 덩어리를 형성함으로써 덩어리 그 자체가 숙주에 영향을 줄 수 있다. 종양세포의 기능에 의하여 숙주가 영향을 받을 수 있고, 종양세포 발육의 대사과정에서 숙주에 영향을 줄 수 있다.

- **덩어리에 의한 국소적 영향**: 종양은 발생 장소에 따라 주위 조직을 압박하여 국소 압박에 따른 증상을 나타낼 수 있다. 위장관에서 발생한 종양은 종양이 자라면서 내강을 막아 장폐쇄(intestinal obstruction)를 유발하거나 장중첩증(intussusception)을 일으킬 수 있다. 종양의 파괴성 또는 팽창성 성장은 피부나 점막에 궤양, 이차적 감염 및 출혈을 일으키기도 한다. 위장관과 요도에서 발생한 종양은 혈변과 혈뇨를 나타내기도 한다. 그러나 복강, 골반강, 후복막강 등 비교적 여유 있는 공간에 발생한 종양은 덩어리가 작을 때는 특별한 증상이 없는 경우가 대부분이다.
- **호르몬에 의한 영향**: 내분비샘에서 발생한 종양은 호르몬을 분비하여 증상을 나타내는데, 호르몬 분비는 악성 종양보다 양성종양에서 더 흔하다. 췌장의 베타세포샘종은 인슐린을 분비하여 치명적인 저혈당증을 유발할 수 있다. 내분비샘 이외 조직에서 발생한 종양도 호르몬이나 호르몬 유사물질을 분비하기도 한다(종양수반증후군). 뇌하수체 샘종의 일부는 부신피질 자극 호르몬을 생산하여 쿠싱증후군을 일으키기도 하지만, 호르몬을 분비하지 않는 종양일 경우는 오히려 주변 정상 뇌하수체 분비샘을 압박하고 파괴하여 뇌하수체기능저하증을 유발하기도 한다.
- **암 악액질(cachexia)**: 말기암 환자들은 흔히 전신쇠약, 식욕 상실, 빈혈, 체지방과 근육의 소실 등으로 고통을 받는다. 이런 소모성 증후군을 악액질이라고 한다. 악액질의 원인은 아직 정확하게 밝혀져 있지 않으나 종양세포나 숙주에서 분비한 시토카인에 의한 것으로 알려져 있다.
- **종양수반증후군(paraneoplastic syndrome)**: 종양수반증후군은 암 환자에서 종양의 국소적 또는 전이성 파

급에 의한 것으로는 설명되지 않는 복합적인 증상들을 말한다. 암 환자의 약 10%에서 나타나며, 원발종양이 발견되기 전에 종양수반증후군이 먼저 나타나기도 한다. 폐암, 특히 소세포암종에서 나타나는 쿠싱증후군과 유방암, 폐암, 신장암, 난소암 등에서 나타나는 고칼슘혈증은 대표적인 종양수반증후군이다. 이들은 각각 종양세포에서 분비하는 코티코트로핀과 parathyroid hormone related protein(PTHrP)에 의해 나타난다.

요 약

1. 종양세포에서 발현되거나 분비되어 면역작용을 유발하는 물질을 종양 항원이라 하며 AFP, CEA 등이 대표적이다.
2. 인체에는 항종양 기능과 종양에 대한 면역감시기능이 있으며 면역결핍환자에서 암 발생의 빈도가 높다.
3. 종양은 숙주에 국소적인 영향뿐만아니라 호르몬분비, 암 악액질, 종양수반증후군 등을 야기할 수 있다.

Ⅶ. 암의 등급과 병기

종양의 공격성과 파급정도를 양적으로 평가하는 것은 환자의 정확한 예후와 치료 방침을 결정하는 데 필수적이다. 특히 암세포 분화 정도를 나타내는 등급(grade)과 환자 체내에서 암의 파급 정도를 나타내는 병기(stage)는 악성종양의 예후, 치료 방침, 치료 효과를 판정하는 지표로 사용되고 있다.

암의 등급은 종양세포의 공격성과 악성도를 예측할 수 있도록 종양세포의 세포학적 분화도와 세포분열수를 근거로 정한다. 암은 대부분 I 등급부터 III 등급 혹은 IV 등급까지 나누며 등급이 높을수록 분화가 나쁘다. 그러나 등급과 종양의 생물학적 행동양상이 반드시 일치하는 것은 아니다.

병기는 원발종양의 크기(T), 국소 림프절로 파급 정도(N), 혈행성 원격 전이의 유무(M)에 따라 나누어진다. 현재 주로 사용되는 병기체계는 TNM 분류법으로 American Joint Committee on Cancer Staging(AJCC)에서 정한 것이다. 암종의 크기가 증가함에 따라 또는 침윤 깊이가 깊어질수록 원발종양은 T1에서 T4까지 분류된다. Tis는 상피내암종을 나타낸다. N0은 국소 림프절에 침범이 없음을 의미하고, N1에서 N3로 갈수록 침범된 림프절의 수가 증가한다. M0은 원격 전이가 없는 것을 의미하고 M1은 원격전이가 있음을 나타낸다. TNM의 조합으로 병기가 0기에서 4기까지 나누어지며 장기마다 기준이 다르다.

요 약

환자의 정확한 예후 예측과 치료 방침 결정에 가장 중요한 지표는 종양의 등급과 병기이다.

Ⅷ. 암의 진단

1. 병리 조직학적 진단

조직학적 진단을 위해 조직을 얻는 방법에는 병소를 완전히 제거하는 절제(excision)와 진단을 위하여 병소의 일부만을 채취하는 생검(biopsy)이 있다. 정확한 진단을 위해서는 검체 상태가 중요한데, 조직의 양이 충분하고 병변을 대표할 수 있어야 하며 잘 보존된 상태여야 한다. 조직의 변성을 막고 형태를 잘 유지하기 위하여 채취한 조직은 즉시 고정액에 넣는다. 일반적으로 사용하는 고정액은 10% 포르말린이며, 전자현미경 검사를 위해서는 글루타르알데히드를 쓴다. 일부 검사에는 신선조직이나 동결조직이 이용되기도 한다.

2. 세포학적 진단

세포학적 검사물의 채취 방법에 따라 세침흡인 세포학적 검사(aspiration cytology)와 탈락세포도말검사(exfoliative cytology)로 구분된다.

세침흡인검사는 유방, 갑상샘, 림프절과 같이 외부에서 잘 만져지는 종양의 진단에 주로 이용된다. 검사방법은 가는 주사침을 종괴 내부에 찌르고 주사기의 음압을 이용하여 조직편을 얻는다. 이를 슬라이드에 도말하여 염색한 다음 현미경으로 세포의 형태학적 특징을 관찰하여 진단을 내린다(그림 7-15). 세침흡인검사는 침생검에 비해 덜 침습적이고 빠른 시간 내에 시행할 수 있는 장점이 있다.

탈락세포도말검사는 자궁경부암의 선별검사에 널리 이용되고 있다(그림 7-16). 이외에도 소변, 복강이나 흉강의 삼출물, 관절액 등에 존재하는 탈락된 세포를 관찰하는 데도 유용하다.

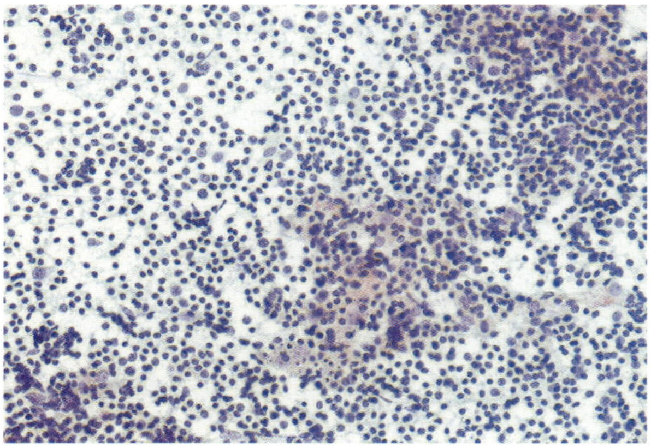

그림 7-15 림프절의 세침흡인세포검사

림프절에서 흡인된 세포들은 대부분 림프구들로 구성되어 있고 간간이 대식세포가 관찰된다

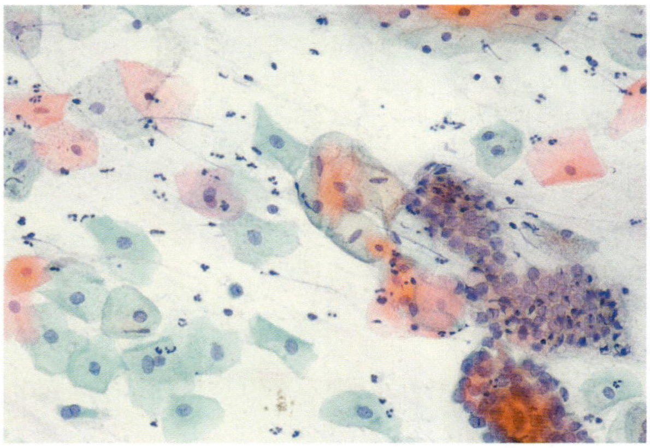

그림 7-16 자궁경부 세포도말검사

자궁경부에서 탈락된 상피세포들이 낱개로 또는 군집을 이루며 흩어져 있다. 세포 핵의 크기, 핵과 세포질비, 염색질 상태 등을 고려해서 정상과 악성세포를 감별한다.

3. 면역조직화학염색

세포 산물이나 표면 항원에 대한 항체를 이용하여 조직을 염색하는 방법으로 미분화 악성종양의 분류, 전이종양의 원발병소 감별, 예후인자 및 예측인자 등의 목적으로 이용한다(그림 7-17).

4. 분자병리검사

과거 종양의 진단 및 분류가 전적으로 형태학적인 접근에 의존했다면 근래에는 분자생물학적 접근이 많이 시도 및 이용되고 있다. 유전자 재배열에 근거한 클론성 검사로 악성 림프종과 반응성 질환의 구별에 많은 도움을 받고 있으며, 돌연변이의 검출과 제자리 부합법 검사 등을 통하여 악성 종양의 예후 예측, 미량의 잔류 종양 검출, 암에 대한 유전적 소인의 진단에도 사용된다.

그 외의 검사법으로 각종 특수 염색(special stain), 면역형광현미경검사(immunofluorescence), 전자현미경검사(electron microscopy) 등을 실시한다.

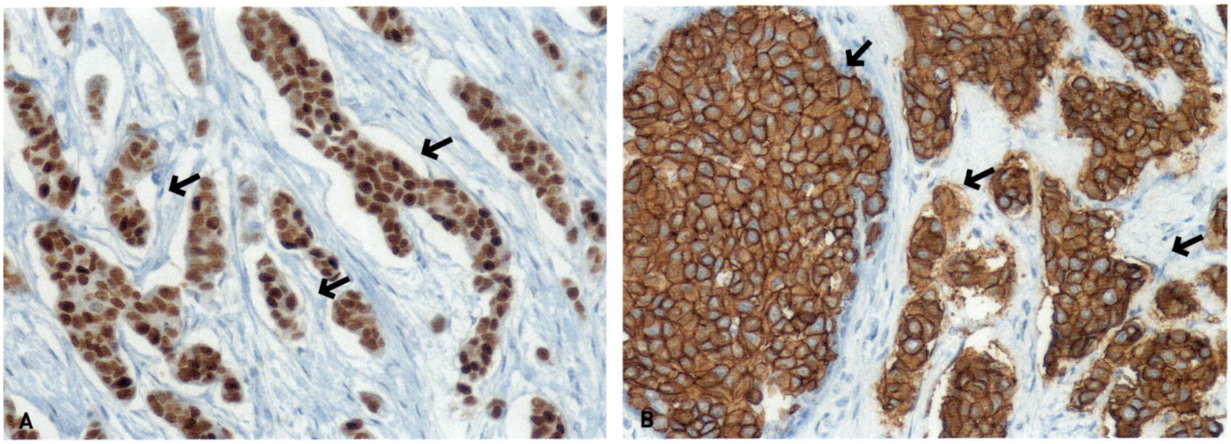

그림 7-17 유방암에서 시행한 면역조직화학염색

A. 대부분의 종양세포가 에스트로겐 수용체에 대한 면역조직화학염색에서 핵에 염색(화살표)되어 에스트로겐 수용체 양성 유방암임을 알 수 있다.
B. HER2 단백 과발현을 보이는 HER2 양성 유방암으로 모든 종양세포가 HER2 면역조직화학염색에서 세포막에 강한 양성(화살표)을 보인다.

요 약

암종의 진단을 위하여 전통적인 염색을 이용한 현미경검사 외에도 면역조직화학염색, 분자병리검사 등이 이용된다.

CHAPTER 08

감염질환

감염이란 병원성 미생물(병원체)이 숙주의 조직 내로 침입, 증식하여 조직 반응을 유발한 상태이며, 감염증은 감염에 의해 질환이 발생한 상태를 의미한다. 이에 반해 **오염(contamination)**은 병원체가 숙주 내에 증식 없이 단지 존재하는 상태이며, **정착(colonization)**은 병원체가 숙주 내에서 증식하였으나 조직 내로의 침입없이 숙주의 면역반응이 발생하지 않은 상태를 의미한다. 인체에 감염을 일으키는 병원체의 종류는 다양하게 많은데 미생물학적인 특징과 형태에 따라 분류한다. RNA 또는 DNA로 구성된 수 나노미터 크기의 작은 바이러스에서부터 수 미터에 이르는 기생충과 같은 다세포동물에 이르기까지 다양하다. 바이러스, 클라미디아, 리케차 등은 다른 생물(숙주)의 세포 내 기생하는 미생물이며 박테리아, 진균, 원충류 등은 숙주에 기생하나 세포 밖 공간(피부, 점막 등)에서 기생하는 미생물이다(표 8-1).

Ⅰ. 감염경로 및 숙주의 방어기전

감염증을 유발하는 병원체는 주로 피부, 호흡기, 소화기, 비뇨생식기를 통해 숙주로 침입한다. 침입한 병원체가 감염을 일으키려면 피부와 점막 같은 숙주의 방어벽을 통과하여 숙주의 탐식세포의 탐식과 면역계(6장 면역질환 참조)의 방어를 벗어나 생존하여야 하고 증식이 가능하여야 한다.

1. 숙주의 방어기전

1) 호흡기

호흡기는 기침이나 상기도점막의 섬모층이 외부 이물질과 미생물을 제거한다. 하지만 5μm 이하의 작은 이물질 및 병원체들은 섬모층의 방어기전을 피해 폐포까지 도달하게 되며 이러한 작은 조각들은 폐포대식세포가 탐식하여 제거한다.

표 8-1 병원체의 분류

종 류	크 기	번식장소
바이러스	20~30nm	세포 내
클라미디아	100~200nm	세포 내
리케차	300~1,200nm	세포 내
마이코플라즈마	125~350nm	세포 외
박테리아	0.8~15㎛	세포면, 점막, 피부, 위장관
진균	2~200㎛	점막, 피부, 위장관
원충류	1~50㎛	점막, 세포 외
기생충	3~10mm	점막, 세포 내 또는 세포 외

2) 위장관

위장관은 위의 강산, 담즙 및 췌장의 효소 및 분비성 면역글로불린A(IgA)로 세균을 제거한다. 위장관 점막층의 상피를 코팅하고 있는 점액은 병원체의 조직 침입을 방어하며 장의 연동운동은 병원체를 제거하여 병원체의 증식을 억제하는 역할을 한다. 정상적으로 위장관에 존재하는 **정상균무리(normal flora)**[1] 또한 병원체의 증식을 방해하는 역할을 한다.

3) 피 부

피부의 상피세포는 중층편평상피세포로 이루어져 있으며 매우 단단하게 결합되어 있어 병원체의 침입을 방어한다. 피부 상피는 항균작용을 가진 지방산 및 펩티드를 생산하며, 피부에는 비병원성 상재균(정상균무리)이 많아 병원체의 증식이 억제된다. 피부를 통한 감염은 대부분 피부에 상처가 생기면서 미생물이 침투하여 발생한다.

4) 비뇨생식기

비뇨기 감염은 병원체가 요도를 따라 침범하여 주로 발생하기 때문에 남성보다 요도가 짧은 여성이 감염될 가능성이 높다. 배뇨가 병원체를 제거하는 역할을 하며 배뇨장애가 있을 시 감염될 가능성이 높아진다. 정상적으로 질(vagina)에 존재하는 정상균무리는 산도(pH)를 낮추어 병원체의 증식을 방해하는 역할을 한다.

2. 체내확산경로

숙주 내에 병원체가 침투하면 림프관, 혈류 혹은 신경을 따라 이동하여 원격장기에 도달하게 된다. 병원체는 숙주 세포와 접촉하여 파괴하고 외독소를 분비하여 먼 곳의 세포를 죽이거나 효소를 분비하여 조직성분을 녹여 질병을 야기한다. 또한 숙주의 과민반응이 질병을 악화시키기도 한다. 국소적으로 심한 박테리아 감염이 혈관을 따라 지속적으로 퍼지는 경우 전신적으로 광범위한 염증반응을 유발하며 이를 **패혈증(sepsis)**이라고 한다. 패혈증에 동반하여 저혈압 및 장기부전과 같은 심각한 쇼크 증상이 동반되는 경우가 있으며 이를 **패혈쇼크(septic shock)**라고 한다.

3. 기회감염 및 중복감염

통상적으로 감염을 일으키지 못하는 병원성이 낮은 병원체가 감염을 일으키는 경우를 **기회감염**이라고 한다. 기회감염은 선천적 혹은 후천적인 원인으로 숙주의 면역이 낮아지는 경우에 발생한다. 일차적인 감염 치료를 위해 약물 사용 후 정상균무리의 불균형이 발생하여 사용한 약물에 내성이 있는 다른 병원체가 이차적으로 감염되는 경우가 있으며 이를 **중복감염(균교대감염)**이라고 한다.

---

1) 피부나 점막 등에 정상적으로 존재하는 세균 무리로 숙주와 공생관계이다.

4. 불현성감염 및 현성감염

숙주가 병원체에 의해 감염되었으나 증상이 발현되지 않아 임상적으로 발견되지 않는 경우가 있으며, 이런 경우에는 특별한 검사실 소견으로만 발견이 가능한데 이를 **불현성감염(무증상감염)**이라고 한다. 불현성감염의 대표적인 예로는 회색질척수염(척수성 소아마비)이 있다. 이에 반해 증상이 있는 감염을 **현성감염(증상감염)**이라고 한다.

5. 수직감염

태반 및 분만 시 산도(birth canal) 혹은 모유수유를 통해 엄마로부터 태아나 신생아로 병원체가 감염되는 경우가 있으며 이를 **수직감염**이라고 한다.

요 약

1. 감염이란 병원체가 숙주 내로 침입, 증식하여 조직 반응을 유발한 상태이며, 감염증은 감염에 의한 질환이 발생한 상태이다. 오염은 병원체가 숙주 내에 증식 없이 단지 존재하는 상태이며, 정착은 병원체가 숙주 내에서 증식하였으나 조직 내로의 침입이 없이 숙주의 면역반응이 발생하지 않은 상태이다.
2. 숙주는 감염을 막기 위한 여러 방어기전을 가지고 있다.
3. 기회감염은 숙주의 면역이 약화되어 감염이 발생하는 경우이며, 중복감염은 일차감염의 치료 약물에 내성이 있는 다른 병원체가 이차감염을 일으키는 경우이다.
4. 증상이 없는 감염을 불현성감염이라 하고 증상이 있는 감염을 현성감염이라고 한다.

Ⅱ. 바이러스 질환

바이러스는 세포 내에서만 증식할 수 있는 감염원으로 거의 대부분의 장기가 감염될 수 있다.

1. 호흡기의 바이러스 질환

1) 리노 바이러스

리노바이러스(Rhinovirus)는 감기로 통칭되는 호흡기 질환의 원인균 중 60% 이상을 차지하며 33~35℃에서 가장 잘 자라고, 코나 목과 같은 상기도에 감염을 일으킨다. 상피세포를 손상시키기 보다는 감기의 특징적인 소견인 많은 점액성 분비물을 내도록 만든다.

2) 인플루엔자바이러스

A형 **인플루엔자바이러스(influenza virus)**는 사람, 돼지, 말과 새를 감염시키며 범세계적 유행성 독감의 주원인이 된다. B형 및 C형 인플루엔자 바이러스는 대부분 소아에서 감염된다. 상기도 감염은 점막 충혈 및 부종이 현저하고, 점액성 분비물이 증가하여 점막 부종과 더불어 비관이나 상기도 부위에 폐색을 유발하여 이차성 세균 감염을 동반할 수 있다. 후두기관지염과 세기관지염에서는 성대종창과 풍부한 점액성 삼출물을 보인다. 대부분의 상기도 감염은 일시적이고 자연 치유된다. 그러나 소아, 노인, 당뇨병 환자 및 기왕의 만성 호흡기 질환 환자는 세균에 의한 중복 감염에 대한 저항력이 약하기 때문에 주의를 기울일 필요가 있다. 백신은 인플루엔자바이러스 감염에 부분적으로 효과가 있는 것으로 알려져 있다.

2. 소화기계의 바이러스 질환

1) 볼거리(유행성 귀밑샘염)

볼거리(mumps)는 침샘(주로 귀밑샘)을 침범하는 접촉성 소아 질환이다. 볼거리는 침샘 외에도 췌장, 고환, 난소, 드물게는 중추신경계나 다른 전신장기를 침범하기도 한다. 5~15세에 가장 많이 발생하며 무증상 혹은 경미한 감염증상을 보인다. 급성 이환기간은 1~2주일이며 이후 서서히 회복된다. 귀밑샘은 70%가 양측성이고, 20%에서는 편측성이며, 약 10%에서는 오직 혀밑샘만을 침범한다. 귀밑샘염만 발생한 경우에는 대부분 합병증 없이 치유되지만 고환염이 발생하면(20%) 나중에 남성불임증을 야기할 수 있다. 췌장염이 발생하는 경우에는 혈중 지질 분해효소의 상승과 췌장괴사의 증상 및 징후를 나타낸다.

2) 바이러스성 장염 및 설사

스스로 치유되는 급성 감염성 설사의 대부분이 소화기계를 침범하는 바이러스 감염에 의하여 일어나는데 원인 바이러스는 로타 바이러스, 노르워크 모양(Norwalk-like) 바이러스, 코로나 바이러스, 아데노 바이러스 및 아스트로 바이러스 등이 있다. 바이러스성 장염은 소아에 가장 흔한 설사의 원인으로 적절한 대증 치료[2]가 필수적인데, 효과적인 치료를 못하는 개발도상국에는 영아 사망의 주요 원인이 된다.

3. 피부발진을 동반한 전신의 바이러스 질환

1) 홍 역

예방접종 덕분에 **홍역(measles, rubeola)**은 미국이나 유럽에서는 현재 거의 발생하지 않는다. 주로 3~7세의 소아에게 감염된다. 홍역은 코감기와 결막염으로 시작하는 급성, 열성 전신 바이러스 질환이며 이어서 입속의 반점, 림프 망상계 증식, 전신반점 그리고 전신홍반발진이 나타난다. 홍역 바이러스(measles virus)는 호흡기를 통한 전염이 매우 잘 일어나며 태반을 통해서도 전파된다. 잠복기[3]는 8~11일이나 발진이 나타날 때

2) 증상에 대응하는 치료. 즉, 설사로 인하여 탈수가 되는 경우 수분공급을 적절하게 하는 등의 치료.

까지는 12~14일이 걸린다. 고열과 발진은 수 일 내에 최고조에 이르며 합병증이 없으면 1~2주일 만에 서서히 회복된다.

2) 풍 진

풍진(german measles, rubella)은 '3일 홍역'이라고 불리는데 접촉성 감염력이 매우 강하다. 소아에서 경한 전신 발열성 바이러스 감염으로 홍역에서 보이는 발진과 유사한 모양의 발진과 후경부 림프절의 종창을 특징으로 한다. 토가 바이러스에 의해서 발생하며 홍역보다 긴 잠복기(15일)와 짧고 경한 경과를 취한다. 임신부가 풍진 바이러스에 감염되면 비록 임상증세가 없더라도 바이러스 혈증이 생기고 태반이 감염되어 태아의 자궁 내 감염이 일어나서 사산 또는 유산이 되거나 선천풍진을 가진 신생아를 분만하게 된다. 임신부에게서 태아로 전염되었을 경우 주로 심장 기형 같은 심한 선천기형을 일으킨다.

4. 포진 바이러스 질환

포진바이러스(헤르페스바이러스, herpesvirus)는 3군으로 분류된다. 즉, 신경형(Herpes simplex virus−1(HSV−1), HSV−2, varicella zoster virus(VZV)), 림프형(거대세포바이러스, cytomegalovirus, CMV), 감마형(Epstein−Barr virus, EBV)이다. 이들 바이러스는 공통되는 특이한 성상이 있는데, 첫째는 잠재성, 둘째는 잠재하던 바이러스의 재활성화, 셋째는 종양발생 유도성이다.

1) 단순포진 감염

단순포진 바이러스 I 형(herpes simplex virus-1, HSV-1)는 물리적 접촉에 의하여 전파된다. 대부분의 신생아는 태반을 통하여 단순포진 바이러스에 대한 면역글로불린G(IgG) 항체를 가지고 태어나는데 이런 면역이 없어짐에 따라 45세 정도에서는 약 70%의 인구가 감염되며, 이들 중 대부분은 특별한 임상 증상을 나타내지 않는다.

단순포진 바이러스 II 형(HSV-2)는 성접촉이나 출생 시 산도에서 전염되며, 연령증가에 따라 감염이 증가한다. 이들 바이러스는 삼차신경절 혹은 다른 신경절에 잠복하여 서서히 증식하며, 피부 혹은 점막에 소포(물집)를 만드는데 발열수포, 열성수포, 아프타 입염, 성기포진 등의 형태로 나타난다. 드물게는 눈 혹은 피부의 심한 소포성 발진을 일으키거나 심한 중추신경계의 침범(뇌염, 횡단척수염 등)이나 내부장기를 침범(식도염, 폐렴 등)하거나 심한 전신감염(광범위 단순포진)을 야기할 수도 있다.

2) 수두와 대상포진(띠헤르페스)

외관상 별개로 보이는 수두와 대상포진은 모두 **수두 대상포진 바이러스(varicella zoster virus, VZV)**에 의해서 발생하며 상호 밀접한 관련이 있다. 대상포진 바이러스는 공기에 의해 전파되고 유행하는 경향을 보인다. 점막, 피부, 신경세포를 침범하고 주로 면역이 저하된 사람에게서 발병하며 후근신경절의 신경원 주위세포에

---

3) 병원균이 침투한 후 증상이 나타나기까지 걸리는 시간.

잠복해 있다가 수 년 후 재활성되어 재발을 일으킨다. **수두(chicken pox, varicella)**는 호흡기 감염 후 혈행성으로 퍼져, 2~3주 후 이슬방울 모양의 소포성 피부발진을 나타내는 경한 전신바이러스 감염이다(그림 8-1). 정상 소아에서는 특별한 후유증이 남지 않으나 면역결핍 환자에서는 폐렴, 뇌염 및 자색반성 피부 병터를 동반한 전신 장기 병터를 일으킬 수 있다. **대상포진(띠헤르페스, Herpes zoster)**은 수두를 앓은 후, 후근신경절에 대상포진 바이러스가 잠복해 있다가 재활성화되어 생기는데, 이때 활성화된 바이러스가 신경절에서 원심방향으로, 즉 신경이 지배하는 피부영역으로 퍼져서 국소적 소포 발진을 나타낸다. 보통은 심하게 가렵고 타는 듯한 혹은 찌르는 듯한 동통이 피부에 나타나는데 이것은 동시에 생기는 신경근신경염 때문이다. 호발 부위 및 빈도는 흉부, 뇌신경(특히 삼차신경), 요추신경, 천골신경의 순이다.

3) 거대세포바이러스 질환

거대세포바이러스(Cytomegalovirus, CMV)는 건강한 사람에게는 감염이 되더라도 무증상인 경우가 대부분이나 신생아나 AIDS 또는 장기이식 후 면역기능이 억제된 사람에서 식도염, 장염, 간염, 폐렴, 콩팥세관염(renal tubulitis), 맥락망막염, **수막뇌염(meningoencephalitis)** 등을 일으킨다.

4) 감염단핵구증

감염단핵구증(infectious mononucleosis)은 Epstein-Barr virus(EBV)에 의해서 발생되는 자기한정 림프증식(self-limited lymphoproliferative) 질환[4]이다. 이 질환은 발열, 전신림프절 병터, 인후통, 혈중 비정형 활성화 T세포의 출현이 특징이다.

감염단핵구증(전염단핵구증)은 주로 림프절, 비장, 간을 침범하며 드물지만 심장, 폐, 신장, 조혈기관과 중추신경계를 침범하기도 한다.

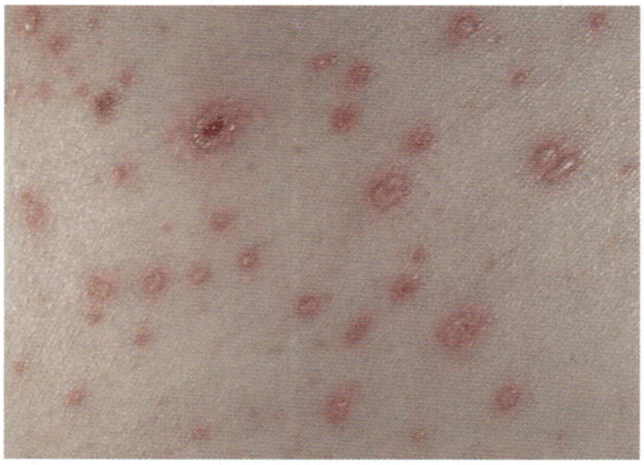

그림 8-1 수두
수두 환자의 피부에서 관찰되는 발진 및 소포. 일부 소포는 터져서 딱지가 앉아 있다.

4) 림프절 등이 증식을 하는 질환으로 특별한 치료를 하지 않아도 저절로 회복되는 질환.

5. 아르보 바이러스 질환

아르보 바이러스(Arbovirus)는 절지동물을 매개로 사람에게 전파되어 감염을 일으키는 바이러스를 말한다. 아르보 바이러스에는 *Bunyaviridae, Flaviviridae, Reoviridae, Togaviridae*과의 여러 바이러스가 포함된다.

1) 신증 출혈열

한국전쟁 때 국내에서 발견되어 한때 한국형 출혈열(korean hemorrhagic fever)이라고도 불렸던 이 질환은 *Bunyaviridae*과의 *Hantavirus*속에 속하는 한탄(Hantaan)바이러스, 서울(Seoul)바이러스 등의 감염에 의해 발생한다. 갑자기 시작하는 오한, 두통, 근육통이 나타나고 이어서 3~5일 내에 전신 피부 및 공막 출혈, 혈소판 감소증, 단백뇨 및 콩팥기능상실 등이 온다. 말기에는 쇼크 및 저체온이 올 수 있다. 처음 7~10일 간에 살아남은 환자들은 서서히 회복되나, 단백뇨와 핍뇨[5)]는 수주간 지속된다. 증세에 따라서 발열기, 저혈압기, 핍뇨기(감뇨기), 이뇨기, 회복기로 비교적 특이하게 구분된다. 한국을 비롯하여 만주, 시베리아 등지에서 유행하는 질환으로 알려졌으나 한탄 바이러스의 발견을 계기로 혈청검사가 가능해지자 한탄 바이러스 내지는 이와 항원 구조가 유사한 바이러스로 생기는 감염증이 세계 각처에 분포되어 있다는 것이 판명되었다. 계절적인 발생이 특이하여 국내에서는 봄, 가을 두 번의 유행이 있으며 최근에는 가을의 유행이 크다.

6. 후천면역결핍증후군

사람 면역결핍 바이러스(HIV, Human Immunodeficiency Virus)에 의한 감염증으로 **후천면역결핍증후군(acquired immunodeficiency syndrome, AIDS)**이라는 면역결핍의 증상을 나타낸다. 이는 면역에 중요한 역할을 하는 T-림프구가 바이러스에 의해 파괴되면서 면역력이 저하되고, 이에 의해 감염증과 종양이 나타나는 질환이다. 최근에는 HIV를 억제하는 약이 개발되어 치료를 받으면 면역을 잘 유지할 수 있으므로 만성질환의 개념으로 바뀌고 있다. 하지만 아직은 완치가 불가능하며, 장기간의 약제복용에 의한 부작용도 문제가 된다.

요 약

1. 바이러스는 세포 내에 기생하는 감염물질로 거의 대부분의 장기가 감염될 수 있다.
2. 후천면역결핍증후군은 사람 면역결핍 바이러스(HIV)에 의한 질환으로 면역력이 저하되어 감염과 종양이 발생한다.

5) 소변량의 감소로 소변을 거의 보지 못하는 상태. 콩팥의 기능이 매우 저하되어 있음을 의미.

Ⅲ. 클라미디아 및 리케차 질환

1. 클라미디아 질환

클라미디아(chlamidia)는 바이러스보다 크고 DNA와 RNA를 모두 지닌 편성세포 내 기생 박테리아이다. 클라미디아 중 *Chlamidia trachomatis*가 인체 감염에서 가장 중요하며 요도염 혹은 자궁목염, 성병림프 육아종, 트라코마의 원인이다. 요도염은 클라미디아 질병 중 가장 흔한 형태이며 주로 남성에 많다. 임균 요도염 치료 후에 지속적인 증상이 있는 환자에 자주 발견된다. 여성의 경우 자궁목염으로 흔히 나타나며 산모가 감염된 경우 출산된 영아에서 봉입체결막염이나 폐렴이 발생할 수 있다.

2. 리케차 질환

리케차(rickettsia)는 세포 내에서만 살 수 있는 작은 그람음성 기생 박테리아로, 진드기, 벼룩, 이의 체내에 기생한다. 리케차의 인체 감염은 대개 자연에서 서식하는 진드기, 벼룩, 이 등에 우연히 노출되어 일어나지만 도시에서는 쥐와 이가 많은 환경에서 유행성으로 전파되기도 한다. 리케차 질환에는 쯔쯔가무시병, 발진열, 발진티푸스 등이 있다.

Ⅳ. 박테리아 질환

박테리아(세균)는 형태에 따라 둥근모양의 **알균(구균, coccus)**, 막대모양의 **막대균(간균, bacillus)**으로 나뉘며, **그람(Gram)염색** 시 균의 세포벽의 형태에 따라 염색 색상이 달라지는데 이에 따라 **그람양성균**과 **그람음성균**으로 나누어진다. 산소가 박테리아의 생장에 필요한지에 따라 산소가 필요한 **호기균(산소균)**, 산소가 있는 상태에서 생존이 어려운 **혐기성 세균(무산소균)**으로 나뉜다.

1. 그람양성균 감염

1) 포도알균 감염

황색 포도알균(*staphylococcus aureus*)은 화농성, 그람양성알균으로 다양한 피부 병터(종기, 종창), 인후염, 폐렴, 심내막염, 식중독, 독성 쇼크증후군 등을 일으킨다. 특히 화상이나 수술 부위에서 발생하는 병원성 감염의 원인균으로 대장균 다음으로 흔하다.

2) 사슬알균 감염

사슬알균(streptococcus)은 혐기성 그람양성알균으로 쌍으로 혹은 사슬 모양으로 보이며, 인후염, 성홍열, 농가진, 신생아 패혈증, 요로 감염, 심내막염, 수막염 등의 화농염증을 일으키고, 후사슬알균 증후군

(post-streptococcal syndrome)으로 류마티스열, 면역복합체 사구체신염, 결절홍반을 일으킨다.

3) 디프테리아 감염

디프테리아(diphtheria)는 그람양성막대균인 *Corynebacterium diphtheriae*에 의하여 발생되며 공기 혹은 피부 탈락 물질에 의해 전파되는 감염성이 강한 급성 질환으로 보통 2~15세 사이의 소아에서 발생한다. 디프테리아균은 인두, 후두 및 기도 점막에서 증식하며, 외독소 분비로 인해 상피의 괴사가 나타나고 괴사된 표면 위에 거칠고 지저분한 회색 혹은 흑색의 거짓막(pseudomembrane)이 형성된다. 혈액 중에 방출된 외독소는 심장이나 신경을 손상시킬 수 있다.

2. 그람음성균 감염

1) 임균 감염

임균(*Neisseria gonorrhoeae*)은 피막을 가진 화농성 그람음성알균으로 남성 감염 시 요도염, 요도 협착이 나타나고, 부고환, 전립샘, 정낭까지 염증이 파급된다. 여성에서는 주로 자궁목염으로 나타나며 진행되면 자궁목-난소 농양, 골반부 복막염 등에 의해 불임이나 자궁외임신 등의 합병증이 나타난다. 임균 균혈증에 의해 관절염-피부염 증후군이 나타나기도 하며, 임균 결막염은 자가 전염에 의해 발생할 수도 있다.

2) 대장균 감염

대장균(*Escherichia coli*)은 그람음성 장내 세균으로 동물과 인체의 창자 내강에서 자라고 인체에 해로운 세균 증식을 억제한다. 또한 이 균은 일차적 요로 감염의 주 원인이며, 주로 외요도를 통해 방광으로 들어가, 요관을 타고 역행성으로 콩팥까지 파급될 수도 있다.

3) 녹농균 감염

녹농균(*Pseudomonas aeruginosa*)은 기회감염을 일으키는 그람음성막대균이다. 녹농균 폐렴은 괴사성 염증으로, 말초기관지를 따라 희게 괴사 부위가 나타나고, 주변부에 출혈 병터가 나타난다. 녹농균 혈관염은 혈관 주변에 녹농균이 군집을 이루고, 주변부의 응고괴사, 혈전, 출혈 등이 뒤따른다.

3. 혐기성 세균 감염

1) 클로스트리디움 감염증

클로스트리디움균은 그람양성의 포자를 형성하는 혐기세균이다. 포자는 토양에 널리 퍼져 있으며, 네 가지의 Clostridium 감염이 인체 질환을 유발한다. *C. perfringens(welchii)*, *C. septicum*은 상처 부위나 수술 부위를 통해 침입하여 혐기성 연조직염 혹은 근괴사(myonecrosis), 가스 괴저(gas gangrene)를 일으킨다. *C. tetani*

는 천자 부위나 신생아의 제대 절단부에서 증식하여 강력한 신경독인 tetanospasmin을 분비하여 수의근의 발작적인 수축(lock jaw)을 나타낸다. *C. botulinum*은 멸균이 제대로 되지 않은 통조림에서 자라며 강력한 신경독을 분비하여 근–신경 접합부의 시냅스에서 아세틸콜린의 분비를 방해하여 호흡근 및 수의근의 심한 마비(botulism)를 일으킨다. *C. difficile*은 항생제 치료 환자에서 장내 세균에 비해 과증식하여 여러 가지 독소를 분비하여 위막성 대장염을 일으킨다(그림 8–2).

4. 동물사람 공통 감염증

동물의 감염이 인간에게 자연스럽게 전염되는 경우가 있으며 이를 **동물사람 공통 감염증(인수전염병, zoonosis)**이라고 한다.

1) 렙토스피라증

가벼운 비황달성의 렙토스피라증(leptospirosis)이 전체의 90%를 차지하며 자연 치유되는 급성 열성 질환으로써 다양한 증상을 보인다.

2) 브루셀라증

브루셀라증(brucellosis)의 흔한 형태는 급성 열질환으로, 육류 가공이나 가축 사육에 종사하는 사람, 수의사, 오염된 유제품을 섭취한 경우 등에 발생할 수 있다. 불현성 감염은 육류 가공이나 도축업에 종사하는 사람에 많다. 급성 감염은 1달 이내에 치유되며, 바이러스질환과 유사하나 재발이 흔하고, 폐렴, 척추염, 고환염, 신우 신염 등을 동반할 수 있다.

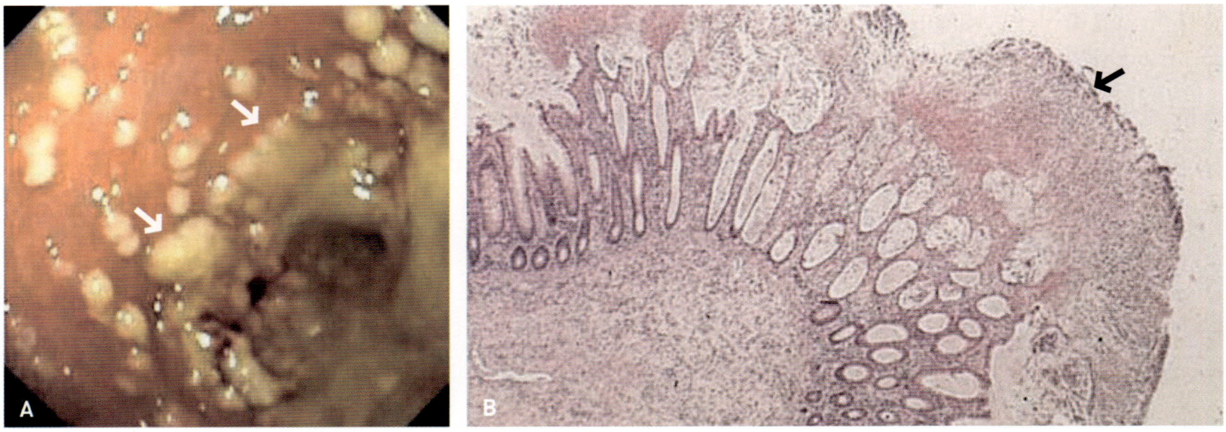

그림 8-2 위막성대장염
A. 대장내시경검사에서 노란색의 삼출물(화살표)로 이루어진 위막이 대장점막을 뒤덮고 있다.
B. 현미경검사에서 노란색의 위막은 염증세포와 괴사된 물질, 삼출물로 이루어져 있다(화살표).

3) 탄저병

탄저균(*bacillus anthracis*)은 병원성이 매우 강한 피막을 지닌 그람양성균으로서 포자를 형성한다. 탄저병은 토양 속의 포자, 오염된 가축이나 짐승의 시체 등과 직접 피부 접촉을 통하여 발생되며, 오염된 기구를 통해 감염되기도 하고, 드물게는 사람 사이에서도 감염이 된다. 국소 병터는 '악성 농포'로 나타나고, 때로는 공기를 통해 포자를 흡입한 경우 폐의 경결[6]을 보일 수 있으며, 심하면 균혈증이 나타날 수 있다.

5. 스피로헤타 감염

스피로헤타(spirochetes)는 그람음성의 가는 나선모양의 박테리아로 세포벽이 없이 외피로 둘러싸여 있으며 나선형의 원형질을 둘러싸는 축잔섬유 또는 축사(axial filament)가 있어 회전운동을 할 수 있다. 매독을 일으킬 수 있는 트레포네마속이 대표적이다.

1) 매 독

매독의 원인균은 매독균(*Treponema pallidum*)이며 성교에 의한 전염이 주요 전파 경로이다. 성병의 일종으로 서서히 진행하며 3단계로 나누어진다. 제1기는 10~90일(평균 3주)의 잠복기 후 매독균이 침범한 부위에 굳은궤양(chancre)이 생기고 곧 그 주변의 국소 림프절이 압통 없이 커진다. 굳은궤양은 보통 치료 유무에 상관없이 3~12주 후에 소실된다. 제2기는 2주 내지 6개월(평균 6~8주) 후에 전신성 혹은 초점성 피부 발진이 나타나고 약 4~12주 후에 자연적으로 소실된다. 제2기 후 수년 혹은 수십 년의 잠복기 후에 제3기가 발생하는데 제3기에서 심한 장애 및 치명적인 소견을 보인다. 제3기 병터로는 크게 세 가지 유형이 있는데 첫째는 간, 뼈, 고환, 피부 등 어떤 장기에든 국소 파괴 병터인 고무종(gumma) 형성, 둘째는 대동맥염과 같은 심장 혹은 혈관의 병터, 셋째는 중추신경계의 병터이다. 치료받지 않은 환자의 1/3 정도는 자연 치유되면서 혈청 검사도 정상으로 되고, 1/3 정도는 혈청검사는 양성이나 매독과 관계없는 다른 질환으로 사망하며 단지 1/3만 제3기 매독의 병터를 일으킨다. 임신 중에 활동매독이 있으면 태반을 통한 전파가 용이하여 태아에게 선천매독(congenital syphilis)을 일으킨다. **선천매독**은 임신 초기 5개월까지는 매독균이 태반이나 태아를 침범하지 않지만 후기에는 감염을 일으켜 유산, 사산, 영아 사망을 초래하거나 소년기 및 성인까지 잠복해 있게 된다. 주산기 및 영아기 선천매독은 피부와 뼈에 나타나는 병터에서 특징적인 소견이 나타난다. 모든 뼈에 매독 골연골염과 골막염이 나타날 수 있으며 특히 코뼈와 다리에 뚜렷하게 나타나서 안장코(saddle nose)[7]와 검상 경골(saber shin)[8]형태를 보이게 된다. 손바닥, 발바닥, 입, 항문에 심한 피부 탈락을 동반한 광범위한 발진이 나타난다.

---

6) 단단하게 굳은 모양, consolidation.
7) 코가 지지조직인 뼈나 연골의 손상으로 내려앉은 것.
8) 경골이 앞쪽으로 휜 것.

6. 방선균 감염

방선균(actinomyces)은 외형이 분지하고 있으며 망상 균사체를 형성하여 진균과 유사하나 세포벽에 muramic 산이 있고 막으로 둘러싸인 핵이 없으므로 박테리아에 속한다.

1) 방선균증

방선균증(actinomycosis)은 주로 목, 폐, 생식기 혹은 복부에 국한된 만성 화농감염이다. 방선균증은 상당히 딱딱하면서 여러 개의 연결된 병터를 가지며, 농루(sinuses)에 의해 표면으로 배출되기도 한다. 농루로부터의 분비물은 전형적으로 **유황과립(sulfur granule)**이라는, 육안으로 확인되는 황색 세균 집락을 포함한다. 대부분의 인체 감염은 *Actinomyces israelii*에 의해 일어나며 입(편도 소와, 치석), 소화관 및 질 내에 공생하고 있다가 손상(치과 수술) 혹은 세균 감염으로 조직이 약화될 때만 침범하여 방선균증을 일으킨다.

7. 미코박테리아 감염

1) 나 병

나병(leprosy) 또는 **한센(Hansen)**병은 나병균(*Mycobacterium leprae*)에 의해 야기되는, 진행이 느린 미코박테리아 감염으로 피부, 말초신경을 침범하여 불구성 변형을 초래한다. 나병균은 대부분 피부에 있지만 상기도의 병터에서 유래한 비말[9]을 통해 사람에서 사람으로 전파될 수 있다. 흡입된 나균은 폐포 대식세포에 의해 포획된 뒤 혈류를 따라 파종되지만, 사지와 피부 같은 비교적 온도가 낮은 조직에서만 성장한다. 이 질환은 숙주가 T세포 매개면역반응을 일으키느냐 무감작 상태를 보이느냐에 따라 결핵 모양 나병과 나종 모양 나병의 두 가지 유형이 있다. **결핵 모양 나병**은 결핵에서 보는 것과 유사한 육아종(granuloma)[10]을 형성한다. 신경 침범이 흔하여 피부 감각 마비로 통증을 느낄 수 없어 외상 등에 취약하며, 피부 및 근육의 위축이 일어날 수 있고 손가락 혹은 발가락의 자가절단도 일어날 수 있다. **나종 모양 나병**은 피부, 말초신경, 안구 전반부, 상부기도, 고환, 손발 등을 침범한다. 내부장기와 중추신경계는 거의 침범되지 않는데 이는 아마도 심부 온도가 나균의 성장에는 너무 높기 때문으로 생각된다. 반점상, 구진상, 혹은 결절성 피부 병터가 얼굴, 귀, 손목, 팔꿈치, 그리고 무릎 등에 형성되며, 진행됨에 따라 결절성 병터는 융합하여 사자양 얼굴(leonine face)이라고 하는 특징적인 안면부 기형을 형성한다.

2) 결핵

결핵균(*Mycobacterium tuberculosis*)은 전세계 인구의 약 3분의 1이 감염되어 있으며 매년 약 3백만 명이 결핵으로 사망하고 있다. 결핵은 **결핵균(*M. tuberculosis*)**과 **소결핵균(*M. bovis*)**에 의해 유발되며 통상 폐를 침범하나 인체의 어느 장기도 침범할 수 있다. 전형적인 병변은 중심에 건락괴사를 일으키는 초점성 육아종성 염

9) 기침이나 재채기를 통해 코에서 나오는 분비물.
10) 대식세포가 변형된 상피양조직구가 모여서 구형 집합체를 이룬 것. 주위에 림프구나 형질세포의 침윤도 관찰된다.

증반응이다(그림 8-3). 결핵균은 결핵 환자의 기침이나 재채기를 통해 공기 중으로 배출된 감염성 공기방울의 흡입으로 전파된다. 소결핵균은 병에 걸린 암소의 우유를 마심으로써 인체에 감염되는데 처음에는 장관 혹은 편도샘 병터를 유발한다. 선진국의 경우 낙농가축의 질병 관리와 우유의 저온 살균법으로 소결핵균은 사실상 근절되었다.

(1) 원발결핵

결핵균 감염의 1차 단계는 결핵균의 흡입으로 시작되고, 균에 대한 과민 반응이 유발되고 감염의 95%를 조절하는 T세포 매개 면역반응으로 끝나게 된다. 흡입된 결핵균은 흔히 한쪽 폐의 변연부에서 폐포 대식세포에 의해 먼저 탐식된 뒤 이들 세포에 의해 폐문 림프절로 이동된다. 원발감염의 궁극적인 흔적은 폐실질과 폐문부 림프절에 나타나는 석회화 반흔이며 이들 반흔을 함께 **Ghon 복합체**라고 한다.

(2) 속발 및 속립결핵

어떤 사람은 결핵균에 재감염되거나 잠복된 질환이 재활성화되고 혹은 원발결핵 병소가 진행을 보일 수도 있다. 재감염 혹은 재활성화된 결핵을 **속발결핵(secondary tuberculosis)**이라고 하며, 속발결핵의 육아종은 대개 폐첨부에 생기나 폐, 신장, 뇌막, 골수 및 기타 장기에 광범위하게 퍼질 수도 있다. **속립결핵(miliary tuberculosis)**은 전신으로 결핵병터가 혈류를 따라 전파되는 것을 말하며, 좁쌀알과 유사한 작은 황백색 병터는 폐

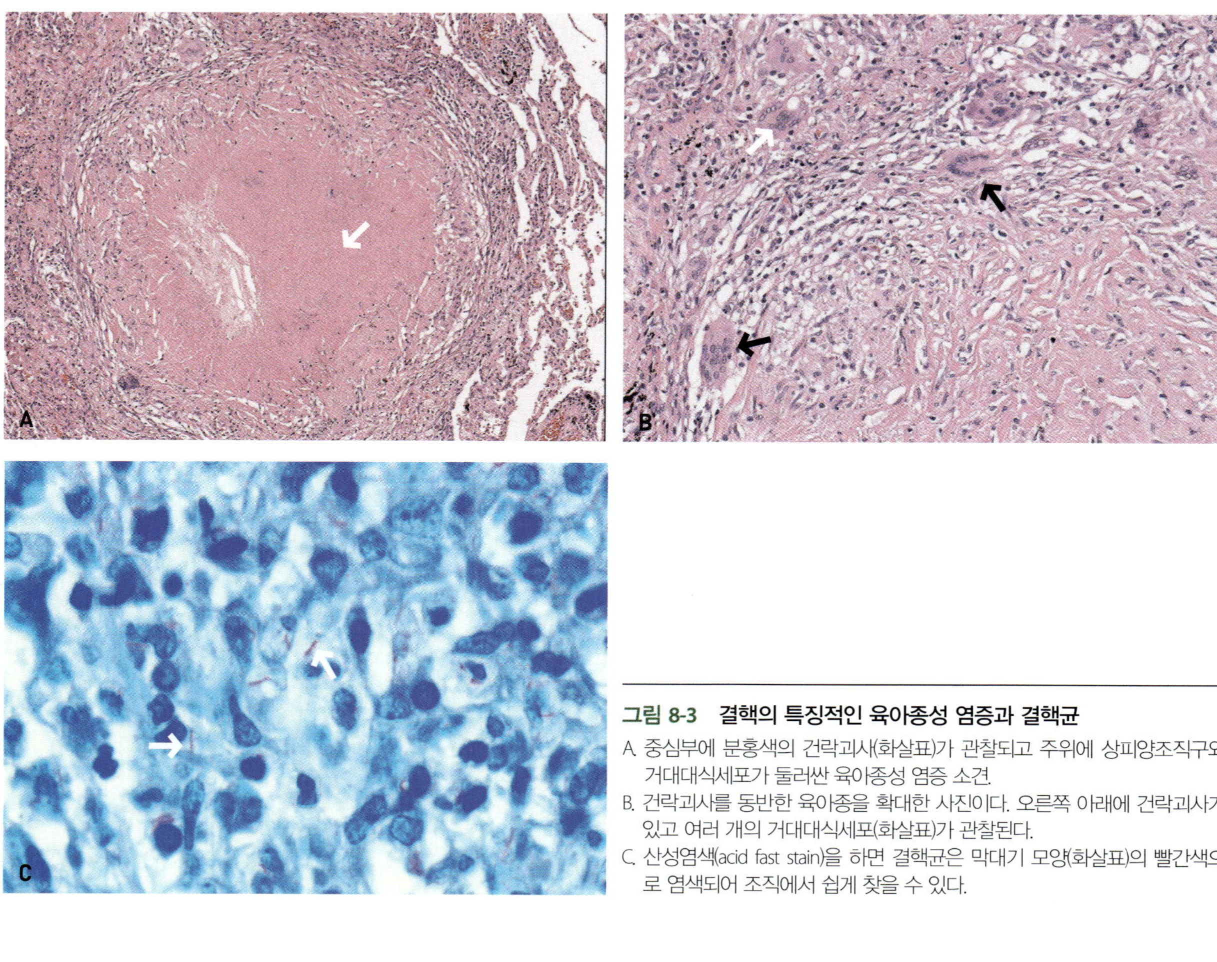

그림 8-3 결핵의 특징적인 육아종성 염증과 결핵균

A. 중심부에 분홍색의 건락괴사(화살표)가 관찰되고 주위에 상피양조직구와 거대대식세포가 둘러싼 육아종성 염증 소견.
B. 건락괴사를 동반한 육아종을 확대한 사진이다. 오른쪽 아래에 건락괴사가 있고 여러 개의 거대대식세포(화살표)가 관찰된다.
C. 산성염색(acid fast stain)을 하면 결핵균은 막대기 모양(화살표)의 빨간색으로 염색되어 조직에서 쉽게 찾을 수 있다.

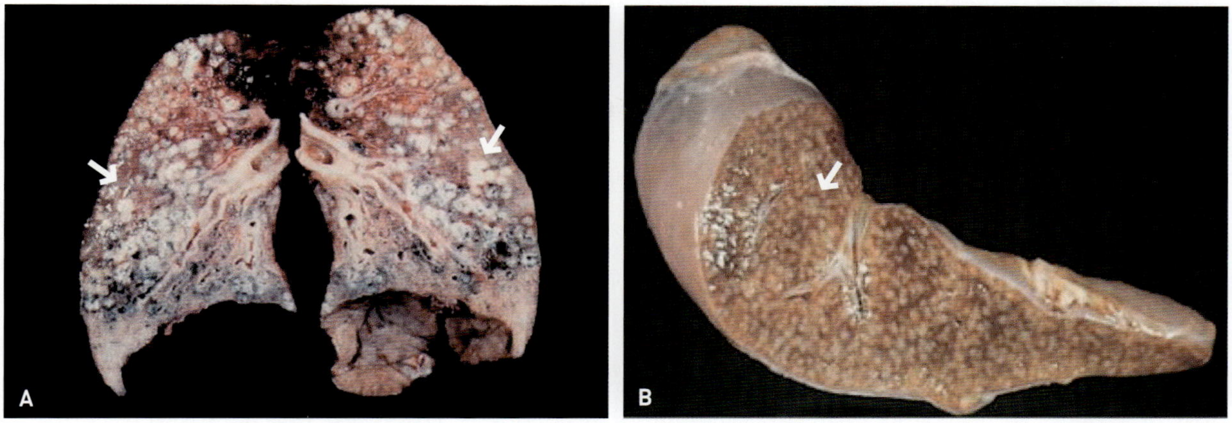

그림 8-4 속립결핵
좁쌀알과 유사한 작은 회백색 병터가 폐(A)와 비장(B) 전체에 걸쳐 관찰된다(화살표).

와 전신 장기에 나타난다(그림 8-4). 어떤 조직은 결핵 감염에 비교적 저항성을 보이는데 심장, 횡문근, 갑상샘, 췌장 등이 이에 속한다. 일부에서는 혈류를 따라 전파된 결핵균이 어떤 한 장기를 제외한 모든 조직에서 소멸되어 버릴 수 있는데 이러한 경우를 **고립장기결핵(isolated end-organ disease)**이라고 한다. 이것은 폐, 목 림프절, 난관, 부고환 등에서 나타난다.

요 약

1. 박테리아는 형태에 따라 알균 및 막대균으로 나뉘어지며, 그람 염색에 따라 그람양성균 및 그람음성균으로 나누어진다. 박테리아의 생장에 산소가 필요한지의 유무에 따라 호기균 및 혐기균으로 나누어진다.
2. 인수전염병은 동물의 감염이 인간에게 감염되는 경우이며 렙토스피라병, 브루셀라병 및 탄저병 등이 있다.
3. 스피로헤타에 속하는 트레포네마 감염은 매독이 대표적인 질병으로 1기, 2기, 3기로 나누어진다.
4. 결핵은 원발결핵과 속발 및 속립결핵으로 나뉘며 특징적으로 건락괴사를 동반한 육아종성 염증반응이 나타난다.

Ⅴ. 진균 질환

진균(fungus)은 조직에서 원형의 **효모(yeast)** 또는 가늘고 관상인 **균사(hyphae)**로 증식한다. 진균은 침범 부위에 따라 표피에 국한되는 **표재성 진균**과 몸속 깊은 장기 또는 조직을 침범하는 **심부성 진균**으로 분류되며 주로 기회감염을 일으키나, 일부는 정상인에게서 감염을 일으키기도 한다.

1. 심부진균증

1) 칸디다증

칸디다증(candidiasis)은 칸디다속의 진균에 의하여 발생하는 급성 혹은 만성 진균증이다. 한국인에서 발생하는 진균증의 약 20%에 해당되며 남녀의 빈도 비는 3 : 1이고 유년층과 노년층에 호발하는 경향이 있다. *Candida albicans*가 칸디다증의 가장 흔한 원인균이며 흔한 발생 부위는 입속과 질이다. **아구창(칸디다성 구내염)**은 입 점막 또는 인후를 침입하며, 식도에 칸디다성 병터를 만들 수 있다(그림 8-5). 신장 침입은 침입성 칸디다증의 90% 이상을 차지하며, 피질과 수질에 무수한 농양이 생기는 것이 특징이다. 칸디다 심내막염은 진균이 혈류 내로 직접 파종될 때 일어나며, 폐에서의 칸디다증 병터는 광범위하고 형태가 다양하다. 그밖에 뇌막염, 대뇌농양, 장염, 내안구염, 다발피하농양, 관절염 및 골수염 등도 일으킨다.

2) 아스페르길루스증

아스페르길루스속 가운데 주로 *Aspergillus fumigatus*와 *Aspergillus niger*가 일으키는 질환이다. 한국인 진균증 중 약 18.5%에 해당되며, 남자가 여자보다 2배 정도 많이 발생하고 모든 연령층에서 생길 수 있다. **아스페르길루스증**은 기관지 천식을 발병시키는 알레르기성 아스페르길루스증, 폐 공동 속에서 증식하여 아스페

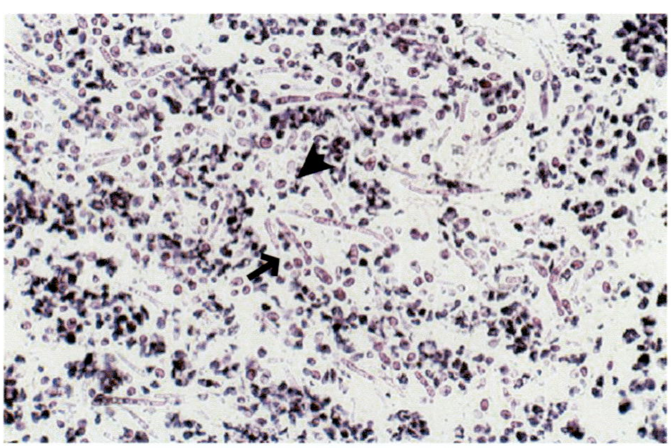

그림 8-5 칸디다증
칸디다 포자(spores, 화살표 머리)와 가성균사(화살표)가 관찰된다.

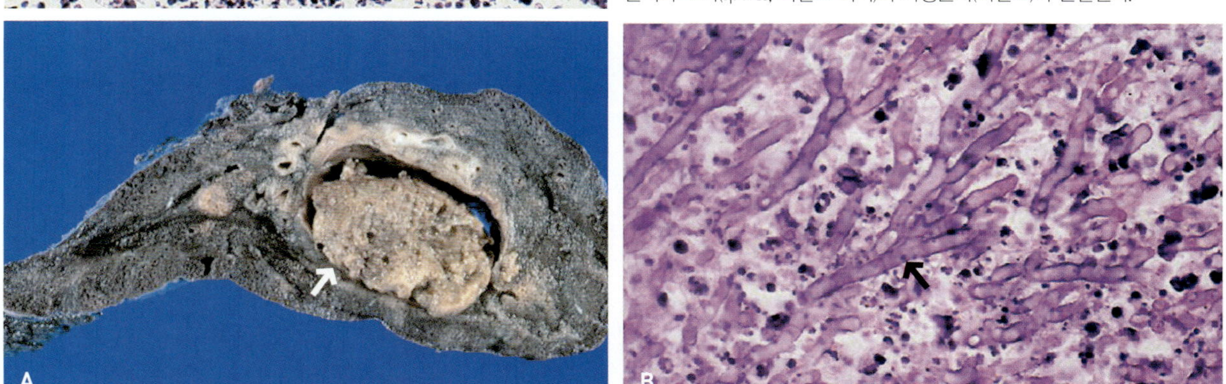

그림 8-6 아스페르길루스종
A. 폐 공동 내에 진흙 모양의 균체 덩어리(화살표)가 관찰된다.
B. 균체는 나뭇가지와 유사한 형태의 분지하는 균사(화살표)로 이루어져 있다.

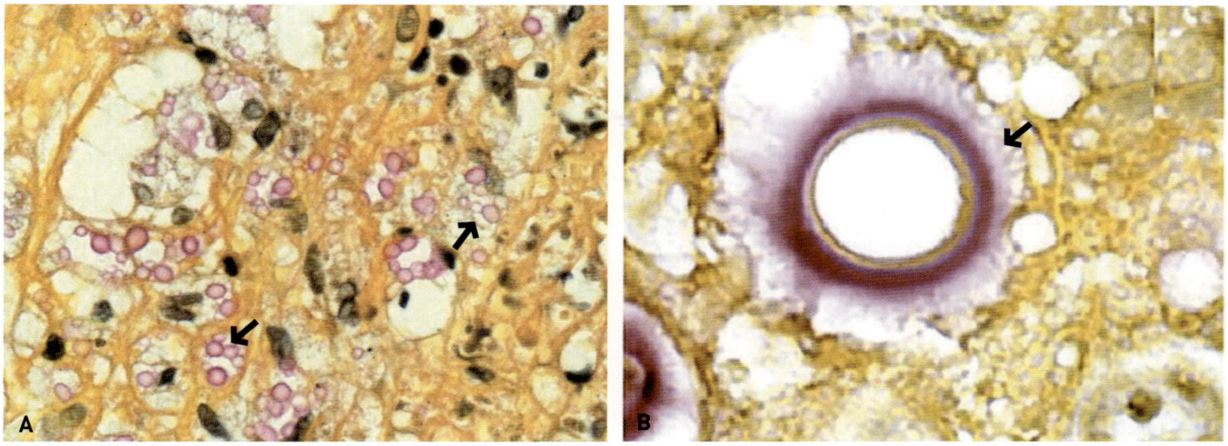

그림 8-7 크립토코쿠스증
A. Mucicarmine 염색에서 싹을 틔우듯 번식하는 포자(화살표)가 관찰된다.
B. 피막을 둘러싸는 점액다당질이 너울거리는 불꽃 모양(화살표)으로 관찰된다.

르길루스종(Aspergilloma)을 형성하는 집락성 아스페르길루스증(그림 8-6), 광범위한 혈행성 파종을 일으키는 침입성 아스페르길루스증으로 나뉘어진다.

3) 크립토콕쿠스증

크립토콕쿠스증(cryptococcosis)은 건강한 사람에게 생길 수 있지만, 대부분 기회감염으로 생기는 수가 많으며 *Cryptococcus neoformans*가 주로 병을 일으킨다. *C. neoformans*는 당이나 조류, 특히 비둘기의 배설물에 존재하며 이것을 흡입하면 감염이 되어 폐가 일차감염 장소가 된다. 이 진균은 점액다당질로 구성된 피막으로 둘러싸여 있으며, 조직절편 또는 삼출액에서 이 균체 주위에 뚜렷한 달무리(halo)가 보인다(그림 8-7). 크립토콕쿠스 감염의 가장 흔한 증상은 뇌막염이다.

4) 털곰팡이증

털곰팡이증(Mucormycosis)은 비교적 드문 진균증으로 주로 기회감염을 일으킨다. 침입 경로는 먼지나 공기 중에 있는 포자가 흡입 또는 섭취되어 비강, 폐 및 장관에서 발병한다. 당뇨병 합병증 환자에게서는 진균이 코에서 안구 및 뇌로 퍼져서 코-뇌 모균증(rhinocerebral mucormycosis)이 생기기도 한다.

5) 사람폐포자충 폐렴

사람폐포자충(*Pneumocystis jirovecii*)은 널리 분포하며 정상인에서는 질병을 일으키지 않으나 후천면역결핍증후군 환자, 장기이식 후 면역억제 요법을 시행 받는 환자와 같은 면역이 저하된 사람들에게는 심한 폐렴을 발생시킬 수 있다. 사람폐포자충은 기관지폐포 세정액, 객담, 기관지생검조직에서 GMS 염색 등을 시행하여 4~6μm 크기의 컵, 보트, 반달 혹은 둥근 형태의 진균체를 관찰함으로써 진단이 가능하다.

2. 표재진균증

심부조직을 침습하지 않는 진균이 주로 표피, 모발, 손·발톱을 침범하여 피부 병터, 탈모 및 가려움증을 일으키며 대표적인 원인균은 백선균(*Trichophyton*)속 및 소포자균(*Microsporum*)속 진균이다. **피부사상균증(dermatophytosis)** 또는 백선증(tinea)은 피부사상균에 의한 표재감염의 총칭이다. 발생 부위에 따라 머리백선증, 얼굴백선증, 몸백선증, 완선(샅백선증), 손백선증, 발백선증, 손·발톱백선증, 수염백선증 등으로 분류한다.

요 약

1. 진균질환은 심부진균증과 표재진균증으로 나누어진다.
2. 심부진균증으로는 입을 잘 침범하는 칸디다증, 호흡기를 잘 침범하는 아스페르길루스증, 기회감염으로 흔한 크립토콕쿠스증, 털곰팡이증, 그리고 사람폐포자충 폐렴 등이 있다.
3. 표재진균증으로는 백선균속 및 소포자균속 진균 등에 의한 감염이 있다.

Ⅵ. 원충류 질환

원충류(protozoa)는 단일세포로 구성되어 그 형태는 간단하지만 후생동물(metazoa[11]))에서와 같은 복잡한 기능, 즉 영양 섭취, 운동, 생식 등을 영위하면서 숙주 체내에 기생한다.

1. 강내 기생 원충류 감염

1) 아메바증

*Entamoeba histolytica*에 의한 **아메바 감염증**은 일차적으로 대장에서 시작하여 병터의 진전에 따라 간, 폐, 뇌 등으로 퍼진다. 이 질병은 사람을 비롯한 영장류에 국한되어 발생하며, 경미한 만성 설사에서부터 광범위한 대장 궤양을 동반한 심한 이질에 이르기까지 다양하다(그림 8-8). *E. histolytica*는 맹장과 상행결장을 가장 흔히 침범하고 혈관과 림프관을 통하여 다른 장기에 전파된다. 그러나 이와 같은 증상은 나타내지 않고 보충자(cyst passer)로 질병만 전파하는 경우가 더 많다.

2) 트리코모나스증(질편모충증)

질 트리코모나스(*Trichomonas vaginalis*)는 성적 접촉에 의하여 전파되는 편모충이며, 이 기생충은 질내 산

11) 여러개의 세포로 구성된 다세포동물

도에 예민하여 정상 질내 산도(pH 4.5~5.0)에서는 살 수 없고 pH 5.0~5.5가 생존에 알맞다. 따라서 감염은 사춘기 이후의 여성에 더 많다. 흔히 보는 증상은 작열감, 소양감과 분비물 등이다.

2. 혈액 및 조직 내 기생 원충류 감염

1) 말라리아

말라리아는 *Plasmodium*속에 의한 감염으로 삼일열 원충(*Plasmodium vivax*), 난형열 원충(*P. ovale*), 사일열 원충(*P. malariae*), 열대열 원충(*P. falciparum*) 등 4 종류의 원충이 인체감염을 일으킨다. 이 가운데 삼일열말라리아(*P. vivax*)가 가장 흔하며, 열대열말라리아(*P. falciparum*)가 가장 심한 감염을 일으킨다. 기생충은 열대와 아열대 지방에 분포되어 있고 특히 아시아와 아프리카, 라틴 아메리카에서 감염률이 높다. 말라리아는 *anopheles*속 암컷모기에 의해 매개되고 있으나 선진국에서는 모기에 의한 전파는 극히 드물고, 수혈이나 약물 상습자의 오염된 주사기를 통한 감염, 태반을 통한 선천적 감염 등이 원인이다. 삼일열 원충과 난형열 원충의 감염증은 비교적 가벼운 증상을 나타내며 대개 48시간 간격으로 고열이 나기 때문에 양성 삼일열 말라리아(benign tertialn malaria)라고 한다. 사일열 원충 감염증은 72시간 간격으로 고열이 나며 장시간의 잠복기를 갖기 때문에 양성 사일열 말라리아(benign quartan malaria)라고 한다. 열대열 원충 감염증은 기생충혈증(parasitemia)[12]을 잘 일으키며 사망률도 매우 높고 불규칙한 발열을 48시간 간격으로 보이기 때문에 악성 삼일열 말라리아(malignant tertian malaria)라고 한다. 모든 종류의 말라리아가 적혈구를 파괴하여 빈혈을 일으키고 기생충이 헴(heme)[13]을 소화하여 형성된 말라리아 색소가 배출된다. 말라리아 감염증의 증상은 1~2 주의 잠복기가 지난 후에 3~4일 주기로 나타나는 고열과 오한, 경련 등과 견디기 어려운 두통이 나타나고, 불안감 때로는 헛소리 등을 할 수 있다. 이런 상태에서 몇 시간이 지나면 발한이 시작되며 열은 내리고 전신 피로감이 엄습한다. 이때부터 2~3일이 지나면 다시 급성기 증상이 나타난다.

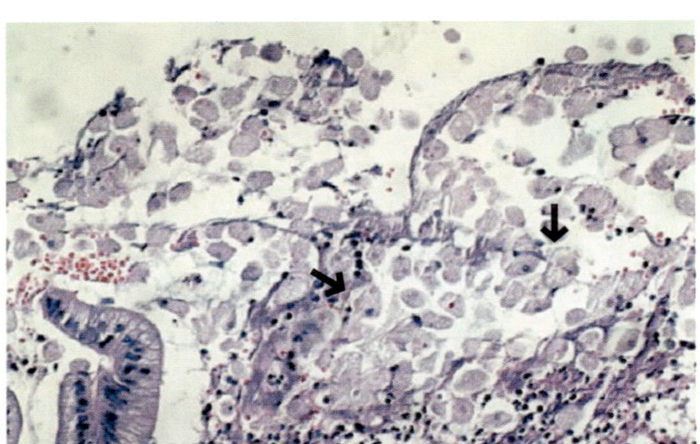

그림 8-8 아메바증
대장점막에 표재성 궤양이 있고 수많은 아메바 성충(화살표)이 궤양 표면을 덮고 있다.

12) 기생충이 혈관내로 들어와 혈관을 따라 전파
13) 적혈구내 헤모글로빈의 색소부분

3. 세포 내 기생 원충류 감염

1) 톡소플라스마증

톡소플라스마증(톡소포자충증, toxoplasmosis)을 일으키는 *Toxoplasma gondii*는 포자충류(Sporozoa)에 속하는 기생충으로 여러 동물에 감염된다. 세계 각지에 분포하며 보유 숙주는 사람을 비롯하여 각종 척추동물, 즉 쥐, 토끼, 고양이, 개, 돼지, 소, 닭, 비둘기, 오리, 물고기, 개구리에 이르기까지 다양하다. 톡소포자충은 사람에게 흔하게 감염되지만 질병을 일으키는 경우는 드물고, 면역이 저하된 환자나 미성숙 태아의 뇌나 눈에 감염을 일으킨다.

요 약

원충류 질환은 강내 기생 원충류 감염(아메바증, 트리코모나스증 등)과 혈액 및 조직 내 기생 원충류 감염(말라리아) 그리고 세포 내 기생 원충류 감염(톡소플라스마증)이 있다.

Ⅶ. 연충 질환

연충(helminth)은 인체에 기생하는 내부 기생충 중에서 가장 크며 진화된 기생충이다. 연충 질환은 회충, 편충, 요충, 구충, 아니사키스 등의 선충류(nematode)와 열두조충, 고충, 민촌충, 갈고리촌충, 낭미충증 등의 조충류(cestode, tapeworm), 그리고 간흡충과 폐 등의 흡충류(fluke, trematode)로 나뉘어진다.

CHAPTER 09

심혈관계

Ⅰ. 심 장

1. 심장의 정상 구조와 기능

심장은 **심방**과 **심실**로 구성되어 있으며, 심방중격과 심실중격에 의해 각각 좌우로 나뉘어진다. 심방과 심실사이의 경계는 **판막**으로 나뉘는데, 우심방과 우심실 사이에는 삼첨판막, 좌심방과 좌심실 사이에는 승모판막이 있고, 우심실과 폐동맥과의 경계는 폐동맥판막, 좌심실과 대동맥과의 경계는 대동맥판막이 있다. 판막은 서로 유기적으로 열리고 닫히면서, 혈액의 역류를 막는 역할을 한다.

심장 벽은 대부분이 근육층이고, 안쪽부터 심내막, 심근, 심외막의 3개의 층으로 이루어져 있다. 우리나라 성인의 심장 무게는 남자는 평균 300g 정도, 여자는 평균 250g 정도이다. 심근의 두께는 심방보다 심실이 더 두꺼우며, 좌심실이 1.1~1.2cm이고 우심실은 0.4~0.5cm이다. 심장의 무게나 심실의 두께가 이보다 더 두꺼워진 경우를 **비대(hypertrophy)**라 하며, 정상보다 가벼운 경우는 **위축(atrophy)**, 심실 및 심장의 용적이 커진 경우를 **확장(dilatation)**이라고 한다.

심장의 규칙적이고 지속적인 박동은 **자극전도계**라는 특수한 근육조직계에 의해서 조절되고 있다. 자극전도계는 굴심방결절(sinus node)에서 시작하여 방실결절(AV node)을 경유하여, 히스(His) 다발 및 가지를 거쳐 좌우 심장근육층내의 특수한 흥분전달 섬유인 **푸르킨예섬유**까지 연결된다.

심장의 혈액공급은 좌우 **관상동맥**들에 의해 이루어지는데, 좌관상동맥은 다시 전하행지와 회선지로 나눈다. 좌관상동맥의 전하행지는 심첨부, 좌심실의 전면, 좌심실과 접하는 우심실 전면의 1/3, 심실중격의 전면 2/3에 혈액을 공급하고, 우관상동맥은 우심실 전면의 나머지 부분, 우심실의 후면과 인접한 좌심실 후면의 1/2, 심실중격 후면의 1/3을 공급하며, 좌관상동맥의 회선지는 좌심실 측면의 일부만을 공급한다.

2. 선천성심장질환

선천성심장질환(congenital heart disease)은 출생 때부터 심장의 형태 또는 기능이상이 있는 것을 말하며 신생아의 0.6~0.8%에서 발생한다. 발생 원인은 유전-환경의 상호작용에 의한 것이 가장 많고, 염색체 이상이나 단일 유전자의 결함으로 발생하기도 한다. 크게 단순기형과 복합기형으로 나눌 수 있으며, **청색증** 유무에 따라 비청색증형과 청색증형으로 구분하기도 한다. 청색증이란 몸 안을 순환하는 혈액에 산소가 부족하여 주로 입술, 손톱, 발톱에 청색의 색조를 띄는 현상을 말한다.

심실중격결손, **심방중격결손** 및 **동맥관개존**은 가장 흔한 단순기형이며, 이들 기형에서는 분리되어야 할 좌우 혈류가 섞이는 기능이상, 즉 **단락(shunt)**이 나타난다. 복합기형은 결손을 통한 단락, 폐쇄나 협착 그리고 심방, 심실, 동맥의 연결이상 등이 복합된 경우를 말한다. 우리나라에서는 **심실중격결손**이 전체 선청성심장기형 중 약 30%로 가장 흔한 질환이고, 복합기형 중에서는 **팔로네징후**가 약 20%로, 가장 흔한 발생 빈도로 보고되어 있다.

선천성 심장질환은 초기에는 대개 뚜렷한 증상이 없이 **심잡음**만 들리는 경우가 많다. 증상이 있는 경우에는 영유아에서 맥박이 빠르고 숨이 가쁘면서 체중이 잘 늘지 않고, 감기를 자주 앓는 것으로 나타난다. 소아에서는 운동을 할 때 호흡곤란이 나타나는 것이 주된 증상이다.

1) 심방중격결손

심방중격결손(atrial septal defect; ASD)은 좌심방과 우심방 사이의 중격에 구멍이 있는 질환이다. 이 구멍을 통해 좌심방으로 들어온 혈류 일부가 우심방으로 유입되어 다시 폐순환을 거친다(그림 9-1). 선천성 심장질환의 약 10%를 차지한다. 구멍이 작은 경우에는 수술적 처치가 필요 없지만 큰 경우에는 수술적 처치가 필요하다.

2) 심실중격결손

심실중격결손(ventricular septal defect; VSD)은 좌심실과 우심실 사이의 중격에 구멍이 있는 질환이다. 구멍을 통해 좌심실의 혈액의 일부가 우심실로 가서 폐순환을 다시하게 되어 폐 혈류량이 증가된다(그림 9-2). 생후 1~2 개월 정도에 예방접종하러 소아과를 방문하였다 **심잡음**이 청진되어 발견되는 경우가 많다. 구멍의 크기가 작은 경우 자연 폐쇄될 가능성이 높아 50~80% 정도에서는 1세 이전에 막힌다. 구멍의 크기가 크면 생후 1개월 이내에도 심장기능상실의 증상이 나타나며, 체중이 증가하지 않고 잦은 폐렴 및 기관지염으로 입원하는 경우가 많다. 이때에는 **폐동맥고혈압**이 빨리 생기며 따라서 수술도 일찍 해 주어야 한다.

3) 동맥관개존

태아 때에는 태반을 통해 모체로부터 산소를 공급받기 때문에 폐순환이 거의 없고 우심실로 들어온 피가 주 폐동맥에서 동맥관(ductus arteriosus)을 통해 하행대동맥으로 넘어간다. 그러나 출생 후에는 폐호흡이 시작되면서 폐순환이 이루어지므로 동맥관이 필요없게 되므로, 출생 후 빠른 시간 내에 기능적으로나 형태학적으로 막히게 된다. 생후 2개월 이후에도 계속 동맥관이 열려 있는 경우를 **동맥관개존(patent ductus arteriosus; PDA)**이라고 한다(그림 9-3).

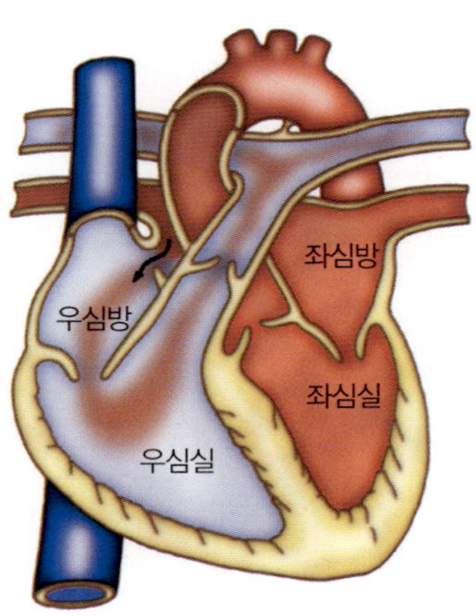

그림 9-1 심방중격결손

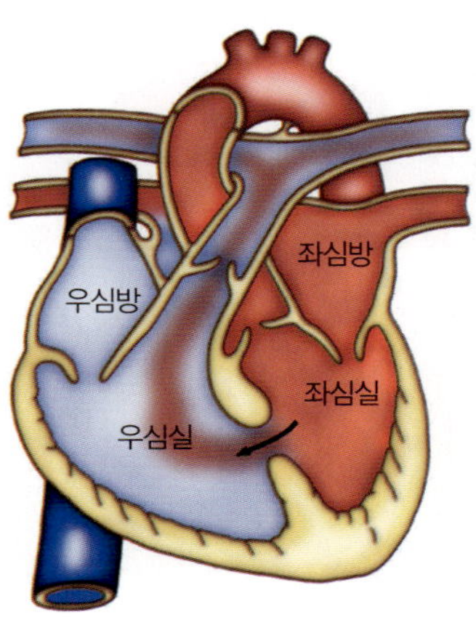

그림 9-2 심실중격결손

4) 팔로네징후

팔로네징후(Teratology of Fallot; TOF)는 청색증을 동반하는 선천성 심장질환 중에서 가장 흔하다. ① 심실중격결손 ② 폐동맥협착 ③ 심실중격 결손부에서의 대동맥 기승 ④ 우심실 비대의 네 가지 해부학적 특징을 갖는다(그림 9-4). 폐동맥협착과 대동맥 기승 때문에 정맥 피가 심실중격을 통하여 우심실에서 좌심실 혹은 대동맥으로 흐르게 되어(우-좌 단락) 폐 혈류량이 감소되고 대동맥의 산소포화도가 감소하여 청색증이 생기게 된다. 청색증이 오래 지속되면 조금만 운동을 하여도 웅크리고 앉는(squatting) 특징적인 자세를 취하고 손가락과 발가락 끝이 곤봉처럼 뭉툭해지는 **곤봉지(clubbing finger)**가 나타나고, 신체발육도 지연된다. 자연적인 과정에서는 7세까지의 생존율이 50%에 불과하다.

3. 울혈성 심부전(심장기능상실)

신체의 조직이나 기관에서 필요한 만큼의 혈액을 공급할 수 없을 정도로 심장기능이 저하된 병태생리학적 상태를 말한다. 심장근육의 수축력이 감소되거나 심장 내 압력이나 혈류량이 높아지거나 확장심장근육병증 등이 있을 때 생긴다. 수축력의 감소는 허혈심장근육손상 시 흔히 볼 수 있으며, 압력과 부피의 증가는 고혈압이나 판막질환, 그리고 선천적 좌-우 단락이 있을 때 초래된다. **울혈성 심부전(심장기능상실)(congestive heart failure; CHF)**은 심박출량의 감소와 정맥계의 울혈을 특징으로 하며, 심실 확장과 근육세포의 비대, 빈맥 등이 나타난다. **심부전**의 가장 흔한 증상은 다리 및 발목의 부종, 호흡곤란, 심장 확대, 수분 축적으로 인한 체중 증가 등이다. 대부분의 환자에서 좌심부전이 먼저 시작되지만, 좌심부전은 결국 우심실의 일을 증가시키므로 최종적으로는 양쪽 심실의 기능이 모두 떨어지게 된다.

1) 좌심부전

좌측 심장기능상실의 주요 원인으로는 허혈심장질환, 고혈압, 대동맥판막 또는 승모판막 질환, 심장근

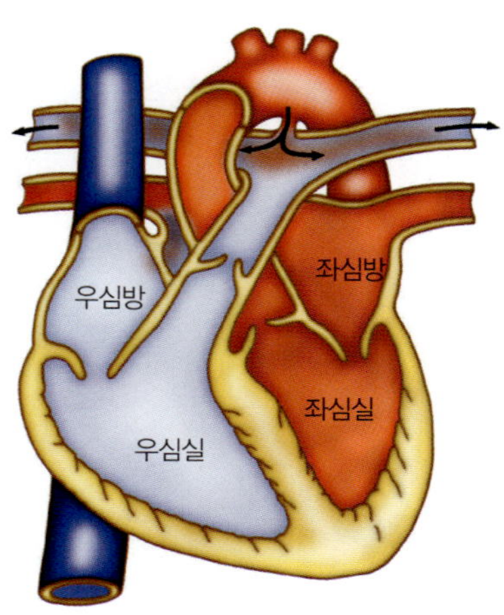

그림 9-3 동맥관개존

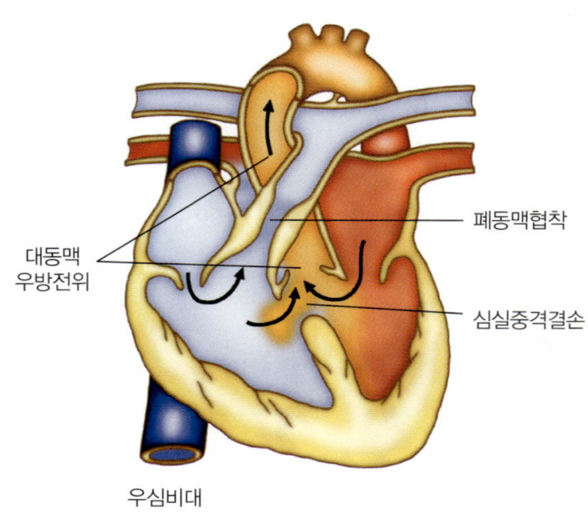

그림 9-4 팔로네징후

육질환 등이 있으며, 폐에 가장 큰 영향을 주고 신장 및 뇌에도 변화를 일으킨다. 폐의 울혈과 부종이 나타난다.

2) 우심부전

대개 좌심부전에 동반되어 나타나며 순수한 우측 심장기능상실은 **폐심장증(cor pulmonale)**을 일으키는 폐혈관 질환이나 만성 폐질환 등에 의해 발생한다. 그밖의 원인으로는 심장근육병증이나 광범위 심근염 등이 있다. 순수한 우심부전에서는 좌심부전과는 달리 폐 울혈이 심하지 않으며 전신 또는 간문맥계의 혈관에 울혈을 보인다.

4. 허혈성 심장질환

심장이 필요로 하는 산소의 공급과 수요의 불균형으로 인해 생기는 질환이다. 선진국에서 가장 흔한 심장질환으로, 심장 질환으로 인한 사망 원인 중 가장 높은 빈도를 차지한다. 이는 우리나라도 마찬가지이며 갈수록 증가 추세이다. **허혈성 심장질환(ischemic heart disease; IHD)**은 대부분 **동맥경화증**에 의한 심장동맥 혈류의 감소에 의해 생긴다. 허혈성 심장질환 발생의 위험인자에는 혈중 콜레스테롤의 증가, 특히 저밀도지단백(LDL)의 증가, 고혈압, 당뇨병, 흡연, 운동 부족, 비만 등이 있다. 허혈성 심장질환으로 인한 결과는 그 경과에 따라 크게 **협심증(angina pectoris)**, **심장근육경색(myocardial infarction)**, **만성 허혈심장질환**, **심인성 급사**로 나눌 수 있다.

1) 협심증

심장근육괴사가 일어나지 않을 정도의 심장근육 허혈로 인해 일시적으로 짧은 시간(15초~15분) 동안 나타나는 흉통을 특징으로 하는 질환이다. 스트레스나 운동량의 증가 때 빈발한다. 흉통이 있을 때 **니트로글리세린(nitroglycerin; NTG)**을 혀 밑에 넣고 기다리면 곧 혈관이 확장되면서 흉통이 사라진다. 자연적으로 방치하면 흉통의 횟수와 지속시간이 점차 증가하다가 심근경색으로 진행하기도 한다.

2) 심근경색(심장근육경색)

관상동맥의 폐색이나 협착에 의해 심장근육에 허혈괴사가 일어난 경우이다. 임상적으로 흉통과 구토, 발한, 호흡 곤란 등의 증상과 특징적인 심전도의 변화가 관찰되고, 심장근육효소인 **크레아틴키나아제(creatinine kinase; CK-MB)**, AST, **젖산탈수소효소(lactate dehydrogenase; LDH)**의 혈중 농도가 증가된다. 통증의 양상은 가슴을 꽉 누르고 죄는 느낌이 들고, 어깨, 겨드랑이, 목, 팔로 퍼져나가기도 한다. 통증은 이래서 죽을 것 같다는 공포가 엄습할 만큼 심하다. 안정을 취하거나 니트로글리세린을 혀 밑에 넣어도 통증이 호전되지 않는다. 때때로 구역질을 하거나 토하고 현기증을 일으키면서 소화기계 질환으로 오인되기도 하며, 갑자기 의식을 잃고 쓰러지는 경우도 있다. 심장의 근육은 허혈에 민감하여 빠르게 그 기능을 소실하고, 이삼십분이 지나면 비가역적인 손상을 입기 때문에 증상이 발견되면 빠른 처치가 필요하다.

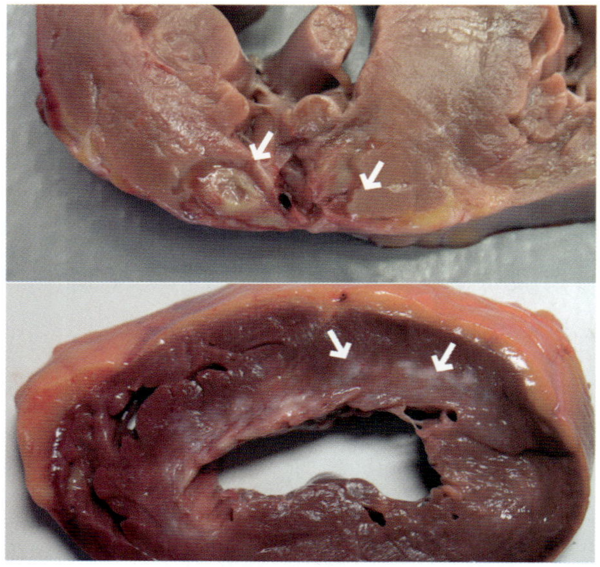

그림 9-5 심장근육경색증, 황갈색의 급성 괴사(위, 화살표)와 섬유화 반흔(아래, 화살표)

여러 검사에서 심근경색이 확진되면 **관상동맥조영술**을 시행하여 협착의 정도와 부위를 확인한 후 풍선 등으로 혈관을 넓혀줄 수 있고, 동맥경화 부위를 긁어내거나 특수 금속(스텐트)을 협착 부위에 삽입하는 시술을 하기도 한다. 여러 부위가 좁아져 있을 때는 다리의 정맥을 떼어서 우회혈관을 대신 만들어 주기도 한다. 이러한 시술을 하더라도 재협착이 생길 수 있기 때문에 장기적으로는 고혈압, 당뇨, 고콜레스테롤혈증과 같은 기저 질환이나 동맥경화증의 위험요소에 대한 적극적인 치료도 병행하여야 하고, 반드시 금연하여야 한다.

3) 심인성 급사

흉통이나 호흡곤란 등 어떤 증상이 나타난 지 1시간 내에 예기치 않게 갑자기 사망하는 경우를 급사 혹은 돌연사라고 하고, 그 원인이 심장에 기인하였을 때를 심인성 급사라고 말한다. 돌연사의 원인 중 가장 많은 빈도를 차지하는 것이 심장 질환이며, 이중 허혈성 심장질환이 가장 많다. 심인성 급사의 주된 사망 기전은 심실세동과 같은 부정맥이다.

5. 심장판막질환

판막은 심장의 수축과 이완에 맞춰 열리고 닫히면서 혈액을 일정한 방향으로 흐르도록 조절한다. 여러 가지 원인으로 판막이 변형되고 움직임에 장애가 일어나는 상태를 심장판막질환이라고 한다. 판막이 충분히 열리지 않아 혈액의 흐름을 방해하는 경우를 **협착**이라고 하고, 판막이 완전히 닫히지 않아 혈액이 역류하는 경우를 **폐쇄부전**이라고 한다. 원인으로는 선천적 요인과 후천적 요인이 있는데, 과거에는 **류마티스열**이나 심장내막염이 주원인이었으나, 최근에는 노화나 심근 이상에 의한 심장판막질환이 증가하고 있다. 심장내막염은 판막에 **증식(vegetation)**이 일어나는 **감염심장내막염**, **비세균성 혈전심장내막염**, **전신홍반루푸스심장내막염(Libman-sack 심장내막염)** 등이 있다.

1) 류마티스열과 류마티스심장질환

류마티스열은 급성 재발성 염증질환이며 주로 어린이에서 발생한다. **A군용혈성사슬알균**에 의한 인두 감염 후에 발생하고, 사슬알균 항원과 심장에 있는 조직항원에 대한 자가면역반응의 결과로 생긴다. 염증 후에 석회화에 의한 판막 변형을 일으키고, 수십 년 후에 치명적인 심장기능상실을 일으키기도 한다.

급성기에는 판막소엽의 폐쇄선을 따라서 직경 1~2 mm의 부서지기 쉬운 작은 **증식(vegetation)**을 만든다. 침범된 판막은 승모판이 가장 많다. 만성 류마티스심장질환의 특징으로는 승모판의 소엽이 두꺼워지고, 소엽이 합쳐져 짧아지면서 건삭이 융합되게 된다(그림 9-6).

2) 감염심장내막염

미생물 병원체에 의해 판막이나 심장내막에 집락이 형성되어 부서지기 쉬우며 병원체를 가진 **증식**을 형성한다. 정상 심장을 침범하기도 하지만 후천판막질환이나 선천심장질환 등이 있을 때 더욱 빈발한다. 대개 특정 세균에 의해 생기지만 모든 형태의 미생물 병원체에 의해 발생할 수 있다.

3) 비세균혈전심장내막염

암과 같은 기존 질환과 관련된 과응고 상태에 의해 생기는 것으로 생각되며, 심장판막에 섬유소와 기타 다른 혈액 성분으로 이루어진 조그만 덩어리가 침착된다. 이 증식(vegetation)은 무균성이고 1~5mm 정도로 작다.

4) 석회화 대동맥판막협착증

선천성 혹은 후천성으로 발생한다. 후천성 원인으로는 노화와 동반되는 여러가지 원인에 의한 퇴행성 변화와 류마티스열이 있다. 이중 류마티스열에 의한 경우에는 판막 연결부위에 융합이 생기면서 물고기 입과 같은 모양(fish mouth appearance)을 띠는 심한 대동맥판막협착을 일으키기도 한다(그림 9-7).

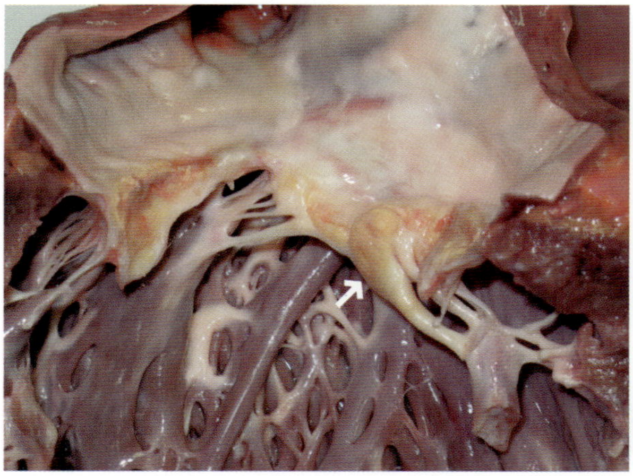

그림 9-6 류마티스 심장질환, 판막소엽의 비대와 유착 및 짧아지고 융합된 건삭(화살표)

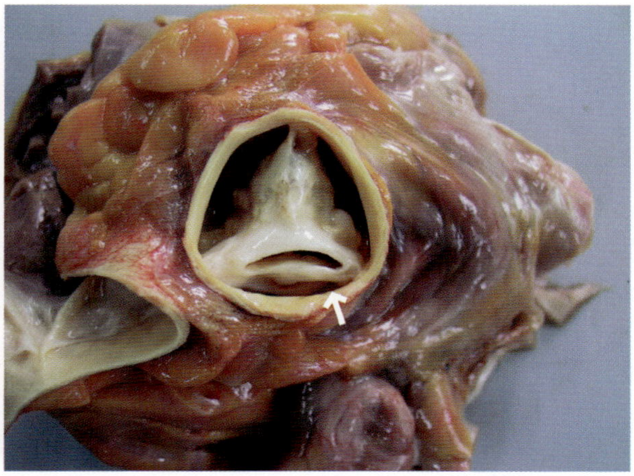

그림 9-7 대동맥판막협착증(fish mouth appearance, 화살표)

5) 승모판탈출증

승모판탈출증(mitral valve prolapse; MVP)은 승모판막 소엽이 펄럭거리는 것처럼 커져서 수축기 동안에 좌심방으로 탈출하거나 부풀어서 뒤로 가게 되면서 혈액이 좌심방으로 역류되는 질환이다. 비교적 흔한 질환으로, 젊은 여성에서 호발한다. 드물게 심인성 급사의 원인이 되기도 한다.

요 약

1. 심장이 정상보다 무겁거나 심근이 두꺼워진 것을 비대라고 하고, 가벼워진 것을 위축, 심장의 용적이 커진 것을 확장이라고 한다.
2. 선천성 심장질환 중 우리나라에서는 심실중격결손과 팔로네징후가 가장 흔하다.
3. 신체의 조직이나 기관에서 필요한 만큼의 혈액을 공급할 수 없을 정도로 심장기능이 저하된 병태생리학적 상태를 울혈심장기능상실이라고 한다.
4. 허혈심장질환은 돌연사의 빈도가 높고, 협심증과 심장근육경색이 대표적이다.
5. 심장 판막이 충분히 열리지 않아 혈액의 흐름을 방해하면 협착, 판막이 완전히 닫히지 않아 혈액이 역류하는 경우는 폐쇄부전이라고 한다.

Ⅱ. 혈 관

1. 혈관의 정상 구조와 기능

혈관은 동맥, 정맥, 모세혈관 및 림프관으로 나누며, 위치와 기능에 따라 각기 구조에 차이가 있다. 안쪽에

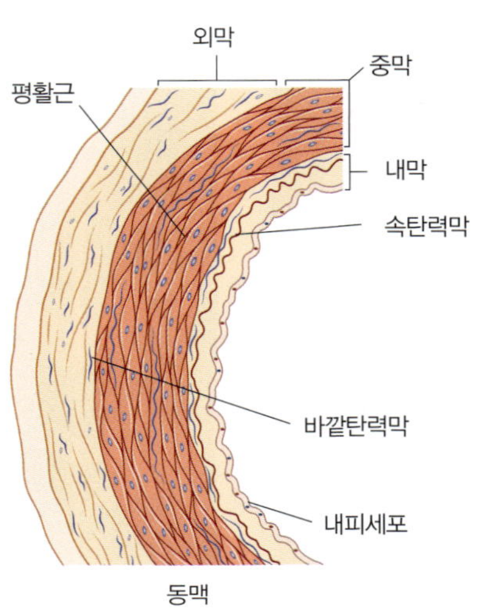

그림 9-8 혈관의 구조

서 바깥쪽 순으로 내막, 중막 및 외막으로 구성된다. 내막에는 정상적으로 한 층의 혈관 내피세포[1]가 있고, 중막은 주로 평활근으로 구성되어 있으며, 외막은 주로 결합조직으로 구성되어 있다(그림 9-8). 혈관의 병리학적 변화로 생길 수 있는 결과는 혈관내강이 좁아져서 주위 조직의 허혈이나 경색을 일으키는 것 그리고 혈관 내막의 손상으로 인한 혈전증과 혈관 벽의 약화로 인한 혈관의 확장과 파열 등이 있다.

1) 동 맥

크기와 조직학적 소견에 따라 **대동맥(탄력성 동맥)**, **중동맥(근육성 동맥)** 및 **소동맥**으로 구분된다. 동맥에는 혈관의 크기에 따라 독특한 형태의 질환이 발생한다. 예를 들어, 죽상경화증은 주로 탄력성 및 근육성 동맥에서 발생하고, 고혈압은 소동맥과 세동맥에 기능과 구조의 변화를 초래한다.

2) 정 맥

일반적으로 벽이 얇고 내강이 비교적 넓으며, 동맥과 같이 세 층으로 잘 구분되지 않고 판막이 존재한다.

3) 모세혈관

매우 얇은 벽을 가진 구조로 내피세포로 피복되어 있어 혈액과 조직사이에 확산을 통한 영양분 및 노폐물의 교환이 매우 용이하다.

4) 림프관

모세혈관과 같이 매우 얇은 벽을 가진 구조로 내피세포로 피복되어 있으며, 간질 조직 내의 염증 세포 및 간질액이 혈관으로 이동할 수 있게 연결시켜주는 관이다.

2. 동맥경화증

동맥벽이 두꺼워지고 혈관 벽의 탄력성이 소실되어 혈관이 “딱딱해지는” 질환으로 다양한 심혈관 질환을 일으킨다. 그중 대표적인 것이 죽상경화증이다.

1) 죽상경화증

동맥 내벽의 만성적인 염증으로 인한 혈관 내피세포의 손상으로 발생한다. 손상된 혈관의 염증 및 수복반응에 의해 세포외기질과 평활근이 증식하여 혈관이 딱딱해지고 내강이 좁아지게 된다.(그림 9-9) 대동맥과 그 주요 분지, 관상동맥 및 대뇌의 동맥을 침범하여 심근경색, 대뇌경색 및 대동맥 동맥류를 일으킨다(그림 9-10). 때로는 동맥혈류의 감소로 인한 팔다리의 괴저, 장간막 혈관폐쇄로 인한 장경색증, 심인성 급사, 만성 허혈심장질환, 뇌혈관장애 등을 일으키기도 한다. 조직학적으로 혈관내막에 지질이 침착되어 콜레스테롤

1) 혈관내막에서 관찰되는 세포로 반투과성 막의 역할, 항응고제 및 항혈전물질의 분비, 혈압 조절, 염증과 면역 반응의 조절, 세포 외 바탕질의 생산 등 다양한 기능을 함.

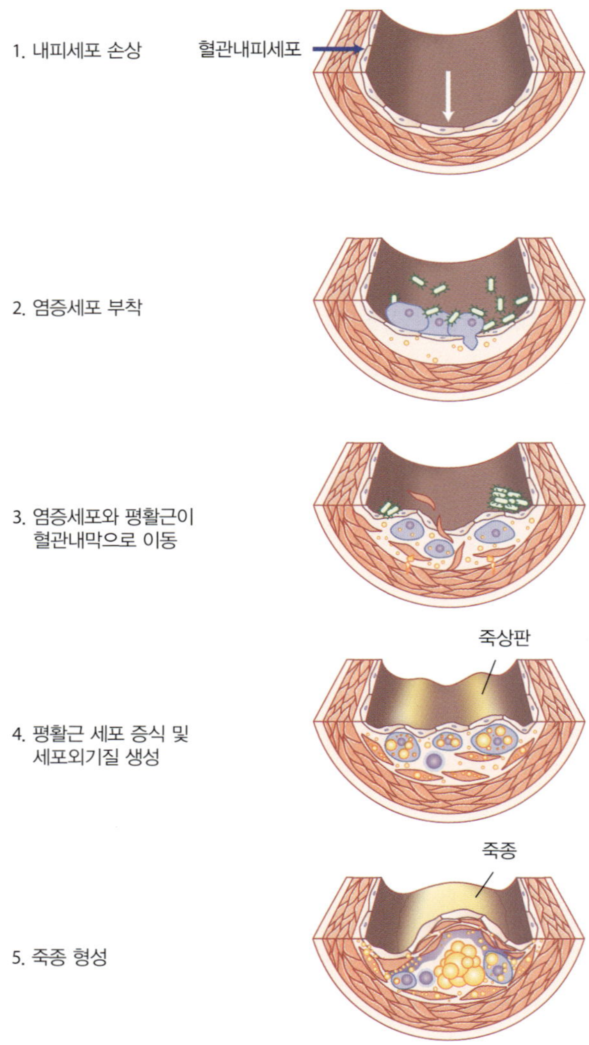

그림 9-9 죽상경화증의 발병기전

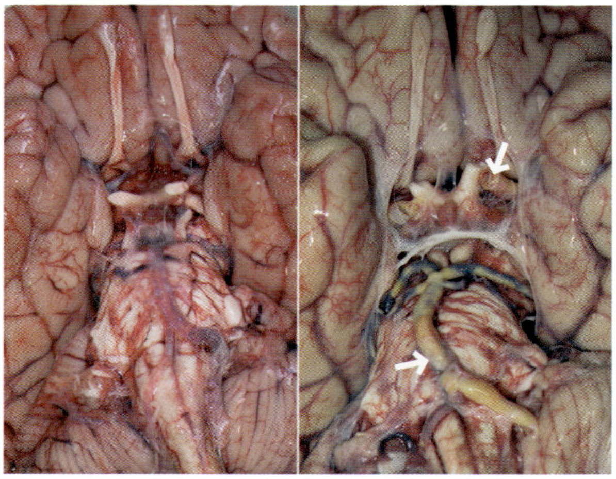

그림 9-10 뇌혈관의 죽상경화증. 정상(좌)과 죽상경화증으로 두꺼워진 혈관(우)

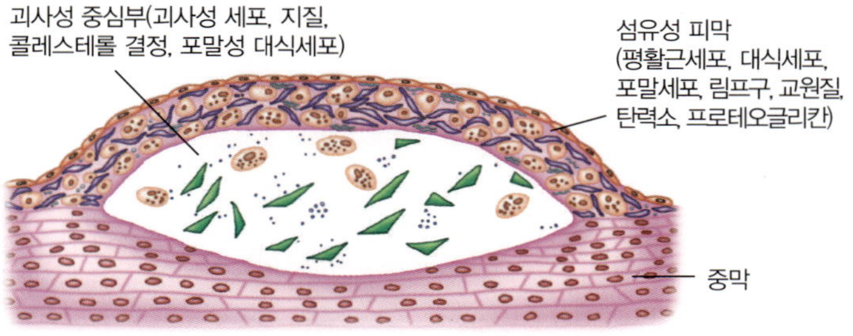

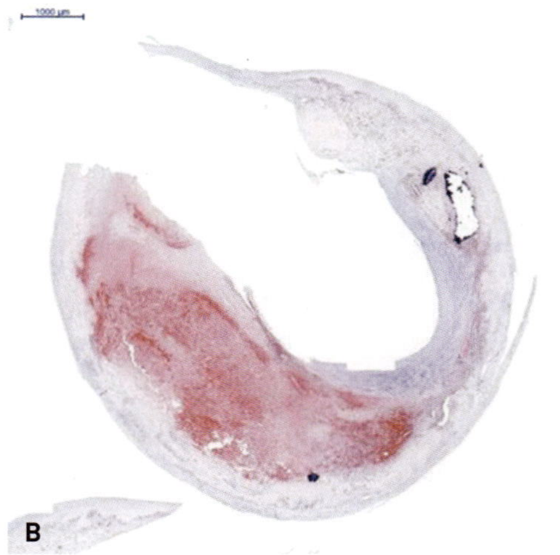

그림 9-11 전형적 죽상판의 모식도(A)와 조직소견(B)

결정이 함유된 지질의 핵과 이를 덮고 있는 섬유성 피막으로 구성된 **죽상판(atheroma)**을 특징으로 한다(그림 9-11). 혈관 벽에는 결합조직이 증가되고 석회화가 일어나 경화된다. 죽상경화증의 위험인자로는 고지혈증, 고혈압, 흡연 및 당뇨병 등이 있다.

3. 동맥류

혈관이 국소적으로 비정상적인 확장을 보이는 것을 말하며, 동맥에서 발생하면 동맥류, 정맥에서 발생하면 **정맥류**라고 한다. 동맥에서는 주로 대동맥에서 잘 발생하는데, 원인으로는 동맥경화증이나 고혈압이 가장 많으며, 낭성중간막변성, 감염(진균동맥류), 매독, 외상, 결절다발동맥염 등에 의해서도 발생할 수 있다. **복부 대동맥 동맥류(abdominal aortic aneurysm)**는 주로 신장동맥과 대동맥 분지 사이에서 생기며, 50세 이상의 남자에서 발생한다. 죽상경화증이 주된 원인이며, 복강 내 종괴 형성, 색전, 혈관 폐쇄, 주위 조직 압박 및 파열 등의 합병증이 생길 수 있다. **흉부 대동맥 동맥류(thoracic aortic aneurysm)**는 대부분 고혈압이 원인이며 혈관의 확장되면서 폐나 기도, 식도 및 종격 내 장기를 압박하여 호흡곤란, 연하곤란을 유발할 수 있다. **매독동맥류(syphilitic aneurysm)** 또한 특징적으로 상행대동맥과 대동맥궁을 잘 침범하지만, 지금은 드물다.

4. 대동맥박리

대동맥의 중막이 박리되어 혈액으로 가득찬 관 모양의 통로를 형성하는 질환으로(그림 9-12) 대개 두 군으로 분류된다. 첫 번째는 고혈압을 갖는 군으로 40~60대 남자에 흔하다. 둘째는 대동맥 결체조직의 전신적 또는 국소적 이상을 보이는 **마르팡증후군**을 가진 군으로 비교적 젊은 환자에서 발생한다. 전형적인 임상 증상은 갑작스러운 심한 통증이며, 통증은 전흉부에서 시작하여 배부로 방사되며 아래쪽으로 이동한다.

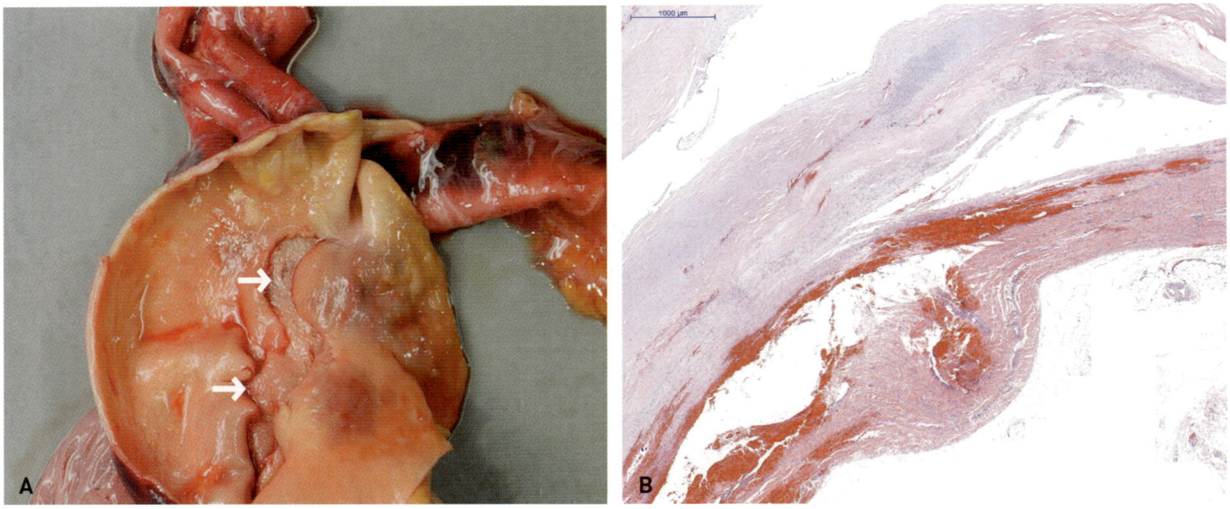

그림 9-12 대동맥박리의 육안(A)(화살표) 및 현미경(B) 소견

5. 정맥류

정맥류(varicose vein)는 장기간 혈관 내압의 증가로 인해 생기며, 정맥이 비정상적으로 확장되고 구불구불한 모양을 보인다. 주로 하지의 표재정맥에 호발하고 비만증이 있는 사람이나 임신한 여성에서 흔히 관찰된다. 임상적으로 동통과 하지부종, 피부의 울혈, 피부염 및 궤양이 생길 수 있다. 다른 형태의 정맥류로는 간경변증 환자의 식도정맥류나 치질 등이 있다.

6. 정맥혈전증

정맥혈전의 90% 이상이 하지의 심부정맥에서 발생한다. 특히 장시간 고정된 자세를 유지하는 경우 발생하는 정맥울혈이 주된 위험요인으로 장기간 침상 안정이나 장거리 여행 시 발생할 수 있다. 그 외 정맥혈전을 일으키기 쉬운 인자로는 심부전, 종양, 임신, 수술 후나 화상 및 비만 등이 있다.

요 약

1. 혈관 내피세포의 손상으로 동맥이 두꺼워지는 현상을 동맥경화증이라고 한다.
2. 죽상경화증은 혈관내막에 지질이 침착되어 콜레스테롤 결정이 함유된 지질의 핵과 이를 덮고 있는 섬유성 피막으로 구성된 죽종이 특징이다.
3. 죽상경화증은 혈관 내강이 좁아져서 주위 조직의 허혈이나 경색을 통해 심근경색증을 일으킬 수 있다.
4. 죽상경화증의 위험인자로는 고지혈증, 고혈압, 흡연 및 당뇨병 등이 있다.
5. 혈관 벽의 약화로 인해 혈관의 확장과 파열(동맥류, 정맥류, 대동맥박리 등)을 일으킬 수 있다.
6. 정맥혈전증은 주로 하지의 심부정맥에서 발생하며 장시간 고정된 자세, 심부전, 종양, 임신, 수술 후나 화상 및 비만 등이 위험인자이다.

CHAPTER 10

림프조혈계

Ⅰ. 조혈계 질환

1. 조혈계의 정상 구조와 기능

조혈계(hematopoietic system)는 혈구를 생산하는 기관으로 **골수조직(myeloid tissue)**과 **림프조직(lymphoid tissue)**으로 나눈다. 골수조직에는 골수와 골수에서 생산된 적혈구, 과립구, 단핵구 및 혈소판이 있고, 림프조직은 림프절, 흉선 그리고 비장으로 구성된다. 모든 혈구는 조혈줄기세포(hematopoietic stem cells)에서 기원하고, 공통골수전구세포는 여러 단계의 분화과정을 거쳐 최종적으로 과립구(granulocyte), 적혈구(erythrocyte), 혈소판(platelet)을 형성한다. 공통림프전구세포는 T림프구, B림프구 그리고 자연살해세포(natural killer cell)로 분화한다(그림 10-1).

골수는 조혈세포와 지방조직으로 구성되어 있다. 골수의 세포충실성(cellularity)이란 골수내 조혈세포와 지방조직의 비율을 말한다. 이 비율은 성인에서 평균 50% 이며, 연령의 증가에 따라 감소한다. 정상 성인의 골수에서 세포성분의 60%는 골수계 세포(myeloid lineage cell), 20%는 적혈구계 세포(erythroid lineage cell), 10%는 림프구 및 단핵구계 세포로 구성되어 있고, 나머지는 식별 불능 또는 파손된 세포이다. 즉, 정상 성인의 골수에서 골수계 세포와 적혈구계 세포의 비는 3:1이다.

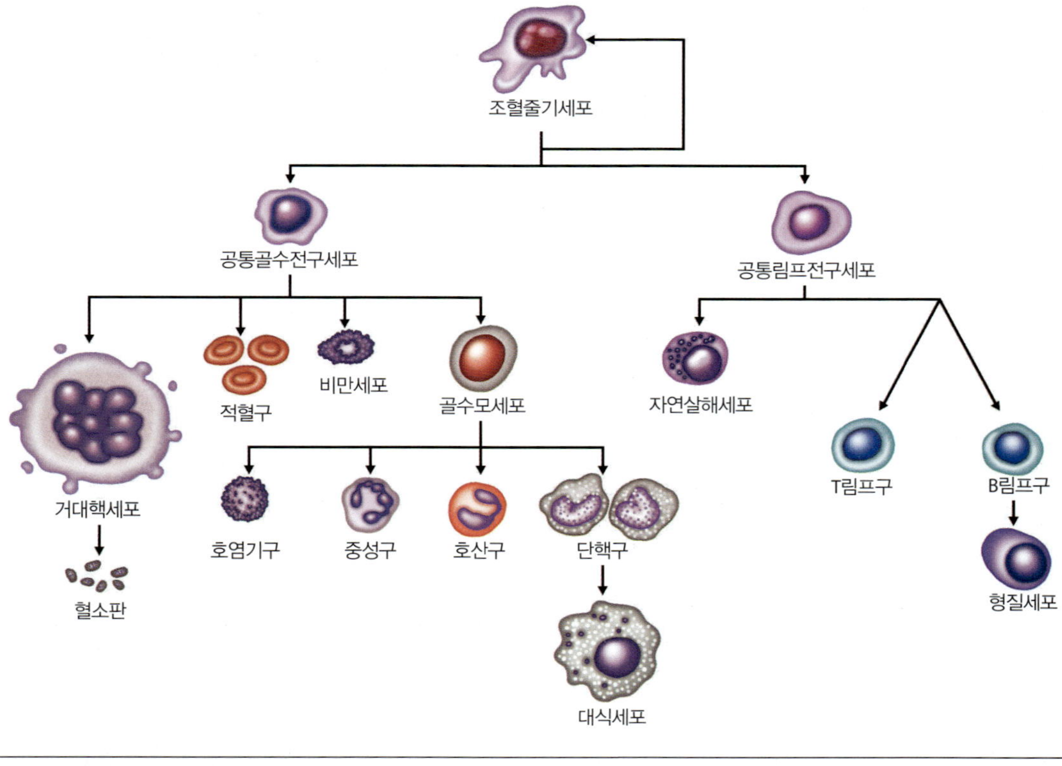

그림 10-1 조혈세포의 분화단계
조혈줄기세포에서 두 개의 큰 줄기로 나뉘어 공통골수전구세포(common myeloid progenitor)와 공통림프전구세포(common lymphoid progenitor)로 분화한다.

2. 적혈구질환

1) 빈혈

빈혈(anemia)이란 순환하는 적혈구의 총량이 감소하여, 말초조직으로 산소를 보내는 능력이 떨어지는 것을 말한다. 빈혈은 적혈구의 형태학적 특징 혹은 발병기전에 따라 분류한다. 적혈구의 형태에 따른 분류는 말초혈액도말에서 관찰되는 적혈구의 모양, 크기, 염색성을 기준으로 한다. 적혈구의 크기에 따라 정상적혈구성(normocytic), 소적혈구성(microcytic), 대적혈구성(macrocytic)으로 구분한다. 염색성은 혈색소의 농도에 의해 결정되는데, 정상색소적혈구(normochromic)과 저색소적혈구(hypochromic)으로 구분한다. 소적혈구성 저색소성 빈혈의 가장 흔한 원인은 철 결핍이다. 적혈구의 양 및 형태학적 특징은 적혈구지수를 통하여 평가할 수 있다(표 10−1). 빈혈은 발병기전에 따라 출혈에 의한 빈혈, 적혈구 생산저하에 인한 빈혈 그리고 적혈구의 파괴증가에 의한 빈혈(용혈빈혈)로 나눈다(표 10−2).

(1) 출혈에 의한 빈혈

외상 등으로 급격한 출혈이 있는 경우에 흔히 발생하며, 위장관계 혹은 월경의 양이 많을 경우와 같이 만성적인 출혈시 철 저장량이 감소하면 철결핍빈혈(iron deficiency anemia)을 초래한다.

(2) 적혈구의 생산저하에 의한 빈혈

적혈구 생성에 필요한 영양소(철, 엽산, 비타민 B_{12})의 결핍, 골수기능상실, 골수의 종양 혹은 염증성질환으로 인해 적혈구의 생산이 감소하여 빈혈이 나타나는 경우이다.

표 10-1 일반혈액검사(Complete blood count)

검사항목	정상치
백혈구(White Blood Cell, WBC)	3.3~10.7 10^3/μL
적혈구(Red Blood Cell, RBC)	남자: 4.4~6.3 10^6/μL 여자: 4.2~5.5 10^6/μL
혈색소(Hemoglobin, Hb)	남자: 14.0~18.0 g/μL 여자: 12.0~16.0 g/μL
적혈구용적률(Hematocrit, Hct)	남자: 41~51% 여자: 37~47%
평균 적혈구용적(Mean cell volume, MCV)	80~96 fL
평균 적혈구혈색소(Mean Corpuscular Hemoglobin, MCH)	26~32 pg
평균 적혈구혈색소농도(Mean Corpuscular Hemoglobin Concentrate, MCHC)	31~37%
혈소판(Platelet, PLT)	100~440 10^3/μL

표 10-2 발생기전에 따른 빈혈의 분류

출혈에 의한 빈혈
급성출혈 만성출혈: 위장관계 질환, 여성 생식계 질환
적혈구의 생산저하에 의한 빈혈
골수기능상실에 따른 빈혈 • 재생불량빈혈 • 골수침습에 의한 빈혈 영양소 결핍에 따른 빈혈 • 철결핍빈혈 • 거대적혈모구빈혈
적혈구의 파괴증가에 의한 빈혈(용혈빈혈)
적혈구 자체의 결함 유전성 • 유전구형 적혈구증 • G6PD 결핍증 • 낫적혈구빈혈 후천성 • 발작성야간혈색소뇨증 적혈구 외 결함 동종 적혈구 응집소 항체 매개성: 태아적혈모구증 자가항체 매개성: 면역용혈빈혈 적혈구의 기계적 외상 • 미세혈관병증용혈빈혈; 혈전혈소판감소자반병증 • 파종혈관내응고 • 인공판막에 의한 외상

① 철결핍빈혈

정상성인의 체내 철의 함량은 대략 남자는 6g, 여자는 2g 정도이고 체내 철은 기능용과 저장용으로 구분된다. 기능용 철의 약 80%는 **혈색소(hemoglobin)**에 있고 나머지는 미오글로빈(myoglobin)과 철 함유 효소에 포함되어 있다. 혈철소(hemosiderin)와 페리틴결합 철(ferritin−bound iron)로 대변되는 저장용 철은 체내 철 총량의 약 15~20%를 차지하며 주로 간, 비장, 골수 및 골격근에 분포한다. **페리틴(ferritin)**은 철의 저장 및 유리를 조절하는 세포 내 단백이다. 페리틴의 상당량이 저장철과 결합하므로 혈청 페리틴의 농도는 저장철의 규모를 반영하는 좋은 지표이다. 철은 대부분 헴(heme)의 형태로 동물성 식품에 포함되어 섭취되거나, 무기질 철(inorganic ion)의 형태로 식물에 포함되어 공급된다. 헴철은 20%가 흡수되는 반면 비헴철은 1~2%만 흡수된다. 철은 십이지장에서 상피세포의 특수한 운반체 혹은 단백을 통해 흡수되어 혈장에 도달한다. 혈장에 도달한 철의 일부는 트랜스페린과 결합하여 각 장기로 운반되고, 나머지는 페리틴과 결합한다. 체내 철의 항상성은 배출보다는 섭취한 철의 흡수를 조절함으로써 이루어진다.

철결핍은 빈혈의 가장 흔한 원인으로 다양한 경로로 올 수 있다. 철의 섭취량 부족, 채식위주의 식습관, 소화기계의 흡수장애(malabsorption), 혹은 철의 요구량이 상대적으로 증가한 경우(성장기 어린이, 임신부)에 철결핍빈혈이 발생하기 쉽다. 철결핍빈혈의 가장 중요한 원인은 위장관계 혹은 여성생식기계의 만성적인 실혈이다. 소화성 궤양, 위암, 대장암, 치질, 장기간의 아스피린복용, 기생충감염, 월경 과다, 생식기 암 등의 질환이 있을 때 철결핍빈혈이 합병되기 쉽다.

② 거대적혈모구빈혈

거대적혈모구빈혈(megaloblastic anemia)은 DNA의 합성에 필요한 **비타민 B_{12}**과 **엽산**의 결핍으로 DNA 합성에 장애가 생겨, 핵의 분화와 세포분열이 지연되고 그 결과 비정상적으로 큰 **적혈구 전구세포(거대적혈구모세포, megaloblast)**와 과립구의 전구세포가 나타나는 질환이다. 특징적으로 과분엽중성구(hypersegmented neutrophil)가 나타난다.

가. 비타민 B_{12} 결핍빈혈

비타민 B_{12}는 체내에서 합성되지 않으므로 음식을 통해 섭취해야 한다. 음식에 포함된 비타민 B_{12}는 침샘에서 분비되는 코발로필린(cobalophilin)과 결합체를 형성하고, 이 결합체가 십이지장에 도달하면 췌장 효소에 의해 비타민 B_{12}가 코발로필린(cobalophilin)으로부터 유리되면서 위점막의 벽세포(parietal cell)에서 분비되는 **내인자(intrinsic factor)**와 결합한다. 비타민 B_{12}−내인자 결합체가 회장에 도달하면 상피세포의 내인자수용체와 결합하고 비타민 B_{12}가 흡수된다. 비타민 B_{12}는 트랜스코발라민(transcobalamin)과 결합하여 간과 인체의 여러 장기에 운반된다.

위점막의 벽세포 혹은 내인자에 대한 자가면역반응(autoimmune reaction)으로 비타민 B_{12}의 흡수가 장애되어 발생하는 빈혈을 **악성빈혈(pernicious anemia)**이라고 한다. 악성빈혈의 진단에 도움이 되는 소견은, 빈혈과 혈중 백혈구감소, 말초혈액도말검사상 거대적혈구모세포와 과분엽중성구의 출현, 혈청내 비타민 B_{12}의 감소, 정상 혹은 증가된 엽산수치, 내인자에 대한 자가항체, 비타민 B_{12} 투여 후 신속한 그물적혈구 증가 등이다.

나. 엽산결핍빈혈

엽산은 거의 대부분의 음식에 포함되어 있으며 특히 과일과 채소에 풍부하다. 그러나 조리시 열에 의해 쉽게 파괴된다. **엽산결핍빈혈(folate deficiency anemia)**은 엽산의 섭취감소 혹은 임신 등으로 요구량이 증가하여 발생한다.

③ 재생불량빈혈

재생불량빈혈(aplastic anemia)은 골수의 조혈줄기세포의 결함으로 범혈구감소증(pancytopenia)이 생기는 질환으로(그림 10-2), 남녀노소 모두에서 나타날 수 있다. 약제 및 화학약품, 방사선, 바이러스 감염, DNA 손상 후 수복과정 혹은 telomerase의 유전적 이상 등에 의해 발생하며, 약 반수에서는 분명한 원인을 알 수 없다. 빈혈에 의해 이차적으로 지방간이 나타나며 과립구와 혈소판의 감소로 세균감염과 출혈이 잘 발생한다. 적혈구의 크기와 염색성은 정상이다. 다른 유형의 빈혈과 달리 그물적혈구증가증과 비장비대는 없다.

(3) 적혈구의 파괴증가에 의한 빈혈(용혈빈혈)

적혈구의 정상적인 수명은 120일 정도이다. 유전적인 결함 혹은 환경적인 요인에 의해 적혈구가 정상적인 수명 전에 파괴되어 나타나는 빈혈을 **용혈빈혈(hemolytic anemia)**이라고 한다. 용혈빈혈의 공통된 특징은 적혈구 파괴속도의 증가, 적혈구계 세포의 보상성 증식과 이에 동반되는 **그물적혈구증식증(reticulocytosis)** 그리고 적혈구 파괴 산물의 체내축적 등이다. 적혈구의 파괴는 혈관 내에서 생기기도 하고(**혈관내용혈, intravascular hemolysis**), 혈관 밖에서 발생하기도 한다(**혈관외용혈, extravascular hemolysis**). 혈관외용혈이 혈관내용혈보다 더 흔하다. 혈관외용혈은 손상된 혹은 면역학적 기전에 의해 변형된 적혈구가 간과 비장 등의 망상내피계(reticuloendothelial system)의 포식세포에 의해 파괴되어 발생한다. 혈관외용혈이 장기간 지속되면 빈혈, 황달과 담석(gallstone)이 나타나고 비장이 커진다. 혈관내용혈은 심장의 인공판막 혹은 미세순환계의 혈전에 의해 적혈구가 기계적인 손상을 받거나, 생화학적 혹은 물리적 인자에 의해 적혈구막이 손상될 때 발생한다. 혈관내용혈의 결과 빈혈, 혈색소혈증(hemoglobinemia), 혈색소뇨증(hemoglobinuria), 황달(jaundice)이 나타난다. 만성적인 용혈빈혈에서 여분의 철이 체내에 축적되어 전신성 혈철소증(systemic hemosiderosis)이나 이차적 혈색소침착증(secondary hemochromatosis)을 일으킬 수도 있다.

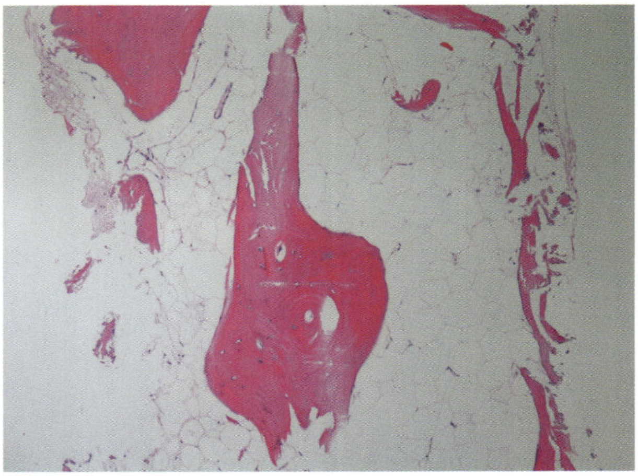

그림 10-2 재생불량빈혈(aplastic anemia)
골수 생검에서 심한 조혈세포의 수적감소가 관찰된다.

2) 적혈구증가증

순환혈액 내 적혈구의 수와 혈색소 농도가 정상보다 유의하게 증가한 병적 상태를 **적혈구증가증(polycythemia)**이라고 한다. 혈장 양 감소에 따른 상대적 적혈구증가증과 전체 적혈구의 양이 실질적으로 증가한 절대적 적혈구증가증이 있다. 상대적 적혈구증가증은 탈수를 일으키는 다양한 원인 즉, 장기간의 구토, 설사 혹은 이뇨제의 과다한 사용 등으로 올 수 있다. 절대적 적혈구증가증은 골수줄기세포의 비정상적 증식에 의한 원발성 적혈구증가증(primary polycythemia)과 적혈구형성인자의 증가에 의한 속발성 적혈구증가증(secondary polycythemia)으로 나눈다.

3. 출혈 장애

출혈성 장애(bleeding disorders)란 저절로 혹은 경미한 손상 후 비정상적으로 과도하게 출혈을 일으키는 질환을 말한다. 출혈성 장애를 가진 환자를 진단할 때 도움이 되는 검사는 혈소판 수(정상 150,000~450,000/mm^3), 출혈시간(bleeding time), 프로트롬빈시간(prothrombin time, PT), 부분트롬보플라스틴시간(partial thromboplastin time, PTT)이 있다. 출혈시간은 국소적인 혈관 손상에 대한 혈소판의 반응을 보는 방법으로 정상적으로 2~9분이다. 출혈성 장애는 혈관의 취약성 증가, 혈소판의 수적 감소 혹은 기능적 이상, 응고 기전의 이상 등에 의해 발생한다.

1) 혈관의 취약성 증가

심한 비타민 C결핍, 전신성 아밀로이드증, 장기간의 글루코코르티코이드(glucocorticoid) 사용, 결합조직을 침범하는 유전질환, 미생물 혹은 과민반응에 의한 혈관염 등에서 혈관벽의 취약성이 증가한다. 피부나 점막에 점출혈(petechia) 혹은 자색반성 출혈을 보인다. 혈관벽 자체의 문제로 발생하기에 혈소판 수, 출혈시간 그리고 응고시간(PT, PTT)은 정상이다.

2) 혈소판 수 혹은 기능의 감소

정상인의 혈소판 수는 150,000 – 300,000/μL이며, 일반적으로 혈소판 수가 100,000/μL이하일 때 **혈소판감소증(thrombocytopenia)**이라고 한다. 혈소판 수가 20,000~50,000/μL이면 외상 후 출혈의 위험이 증가하고 20,000/μL이하이면 외상없이도 자연적인 출혈이 발생한다. 혈소판감소증의 주된 원인은 혈소판의 생산 감소, 파괴 증가, 비장내 격리, 혹은 대량수혈 후 혈액희석 등이다. 피부, 위장관 및 요로 점막에 점출혈, 자색반성 출혈이 나타나고 중추신경계에 출혈이 발생한다. 또한 혈소판 수가 정상이더라도 혈소판의 기능이 저하되면 비정상적 출혈이 나타날 수 있다. 혈액의 응고시간(PT, PTT)은 정상이나 출혈시간이 길어진다.

(1) 특발혈소판감소자색반병

특발혈소판감소자색반병(idiopathic thrombocytopenic purpura, ITP)은 면역학적 기전에 의해 혈소판의 파괴가 증가되는 질환이다. 급성형은 소아에서 바이러스 감염 후에 흔히 발병하고, 만성형은 20~40세의 여성에서 나타난다. 환자는 쉽게 멍이 들며, 코피, 잇몸 출혈을 보이고 경한 외상에도 출혈이 잘 된다.

(2) 혈전저혈소판혈증자색반병

혈전저혈소판혈증자색반병(thrombotic thrombocytopenic purpura)은 발열, 혈소판감소증, 미세혈관병용혈빈혈(microangiopathic hemolytic anemia), 일시적인 신경학적 장애 및 신장기능상실을 특징으로 하는 질환이다. 이 질환은 전신의 미세혈관 내에 혈전이 광범위하게 형성되는 것으로 시작한다. 혈전형성으로 혈소판감소증이 오고, 혈전에 의한 미세혈관의 폐쇄로 용혈빈혈이 생긴다. ADAMTS13은 금속단백분해효소의 하나로 분자량이 큰 von Willebrand factor(vWF) 다중 결합체를 분해하는 역할을 한다. 혈전저혈소판혈증자색반병은 유전적 혹은 후천적 요인에 의해 ADAMTS13이 결핍됨으로써 혈액내 vWF 다중결합체가 축적되어 발생한다.

3) 응고기전의 이상

응고인자의 유전적 혹은 후천적 결핍에 의해 출혈이 발생한다. 후천적 결핍이 더 흔하며 여러 인자가 동시에 결핍된다. 비타민 K는 응고인자 Ⅱ, Ⅶ, Ⅸ, X의 합성에 필수적인 요소이고, 간은 여러 응고인자가 합성되는 장기이다. 따라서 비타민 K가 결핍된 경우 또는 중증의 간질환에서 출혈이 잘 동반된다. 응고인자의 유전적인 결손에 의한 질환은 드문 편이며, 대표적으로 폰 빌레브란트 병(von Willegrand disease)와 **혈우병(hemophilia)** 등이 있다.

4) 파종혈관내응고

파종혈관내응고(disseminated intravascular coagulation, DIC)는 혈액응고계의 비정상적인 활성화로 전신의 미세혈관에 혈전이 형성되고, 혈소판과 혈액응고인자의 소진으로 인해 이차적으로 출혈성 소인이 나타나는 병변이다. 파종혈관내응고는 감염질환, 산과적 합병증, 악성종양, 심한 조직손상 등이 있을 때, 순환혈액으로 조직인자(tissue factor) 혹은 트롬보플라스틴성 물질이 유리되거나 혹은 광범위한 혈관내피세포의 손상으로 인해 발생한다. 임상적으로 조직의 허혈성 손상과 관련된 증상이 나타나고 미세혈관병증용혈빈혈, 호흡곤란, 신경장애 및 신장 장애가 나타날 수 있다.

4. 백혈구질환

백혈구질환은 크게 **백혈구감소증(leukopenia)**과 **백혈구증가증(leukocytosis)**으로 구분하고, 증식질환은 반응성증식과 종양성증식으로 구분한다.

1) 비종양성 백혈구질환

(1) 백혈구감소증

일반적으로 백혈구감소증은 과립구 감소에 의해 나타난다. 혈중 전체 백혈구가 1,000/μL 이하로 감소되며, 원인은 골수침범 종양이나 약제에 의해 골수에서 과립구의 생산이 감소하거나 조직이나 말초혈액에서 빨리 제거되는 경우에 발생한다. **중성구감소증(neutropenia)**을 보이는 환자는 세균 혹은 진균감염에 매우 취약하다. 중성구감소증이 심한 경우를 **무과립구증(agranulocytosis)**이라고 한다. **림프구감소증(lymphopenia)**은 중성구감소증보다 발생빈도는 더 낮으며 선천면역결핍질환이나 후천적인 면역결핍 상태와 관련하여 발생한다. 후천면역결핍증후군(acquired immune deficiency syndrome, AIDS)과 코르티코스테로이드 치료는 후천적으로 면역기능을 약화시키는 대표적인 경우이다.

(2) 백혈구증가증

백혈구증가증은 염증을 유발하는 다양한 질환에서 발생하며, 증가된 백혈구의 종류에 따라 **중성구증가증(neutrophilia)**, **호산구증가증(eosinophilia)**, **호염기구증가증(basophilia)**, **단핵구증가증(monocytosis)**, **림프구증가증(lymphocytosis)**으로 세분한다. 화농성세균감염 혹은 심근경색과 같은 조직괴사에서 중성구증가증이 보이고, 알레르기질환(기관지 천식), 기생충 감염, 약물반응 및 일부 악성종양에서 호산구가 증가된다. 결핵 등 만성 감염에서는 단핵구증가증이, 바이러스 감염 및 만성적인 면역학적 반응에서 림프구증가증이 동반된다. 호염기구증가증은 드물다.

2) 백혈구의 종양성 증식

(1) 백혈병과 골수증식질환

골수계종양은 조혈전구세포(hematopoietic progenitor cells)에서 기원하는 종양으로 일차적으로 골수를 침범하고 드물게 림프절, 간, 및 비장을 침범하기도한다. 종양세포의 증식으로 인해 골수내 정상조혈과정이 억제되고 그로 인한 임상 증상이 나타난다. 골수계종양은 **급성골수백혈병(acute myelogenous leukemia, AML)**, **골수증식질환(myeloproliferative disorder)**, **골수형성이상증후군(myelodysplastic syndrome)**으로 나누어진다. 세 질환군은 같은 조혈전구세포에서 기원하였기 때문에 서로 밀접하게 연관되어 있다. 만성골수증식질환과 골수형성이상증후군은 종종 급성골수백혈병으로 진행하고, 만성골수백혈병은 급성림프모구성백혈병(acute lymphoblastic leukemia)으로 전환되기도 한다.

① 급성골수백혈병

다양한 유전학적 이상에 의해 골수계 세포의 발달이 초기단계에서 차단되어, 미성숙 골수세포 즉 골수 모세포(myeloblast)가 골수에서 증식하는 조혈전구세포기원의 악성종양이다. 모세포는 과립구, 적혈구, 단핵구 혹은 거대핵세포의 분화를 보이며 골수를 넘어 말초혈액을 따라 순환한다. 급성골수백혈병은 종양세포의 형태, 조직화학적 특징, 면역표현형(immunophenotype), 핵형(karyotype)에 따라 분류한다. 새로운 WHO분류법에서는 급성골수백혈병을 특정 유전적 변이와 관련된 급성골수백혈병, 골수형성이상 후 병발하거나 골수형성이상의 특징을 동반한 급성골수백혈병, 치료와 관련된 급성골수백혈병 및 기타 비특이적 급성골수백혈병 등으로 분류한다.

급성골수백혈병으로 진단하려면 정의상 골수모세포 혹은 골수세포(promyelocyte)가 골수내 세포성분의 20%이상을 구성하여야한다. 골수모세포는 핵의 염색질이 섬세하며, 3~5개의 핵인을 가지고, 세포질에는 아주르친화성 과립(azurophilic granules)이 있다. 골수모세포 중 특히 풋과립구(progranulocytes)의 세포질에서는 붉은 색의 막대모양의 구조물(아우어 막대, Auer rods)이 관찰된다. Auer rods는 종양성 골수모세포에만 관찰되므로 진단적인 가치가 있다. 과립구 분화를 보이는 세포들은 특징적으로 **골수세포형과산화효소(myeloperoxidase)**에 대한 면역조직화학염색 양성이다.

급성골수백혈병은 어느 연령층에서나 발생하나 60세 이후에 가장 많이 발생한다. 정상조혈이 억제되어 적혈구, 과립구, 혈소판이 감소하는 범혈구감소증이 나타난다. 환자는 쉽게 피곤하고 창백하며 감염 및 출혈에 취약하다. 급성골수백혈병은 전반적으로 예후가 좋지 않으나 동종골수이식(allogenic bone marrow transplantation)으로 생존율이 많이 개선되고 있다.

② 만성골수증식질환

성숙된 혈구로의 분화능력을 가진, 골수전구세포(myeloid progenitor)의 종양성 증식에 의한 질환군으로 말초혈액에서 한 종류 이상의 분화된 혈구의 수가 증가한다. 종양세포가 림프조직에 파급되어 간·비장비대와 경도의 림프절비대가 동반된다. 정상적으로 성장인자에 의해 활성화되는 조혈세포의 신호체계가, 돌연변이로 증가한 티로신 활성효소에 의해 무분별하게 자극되어, 골수세포의 성장과 생존이 비정상적으로 증가하기 때문에 발생한다.

이 질환군에는 만성골수백혈병(chronic myelogenous leukemia), 진성적혈구증가증(polycythemia vera), 일차골수섬유증(primary myelofibrosis), 본태혈소판증가증(essential thrombocythemia)이 포함된다.

가. 만성골수백혈병

만성골수백혈병(chronic myelogenous leukemia, CML)은 전체 백혈병의 15~20%를 차지한다. 만성골수백혈병 환자는 특징적으로 BCR−ABL 융합 유전자를 가지며 BCR−ABL 융합 유전자의 95%은 9번 염색체의 ABL 유전자가 22번 염색체의 BCR 유전자부근으로 이동 · 융합하여 생성된다. 이렇게 변형된 22번 염색체를 **필라델피아염색체(Philadelphia, Ph염색체)**라고 한다. Ph염색체는 다른 만성 골수증식성 질환으로부터 만성골수백혈병을 구분 짓는 중요한 특징이다. 다만, Ph염색체가 성인에서 발생하는 급성백혈병의 일부에서도 관찰된다는 점을 진단시 고려하여야 한다. 말초혈액에서 백혈구가 100,000 cells/μL이상으로 증가한다. 순환하는 혈구의 대부분은 과립구성 백혈구이며, 혈소판, 호산구 및 호염기구도 증가한다. 골수모세포가 말초혈액에 관찰되나 5%미만이다. 골수는 과립구성 혹은 거대핵세포성 전구세포의 증식으로 인해 세포밀도가 증가한다. 비장은 골수외 조혈작용으로 비대해진다. 만성골수백혈병은 감염, 만성염증 등에 의해 과립구가 과도하게 증가하는 **백혈병성반응(leukemoid reaction)**과 감별을 요한다. 만성골수백혈병에서는 Ph염색체가 양성이고 혈중 leukocyte alkaline phosphatase(LAP)는 감소된다.

만성골수백혈병은 25~60세 사이의 성인에서 발생하고, 호발연령은 30대와 40대이다. 초기 증상이 비특이적이고 경과는 서서히 진행한다. 심한 비종대가 관찰되기도 한다. 환자는 치료를 하지 않아도 평균 3년 정도 생존하나 궁극적으로 급성백혈병과 유사한 모세포발작(blast crisis) 상태로 진행한다. 가장 효과적인 치료법은 골수이식이다.

③ 골수형성이상증후군

골수형성이상증후군(myelodysplastic syndrome)은 병인이 아직 확실하지 않은 질환군으로 조혈줄기세포에 다단계의 유전변이가 생기며 이로 인해 조혈모세포 및 조혈세포의 성숙 장애가 발생하여 말포혈액에서 범혈구감소증이 나타난다. 대부분 60세 이상에서 발생하며, 혈구세포 감소에 따른 감염, 출혈증상이 나타난다. 항암요법이나 방사선치료 후에 병발하기도 한다.

(2) 형질세포골수종 및 형질세포관련 질환

형질세포골수종(plasma cell myeloma, multiple myeloma)을 포함한 형질세포질환(plasma cell dyscrasias)은 형질세포기원의 종양으로 단세포군으로 증식한 형질세포에 의해 완전한 혹은 불완전한 면역글로불린을 다량 분비한다. 혈청에 한 종류의 면역글로불린이 과량으로 존재하므로 단클론성 감마글로불린병증(monoclonal gammopathy)라고도 부르며, 관련된 면역글로불린을 M단백(M component)이라고 한다. 이 질환군에는 형질세포골수종, 단일형질세포종(solitary plasma cell myeloma), 의의가 불확실한 단세포군감마글로불린혈증(monoclonal gammopathy of undetermined significance), 발덴스트롬 마크로글로불림혈증(Waldenstrom macroglobulinemia), 아밀로이드증(amyloidosis)이 포함된다.

① 형질세포골수종

형질세포골수종은 형질세포의 악성 종양이며, 가장 흔한 유형이다. 단세포군으로 증식한 형질세포(그림 10-3)가 골수에 축적되어 골격계에 다발성의 골용해성 병소(osteolytic lesion)를 특징적으로 형성한다. 방사선학적으로 뼈의 일부를 파낸 듯, 뚫린 듯한 결손(punched out defect)으로 나타난다. 골동통(bone pain)과 병적 골절이 초래되고 혈중 칼슘치가 증가한다. M단백은 60%에서 IgG이고, 20~25%에서 IgA이며, IgM, IgD 혹은 IgE인 경우는 드물다. 나머지 15~20%에서는 형질세포가 κ 또는 λ 경쇄(light chain)만을 생산한다. κ와 λ 경쇄는 분자량이 적어 소변으로 쉽게 배설되며, 소변내 이들 단백을 **벤스-존스 단백(Bence-Jones protein)**이라 부른다. 환자의 80%에서 혈중 M 성분과 소변내 벤스-존스 단백이 모두 관찰된다. 이 단백이 세뇨관에 침착되어 신장 기능에 장애가 발생한다. 면역글로불린의 경쇄가 변화해 아밀로이드증이 발생하기도 한다. 호발 연령은 50~60세이다.

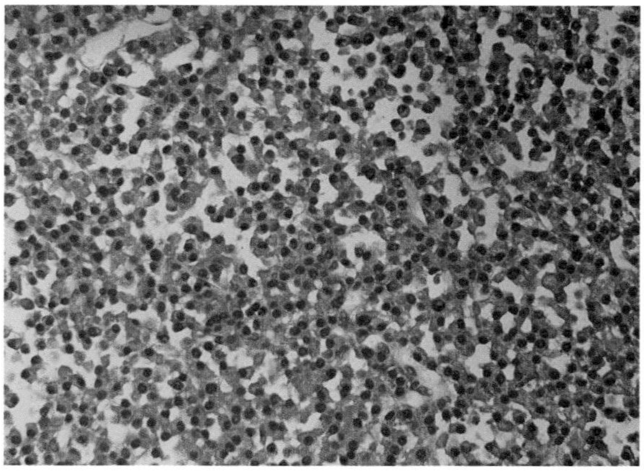

그림 10-3 형질세포골수종
형질세포와 닮은 형태의 종양세포 증식이 관찰된다.

요 약

1. 조혈계는 골수조직과 림프조직으로 구성된다.
2. 정상 성인에서 골수의 세포충실도는 50%이고, 골수계세포와 적혈구계세포의 비는 3:1이다.
3. 빈혈의 발생기전은 출혈, 적혈구 생산저하, 적혈구 파괴증가(용혈성빈혈)이다.
4. 빈혈시 적혈구의 형태학적 분류는 적혈구의 크기와 염색성에 따라 나눈다.
5. 빈혈의 가장 흔한 원인은 철결핍이다.
6. 용혈빈혈은 적혈구 자체의 결함 혹은 적혈구외 인자에 의한 면역학적 반응 혹은 적혈구의 외상으로 발생한다.
7. 골수기능부전 혹은 영양소의 결핍(철, 비타민 B_{12}, 엽산)시 적혈구의 생산이 감소한다.
8. 출혈성 장애는 혈관의 취약성 증가, 혈소판의 수적 혹은 기능적 감소, 응고 기전의 이상에 의해 발생한다.
9. 파종혈관내응고는 감염질환, 산과적 합병증, 악성종양, 심한 조직 손상으로 인해 순환혈액으로 조직인자 혹은 트롬보플라스틴 물질이 유리되거나 혹은 광범위한 혈관내피의 손상으로 인해 발생한다.
10. 골수계 종양은 급성골수백혈병(AML), 만성골수증식질환, 골수형성이상증후군으로 분류한다.
11. 골수계종양은 일차적으로 골수에서 발생하고 드물게 이차적으로 림프조직을 침범한다.
12. 골수내 종양의 증식에 의해 정상조혈이 억제된다.
13. 급성골수백혈병에서 골수계 모세포 혹은 promyelocyte는 골수내 세포성분의 20%이상을 차지한다.
14. 골수모세포는 아주르친화성 과립과 Auer rod를 가진다. 만성골수백혈병은 특징적으로 BCR-ABL 융합유전자를 가지고 있다.
15. 형질세포골수종은 골수가 종양성 형질세포로 대치된다. 종양세포에 의해 과량의 면역글로불린(M성분)이 생산되며 소변에 벤스-존스 단백이 관찰된다.
16. 형질세포골수종은 골격계에 다발성의 골용해성 병소를 형성하고 혈중 칼슘이 증가하며, 병적골절이 나타난다.

Ⅱ. 림프계 질환

1. 림프절의 정상 구조와 기능

정상 림프절은 피질, 곁피질, 수질 등 세 부분으로 나누어진다. 피질과 수질은 림프구지역으로 체액면역반응에 관여한다. 곁피질은 피질과 수질 사이에 위치하고 T-림프구로 구성되어 있으며 세포매개면역에 관여한다. 감염과 비세균성 염증성 자극이 생기면 혈중 백혈구 수의 증가를 가져올 뿐만 아니라 림프절을 침범한다. 즉, 외부 항원과의 면역 반응이 생겨 림프절이 커지게 된다.

2. 림프절의 양성 질환

1) 급성 비특이성 림프절염

급성 염증이 생기면 병소 주변의 국소 림프절이 커지게 된다. 전신적 세균 또는 바이러스 감염이 되면 전신적으로 나타나기도 한다.

2) 림프절의 반응성 증식

림프절은 여러 자극인자에 반응하여 소포 증식, 곁피질 림프절 증식과 정맥동 조직구 증식의 소견을 보인다. 자극인자로는 바이러스 감염, 천연두(smallpox), 백신접종, 종양에 대한 면역반응 등이 있다.

3) 림프절의 기타 양성질환

(1) 육아종성 염증(granulomatous inflammation)

육아종을 형성하는 결핵, 각종 감염질환, 이물질에 의한 이차적인 반응, 호지킨병, 악성 림프종 및 전이 암종에 의하여 림프절 내에서 발생할 수 있다.

(2) 아급성괴사림프절염(subacute necrotizing lymphadenitis, Kikuchi's lymphadenitis)

30대 이전의 여자에서 호발하며 주로 목의 림프절에 발생한다. 서구에서보다 아시아에 흔하다. 발열 등의 전신증상을 동반할 수도 있다. 림프절의 구조는 부분적으로 유지되지만 부피질에 광범위한 괴사 병터가 관찰된다.

3. 악성 림프종

악성림프종은 림프조직에 속하는 세포, 즉 림프구와 그 전구세포의 악성 종양이며, 백혈병과 달리 종괴를 형성하는 림프구 종양이다. 악성 림프종은 호지킨림프종과 비호지킨림프종으로 분류한다(표 10-3). 호지킨림프종은 특징적인 종양세포가 관찰되고 임상소견과 치료방법이 비호지킨림프종과 많은 차이를 보인다. 우리나라에서 악성 림프종은 비호지킨림프종이 대부분이며 호지킨림프종은 약 5%에 불과하지만 서양에서는 약 40%를 차지한다. 호지킨림프종은 대부분 림프절에서 발생하나 비호지킨림프종의 1/3은 림프절 외의 장기에 발생하며 악성 림프종은 백혈병과 달리 종괴에 의한 증상을 나타낸다.

1) 비호지킨림프종

비호지킨림프종(non-Hodgkin lymphoma)은 림프구 종양으로서 B 세포, T 세포, 또는 NK 세포에서 기원한다. 림프절에 많이 발생하며 간, 비장, 위 등 림프절 외의 장기에도 발생하며 압통이 없고 고무공 정도의 경도를 지닌 종괴를 형성한다. 모든 림프종은 악성 종양이지만 진행이 더딘 종양과 진행이 빨라 치명적인 종양까지 임상양상은 매우 다양하다. 대부분의 림프구 종양에서 악성 림프종과 백혈병의 구분이 가능하지만 일부의 종양에서 구분이 명확하지 않은 경우가 있으며 이런 경우 백혈병/림프종으로 진단한다.

악성 림프종은 하나의 질환이 아니라 각각 다른 특성을 가진 많은 종양의 집합이며 그 종류에 따라 매우 다양한 임상양상을 보인다. 따라서 과거부터 세계 각국에서 다양한 악성 림프종 분류법이 사용되어 왔다. 2002년에 세계보건기구(WHO) 분류법이 발표되었고, 2008년, 2016년 개정을 거쳐 현재 널리 사용되고 있다. WHO 분류법은 림프 종양을 세포의 기원에 따라 호지킨병과 비호지킨병으로 나누고 비호지킨병을 다시 ① 전구 B-세포 종양, ② 성숙 B-세포종양, ③ 전구 T-세포종양, ④ 성숙 T-세포와 NK세포종양으로 분류하였다(WHO classification, 표 10-3).

(1) 전구세포종양

① 림프모구백혈병/림프종

림프모구백혈병/림프종(lymphoblastic lymphoma/leukemia)은 미성숙 림프구인 림프모구가 증식하는 종양이며 세포의 기원에 따라 B-세포 또는 T-세포로 분류한다. 주로 소아와 청년기에 발생하며, 가슴샘 종괴와 목림프절 비대로 나타난다. 어린이 림프종의 40%, 성인 비호지킨림프종의 4%를 차지한다. 대부분의 환자는 수일 내지 수주만에 갑자기 발병하며 발열 등의 전신 증상과 함께 림프절 비대, 비장비대가 동반된다. 종양세포인 림프모구는 주간 크기로 균일하며 성장속도가 빨라 유사분열을 많이 관찰할 수 있으며 terminal deoxynucleatidyl transferase(TdT)가 발현된다. 진행속도가 매우 빠르며 조기에 골수로 퍼져 혈액과 뇌막을 침범한다. 최근에는 화학요법으로 소아의 경우 95%는 완전완화되고 80%는 치유되지만 성인의 경우는 50% 미만에서 치유된다.

표 10-3 악성림프종의 WHO 분류 (2016)

전구 림프구종양	말초 B세포 종양
B세포 림프모구백혈병/림프종	T세포 전림프구백혈병
T세포 림프모구백혈병/림프종	T세포 대과립림프구백혈병
말초 B세포 종양	악성NK세포백혈병
B세포 만성림프구백혈병/림프종	소아의 전신 EBV양성 T세포림프종
B세포 전림프구백혈병	성인 T세포림프종/백혈병
비장변연부B세포림프종	림프절외 NK/T세포림프종, 코형
털세포백혈병	장병증 T세포림프종
비장B세포림프종/백혈병	간비장 T세포림프종
림프형질세포림프종/발덴스트롬마크로글로불린혈증	피하지방염모양 T세포림프종
의의가 불확실한 단세포군 감마글로불린혈증	균상식육종
중쇄병	세자리증후군
형질세포골수종	일차피부CD30양성 T세포증식질환
형질세포종	일차피부감마델타 T세포림프종
림프절외변연부 B세포림프종(MALT림프종)	말초 T세포림프종, 비특이형
림프절변연부B세포림프종	혈관면역모구 T세포림프종
소포림프종	소포 T세포림프종
외투세포림프종	역형성 큰세포림프종, ALK 양성
광범위큰B세포림프종, 비특이형	역형성 큰세포림프종, ALK 음성
T세포풍부 광범위큰B세포림프종	
일차성 신경계 광범위큰B세포림프종	호지킨림프종
일차성 피부 광범위큰B세포림프종	결절림프구풍부형호지킨림프종
EBV양성 광범위큰B세포림프종	전형적호지킨림프종
만성염증과 연관된 광범위큰B세포림프종	결절경화형 전형적호지킨림프종
림프종모양육아종증	림프구풍부형 전형적호지킨림프종
일차성 종격동 광범위큰B세포림프종	혼합세포형 전형적호지킨림프종
혈관내 광범위큰B세포림프종	림프구감소형 전형적호지킨림프종
ALK양성 광범위큰B세포림프종	
형질모구림프종	
일차삼출림프종	
HHV양성 광범위큰B세포림프종	
버킷림프종	

(2) 성숙 B-세포종양

① 만성림프구백혈병/소림프구림프종

만성림프구백혈병(chronic lymphocytic leukemia, CLL)은 한국 등 아시아에서는 드문 종양이나 서양에서는 가장 흔한 백혈병으로 60세 이상에서 흔히 발생하며 비특이적 임상 증상을 보인다. 림프절 비대가 있으며 림프구 증가나 골수 침범에 의한 혈구감소증이 없으면 소림프구림프종으로 진단한다. **소림프구림프종(small lymphocytic lymphoma, SLL)**은 항원에 자극을 받지 않은 B-세포에서 기원하는 B-세포 종양으로, 모든 비호지킨림프종의 약 4%를 차지한다. 발병 기전은 밝혀져 있지 않으며 예후는 임상병기에 따라 다르지만 평균 4-5년 생존한다.

② 소포림프종

소포림프종(follicular lymphoma)은 한국인에서는 약 3%로 드물게 나타나지만 서구에서는 성인 림프종의 20%를 차지하는 흔한 종양이다. 대부분 중년에 발생하며 20세 이전에는 드물다. 약 90%에서 t(14:18)이 발견되며 BCL2가 과표현되어 과표현된 BCL2가 소포세포의 세포자멸을 억제하여 림프종이 발생한다. 병리소견은 림프구의 결절성 증식이 특징이다. 주증상은 림프절비대이며 진단 후 평균 수명은 7-9년이다.

③ 외투세포림프종

외투세포림프종(mantle cell lymphoma)은 림프소포의 외투층 림프구에서 유래하는 종양이다. 우리나라에서는 비호지킨림프종의 약 2.4%를 점유하는 종양으로 중년 또는 노년의 남자에서 호발한다. 발병 당시 이미 림프절, 비장, 골수 등에 퍼져 있는 경우가 많다. 위장관을 침범하는 경우 종양세포가 많은 폴립을 형성하는 특이한 성장양태를 보여 림프종양 폴립증(lymphomatoid polyposis)이라고 부른다. t(11:14)에 의한 사이클림 D1의 과발현이 중요한 병인이다. 치료 후 경과는 좋지 않은 편이다.

④ 림프절외 점막연관림프조직의 변연부B세포림프종

사람의 점막에는 외부로부터 개체를 보호하기 위해 점막 관련 림프조직이 후천적으로 형성되어 면역기능을 수행하게 된다. 위에도 헬리코박터 필로리(Helicobacter pylori, H. pylori)에 감염되면 점막 관련 림프조직이 형성되는데 이와 같은 점막 관련 림프조직과 비슷한 조직소견을 보이는 림프종이 위를 비롯한 림프절 외 장기에 생겼을 때 이들을 **점막관련림프종(MALToma, MALT 림프종)**이라고 부른다. 위에서 가장 많이 발생하고 갑상샘, 침샘, 눈, 피부 등 각종 장기에 발생한다. 대부분 성인에서 발생하며 자가면역질환이 있는 여자의 갑상샘과 침샘에서 호발한다. 위점막에서는 헬리코박터 필로리균과 관련이 있어서 균에 대한 치료 후에 변연부B세포림프종이 치료되기도 한다. 대부분 환자의 예후는 좋은 편이다.

⑤ 광범위큰B세포림프종

광범위큰B세포림프종(diffuse large B cell lymphoma)은 가장 흔한 유형으로 우리나라 비호지킨림프종의 약 40%를 차지한다. 평균 발생연령은 60세이나 소아나 청장년에도 흔히 발생한다. 빨리 성장하는 림프절 비대 또는 위장관, 피부, 뇌 등 림프절 외 장기의 종괴로도 발현된다. 이 종양은 일차성으로 발생하기도하고, 다른 종류의 림프종에서 형질전환을 거쳐 발생하기도 한다. 면역결핍증후군이나 다른 면역 저하 상태의 환자에게서 발생하는 경우는 Epstein-Barr virus(EBV)가 검출된다. 병리소견은 림프구보다 4-5배 큰 세포가 광범위 증식을 보인다(그림 10-4). 최근에는 적극적인 항암요법으로 60-80% 환자는 완전관해 되고 40-50%는 완치된다.

⑥ 버킷림프종

버킷림프종(Burkitt lymphoma)은 어린이 또는 젊은 성인에서 호발한다. 사람의 종양 중 가장 빨리 자라는 종양이라고 알려져 있을 만큼 성장속도가 빠르다. 아프리카의 일부에서는 유행성으로 나타나며, 상악 또는 하악을 흔히 침범한다. 치료하지 않으면 매우 빨리 진행하는 치명적인 질환이나 최신의 항암요법으로 완치를 기대할 수 있다.

(3) 성숙 T세포 종양

① 말초T세포림프종, 비특정형

말초 T세포의 종양으로 비호지킨림프종의 약 7%를 차지한다. 성인에 잘 생기며 전신 림프절 비대와 발열, 체중감소를 보인다. 임상적으로 경과가 나쁜 종양으로 조직학적 악성등급이 비슷한 B세포 림프종에 비해 재발률이 높다.

② 균상식육종(mycosis fungoides)과 세자리 증후군(Sezary syndrome)

피부의 T세포 림프종(cutaneous T-cell lymphoma)에 속하는 질환군으로서 피부를 침습하는 것이 특징이다.

2) 호지킨림프종

호지킨림프종(Hodgkin lymphoma)은 젊은 성인의 목림프절에 호발하는 림프종으로 서양에서는 흔한 림프종이지만 우리나라에서는 약 5%에 불과하다.

호지킨림프종의 특징은 다음과 같다.

- 병리학적으로 리드-스턴버그 세포(Reed-Sternberg cell)라고 불리는 독특한 종양 거대 세포가 여러 종류의 반응성 염증세포들과 혼재되어 출현한다.
- 임상적으로는 감염질환에서처럼 발열 등의 전신 증상이 나타난다.

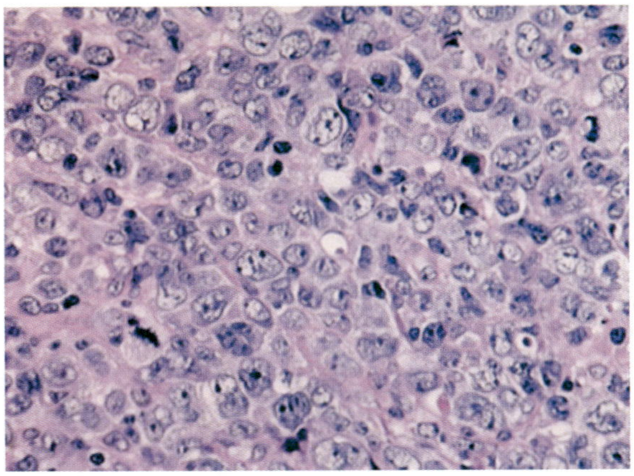

그림 10-4 광범위 B세포림프종

- 대부분 림프절에서 발생하며 인접한 림프절로 순서에 따라 확산된다.
- 비호지킨림프종과 달리 병의 말기에도 백혈병성 전환을 일으키지 않는다.

비호지킨림프종에 비해 발생빈도가 현저히 낮으며, 임상적으로 청년기와 노년기에 주로 발생하는데 무통성의 림프절 종대가 나타나며 호발부위는 경부 림프절(60%), 겨드랑 림프절(20%), 서혜부와 대퇴부 림프절(15%) 순이다. 호지킨림프종의 발생 원인은 아직 알려져있지 않으나 약 50%에서 Epstein-Barr virus(EBV)가 관련이 있을 것으로 생각된다. 호지킨병에서 특징적으로 관찰되는 종양세포는 리드-스턴버그 세포로서 직경 20~40 μm로 크고, 세포질이 풍부하다. 특징적인 것은 2개의 핵이 서로 대칭되게 마주보고 있어(mirror image) 각각의 핵이 붉게 염색된 큰 핵소체를 가져 마치 올빼미 눈 같은 양상을 보인다(그림 10-5).

호지킨림프종은 WHO 분류에서 결절림프구풍부형 호지킨림프종, 혼합세포형 전형적호지킨림프종, 결절경화형 전형적호지킨림프종, 림프구풍부형 전형적호지킨림프종, 림프구감소형 전형적호지킨림프종으로 구분한다. 우리나라에서는 혼합세포형이 가장 흔하며, 림프구감소형은 다른 형태에 비해 드물고 예후도 나쁘다. 조직학적 유형보다는 종양의 병기가 가장 중요한 예후인자이며, 병기 분류는 Ann Arbor 병기기준을 따른다. 치료는 화학요법을 시행하며 낮은 병기에서는 5년 생존율이 100%에 가깝다.

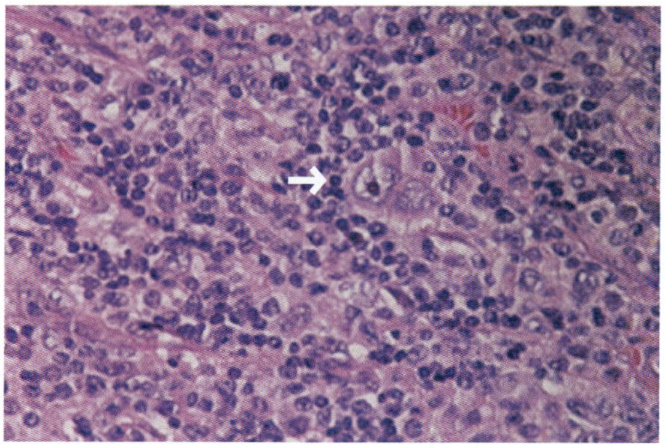

그림 10-5 호지킨림프종
전형적 리드-스턴버그(Reed-Sternberg)세포(화살표)가 반응성 각종 염증세포 사이에 보인다.

요 약

1. 정상 림프절은 피질, 곁피질, 수질 등 세 부분으로 나누어진다.
2. 림프절의 양성질환으로 반응성증식, 육아종성 염증, 괴사성 림프절염 등이 있다.
3. 악성림프종은 림프조직에 속하는 세포, 즉 림프구, 조직구 및 그들의 전구체나 유도체의 악성 종양이다.
4. 악성림프종은 임상양상에 따라 크게 호지킨 림프종과 비호지킨 림프종으로 구분한다.
5. 비호지킨 림프종 중 가장 흔한 림프종은 광범위큰B세⊠림프종이다.
6. 변연부 B세포 림프종은 점막 관련 림프조직과 밀접한 관련이 있으며 위에서 발생하는 경우 헬리코박터 필로리균과 연관이 있다.
7. 호지킨 림프종에서는 리드-스턴버그 세포가 관찰된다. 비호지킨 림프종에 비하여 예후가 좋다.

CHAPTER 11

호흡기계

I. 정상 구조 및 생리

1. 정상 구조

폐(lung)는 산소가 풍부한 외부 공기를 흡입하여 혈액내로 공급하고 정맥혈의 이산화탄소를 배출하는 장기이다. 호흡기는 크게 기도부위(비강, 인두, 부비동, 후두, 기관 및 기관지)와 실제 호흡이 이루어지는 폐 실질(폐포와 사이질) 및 호흡기능을 보조하는 부위(가슴곽, 갈비사이근, 횡격막 등)로 나눌 수 있다. 폐는 내장쪽으로는 흉막으로 덮여있으며, 오른쪽 폐는 상엽, 중엽 및 하엽으로 구성되고, 왼쪽 폐는 상엽과 하엽으로 구분된다. 폐의 기도(airway)는 좌우 주기관지로 나누어되며, 점차 직경이 가늘어지며 세기관지(bronchiole)로 이어진다(그림 11-1).

기관과 기관지는 사이사이에 연골이 있으며 이 연골에 의해서 관의 형태를 유지한다. 기관지가 계속 분지되면서 연골판은 점점 작아지는데 세기관지로 분지되면 연골은 없어지게 된다. 세기관지에서 더욱 분지되어 직경 1mm 이하로 더 분지할 수 없게 되면 종말세기관지(terminal bronchiole)라고 부르게 되고, 이 종말세기관지보다 더 바깥쪽은 폐실질인 호흡세기관지 및 폐포관(alveolar duct), 폐포낭(alveolar sac)으로 구성되는데, 1개의 종말세기관지를 중심으로 하는 폐실질을 샘꽈리(acinus) 또는 종말호흡단위(terminal respiratory unit)이라 부르며, 가스교환이 이루어지는 가장 기본적인 단위이다. 폐에는 폐동맥(pulmonary artery)과 기관지동맥(bronchial artery)이 이중으로 분포하며 혈액을 공급한다.

폐실질을 구성하는 폐포관, 폐포낭의 벽은 폐포세포(pneumocyte), 모세혈관(capillary)의 내피세포(endothelial cell)과 이를 지지하는 사이질(intersitium)로 구성되어 있다. 산소와 이산화탄소의 교환은 폐포 내 산소와 모세혈관 내 이산화탄소의 농도 차에 의한 단순확산에 의해 이루어진다(그림 11-2). 폐포세포는 2가지 종류가 있으며, 제1형폐포세포는 폐포 내면을 덮고 있는 납작한 원판형의 세포로 대부분의 폐포 표면을 덮고 있다.

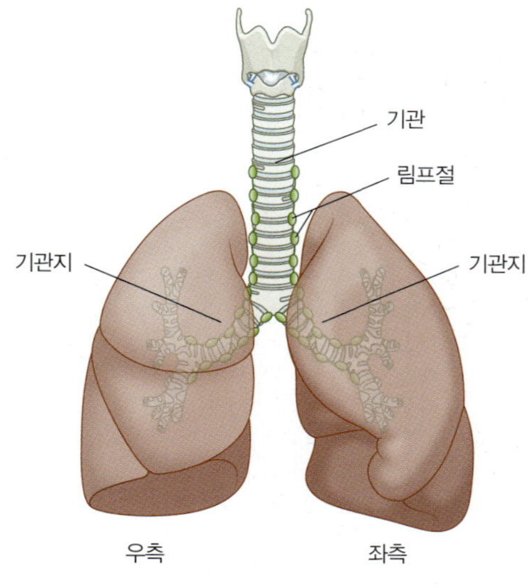

그림 11-1 폐의 해부학적 구조
우측 폐는 세 엽으로, 좌측 폐는 두 엽으로 구성되어 있다. 기관에서 우측 기관지가 좌측 기관지보다 수직으로 분지하고 있다.

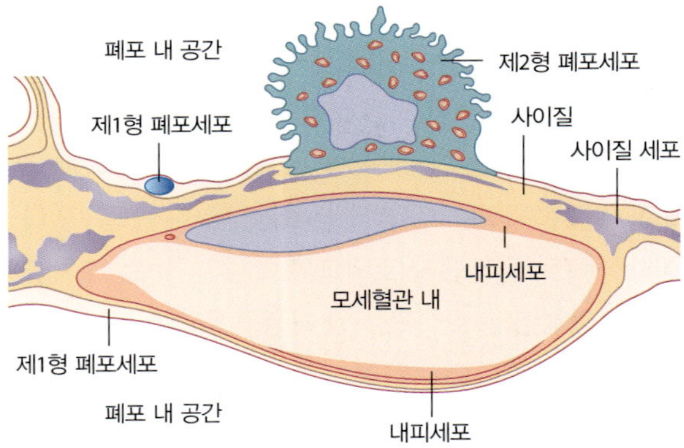

그림 11-2 폐실질의 조직학적 구조

제2형폐포세포는 폐 표면활성물질(surfactant)를 생산한다. 폐의 표면활성물질은 인지질로 구성되어 있는 얇은 막 형태로 존재하며 폐포의 피복세포의 표면장력을 낮추어 폐포가 쪼그라드는 것을 방지한다. 또한 폐포 내에는 방어 기전으로 폐포대식세포(alveolar macrophage)가 존재한다.

2. 폐의 방어 기전

폐에는 인체에 해로운 먼지, 화학물질 및 미생물 등이 포함된 공기가 매일 10,000ℓ이상 흡입된다. 그럼에도 불구하고 정상 폐는 무균상태를 유지하는데, 이는 다음과 같은 청정기전이 있기 때문이다.

1) 비강의 청정작용

기도의 입구에 붙어 있는 먼지는 재채기나 코를 풀어서 제거되고 비강의 후벽에 부착된 먼지(크기 10μm 이상)는 비인두 점막까지 운반되어서 삼키게 된다.

2) 기관-기관지 청정작용

섬모의 연속적인 운동으로 점액층이 폐로부터 구인두(oropharynx) 쪽으로 계속 이동하며 점액에 부착된 먼지(3~10μm)를 객출하든지 식도를 경유하여 삼킨다.

3) 폐포 청정작용

세균 또는 고형성 먼지(1~5μm)가 폐포 내까지 도달하면 폐포대식세포가 먼지를 탐식하여 처리하거나 세기관지를 통하여 밖으로 운반하여 제거한다.

요 약

1. 우측폐는 상엽, 중엽 및 하엽으로 구성되고 좌측폐는 상엽, 하엽으로 구성된다.
2. 폐실질을 구성하는 폐포관(alveolar duct), 폐포낭(alveolar sac)의 벽은 폐포세포(pneumocyte), 모세혈관(capillary)의 내피세포(endothelial cell)과 이를 지지하는 사이질(intersitium)로 구성되어 있다.
3. 폐의 주된 기능은 기도를 통해 폐포로 들어 온 산소와 폐포벽을 관류하는 모세혈관 내 이산화탄소를 교환하는 가스교환이다. 또한 흡입된 공기 중 수많은 화학물질 및 미생물 등의 이물질은 비강, 기관-기관지, 폐포의 여과 또는 청정작용에 의해 제거된다.

Ⅱ. 폐질환의 개요

폐에서 발생하는 질환은 크게 일차성폐감염증으로 발생하는 감염성 질환이 있으며, 다양한 원인에 의해 이차적으로 또는 특발성으로 양측 폐에 광범위하게 병변이 발생하는 광범위폐질환, 다양한 혈관질환 및 종양성 질환이 있다.

일차성폐감염증은 기관지염과 폐렴 등이 있다. 광범위폐질환은 크게 폐쇄폐질환 및 제한폐질환으로 나뉜다. 폐쇄폐질환에는 천식, 만성기관지염, 폐기종, 기관지확장증 등이 속하며, 제한폐질환에는 광범위사이질폐질환과 같이 폐포벽의 결합조직의 염증과 섬유화가 특징인 만성질환이 있다. 광범위사이질폐질환에는 특발성폐섬유증, 비특이사이질폐렴, 사르코이드증, 과민성폐렴 등이 포함된다. 그 외 대기오염이나 직업력과 연관되어 주로 탄분, 규소, 석면, 베릴륨 등과 같은 무기질 물질이 폐에 침착되어 염증과 섬유화를 유발하는 진폐증 역시 폐를 광범위하게 침범할 수 있다.

폐에는 다양한 혈관기원의 질환도 발생하며, 폐동맥색전증 및 경색증, 폐동맥고혈압, 광범위폐출혈증후군 등이 있다. 마지막으로 폐와 기관지에서 발생하는 다양한 양성 또는 악성 종양이 있다. 폐의 원발성 질환 외에도 대부분의 질환의 말기에는 폐를 이차적으로 침범할 수 있다. 이로 인해 폐부종, 무기폐, 기관지폐렴 등은 흔히 나타난다.

Ⅲ. 폐감염증(폐렴)

호흡기계의 감염은 타 장기의 감염보다 매우 흔하게 발생한다. 상기도 감염의 주된 원인은 바이러스로 흔히 감기나 인두염 등의 경한 질환으로 나타난다. 폐에서 발생한 세균, 바이러스, 마이코플라스마, 진균 등의 감염을 폐렴(pneumonia)이라 한다. 폐감염증은 주로 감염된 공기공을 흡인하거나나기 상기도에 있는 병원균이 침범하여 발생한다. 폐렴의 발생은 앞서 살펴본 폐와 기도의 방어기전이 적절히 작동하지 않거나 우리 몸의 면역능력이 저하되었을 때 쉽게 발생한다. 이와 관련된 인자에는 기침반사 감소 또는 억제, 점액섬모 손상, 분비물 축적, 폐포큰포식세포의 포식작용 장애, 폐울혈 및 부종이 있다. 우리 몸의 전반적인 면역을 감소시키는 인자로는 고령, 만성질환, 면역결핍, 면역억제 치료, 백혈구감소증 등이 있다. 폐감염성 질환을 그 원인에 따라 분류하면 다음과 같다.

1. 세균폐렴

세균폐렴은 원인균에 따라 폐렴알균(Pneumococci), 포도알균(Staphylococci), 클렙시엘라(Klebsiella) 균 폐렴 등으로 분류한다. 개체의 반응 양상에 따라서 화농, 출혈 및 섬유소 폐렴 등으로 나눈다. 또한 병변의 형태학적 특징에 따라서 소엽(기관지), 대엽 및 사이질폐렴으로 나눌 수 있다(그림 11-3).

1) 기관지폐렴 또는 소엽폐렴

기관지폐렴(bronchopneumonia)은 폐에 작고 불규칙한 반점상 경화(patchy consolidation)의 형태를 보인다. 소아와 노인에서 잘 발생하며, 심한 만성병을 앓고 있는 경우에 더 잘 발생한다. 흔한 원인균으로는 포도알균, 사슬알균, 폐렴알균, 헤모필루스균, 녹농균 및 대장균 등이 있다. 기관지폐렴이 지속되는 경우 합병증으로 폐농양, 농흉, 화농심막염 등이 발생할 수 있다.

2) 대엽폐렴

대엽폐렴(lobar pneumonia)은 한 엽의 거의 전부 또는 여러 엽이 동시에 급성세균 감염을 받은 상태이다. 소아와 노인에게는 비교적 드물며 80~95%가 폐렴알균의 감염에 의해 발생한다. 대부분 급격하게 발생하며 불쾌감, 오한, 전율, 고열, 흉통 및 녹빛의 객담(rusty sputum)을 동반한다. 대엽폐렴 환자의 20~35%에서는 세균이 혈액을 통해 온 몸으로 전파되는 균혈증을 일으키며, 심각한 합병증인 뇌막염, 세균심내막염, 심낭염 또는 패혈관절염(septic arthritis) 등이 생기기도 한다.

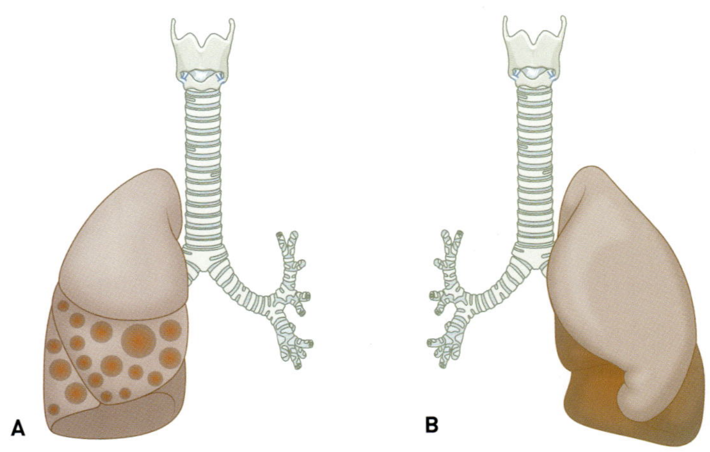

그림 11-3 기관지폐렴와 대엽폐렴 병변의 차이점
기관지폐렴(A)은 종말세기관지를 중심으로 경계가 뚜렷하지 않은 다발성 반점경화로 나타난다. 대엽폐렴(B)은 한 엽 또는 여러 엽의 전체에 병변이 나타난다.

3) 레지오넬라균 폐렴

레지오넬라균은 주로 집, 호텔, 병원 등에 있는 물탱크 속에서 번식하다가 호흡기를 통하여 감염되며, 환기가 잘 되지 않는 샤워실이 주 감염소이다.

2. 마이코플라스마 폐렴

주로 건강한 청소년이나 청년에서 발병한다. 임상 증상은 화농 객담을 동반한 기침, 발열, 오한, 두통 등이다. 혈액검사로 진단이 가능한데, 혈청 내 냉응집소(cold agglutinin titer)의 증가를 증명하거나, 중합효소연쇄반응(polymerase chain reaction) 검사로 진단할 수 있다.

3. 바이러스 폐렴

바이러스는 보통 기도의 염증을 일으키지만 때로는 폐실질을 심하게 침범하여 폐렴을 유발한다. 원인 바이러스로는 인플루엔자 A형과 B형, 호흡기합포체(respiratory syncytial) 바이러스, 콕사키(Coxsackie)바이러스, ECHO바이러스, 아데노바이러스, 포진바이러스 등이 있다. 임상 증상은 발열, 두통, 근육통, 하지통 등이며, 마른기침이 특징적이다. 산발적인 감염일 때는 가벼운 임상 증상과 1% 미만의 낮은 사망률을 보이지만, 큰 집단에서 유행성으로 발생할 경우에는 격심한 임상 증상과 높은 사망률을 나타내기도 한다(예. 신종 플루, SARS, MERS 등).

4. 폐농양

폐농양(lung abscess)은 폐조직의 일부가 파괴되고 고름이 채인 상태로 젊은 성인에서 많이 발생한다(그림 11–4). 중요한 원인으로는 구강–인두의 수술, 부비강–기관지 감염증, 치과적 패혈증및 기관지확장증 등이다. 임상적으로 기침, 고열, 흉통, 체중 감소 등의 소견을 보이고, 악취가 심한 농성 또는 혈성 가래를 많이 배출한다. 원인균은 사슬알균, 황색포도알균 및 그람음성균 등이 있다.

5. 폐결핵

폐결핵은 아직도 우리나라에서 높은 발병률을 보이고 있다. 폐결핵균에 의한 폐의 감염은 과거에 병원균에 노출된 적이 없는 환자에서 원발로 감염되거나, 노출된 적이 있는 환자에서 속발로 감염되기도 한다. 결핵은 임상 및 병리 소견에 따라서 다음과 같이 분류한다. 결핵에서 가장 중요한 병리학적 소견은 건락성 육아종(caseous granuloma)이다(그림 11–5(A)).

1) 원발성 폐결핵

원발성 폐결핵(primary tuberculosis)은 결핵에 노출된 적이 없는 환자에서 나타나는 형태이다. 흉막 아래부분이나 폐실질에 일차병터와 이곳과 연결되는 림프관 및 림프절에 건락성 육아종염증의 형태로 나타나며 이러한 병변을 곤 복합체(Ghon complex)라 부른다. 대다수의 환자들은 증상을 보이지 않거나 가벼운 증세만을 보이고 섬유화 또는 석회화의 형태만을 남긴다.

2) 만성 또는 속발성 폐결핵

과거에 결핵균에 노출된 적이 있는 사람에게서 원발 감염 후 수 년이 지나서 발생한다. 대부분 과거의 병터가 재활성화된 것이며, 일부는 결핵균의 재감염에 의한 것으로 생각된다. 일반적으로 폐의 위 끝부분에 위치하며, 국소 림프절도 육아종성 염증 소견을 보인다. 결핵균은 조직이나 객담에서 항산성 염색(acid-fast stain)으로 관찰할 수 있다(그림 11-5(B)).

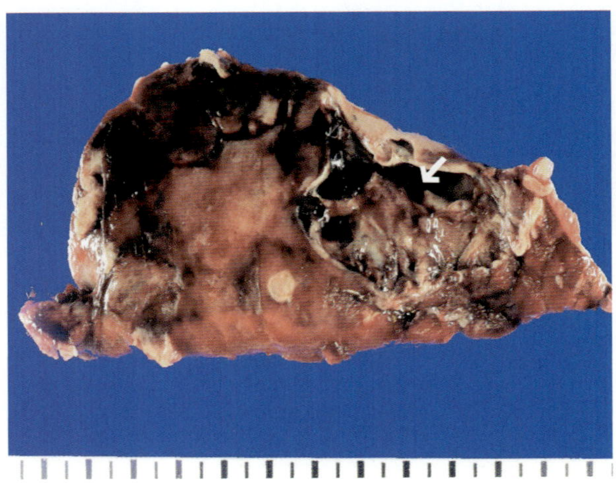

그림 11-4 폐 농양
화농성 삼출물(화살표)을 포함한 낭성 병변이 관찰되며, 주변 흉막이 두꺼워져 있고, 화농성 물질로 덮여 있다.

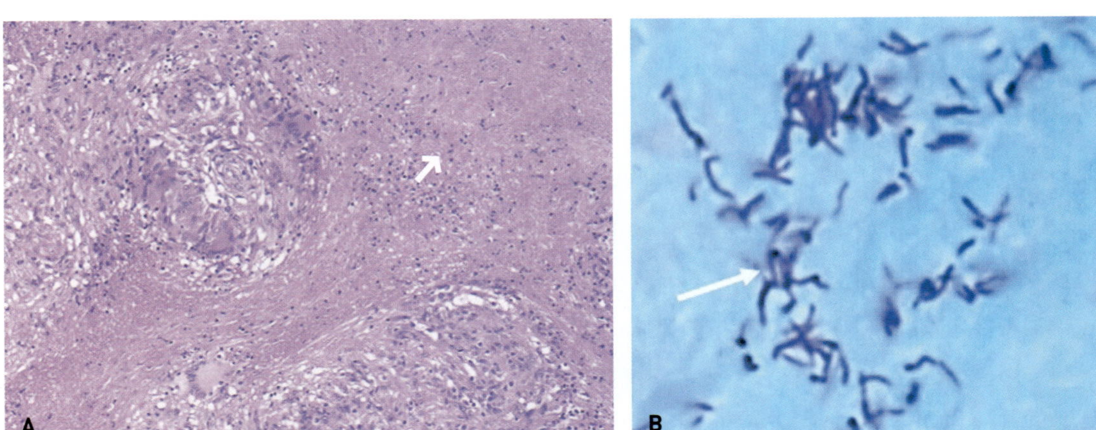

그림 11-5 폐결핵의 건락괴사 육아종성염증 소견
중심부에 건락성 괴사(화살표)를 동반한 육아종(A)이 결핵의 특징적인 병리 소견이며, 항산성염색(B)에서 붉게 염색되는 결핵균을 관찰할 수 있다.

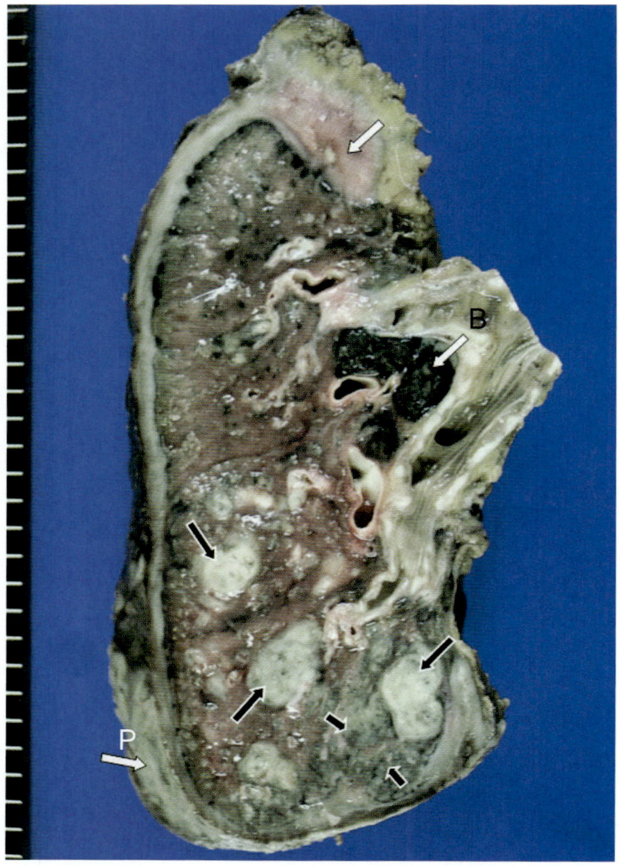

그림 11-6 진행성 폐결핵의 육안 소견
폐실질에 괴사를 가지는 여러 개의 결핵결절(긴 검은색 화살표)과 폐실질에 결핵염증성 경화(짧은 검은색 화살표)를 볼 수 있다. 폐문부의 림프절과 비후된 늑막(흰색 화살표)에도 결핵의 병변이 진행되었음을 알 수 있다. B : 기관지, P : 늑막.

3) 진행성 폐결핵

소수의 환자에서는 수 개월 또는 수 년간 결핵이 진행되어 보다 넓은 폐조직을 파괴하거나 원격 장기로 파급되기도 한다. 결과적으로 공동섬유건락결핵, 결핵기관지폐렴 및 속립결핵 등이 발생하기도 한다.

6. 아스페르길루스증

아스페르길루스증은 진균에 의한 감염증으로 비침습 아스페르길루스증과 침습 아스페르길루스증으로 나누어진다. 비침습 감염은 폐실질에 공동을 형성하여 그 안에 진균이 증식하는 진균종(mycetoma, 그림 11-7)과 알레르기형이 있다. 알레르기 형은 아스페르길루스 균에 의한 알레르기 반응으로 호산구 침윤에 의한 염증(allergic bronchopulmonary aspergillosis)이 나타나지만 균에 의한 폐조직으로의 침투 및 파괴는 없는 경우이다. 반면, 침습 아스페르길루스증은 진균이 폐조직으로 침범하여 조직을 파괴하며 주로 면역기능에 문제가 잇는 환자에서 발생한다. 아스페르길루스 균사는 H&E 염색, PAS 염색, 은염색 등으로 조직에서 쉽게 확인할 수 있다. 균사는 직경이 약 5~10 micrometer로 가늘고, 격막이 있으며, 예각으로 분지 한다.

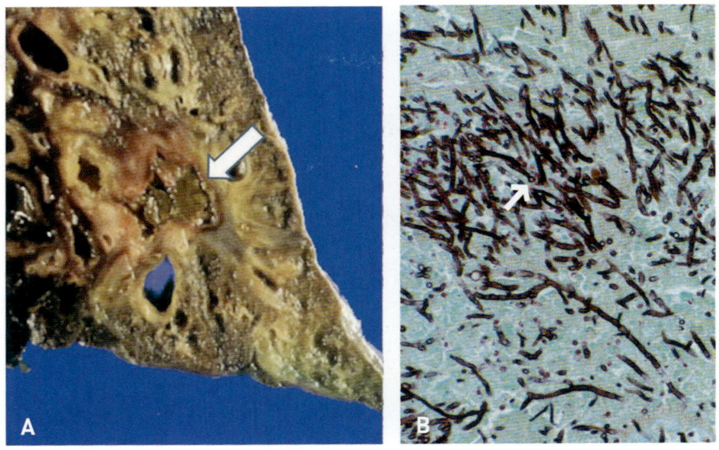

그림 11-7 진균종(mycetoma)
A. 육안 소견에서 심하게 확장된 폐 공동 내에 진균덩어리(fungal ball: 화살표)를 형성한다.
B. GMS 염색에서 아스페르길루스 균사의 광학현미경 소견. 이들은 직경이 약 4μm 정도의 가늘고 긴 균사로 구성(화살표)되며, 격막이 있고, 예각으로 분지하는 것이 특징이다.

7. 사람폐포자충 폐렴

사람폐포자충 폐렴은 진균으로 추정되는 사람폐포자충에 의해서 유발된다. 악성혈액질환, 장기 이식 환자, 면역억제 치료를 받고 있는 환자 및 후천면역결핍증후군(AIDS) 등에서 잘 발생한다. 사람폐포자충은 GMS 염색 또는 면역조직화학 검색으로 확인할 수 있다.

8. 폐흡충증

폐흡충증 또는 폐디스토마증은 폐흡충이 폐에 감염되어 발생하는데, 폐디스토마에 감염된 가재나 게 같은 갑각류를 날것으로 섭취하여 감염된다. 폐흡충증은 만성객혈, 기침, 경한 호흡 곤란 및 미열을 동반하고, 심한 경우에는 식욕 부진과 체중 감소를 일으킨다.

요 약

1. 넓은 의미로 폐 실질에 발생한 모든 감염을 폐렴이라고 한다.
2. 세균, 바이러스, 마이코플라지마 등의 감염이 폐렴의 원인이다.
3. 폐결핵은 아직도 높은 발병률을 보이는 질환으로 원발성 폐결핵과 속발성 폐결핵, 진행성 폐결핵으로 나누어진다. 결핵에서 가장 중요한 병리학적 소견은 건락성 육아종(caseous granuloma)이다.
4. 진균에 의한 폐감염증은 아스페르길루스증, 사람폐포자충 등이 있으며, 특히 면역이 결핍된 환자에서 잘 생긴다.

Ⅳ. 폐종양

폐암은 전세계적으로 가장 발병빈도가 높은 암중의 하나이며 암으로 인한 사망의 가장 흔한 원인이다. 2017년 국내에서는 위암, 대장암(갑상선암 제외)에 이어 폐암은 세번째로 많이 발생하는 암이며, 2019년 암 사망자 중 폐암으로 인한 사망자는 전체 암 사망자의 약 22.9%로 1위를 차지하고 있다. 폐암은 60대 이상 고령에서 많이 발생하고 폐암 환자의 5년 생존율은 약 30.2%로 나쁜 예후를 보이고 있으며, 폐암은 발견 당시 이미 수술을 할 수 없는 높은 병기의 경우가 많다.

1. 발병기전

폐암의 원인으로는 흡연과 산업적 유해인자, 대기오염 등을 꼽을 수 있다. 흡연은 폐암의 발생에 밀접한 관련성이 있으며, 특히 흡연량과 흡연 기간과 비례해서 폐암의 발생 빈도가 높아진다. 담배 연기 속에는 약 1,200종 이상의 화학물질이 함유되어 있고, 이들 중 상당수가 발암성이다. 산업적 유해인자로는 우라늄 광산에서 일하는 광부는 일반인보다 폐암 발생률이 매우 높으며, 히로시마나 나가사키의 원폭 피해 생존자에서 폐암 발생이 일반인에 비해서 훨씬 높았다. 대기오염도 그 원인으로 볼 수 있는데, 대기오염이 심한 도시의 거주자가 농촌 거주자에 비하여 폐암 발생률이 높다. 이 외에도 유전인자나 오래된 감염 등도 원인이 될 수 있다.

2. 증상과 징후

폐암은 일반적으로 진행된 상태가 되기 전에는 증상의 거의 없는 경우가 많아 진단 당시에 이미 진행된 상태에서 발견되는 경우가 많다. 폐암의 일반적인 임상적 증상은 기침, 흉통, 객혈, 호흡곤란, 체중감소 등으로 비특이적이다. 영상의학적으로 흉부 X선검사, 흉부전산화단층촬영(CT)으로 진단하며 폐암이 의심될 경우 기관지경생검, 경기관지폐생검, 경기관지 초음파 생검, 흉부단층촬영 유도생검 등을 통해 병리학적 진단을 시도한다.

3. 조직학적 분류

폐암의 병리학적 진단은 예후평가, 치료 방향 결정, 치료제 선정 등에 영향을 끼치므로 분류의 정확성이 요구된다. 현재는 2015 WHO 폐암 분류에 따라 조직유형별 진단이 이루어지고 있다. 폐암종은 비소세포폐암종(non-small cell lung carcinoma, NSCLC)과 소세포폐암종(small cell lung carcinoma)으로 크게 분류한다(표 11-1). 일부 나쁜 분화를 보여 조직학적 분류가 쉽지 않은 경우 면역조직화학염색을 시행하여 진단에 도움을 받는다.

표 11-1 **2015 WHO classification에 따른 조직학적 폐암 분류**

분류
선암종(Adenocarcinoma)
성장유형(growth patterns): lepidic, acinar, papillary, solid, micropapillary types
편평세포암종(Squamous cell carcinoma)
신경내분비종양(Neuroendocrine tumors)
소세포암종(Small cell carcinoma)
대세포신경내분비암종(Large cell neuroendocrine carcinoma)
카르시노이드 종양(Carcinoid tumor)
대세포암(Large cell carcinoma)
선편평세포암종(Adenosquamous cell carcinoma)
육암종(Sarcomatoid carcinoma)
침샘형 종양(Salivary gland-type tumors)

1) 선암종(adenocarcinoma)

선암종은 폐암 중 약 40%를 차지하는 가장 흔한 조직유형이며, 호흡기도의 종말 혹은 호흡 세기관지와 폐포벽에 분포하는 상피세포에서 주로 발생한다. 폐선암종은 흡연자뿐만 아니라 비흡연자에서도 높은 발생빈도를 보이며 발생 빈도가 증가하는 추세에 있다. 선암종의 현미경적 소견은 악성 변화를 일으킨 샘(gland)들이 몇 가지 조직학적 성장유형을 나타내며 자란다(그림 11-8). 이 조직학적 성장유형과 종양의 크기, 림프절 전이 유무에 따라 환자의 예후를 예측할 수 있다.

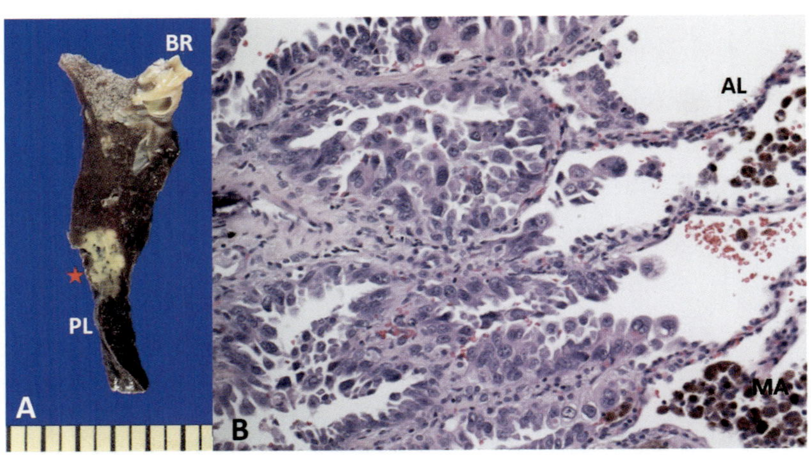

그림 11-8 폐 선암(adenocarcinoma)의 수술 검체 단면과 현미경 사진.

A. 폐 수술검체의 단면 사진. 연한 암갈색의 변연이 불규칙한 종괴가 기관지(BR, bronchus)와 떨어진 흉막(PL, pleura)의 바로 아래 폐의 가장자리에 위치하고 있다. 폐의 가장자리에 위치한 종괴는 흉막을 당겨 꺼지게(별표) 만들었다.

B. 핵이 커진 불규칙한 세포로 구성된 선모양으로 자라는 선암이 사진의 왼편에서 보인다. 오른쪽 일부에서는 얇은 막으로 된 정상의 폐포 구조(AL, alveolar)와 그 내부에 있는 폐포탐식세포(MA, alveolar machrophage)를 관찰 할 수 있다.

2) 편평세포암종(squamous cell carcinoma)

편평세포암종은 폐암의 약 20~30%를 차지하며 주로 호흡기도의 근위부인 기관지 점막에서 시작하여 폐 실질로 침윤하거나 기관지 내로 자란다. 분화가 좋은 편평세포암종은 이웃종양세포들 사이에 연결장치(intercellular bridge)와 편평세포 진주(squamous pearl) 또는 종양세포 내에 각질화(keratinization)와 같은 편평상피세포의 특징을 관찰할 수 있다(그림 11-9).

3) 소세포암종(small cell carcinoma)

소세포암종은 대기관지 또는 주기관지에서 주로 발생하고, 남자에서 호발하며 대부분 흡연자에서 발행한다. 소세포암종은 폐암의 약 20%를 차지하나 점점 감소하는 추세이다. 소세포암종은 갑자기 빠르게 커져 큰 종괴를 형성하면서 주위 조직으로 침윤하며 초기에 폐문부 림프절 종대를 유발하고 초기에 원격 장기로 전이를 잘 일으킨다. 소세포암의 핵은 고운 가루형태의 염색질(fine granular chromatin)과 핵소체가 뚜렷하지 않아 흔히 소금과 후추 염색질(salt and pepper chromatin)이라고 불리는 특징이 있으며 핵이 쉽게 망가지고 부셔지며 핵함몰(nuclear molding)의 소견이 관찰된다. 소세포암종에서는 비정상적인 호르몬을 분비에 의해 발행하는 부종양증후군(paraneoplastic syndrome)이 다른 폐암종에 비해 흔하게 발행한다. 소세포암종은 항암화학요법이나 방사선조사에 민감하게 반응하는 특성이 있으나 예후는 매우 나쁘다.

4. 전이종양

폐는 신체 다른 기관에서 발생하는 악성종양이 전이가 잘 일어나는 장기이다. 이는 몸 속의 모든 정맥혈이 심장을 통해 폐 실질을 지나감에 따라 나타나게 되는 현상으로, 이러한 이유로 전이암의 발생 빈도가 다른 장기에 비해 훨씬 높다. 폐에 전이를 잘 일으키는 종양으로는 위장관 종양, 유방 및 비뇨생식기계의 암종과 악성흑색종, 그리고 뼈에서 발생하는 육종 등이다.

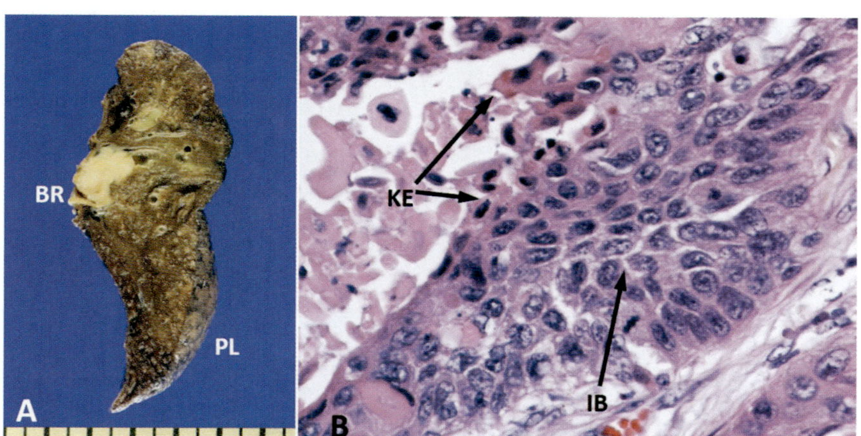

그림 11-9 폐의 편평세포암(squamous cell carcinoma)의 수술 검체 단면과 현미경 사진.
A. 폐 수술검체의 단면 사진. 연한 노란색의 종괴가 기관지(BR, bronchus)의 내부와 주변부로 자라고 있다. 종괴는 폐의 중심부에 위치하며 흉막(PL, pleura)과는 떨어져 있다. B. 핵이 커진 불규칙한 세포 구성된 편평상피세포암이 관찰된다. 비정상적 각질세포(KE, atypical keratin)와 세포 사이의 세포사이 구조(IB, intercellular bridage)는 잘 분화한 편평세포암의 특징이다.

5. 표적치료

지난 20년간 진행성 폐암의 치료에서 많은 발전이 있었으며 특히 폐선암에서 그 발전이 두드러졌다. 항암제의 발전이 생존율의 증가를 이끌었고 특히 표적치료제의 사용이 폐암 치료의 발전에 큰 영향을 미쳤다. 표적치료란 암세포가 생기고 자라는데 결정적인 역할을 하는 특정 돌연변이가 발견될 경우 그 돌연변이로 인한 암세포의 변화를 표적하여 공격하는 치료이다. 폐선암의 대표적인 표적치료제는 epidermal growth factor receptor(EGFR)에 작용하는 tyrosine kinase inhibitor(TKI, geftinib or erlotinib)이다. EGFR은 세포막에 있는 단백질 수용체로 폐선암에서 동양인의 약 40%, 서양인의 약 15%에서 EGFR 돌연변이가 관찰되며 이 돌연변이로 인해 폐암 세포의 EGFR 수용체 경로의 활성화가 일어나 암의 성장과 진행이 이루어진다. 따라서 EGFR 돌연변이를 가지는 폐암에서 EGFR 신호전달 경로를 억제하는 표적치료제의 사용이 암의 치료에 매우 효과적임이 밝혀졌다. 그러나 암은 궁극적으로는 EGFR 억제제에 내성을 가지게 된다. 폐암에서는 EGFR외에도 ALK, KRAS, ROS1, BRAF, HER2 유전자의 돌연변이가 보고 되며 이들 돌연변이의 유무가 표적 치료제 사용을 결정한다. 또한 최근에는 면역세포가 암세포 인지하여 공격하도록 하는 면역항암제가 주목을 받고 있다. 암세포는 면역 세포에 의해 파괴되지 않고 증식하기 위해 PD-L1(programmed death-ligand 1)이라는 회피 물질을 표면에 발현한다. PD-L1이 T세포 수용체 PD-1과 결합하면 T세포는 암세포를 공격하지 않게 된다. 면역항암제는 암세포의 PD-L1이 T세포의 PD-1과 결합하지 못하도록 하여 면역 세포가 암세포를 공격하게 만든다.

요 약

1. 폐암은 전세계적으로 가장 발병빈도가 높은 암중의 하나이며 암으로 인한 사망의 가장 흔한 원인이다.
2. 흡연이나 대기오염 등과 같이 흡입되는 물질이 중요한 원인인자이며, 조직학적으로는 선암종, 편평세포암종, 소세포암종 등으로 나누어진다.
3. 폐암의 주된 증상은 기침, 체중감소, 흉통 등이며 대부분 진행된 상태에서 진단되므로 예후 매우 좋지 못하다.
4. 폐암의 조직학적 유형 및 특정 변이의 유무 등에 따라 다양한 표적요법이 개발되어 사용되고 있다.

V. 혈관질환

1. 폐부종

폐부종은 혈류의 이상이나 미세혈관손상에 의해 발생한다. 혈류의 이상은 심장기능의 이상이 있을 때 흔히 발생한다. 폐의 혈액은 폐정맥을 통해 심장으로 온 후 심장의 펌프작용을 통하여 전체 몸으로 뻗어나가야 하지만, 심장 이상이 있는 경우에 혈액을 온몸으로 펌프질하는 힘이 약해져서 폐정맥의 압력과 폐모세혈관압력이 증가되어서 폐에 부종이 발생한다. 미세혈관 손상에 의한 폐부종은 폐포모세혈관벽의 손상으로 혈장액이 폐실질로 빠져 나와서 생기는 폐부종으로 세균 또는 바이러스 폐렴이 있을 경우에 국소적으로 발생한다.

2. 폐동맥 색전증

폐색전증은 주로 정맥이 정체된 곳에서 발생한 혈전이 정맥혈을 통해 이동하여 심장을 거쳐 폐동맥으로 유입되어 작은 폐동맥을 막아 발생한다. 폐색전증은 대부분 심장질환, 암 또는 장기간 움직이지 못하는 만성질환 환자에게서 합병증으로 나타난다. 또한 혈액 응고인자 장애, 비만, 수술, 암, 경구 피임약과 임신 등에 의해서도 초래될 수 있다.

3. 폐고혈압

폐순환계의 압력은 체순환계의 1/8에 불과하나 체순환계 압력의 1/4 수준에 이르면 **폐고혈압**이 초래된다. 만성폐쇄 또는 사이질폐질환, 선천 또는 후천성심질환, 재발성 폐색전증이 있는 경우에 폐고혈압이 잘 발생한다.

요 약

1. 폐부종은 혈류의 이상이나 미세혈관손상에 의해 발생하며, 혈류의 이상은 심장기능의 이상이 있을때 흔히 발생하고, 미세혈관손상은 감염증에서 잘 발생한다.
2. 심장질환, 암, 움직이지 못하는 만성질환 환자에서 폐동맥 색전증이 잘 발생한다.

Ⅵ. 기타 질환

1. 진폐증

진폐증은 무기질 먼지 및 그 외 다양한 에어로졸 흡인으로 인해 발생하는 폐의 비종양성 질환을 의미하며, 흔히 직업적 노출과 연관되어 있다. 대표적인 무기질 물질에 의한 진폐증에는 탄광부 진폐증, 규폐증, 석면폐증 등이 있다. 탄광의 지하 갱도에서 장기간 작업한 광부의 폐에 탄분이 축적되어 생기는 질환을 **탄광부진폐증(coal workers' pneumoconiosis)**이라고 한다. **규폐증(silicosis)**은 실리카 분진에 장기간 노출될 경우 만성적으로 결절성 섬유증이 폐에 나타나는데, 금 · 주석 · 동 · 석탄 광산 등의 근로자에서 볼 수 있다. 석면폐증은 석면에 장기간 다량 노출될 때 폐사이질섬유증의 형태로 발생하며 종양, 흉막반(pleural plaque)과 흉막삼출 등을 야기한다.

2. 광범위폐질환

1) 폐쇄폐질환

폐쇄폐질환은 **만성폐쇄폐질환(chronic obstructive pulmonary disease, COPD)**으로 총칭하기도 하며 폐기종, 만성기관지염, 기관지천식, 기관지확장증 및 소기도 질환(small airway diseases)을 포함한다.

폐기종(emphysema)은 종말세기관지 원위부의 폐포벽이 파괴되어 공기강이 영구적으로 비정상적으로 확장되는 질환이다. 중심소엽폐기종은 폐소엽의 호흡세기관지 부분에 확장성 병변을 가지며, 상엽 특히 폐첨부에 흔히 나타난다. 주로 흡연하는 남자에서 만성기관지염과 함께 볼 수 있다. 범소엽폐기종은 원위부 폐포를 중심으로 확장되며, 병변이 진행하면 폐소엽 전체가 균일하게 확장된다. 중심소엽폐기종과는 달리 폐 기저부에서 현저하다. α−1 antitrypsin(α1−AT) 결핍과 관련이 있다. 임상 소견은 호흡 곤란, 기침 및 쌕쌕거림(wheezing)을 호소하여 천식과 혼동하기 쉽다. 심한 폐기종 환자에서는 폐고혈압과 울혈심장기능상실이 생길 수 있다.

만성기관지염(chronic bronchitis)은 흡연자 및 대기오염이 심한 도시의 거주자에서 흔하게 볼 수 있다. 만성기관지염에 대한 정의는 임상적으로 기침과 가래가 최소 2년 정도 연속하며, 매년 3개월 이상 지속하는 경우이다. 남녀 모두에서 생길 수 있지만 중년 남자에서 가장 흔하다. 만성기관지염의 발생에는 흡연이 가장 중요한 영향을 미친다. 많은 가래를 동반하는 지속적인 기침을 하며, 시간이 경과되면 만성폐쇄폐질환으로 진행한다.

기관지천식(bronchial asthma)의 특징은 여러 가지 자극에 대해서 기관 혹은 기관지가 민감하게 반응하여 발작성으로 수축하는 것이다. 환자들은 발작적으로 심한 호흡곤란과 쌕쌕거림이 나타나며, 드물게 천식지속 상태(status asthmaticus)가 나타날 경우에는 치명적일 수 있다. 기관지천식은 여러 가지 자극에 따라 분류될 수 있는데, 천식의 가장 흔한 형태는 먼지, 꽃가루, 동물의 비듬, 음식물 등의 환경성 항원에 의하여 유발되는 아토피 천식이다. 비아토피 천식은 대부분 바이러스로 인한 호흡기계 감염에 의해 유발된다. 약물 유발성 천식의 대표적인 것으로는 아스피린 과민성 천식이 있으며, 이는 매우 적은 양의 아스피린에도 예민하여 천식 발작뿐만 아니라 두드러기(urticaria)를 동반한다. 직업 천식은 연기, 유기 및 화학성 먼지, 가스, 화학물 등에 의해서 유발된다.

기관지확장증(bronchiectasis)은 기관지나 세기관지의 만성괴사성 감염에 의해서 기관지 및 세기관지가 병적으로 확장된 질환이다. 임상적으로 기침, 열, 화농성의 악취가 나는 다량의 가래 등을 가진다.

2) 광범위사이질폐질환

광범위사이질폐질환(diffuse interstitial lung disease)은 폐포벽, 기관지혈관총 및 흉막하 사이질을 포함하는 폐실질 부위를 만성적으로 침범하는 질환이다. 환자는 흔히 호흡곤란과 제한성 폐기능 변화를 보인다. 흉부방사선 사진에서 소결절, 불규칙한 선 혹은 젖빛유리 모양(ground glass) 등의 광범위 침습 병변을 보여준다. 광범위사이질폐질환에는 **탈락사이질폐렴**, **세기관지폐쇄기질폐렴**, **과민폐렴**(외인성 알레르기폐포염), **폐호산구증가증** 등이 있다. 각 질환의 임상병리적 특징은 질환마다 다양하게 나타날 수 있다.

3) 무기폐

무기폐(atelectasis)란 폐의 불완전한 확장 또는 이미 팽창된 폐조직의 허탈(collapse)을 말한다. 후천성 무기폐는 주로 성인에게서 발생한다. 후천성 무기폐는 기도의 완전한 폐쇄로 인한 폐쇄 무기폐와 흉막강이 삼출액, 종양, 혈전 또는 공기 등으로 채워질 경우 발생하는 압박 무기폐, 폐조직의 섬유화에 의한 수축 무기폐, 그리고 신생아의 호흡곤란 증후군 때 폐의 표면활성제의 소실로 발생하는 반상 무기폐 등이 있다.

3. 급성폐손상과 급성호흡곤란증후군

급성폐손상(acute lung injury)은 심부전 없이 갑작스럽게 발생하는 심각한 저산소혈증과 광범위폐침윤을 특징으로 한다. 급성호흡곤란증후군(acute respiratory distress syndrome)은 중증의 급성폐손상을 의미한다. 이러한 질환은 패혈증, 광범위한 폐감염, 위 내용물 흡인, 물물리적 외상 등의 다양한 원인에 의해 발생된다. 이러한 상태는 모두 폐혈관의 투과성 증가, 폐부종, 상피세포와 내피세포의 세포사 등이 연관된 염증과 관련되어 있다. 이 때 보이는 조직소견을 광범위폐포손상(diffuse alveolar damage)라고 칭하며, 특징적으로 초기 폐포에 특징적인 유리질막의 피복이 관찰된다. 유리질막은 폐포세포의 괴사로 인한 세포질 및 세포지질 찌꺼기와 섬유소를 많이 함유한 부종액이 혼합되어 생성된다.

요 약

1. 진폐증은 무기질 먼지 및 그 외 다양한 에어로졸 흡인으로 인해 발생하는 폐의 비종양성 질환을 의미하며, 대표적인 무기질 물질에 의한 진폐증에는 탄광부 진폐증, 규폐증, 석면폐증 등이 있다.
2. 폐쇄폐질환은 만성폐쇄폐질환(chronic obstructive pulmonary disease, COPD)으로 총칭하기도 하며 폐기종, 만성기관지염, 기관지천식, 기관지확장증 및 소기도 질환(small airway diseases)을 포함한다.
3. 광범위사이질폐질환은 폐포벽, 기관지혈관총 및 흉막하 사이질을 포함하는 폐실질부위를 만성적으로 침범하는 질환군이다.
4. 급성폐손상(acute lung injury)은 심부전 없이 갑작스럽게 발생하는 심각한 저산소혈증과 광범위폐침윤을 특징으로 하며 특징적인 조직소견은 광범위폐포손상(diffuse alveolar damage)이다.

Ⅶ. 흉막질환

흉막(pleura)에서 발생하는 질환으로는 세균 감염과 악성중피종이 대표적이다. 정상 성인의 흉막강에는 약 15mℓ의 액체가 있어서 흉강 내 위치한 폐의 호흡시 운동을 도와주며 유착을 방지하는 역할을 한다. 흉막삼출(pleural effusion)은 흉막강의 액체가 많아지는 것으로 흉막 질환이 있을 시에 흔히 발생한다.

1. 염 증

흉막염(pleuritis)은 그 정도와 원인균에 따라서 흉막삼출액의 성상이 달라지며, 장액(serous), 섬유소(fibrinous), 혈장섬유소(serofibrinous), 화농(suppurative or empyema) 및 출혈성(hemorrhagic) 흉막염으로 분류한다.

2. 기 흉

기흉(pneumothorax)은 공기나 가스가 흉강 내에 차서 생긴다. 원인으로는 교통사고와 같은 손상이나 폐기종, 기관지천식, 폐결핵 및 폐농양 등의 질환이 있다. 특별한 원인없이 생기는 기흉을 특발성 폐기흉이라고 하는데, 젊은이에게 많고 흔히 폐첨부의 흉막하에 생긴 수포(bulla)가 파열되어 발생한다. 기흉은 흉수증과 마찬가지로 폐를 압박하여 허탈(collapse)이나 무기폐(atelectasis)를 만들고 호흡 곤란을 초래한다. 때로는 결손 부분을 통해 흉강으로 들어가는 공기가 나오지는 못하는 현상이 생길수도 있는데, 이러한 현상이 계속 진행하게 되면 흉강의 공기가 폐의 외부를 강하게 압박하여 숨을 쉬기 힘들어지는 긴장 기흉(tension pneumothorax)을 초래하기도 한다.

3. 종 양

흉막 종양은 흉막에서 생기는 경우 보다는 다른 장기에서 전이되어 오는 경우가 많다. 전이 되어 오는 종양에는 폐암과 유방암이 흔하다. 전이암이 침범할 경우 삼출액이 흉강 내에 고이게 되며, 삼출액에는 암세포가 포함되는 경우가 많아 세포학적 진단에 이용될 수 있다.

악성중피종(malignant mesothelioma)은 흉막에서 생기는 종양으로 벽측 또는 장측 흉막 모두에서 생길 수 있다. 임상적으로 흉통, 호흡 곤란 및 반복되는 흉수증이 생길 수 있다. 악성중피종은 진단 후 12개월 내에 50%가 사망하며 2년 이상 생존율은 극히 낮은 편이다.

Ⅷ. 종격질환

종격(mediastinum)은 신체 중앙부의 흉곽(가슴내부) 공간이며, 여기에 심장, 대혈관, 식도 및 기관 등이 위치하고 있다. 종격에서 발생하는 질환을 크게 염증과 종양으로 나눌 수 있다.

1. 염 증

염증은 급성종격염과 육아종 종격염이 발생할 수 있다. **급성종격염**은 목으로부터의 감염이 확산되어 발생하거나 식도가 천공되는 경우에 발생한다. 일반적으로 화농성(고름이 발생하는 감염)이다. **육아종 종격염**은 폐의 결핵 등이 종격 림프절로 확산되면서 발생한다.

2. 종 양

종격에서는 다양한 종류의 종양이 발생할 수 있다. 종격 종양 환자의 절반 정도는 증상이 없이 흉부 X-선상에서 우연히 종괴가 발견된다. 종양이 주위 조직을 압박하거나 침범이 있을 때 흉통, 기침 혹은 호흡 곤란 등 증상이 발생한다.

종격에서 발생하는 종양은 대부분 전종격에서 발생한다. 흔한 종양으로 가슴샘종이 있고, 젊은 나이에서는 림프종이나, 종자세포종양(seminoma) 등이 발생할 수 있다.

가슴샘종(thymoma)은 가슴샘의 상피세포로 분화하는 종양으로 분화양상에 따라 A, AB, B1, B2, B3 등의 아형으로 분류한다. 이 중 B3 아형이 주변 장기로 잘 침범하며, 예후가 나쁘다. 가슴샘종은 일부에서 중증근무력증과 연관되어 나타난다. 가슴샘종은 악성 종양이지만 예후가 좋은 편이다. 드물지만 가슴샘암종(thymic carcinoma)도 발생하며, 이는 가슴샘종보다 분화가 나쁜 고등급의 악성 종양이다. 조직학 아형으로는 편평세포암종이 가장 흔하다.

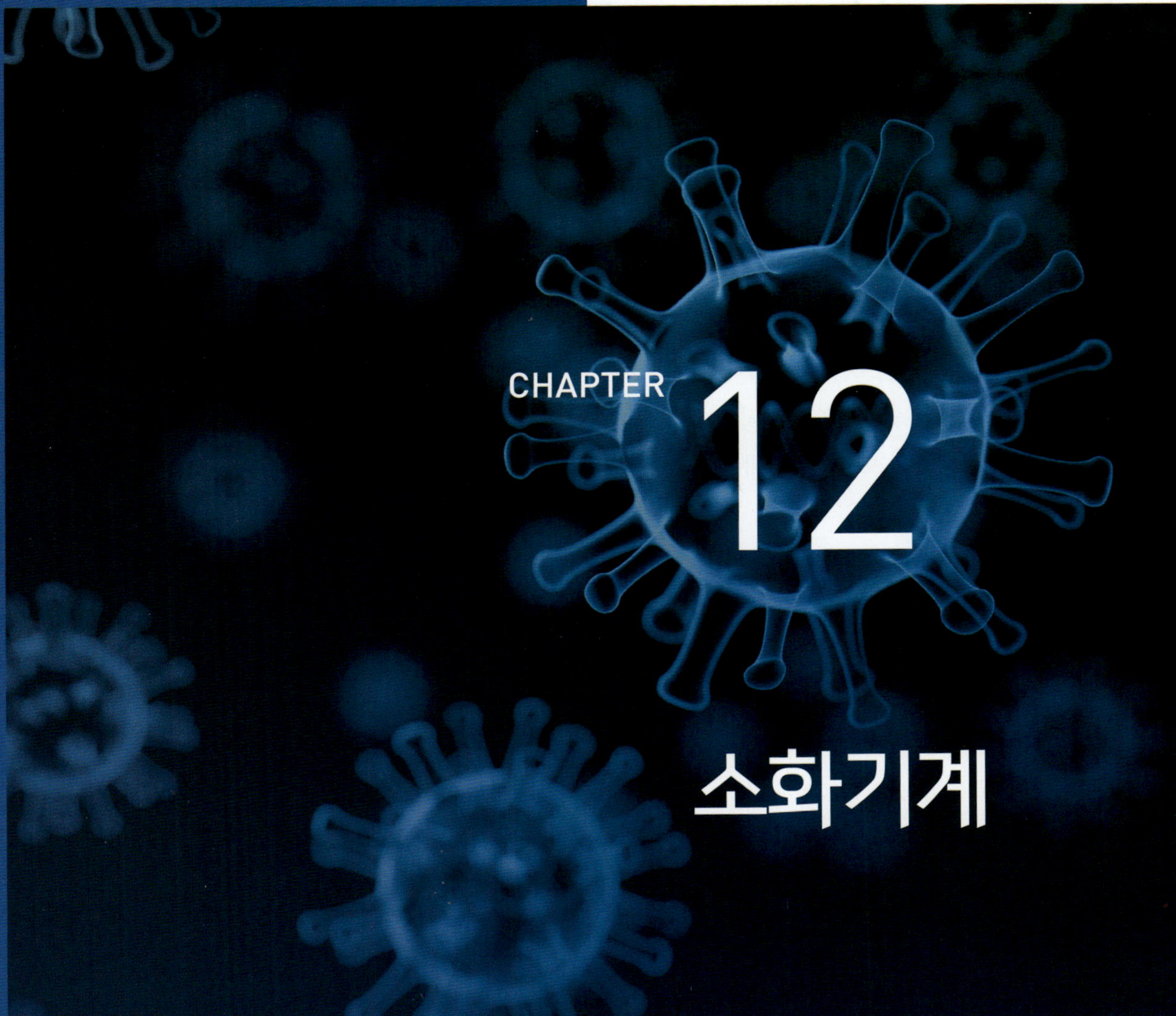

CHAPTER 12

소화기계

Ⅰ. 식 도

1. 식도의 정상 구조와 기능

식도(esophagus)는 인두(pharynx)와 위(stomach)를 연결하는 근육관이다(그림 12-1). 식도의 벽은 점막(mucosa), 점막하층(submucosa) 및 근층(muscular coat)으로 구성되어 있으며, 가로막(diaphragm) 아래 복강 내에 위치하는 약 1.5cm 길이의 식도 말단부만 장막(serosa)으로 덮여 있다. 따라서 장막이 없는 상부와 중간부위의 식도에 염증이나 암이 있으면 주변의 종격동으로 잘 퍼져 나간다. 점막은 중층편평상피로 구성되어 있고 점막근층(muscularis mucosa)이 잘 발달되어 있다. 점막하층에는 점액을 분비하는 식도샘이 있다. 식도의 기능은 섭취한 음식물을 위로 보내고 위 내용물의 역류를 방지하는 것이다.

2. 식도정맥류

간경화증(liver cirrhosis) 등에 의해 문맥(portal vein)압이 상승하면 문맥과 연결된 측부혈관(collateral vessel)으로 혈류량이 증가한다. 측부순환의 하나인 식도 하부의 점막하정맥으로 혈액유입이 증가하여 압력이 높아지고 혈관이 확장되어 구불구불하게 되는 것을 **식도정맥류(esophageal varix)**라고 한다(그림 12-2). 이러한 정맥류는 대부분 알코올성 간질환과 연관되는 간경화 환자들에게 주로 발생하며, 간경화증 환자의 반 이상은 식도정맥류의 파열로 사망한다. 식도정맥류가 파열되기 전에는 무증상이지만, 파열되면 심한 토혈(hematemesis)을 일으킨다.

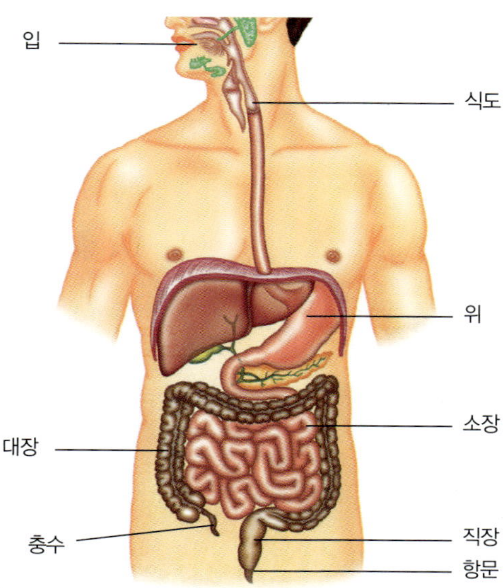

그림 12-1 식도의 해부학적 구조
식도는 인두와 위를 연결하는 관으로 기관 뒤에 위치한다.

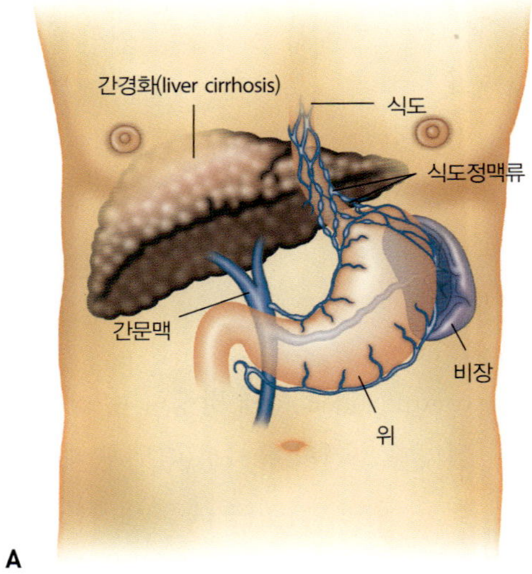

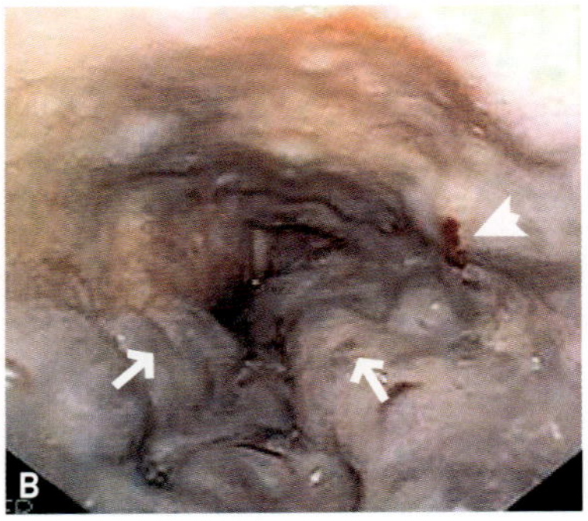

그림 12-2 식도정맥류
A. 간경화증 환자에서 문맥압 상승으로 식도 하부 점막하정맥의 압력이 높아지고 혈액이 저류된 결과 혈관은 확장되고 구불구불해지며 점막쪽으로 돌출한다.
B. 내시경 소견에서 식도 내강으로 튀어나온 구불구불한 혈관이 관찰된다(화살표). 정맥류에서 출혈이 관찰된다(화살표 머리).

3. 식도염

1) 열상

위식도경계(gastroesophageal junction)근처의 식도점막에 생기는 세로방향의 열상을 **말로리-바이스열상(Mallory-Weiss tear)**한다. 대부분 급성 알코올중독(alcohol intoxication)후 심한 구역 혹은 구토과정에서 발생하며 상부 위장관 출혈의 약 10%를 차지한다. 대부분 수술적 치료없이 신속히 치유된다. 매우 드물게는 식도가 파열되어 치명적인 경우도 있다.

2) 역류식도염

하부 식도 괄약근은 일정한 긴장도를 유지하여 산성인 위(stomach) 내용물이 식도로 역류하는 것을 막는다. 그러나 알코올, 담배, 비만, 임신, 중추신경계억제제의 사용 등으로 복압이 증가하거나, 하부 식도 괄약근의 긴장도가 낮아지면 위 내용물이 식도로 역류하여 **역류식도염(reflux esophagitis)**이 발생한다. 식도의 중층편평상피세포는 위산에 취약하기 때문에 역류식도염이 있는 환자의 식도 점막은 육안으로 볼 때 붉게 보인다. 임상적으로 삼키기곤란, 속쓰림이 흔하며 신물이 역류하는 것을 호소한다. 합병증으로 궤양, 토혈, 흑색변(melena), 협착(stricture), 바레트식도(Barrett's esophagus) 등이 발생할 수 있다.

3) 바레트식도

만성적인 위식도역류질환을 가진 환자에서 나타나는 합병증의 하나로, 식도의 중층편평상피세포가 장화생(intestinal metaplasia)을 가진 샘상피인 원주상피로 바뀌는 것을 **바레트식도(Barrett's esophagus)**라고 한다.

바레트식도는 내시경상 위식도경계부 상방의 하부식도에 판상 혹은 혀모양의 붉은 점막으로 보이고, 조직소견상 장화생이 관찰될 때 진단할 수 있다(그림 12-3). 바레트식도에서 소화성 궤양이 발생할 수 있고 식도 샘암종의 발생빈도가 높아진다.

4. 종양

1) 샘암종

식도 샘암종은 식도 하부부위 혹은 식도위경계(esophagogastric junction)에 발생하며, 샘으로 구성된 샘암종 혹은 점액 분화, 반지세포모양 분화를 나타내는 암이다. 현미경 소견의 유사성 때문에 때때로 근위부에 생긴 위샘암종과 구별이 힘들 수 있다. 위험인자로는 바레트 식도, 비만, 남성(주로 50세 이상), 흡연, 위염균(헬리코박터, helicobacter pylori) 등이 있다. 빈도는 지역, 인종, 성별에 따라 다른 발생빈도를 보이며 아시아 및 한국에서는 식도 샘암종이 매우 드물게 발생한다. 하지만 최근 아시아에서 빈도는 조금씩 증가하고 있는 추세이다.

2) 편평상피세포암종

식도암은 남녀 전체 악성 종양의 1.1%를 차지하지만(2016년 암 발생통계, 보건복지부), 전세계적으로 6번째의 치명률을 가지는 암종이다. 조직학적으로 편평상피세포암종은 식도암의 약 90% 이상을 차지한다. 비정상적인 유전자 축적으로 편평상피 이형성을 거쳐 편평상피세포암종으로 단계진행(stepwise progression)한다. 발생 위치는 식도 중간부위, 하부부위, 상부부위 순이다. 위험인자로는 낮은 사회경제적 상태, 흡연, 음주, 매우 뜨거운 차를 자주 마시는 습관, 과일과 채소가 부족한 음식 섭취, 남성(주로 60세 이상) 등이 있다. 처음에는 증상이 없지만, 병이 진행될수록 연하곤란(dysphagia), 흉통, 체중 감소, 쇠약 등이 있다. 대표적인 진단 방법은 위내시경검사를 통한 검체 채취 및 조직검사 확인이다(그림 12-4).

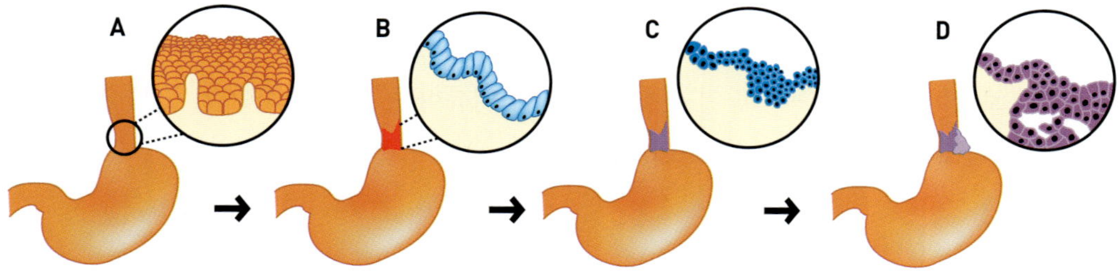

그림 12-3 바레트식도

정상 식도(A)는 중층편평상피이지만, 위식도 역류가 지속되면 원주상피로 화생(metaplasia)을 일으켜 바레트 식도(B)로 변한다. 바레트식도가 지속되면 원주상피는 형성이상(dysplasia, C)과 침윤성 샘암종(D)으로 진행할 수 있다.

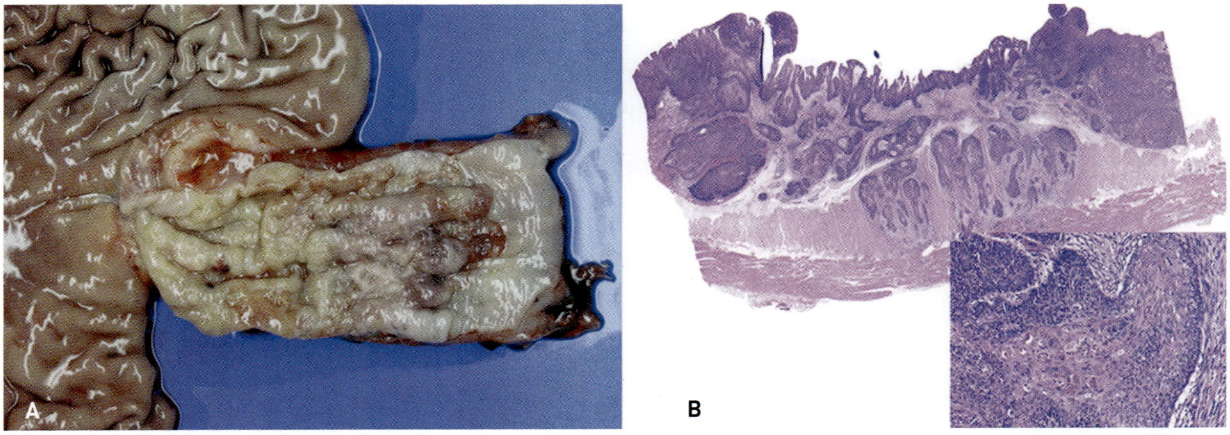

그림 12-4 식도 편평상피세포암종의 육안 소견(A) 및 현미경적 소견(B)

요 약

1. 식도정맥류는 문맥고혈압시 하부식도의 점막하정맥이 확장되고 구불구불해진 것으로 파열시 대량출혈을 일으킨다.
2. 바레트식도는 하부식도의 중층편평상피층이 원주세포로 바뀌는 것으로 형성이상이나 샘암종이 발생할 위험이 있다.
3. 식도의 편평상피세포암종은 식도염, 흡연, 음주 등이 위험인자로 작용하고, 샘암종은 바레트식도에서 주로 발생한다.

Ⅱ. 위 장

1. 위장의 정상 구조와 기능

위(stomach)는 식도와 십이지장(duodenum) 사이에 있는 주머니 모양의 장기로 1,200~1,500mL를 담을 수 있다. 음식물을 일시 저장하는 동시에 위액을 분비하여 음식물의 소화를 돕고, 소화와 관련된 여러 종류의 호르몬을 분비한다. 식도로부터 들어오는 입구를 분문(cardia), 십이지장으로 나가는 출구를 유문(날문, pylorus)이라 하며, 양자를 연결하는 내측을 소만곡(작은굽이, lesser curvature), 외측을 대만곡(큰굽이, greater curvature)이라고 한다(그림 12-5). 소만곡의 중간부에 졸린 곳을 각패임(incisura angularis)라 하고, 그 가장자리에 궤양이나 암이 잘 발생한다. 위는 분문부(들문부, cardia), 저부(바닥, fundus), 체부(몸통, body) 및 유문부(날문부, pylorus)의 네 부분으로 나뉘는데, 유문부는 유문전정부(날문방, pyloric antrum)과 유문관(날문관, pyloric canal)로 나뉜다. 위의 원위부 끝과 십이이장 경계부에는 고리 모양의 내장근으로 된 두꺼운 밴드 모양의 유문괄약근(날문조임근, pyloric sphincter)이 있다. 위벽은 소화관의 다른 부위와 마찬가지로 점막, 점막하층, 근층 및 장막하층으로 구성되고 가장 외층은 장막으로 싸여 있다. 위는 전체가 복막으로 덮여져 있으며, 대만곡을 따라 큰그물막(greater omentum), 소만곡을 따라 작은그물막(lesser omentum)이 붙어있다. 그물막에는 림프절이 많이 붙어있으며 각 림프절들이 위치한 구역에 따라 번호를 부여하여 세분화한다. 위기저에는 위바닥샘(fundic gland)이라고 하는 위 특유의 복합 샘이 있고, 펩신(pepsin)을 분비하는 주세포(chief cell), 염산을 내는 벽세포(parietal cell) 및 점액을 분비하는 점액목세포(mucous neck cell)로 구성된다. 분문부와 위방의 위샘은 비교적 구조가 간단한 점액샘으로 각각 분문샘(cardiac gland), 유문샘(날문샘, pyloric gland)이라 부른다. 샘세포 사이에 가스트린(gastrin), 히스타민(histamine), 세로토닌(serotonin), 소마토스타틴(somatostatin) 등을 생성하는 내분비세포가 존재한다.

2. 위염 및 위궤양

1) 급성위염

염증을 일으키는 자극이 위점막에 급격히 작용했을 때 **급성위염(acute gastritis)**이 일어나며, 위점막에 중성구(neutrophil) 침윤이 관찰된다. 점막에 충혈, 미란(erosion)[1]이 있고 점액분비가 증가해서 점막을 덮는다(그림 12-6). 소출혈이 나타날 때에는 급성 출혈성위염, 미란이 눈에 띌 때는 **미란위염(erosive gastritis)**이라 부른다(그림 12-7B). 급성위염의 원인으로는 아스피린 남용, 비스테로이드소염제의 장기간 복용, 알코올 과음, 과도한 흡연, 식중독, 심한 화상과 스트레스 등이 있다. 급성미란위염이 심한 경우 급성위궤양(acute gastric ulcer)로 진행할 수 있다.

2) 만성위염

위점막 고유층(lamina propria)에 림프구와 형질세포(plasma cell)의 침윤이 관찰되는 경우 만성 위염(chronic gastritis)라고 한다. **만성표재위염(chronic superficial gastritis)**은 주로 점막의 상층에 림프구와 형질세포의

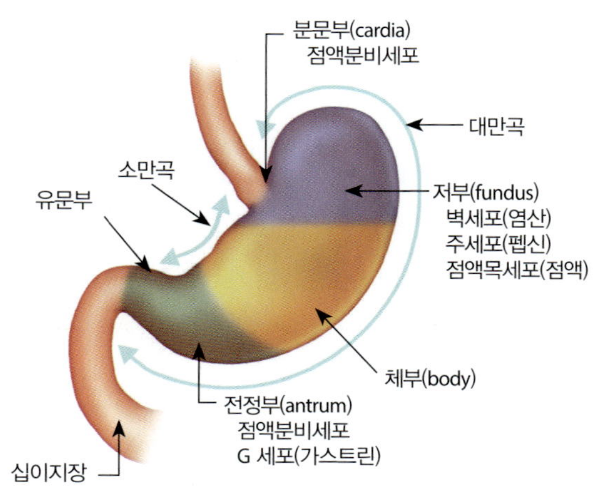

그림 12-5 위장의 해부학적 구조

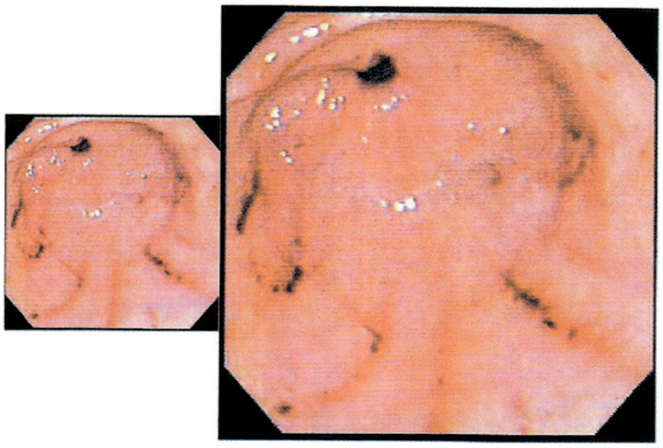

그림 12-6 급성위염 내시경 사진
유문부의 점막에 국소출혈과 발적이 보인다.

1) 점막이 염증과 괴사로 인해 부분적으로 떨어져나가는 것

침윤이 국한되어 있다(그림 12-7C). **만성위축위염(chronic atrophic gastritis)**은 점막 고유층에 염증세포 침윤이 심하고 상피의 위축과 장형화생[2)]이 관찰된다(그림 12-7D). 헬리코박터위염은 만성위염의 가장 흔한 원인으로 만성염증세포와 중성구(neutrophil) 침윤이 점막 고유층, 상피세포층, 또는 소와(foveolar) 내강에서 관찰된다. **H. pylori**는 폭 0.5μm, 길이 3.5μm의 S자 모양을 하고 있는 막대균이며, Giemsa 염색 또는 Warthin-Starry 은염색 등으로 조직에서 확인할 수 있다(그림 12-8). 이 균은 증상이 없는 성인의 10~20%에서, 위궤양의 70% 그리고 십이지장궤양의 95~100%에서 관찰된다. 만성적인 헬리코박터위염은 점막림프조직의 증식을 유발하고 점막관련림프조직림프종(MALT lymphoma)과 위암의 원인이 된다.

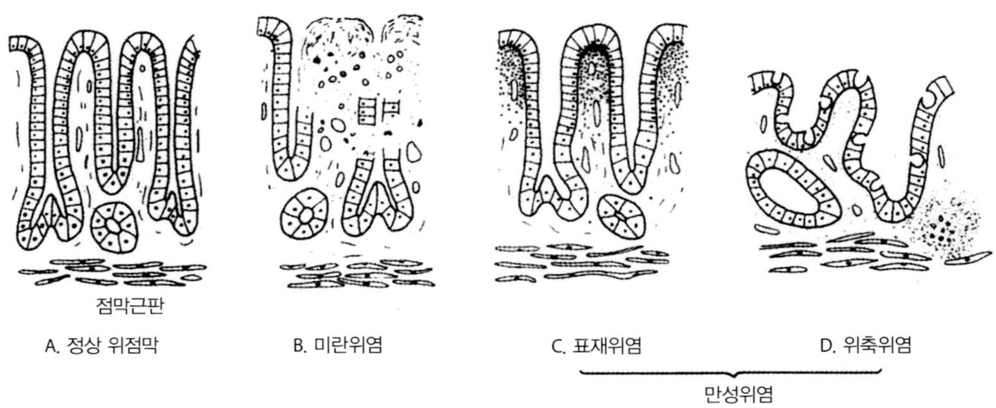

그림 12-7 정상 위점막과 위염의 형태 변화

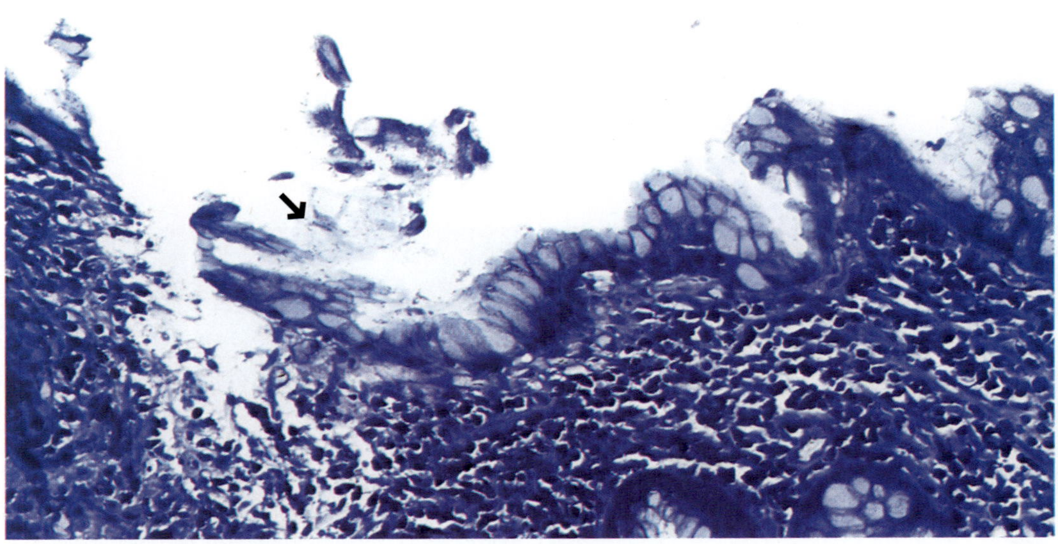

그림 12-8 Helicobacter pylori 위염
푸른색으로 염색된 막대형 균(화살표)이 표면 상피세포와 소와세포(foveolar cell) 표면에서 관찰된다(Giemsa 염색).

2) 위 점막상피가 술잔세포(goblet cell)나 paneth 세포를 포함하는 소장이나 대장 상피세포로 바뀌는 것

3) 궤양

(1) 만성 소화성궤양

소화성궤양(peptic ulcer)은 산과 펩신에 노출된 위장관의 어떤 곳에서도 발생할 수 있는 질환으로 대개 만성경과를 취한다. 약 98%가 십이지장(특히 제1부)과 위(특히 유문방)에서 발생하나 바레트식도, 위장관 문합부, 이소위점막이 있는 메켈게실(Meckel's diverticulum)에서도 생길 수 있다. 소화성궤양의 가장 흔한 원인은 헬리코박터감염이며, 그 외 비스테로이드항염증제, 졸링거엘리슨증후군(Zonllinger–Ellison syndrome) 등이 있다. 이는 위산 및 펩신 분비 등의 공격인자의 작용과 이에 대한 점막 방어 기능 사이의 불균형에 의한 것으로 여겨진다. **소화성 위궤양**은 남자에 많고 20~50세에 주로 발생한다. **십이지장궤양(duodenal ulcer)**은 위궤양보다 젊은 연령에서 발견된다. 임상적으로 무증상에서부터 심한 상복부 동통까지 다양하게 나타나며, 십이지장궤양에서는 대개 공복 시 통증을 호소하지만, 위궤양에서는 식후에 통증을 호소하기도 한다. 궤양의 기저부는 깨끗하거나 때로 큰 혈관이 노출되어 있기도 하며, 경우에 따라서는 혈관 파열로 출혈과 토혈(hematemesis)을 일으키기도 한다(그림 12-9). 전형적인 활동성 궤양의 현미경 소견을 보면 궤양바닥의 표면에서부터 1) 괴사성 섬유소성 물질로 덮힌 얇은 표층, 2) 호중구를 주로 한 비특이적 세포 침윤층, 3) 단핵구 침윤을 보이는 육아조직층, 4) 섬유성 반흔조직층의 순으로 비교적 분명히 구분되는 4층을 보인다(그림 12-10). 만성 소화성궤양에서 수술이 필요한 경우는 섬유화와 반흔(scar)으로 인한 유문 협착과 폐쇄(obstruction), 혈관파열에 의한 출혈, 궤양의 천공이 있을 때이고, 뒤의 두 가지는 치명적인 결과를 초래할 수 있으므로 응급 수술이 필요하다.

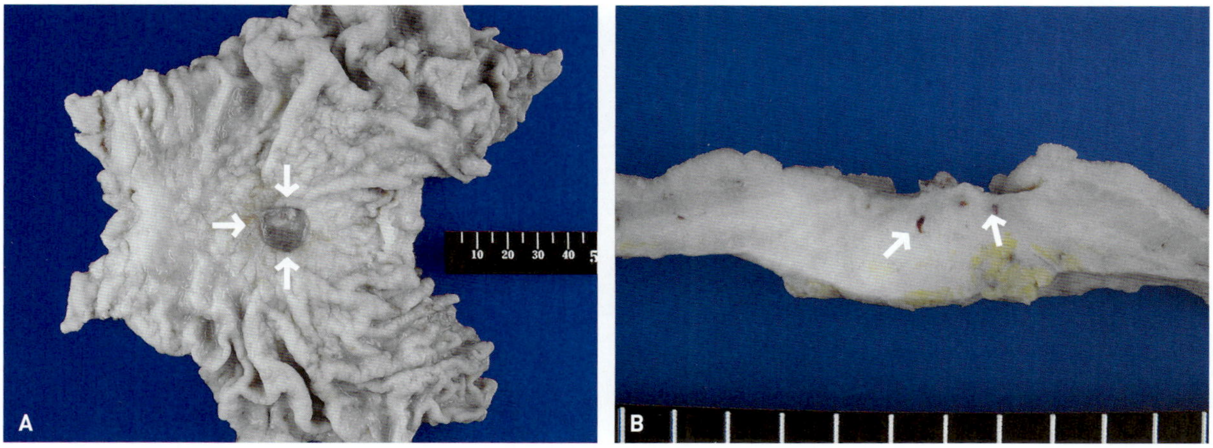

그림 12-9 소화성위궤양

A. 경계가 뚜렷한 원형의 궤양이 관찰된다. B. 단면에서 출혈을 일으킨 혈관이 보인다.

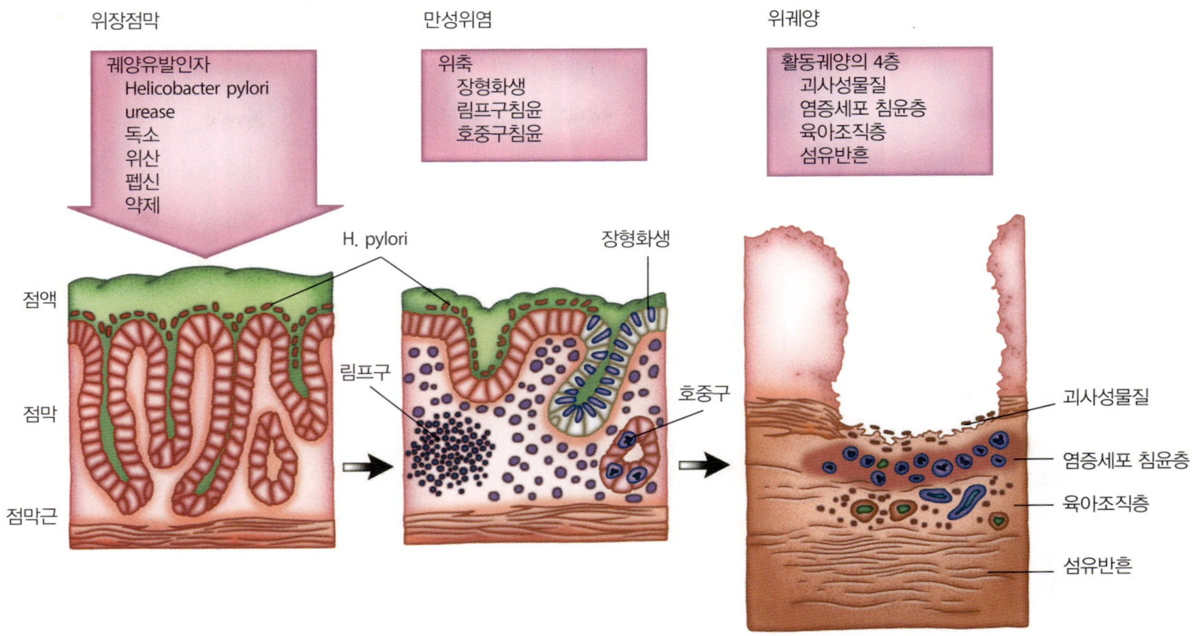

그림 12-10 만성위염과 위궤양의 조직학적 모식도

3. 종 양

1) 용종

용종(폴립, polyp)은 점막에서 기원하는 점막 위로 돌출하는 결절 또는 종괴를 뜻하며, 대표적인 병변으로 비종양성인 증식폴립(hyperplastic polyp)과 종양성인 샘종(adenoma)이 있다.

(1) 증식폴립

증식폴립(hyperplastic polyp)은 가장 흔한 폴립으로 손상된 점막의 재생과정 중에서 발생하며 주로 전정부에서 발생한다. 크기는 보통 1cm를 넘지 않는 융기형 병터로, 작은 것은 목이 없는 모양(sessile)이지만 커지면 목이 있는 모양(pedunculated) 또는 분엽상으로 된다. 조직학적으로는 위소와의 증식과 확장, 위샘의 증식과 확장, 바탕질에 염증세포 침윤, 부종, 평활근의 산재 등의 소견을 보인다.

(2) 위바닥샘폴립

위바닥샘폴립(fundic gland polyp)은 약제에 의한 위산저하 및 가족성샘종폴립증(familial adenomatous polyposis, FAP) 환자에서 흔하며, 주로 위체부 및 위저부에서 발생한다. 육안적으로 1cm미만의 목이 없는 모양으로 위바닥샘(fundic gland)의 증식 및 낭변화가 특징이며, 염증세포의 침윤은 거의 관찰되지 않는다.

(3) 샘종

샘종(adenoma)은 위암의 전구병변(전암성병변)으로, 형성이상(dysplasia) 상피세포로 이루어진 종양으로 중

년이나 고령자에 호발하고 남자에 많다. 대부분은 전정부(antrum), 소만곡(lesser curvature)에서 호발한다. 보통 한 개가 발견된다. 대개 직경 2cm 미만이나 더 큰 것도 있다. 육안소견상 목이 없는 편평한 융기성 병터로 흔히 나타나지만 드물게 유두형, 평탄형 내지 함몰형의 샘종도 있다. 대부분의 경우 선종 주변의 위점막에서 심한 위축과 장화생을 변화가 관찰된다. 조직학적으로는 선구조에 따라 **관상샘종(tubular adenoma)**과 **융모샘종(villous adenoma)**로 나뉘며, 95% 이상 관상샘종이 관찰된다(그림 12-11). 대장의 샘종과 같이 샘종-샘암종과정(Adenoma-adenocarcinoma sequence)을 거쳐 위샘암종으로 이행할 수 있으며, 암 발생 위험도는 2cm 이상의 크기, 융모모양 증식, 고등급 상피세포의 형성이상과 관련성이 높다.

2) 위암

위암(gastric cancer)은 남녀 전체 악성 종양의 13.3%를 차지한다(2016년 암 발생통계, 보건복지부). 남자에서는 발생률 1위이며, 여자에서는 발생률 4위에 해당한다(갑상선암 제외). 50~70세에 주로 발생하지만 40세 이하의 젊은 사람에게서도 발생하고 남녀 비율은 2~1.5 : 1이다. 위암의 빈도는 인종에 따라 현저한 차이가 있어서 우리나라, 일본, 칠레에서는 많지만 미국 백인에게서는 아주 적게 발생한다. 위샘암종의 호발 부위는 전정부(약 50~60%), 소만곡(약 40%)이지만, 위의 모든 부위에서 발생할 수 있다.

(1) 병인

위암은 다인성 질환(multifactorial disease)이며 90%는 산발적으로, 10%는 가족성 또는 유전학적으로 발생한다. 환경적 발병요인으로는 만성 헬리코박터균 감염, 엡스타인-바 바이러스(Epstein-Barr virus, EBV) 감염, 흡연, 방사선 조사, 직업적 노출, 식이요인(자극 또는 염분이 많은 음식) 등이 있으며, 유전적 요인으로는 유전자 돌연변이(CDH1, APC, TP53 등)이 관여한다고 알려져 있다. 전구병변으로 만성위축성위염, 장화생, 위소장문합술 등이 있다.

(2) 조기위암과 진행위암

위암은 크게 침윤깊이에 따라(림프절 전이나 종양의 크기와 상관없이) **조기위암(early gastric carcinoma)**과 **진행위암(advanced gastric carcinoma)**으로 나눈다. 암이 점막 내에 머무르거나 암의 침윤이 점막하층까지만

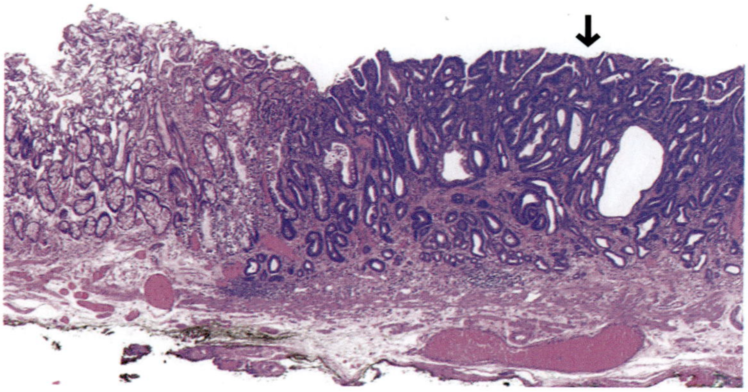

그림 12-11 위에서 발생한 샘종의 조직학적 소견(화살표: 병변부위)

있는 것을 조기위암이라 하고, 근층 또는 더 심부로 침윤하였을 때 진행위암이라고 한다(그림 12-12, 그림 12-13).

조기위암은 내시경 및 육안 소견상 0-I형(융기형), 0-IIa형(표면융기형), 0-IIb형(표면평탄형), 0-IIc(표면함몰형), 0-III 함몰형의 5가지 유형으로 분류된다(그림 12-14). 각 형이 혼재할 경우에는 우세한 형을 앞에 기록하고 0-III+0-IIc형, 0-IIa형+0-IIc형과 같이 표현하며, 조기위암 중 가장 흔한 유형은 0-IIc이다(전체

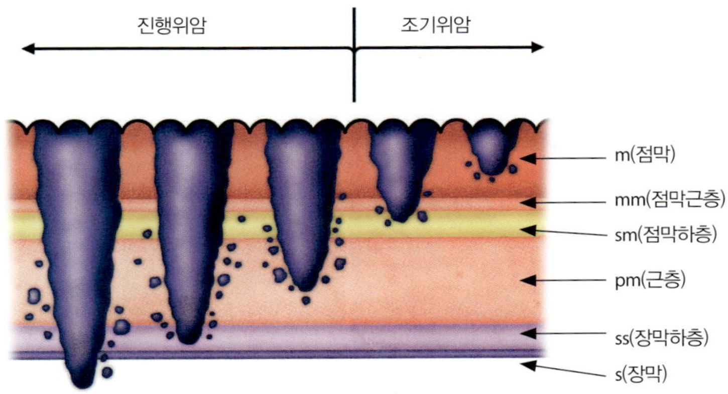

그림 12-12 침윤 깊이에 따른 조기위암과 진행위암
(m, mucosa; mm, muscularis mucosa; sm, submucosa; mp, muscularis propria; ss, subserosa; s, serosa)

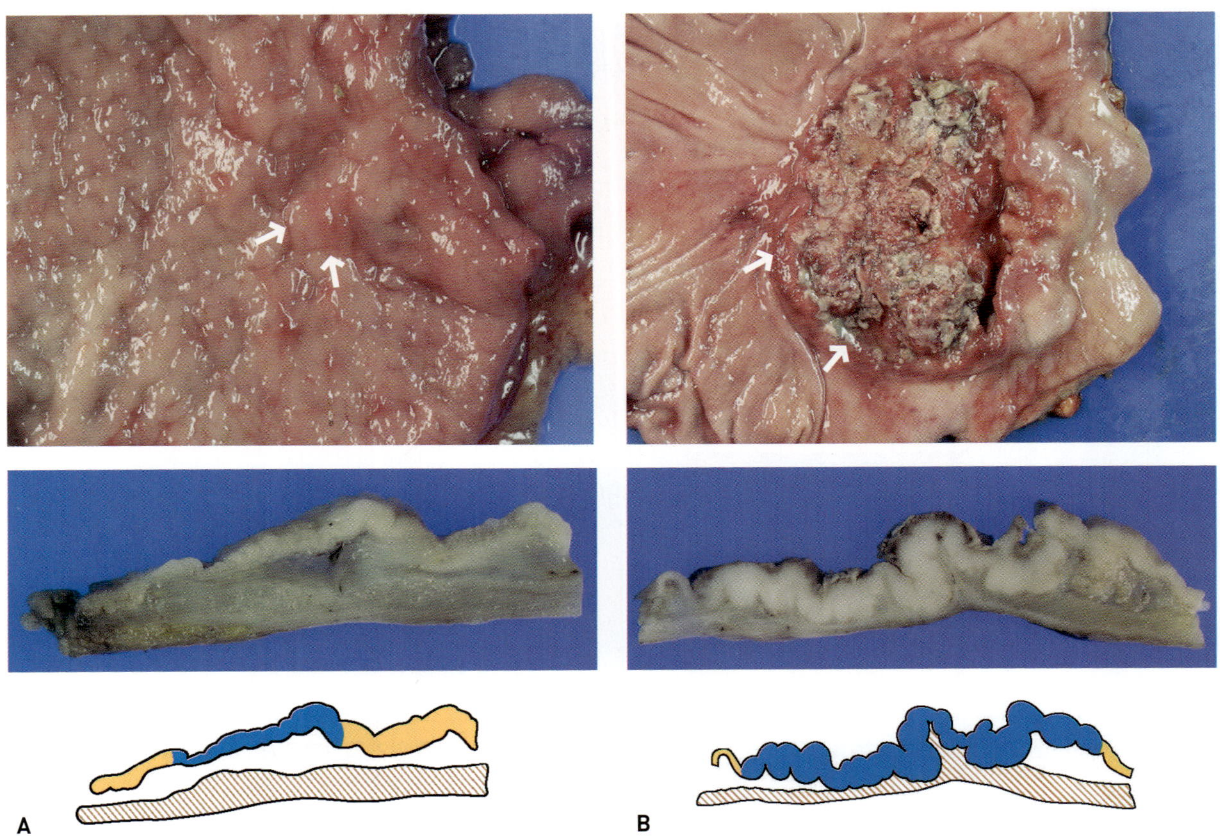

그림 12-13 조기위암(A)과 진행위암(B)

의 약 2/3). 진행위암의 육안적 분류는 Borrmann에 의해 제시된 분류에 따른다(그림 12-15).

- **1형(융기형, polypoid type)** : 종양이 위내강으로 크기가 큰 융기된 종괴를 형성하는 것으로, 용종 표면에 미란이나 궤양을 동반할 수 있다.
- **2형(궤양국한형, ulcerfungating type)** : 중심에 궤양을 가지며 궤양 가장자리는 융기해서 분화구상을 나타낸다. 주위와 경계가 명확하고 예리하다.
- **3형(궤양침윤형, ulceroinfiltrative type)** : 중심에 궤양을 형성하지만 궤양 가장자리가 분화구의 완만한 경사와 같은 높이를 나타내고 주위와의 경계가 예리하지 않으며 주변으로 파고드는 양상을 보인다. 환자의 연령이 다른 아형에 비해 젊은 편이다.
- **4형(광범위침윤형, diffuse infiltrative type)** : 종양세포 침윤이 광범위해서 위벽이 두꺼워지고 명확한 종괴를 형성하지 않는다. 궤양이 있어도 얕고 주변과의 경계가 선명하지 않다. 바탕질의 증식이 많기 때문에 위벽은 두껍고 딱딱해진다. 이 유형을 증식위벽염(linitis plastica)이라 부르기도 하며, 젊은 사람과 여성에게 많다.

(3) 조직학적 형태

대부분 (약 95%) 위암은 샘암종(adenocarcinoma)이며, 이 외 다양한 조직학적 유형이 있다. WHO 분류에 따르면 관상샘암종(tubular adenocarcinoma), 유두상샘암종(papillary adenocarcinoma), 점액샘암종(mucinous adenocarcinoma), 약응집암종(poorly cohesive carcinoma)과 반지세포암종(signet ring cell carcinoma, 그림 12-16), 혼합샘암종(mixed adenocarcinoma) 등이 있다. 관상샘암종과 유두상샘암종의 경우 분화도에 따라 고분화형, 중분화형, 저분화형으로 나눈다(표 12-1). 위샘암종은 형태학적으로(**로렌 분류, Lauren classification**) 장형(intestinal type)과 광범위형(diffuse type)으로 나뉜다.

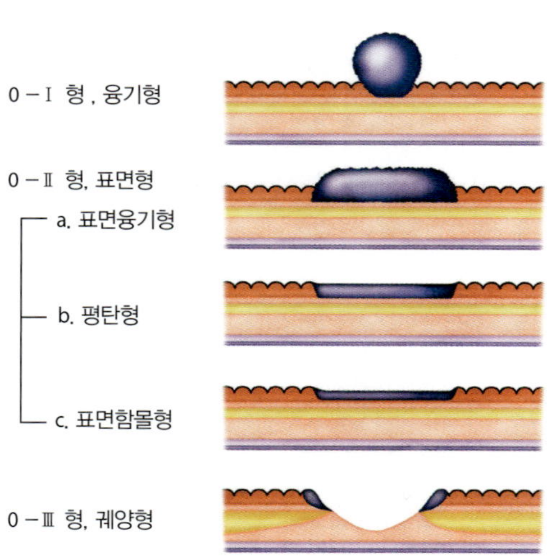

그림 12-14 조기위암의 육안적 분류

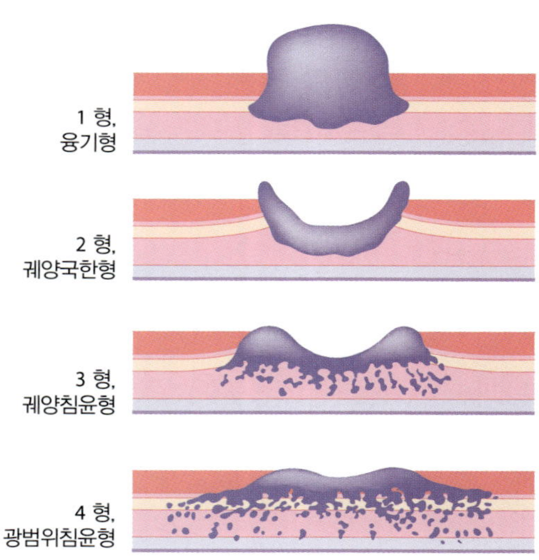

그림 12-15 진행위암의 육안적 분류(Borrmann 분류)

1형: 종양이 위내강으로 폴립 또는 유두 모양으로 돌출한 형태이다.
2형: 중심에 궤양이 있고 가장자리는 융기해 있으며 주변과 경계가 명확하다.
3형: 중심에 궤양이 있으며 주변과의 경계가 명확하지 않다.
4형: 종양이 명확한 종괴를 형성하지 않고 광범위하게 침윤하여 위벽이 전체적으로 두껍고 딱딱하다.

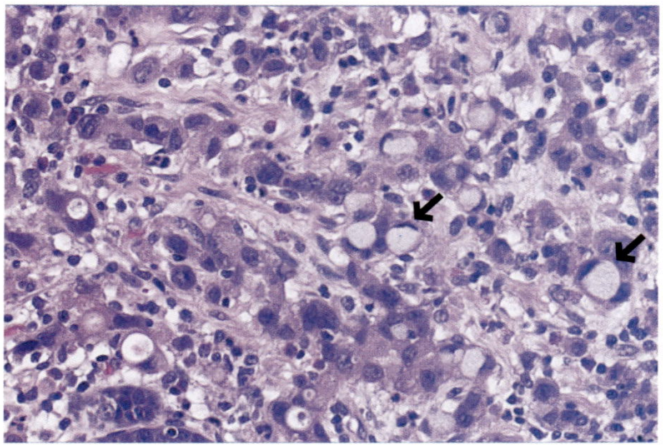

그림 12-16 반지세포암종 및 약응집암종
종양세포는 낱개로 흩어져 침윤하며, 반지세포암종(화살표)는 세포질내에 점액을 풍부하게 함유하고 있어 핵이 한쪽으로 치우쳐 있다.

표 12-1 위암종의 조직학적 분류(WHO, 세계 보건기구의 분류에 의함)

샘암종(adenocarcinoma)	
유두상 샘암종(papillary adenocarcinoma)	고분화형(well differentiated)
	중분화형(moderately differentiated)
관상 샘암종(tubular adenocarcinoma)	저분화형(poorly differentiated)
점액암종(mucinous carcinoma)	
약응집암종(poorly cohesive carcinoma)	
반지세포암종(signet ring cell carcinoma)	
혼합암종(adenocarcinoma with mixed subtype)	
수질암종(medullary carcinoma, gastric carcinoma with lymphoid stroma)	
간세포양 샘암종(hepatoid adenocarcinoma)	
샘편평상피암종(adenosquamous carcinoma)	
편평세포암종(squamous cell carcinoma)	
미분화암종(undifferentiated carcinoma)	

(4) 위암의 진행

암의 병기는 암의 진행정도를 단계별로 분류하는 것으로 진단 당시의 병기는 예후를 결정하는 주요 인자이다. 위암의 예후를 결정하는 중요한 요소는 원발종양의 침윤 깊이(T), 영역림프절(regional lymph node)의 전이(N), 그리고 원격전이(M)이다.

림프전이 유무는 환자 예후를 결정하는 중요한 요소이며, 위암은 소속 림프절로부터 원위 림프절로 파급하여 쇄골상 림프절(supraclavicular lymph node, Virchow node)을 침범하기도 한다. 혈행전이는 문맥을 거쳐 간으로 전이된다. 폐와 뼈로 전이될 수도 있다. 암세포가 장막을 파괴해서 복강 내로 나오면 다량의 복수를 동반하는 **암성복막염(carcinomatosis peritonei)**의 형태로 나타난다. 이러한 종양세포의 복강내 파종은 위암의 주된 전이 경로 중 하나이다. 이때 여성의 경우 양쪽 또는 한쪽 난소로 위암이 전이한 Krukenberg 종양이 발견될 수 있다.

(5) 분자 유전학적 분류

위암의 대표적인 분자유전학적 분류는 , "Singapore–Duke" 분류, "The Cancer Genome Atlas" 분류, "The Asian Cancer Research Group" 분류 등이 있다. 이는 특징적인 분자유전학적 특징들, 예를 들어 엡스타인–바 바이러스 관련성, 현미부수체불안정성, 유전체 또는 염색체 안전성, TP53 활성화, 상피–중간엽 이행 등에 따라 분류한 것으로 각 그룹별로 예후의 차이가 있다.

요 약

1. 급성위염은 비스테로이드소염제, 알코올, 심한 흡연 등에 의해 발생한다.
2. 만성위염은 주로 H. pylori의 감염과 자가면역질환에 의해 발생하며 위점막의 위축을 초래한다. 특히 H. pylori 감염은 위암과 점막관련림프조직림프종(MALT lymphoma)의 원인이다.
3. 소화성궤양은 위산 및 pepsin 분비와 점막 방어 기능과의 불균형에 의해 발생하며 대부분 십이지장(특히 제1부)과 위(특히 유문방)에서 발견된다. 응급수술이 필요한 출혈과 천공 등의 합병증이 생길 수 있다.
4. 위암의 가장 흔한 조직학적 유형은 샘암종이며, 환자의 예후를 결정하는 중요한 인자는 위벽의 침윤깊이와 림프절침범 유무이다.
5. 조기위암이란 주변 림프절로의 전이 유무에 관계없이 암종이 점막 혹은 점막하에 국한된 위암을 말하여 진행성 위암에 비해 예후가 좋다.

Ⅲ. 소장과 대장

1. 소장과 대장의 정상 구조와 기능

소장(작은창자, small intestine)은 위유문(pylorus)에서 회맹판막(ileocecal valve)에 이르는 장의 한 분절로, 음식물의 소화 및 흡수를 담당하는 장기이다. 성인에서 소장의 총길이는 4~6m 정도이고, 십이지장(duodenum), 공장(빈창자, jejunum), 회장(돌창자, ileum)의 세 부분으로 나눈다. 소장 점막은 특징적으로 다수의 융모(villi)를 가지는데, 융모는 소장의 점막이 손가락모양으로 내강을 향해 튀어나온 구조로 바깥쪽은 상피세포로 덮혀있고 중심부는 혈관, 림프관, 소수의 염증세포와 섬유모세포를 포함하는 고유층(lamina propria)으로 구성되어 있어 점막의 표면적이 30배나 넓어지게 되어 음식물의 소화와 흡수를 효율적으로 할 수 있다. 소장에서 발생하는 질병은 대부분 흡수 장애나 염증질환이며, 종양은 다른 소화기관에 비하여 발생률이 매우 낮다.

대장은 맹장(cecum)에서 시작하여 상행결장(오름창자, ascending colon), 횡행결장(가로창자, transverse colon), 하행결장(내림창자, descending colon), 구불결장(구불창자, sigmoid colon) 등을 거쳐 직장(곧창자, rectum)에 이르는 약 1.5m 길이의 관 모양 장기이다(그림 12–17). 대장은 수분을 흡수하고 소화되지 않은 음식물을 저장하거나 배설하는 역할을 한다. 대장의 벽은 점막층, 점막하층, 근층, 장막층 등 4개의 층으로 구성되어 있다. 하지만, 상행결장, 하행결장 및 직장의 일부분 중 복막 뒤에 위치하는 부분은 장막층이 없다.

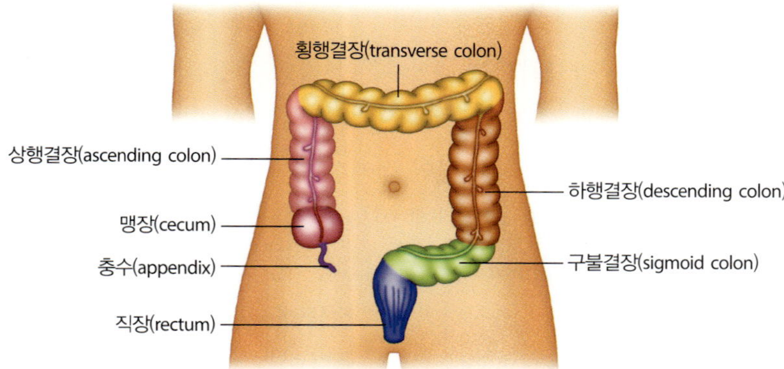

그림 12-17 대장의 해부학적 구조

2. 염증질환

1) 크론병

크론병(Crohn's disease)은 소장을 침범하는 대표적인 특발염증 장질환이다. 서구에 비해 빈도는 낮지만 최근 우리나라에서도 증가하는 추세이다. 우리나라에 호발연령은 10대 중반~20대 후반이다. 원인은 명확하지 않으나 유전적인 소인, 환경적인 인자, 화학물질, 세균 등의 복합적인 인자에 의한 비정상적인 면역반응으로 만성적인 염증을 일으키는 질환이다. 소화관의 어느 부위나 침범할 수 있지만 가장 흔한 부위는 말단 회장, 회맹판막 및 맹장이다. 병소는 연속적이지 않고 중간 중간에 정상 부위가 섞여있는 양상을 보인다. 점막에 종축방향의 궤양이 있으며 정상점막과 궤양이 섞여 점막이 흡사 **조약돌모양(cobblestone appearance)**[3]으로 보인다(그림 12-18). 궤양성대장염과 달리 염증은 장벽의 전층에 걸쳐 나타나고, 주변의 지방조직이 소장의 장막(serosa)에 들러붙는다. 장협착(stricture)과 열창(fissure)이 흔하고 인접장기와 누공(fistula)을 형성하거나 장천공(perforation)을 초래하기도 한다. 환자의 1/3에서 건락괴사를 동반하지 않는 경계가 좋은 육아종이 관찰되며 육아종은 크론병의 현미경적 특징 중의 하나이다. 임상양상은 침범범위에 따라 매우 다양하다. 대부분의 환자에서 6주 이상의 설사 및 복통의 증상이 간헐적으로 나타난다. 전신증상으로 전신 쇠약, 식욕부진, 발열, 체중감소를 보일 수 있다. 수 주 혹은 수 개월의 무증상기간 후 물리적 혹은 정서적 자극 그리고 흡연에 의해 재활성화된다. 소장을 광범위하게 침범할 경우 이차적으로 흡수장애와 저알부민혈증(hypoalbuminemia)이 나타난다. 대장의 병소가 장기간 진행된 경우 대장암의 발병 위험이 증가하나 궤양성 대장염보다는 낮다. 활동 상태에 있는 크론병에서는 소화관 이외의 장기 특히 눈(홍채염, 포도막염), 관절, 피부(결절홍반), 담도 등에 염증병소가 동반되기도 한다.

3) 자갈을 깔아놓은 듯한 모양

2) 궤양성대장염

궤양성대장염(ulcerative colitis)은 만성적으로 재발하는 특발염증 장질환으로 직장과 하행결장을 주로 침범한다. 우리나라에서는 서구에 비해서 드물지만 최근 증가하는 추세이다. 주로 20~40대의 젊은 연령층에서 발병하며, 아직 원인은 명확하지 않다. 혈액이 섞인 점액설사가 반복되는 것이 흔한 증상이며 심한 복통, 탈수, 빈혈, 열, 체중감소가 있을 수 있으며 위장관계 이외의 전신적인 증상이 동반될 수 있다. 궤장성대장염은 크론병에서 보이는 건너뛰기 병소(skipped lesion)가 없다. 즉, 직장에서 시작하여 근위부로 연속적으로 병이 확산되는 양상을 보인다(그림 12-19). 조직학적으로 **장샘염(cryptitis) 장샘농양(crypt abscess)**, 얕은 궤양, 점막 및 점막하층에 국한된 만성염증세포의 침윤 등을 특징으로 한다. 장기간동안 궤양성대장염을 앓은 환자는 일반인보다 대장암의 발생위험이 10배 이상 높다. 따라서 궤양성대장염에 8년 이상 이환된 환자는 정기적인 대장생검을 시행하며 추적관찰하여야 한다.

3) 위막성대장염

위막성대장염(pseudomembranous colitis)은 대부분 Clostridum difficile에 의해 발생하는 급성 염증질환으로, 항생제의 사용과 밀접하게 관련되어 있다. 다른 장기의 염증으로 광범위항생제(특히 3세대 cephalosporin)를 사용하는 환자에서 항생제의 작용으로 장내 정상균무리(normal flora)가 억제되면 평소 정상균무리에 의해 억압받던 Clostridium difficile이 과도하게 증식하게 된다. Clostridium difficile이 분비하는 독소에 의해 상피세포가 손상되고 괴사가 일어난다. 전형적인 위막성대장염의 대장내시경검사시 병변부의 점막을 덮고 있는 회백색의 위막(거짓막, pseudomembrane)이 관찰되며, 이는 중성구 등의 염증세포와 죽은 상피세포 혹은 염증세포의 찌꺼기가 섞인 것이다. 현미경 소견에서 **분비샘(crypt)**내에 점액 및 중성구가 쌓여 심하게 팽창되어 있다. 그중 일부가 터져 중성구 등 그 내용물이 분출되는 모습이 마치 화산이 폭발하는 것과 같은 양상을 보이기도 한다(그림 12-20). 치료는 metronidazole 혹은 vancomycin 등 다른 계열의 항생제로 바꾸어준다.

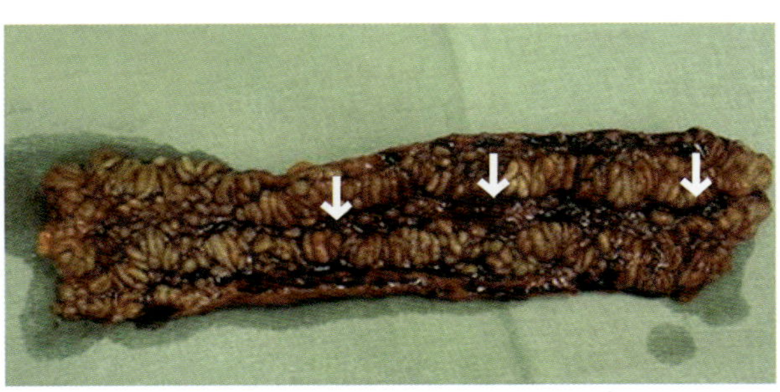

그림 12-18 크론병
가운데 길이방향의 연속적인 궤양(화살표)이 보이고, 점막은 울퉁불퉁하여 마치 자갈을 깔아놓은 듯하다.

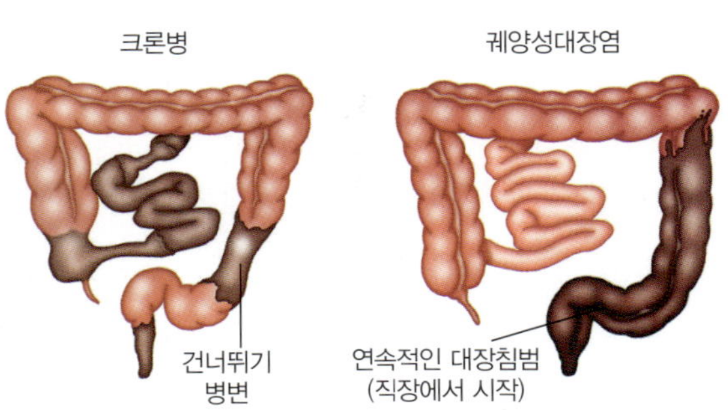

그림 12-19 크론병과 궤양성대장염의 병터 비교

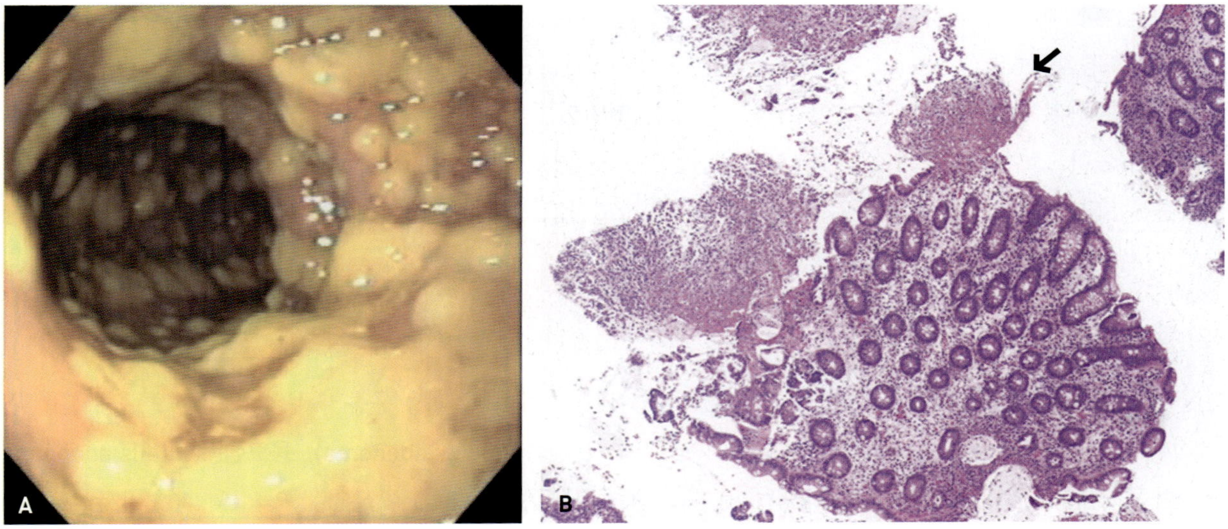

그림 12-20 위막성대장염

A. 대장내시경검사에서 장점막을 덮고 있는 염증성삼출물의 위막이 관찰된다.
B. 현미경 소견에서 점막으로부터 화산처럼 분출하는 점액성 삼출물(화살표)이 관찰된다.

3. 종 양

1) 용종

용종(폴립, polyp)은 점막에서 기원하는 점막 위로 돌출하는 결절 또는 종괴를 뜻하며, 앞으로 암으로 발전할 가능성이 있는지 여부에 따라 비종양성 용종과 종양성 용종으로 나눈다.

(1) 비종양성 용종

- **증식폴립(hyperplastic polyp)** : 가장 흔한 형태의 용종으로 절제된 용종의 약 15~20%를 차지한다. 대부분 크기가 5mm 이하이므로 임상 증상을 유발하는 경우는 매우 드물고, 다른 검사를 하다가 우연히 발견되는 경우가 흔하다. 직장 및 구불결장에 호발하며 여러 개인 경우가 많다. 샘의 단면상 과증식한 상피세포가 내강으로 돌출하여 흡사 톱니모양의 구조가 관찰된다. 이 용종은 악성 변화의 위험은 거의 없다. 하지만 증식폴립은 비슷한 모양의 목없는톱니병변(sessile serrated lesion)과 감별이 요구된다. 목없는톱니병변은 악성종양으로 진행할 위험이 있다.
- **염증폴립(inflammatory polyp)** : 장에 염증이나 궤양의 치유과정에서 점막이 과잉 돌출되어 생긴 것으로 진정한 상피 증식 병터는 아니다. 이 용종은 악성 종양으로 진행할 위험성이 없다.
- **과오종폴립(hamartomatous polyp)** : 대장에 원래 있던 조직 성분이 과증식하여 용종을 형성한 것으로 소아폴립(juvenile polyp), 포이츠-제거스폴립(Peutz-Jeghers polyp) 등이 있다. **소아폴립(juvenile polyp)**은 샘과 고유층의 발생학적 기형으로 생각되며 정상 점막 성분이 비정상적으로 배열된 것으로 대부분 5세 이하의 어린이에게서 발생한다. 증상은 배변 후 직장 출혈이 일어나는 것이며, 목이 있는 모양이기 때문에 배변으로 자연히 떨어져 나오기도 한다. **포이츠-제거스 폴립(Peutz-Jeghers polyp)**은 한 개 또는 여러 개가

발생한다. 피부나 점막에 흑색반점을 동반하면서 이러한 용종이 전 위장관에 흩어져 있을 경우 포이츠-제거스증후군(Peutz-Jeghers syndrome)이라고 한다. 이는 상염색체 우성으로 유전된다. 이 용종은 소장에 호발하며 용종 자체는 악성 변화의 위험성은 없지만, 증후군 환자는 다른 장기에서 암이 발생할 위험성이 높다. 소아폴립과 포이츠-제거스폴립은 산발성으로 발생하는 경우 원인불명이지만, 유전소아폴립증은 SMAD4나 BMPR1A 종자계 돌연변이, 유전포이츠-제거스폴립은 STK11 종자계 돌연변이로 발생한다.

(2) 종양성 용종

종양성 용종은 샘종(adenoma)이라고 부르며 목의 유무에 따라 유경성 용종과 무경성 용종으로 구분한다. 조직학적으로는 용종을 구성하고 있는 샘모양에 따라 **관샘종(tubular adenoma)**, **융모샘종(villous adenoma)** 및 **관-융모샘종(tubulo-villous adenoma)**으로 나눈다. 증상이 없는 50세 이상의 성인의 약 30%에서 대장 내시경 검사시 샘종이 발견된다. 샘종은 시간이 지나면 암으로 진행할 가능성이 있는 중요한 암의 전 단계이므로 반드시 용종 절제술을 받아야 하며 정기적인 대장내시경 검사가 필요하다. 크기가 2cm 보다 큰 샘종의 경우 샘암종이 발견될 경우가 35~50%로 알려져 있으며 특히 융모샘종일 경우 샘암종으로 진행할 가능성이 높다.

2) 가족성 증후군

(1) 가족성샘종폴립증

가족성샘종폴립증(familial adenomatous polyposis)은 APC 유전자의 종자계 돌연변이(germline mutation)에 의해 초래되는 상염색체우성유전질환이다. 10대에 이미 대장 및 직장에 다발성 용종이 발생하고 경우에 따라 수천 개에 이르기도 하지만 가족성샘종폴립증으로 진단하려면 최소한 100개의 용종이 있어야 한다(그림 12-21). 치료를 하지 않으면 100% 대장암으로 진행하고, 특히 50세 이전에 대장암이 발생하므로 APC 유전자의 돌연변이를 가진 사람은 예방적으로 전대장절제술(total colectomy)을 하는 것이 표준적인 치료법이다.

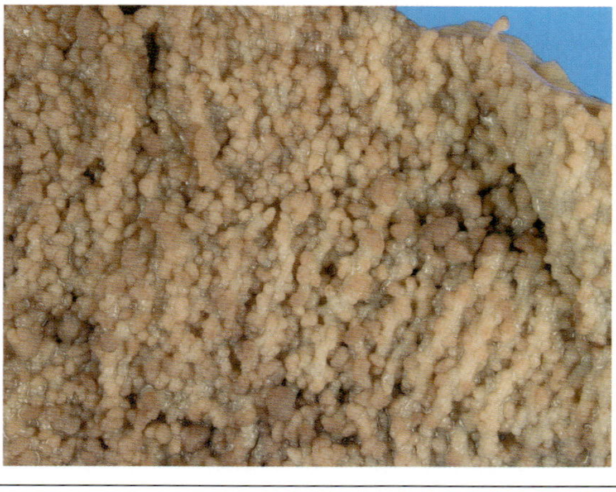

그림 12-21 가족성샘종폴립증
대장점막에서 셀 수 없을 정도의 많은 폴립이 관찰된다.

(2) 유전성비폴립대장암

유전성비폴립대장암(hereditary nonpolyposis colorectal cancer syndrome)은 린치 증후군(Lynch syndrome)으로도 불린다. DNA 복제 중에 발생하는 오류를 인지하고 절단 및 교정하는 과정에 관련된 부정유합교정유전자(mismatch repair genes)인 MLH1, MSH2, PMS2 또는 MSH6의 종자계 돌연변이로 인해 발생하며 상염색체 우성으로 유전된다. 대장암이 발생할 확률이 일반인보다 10~53%까지 높다. 린치증후군은 대장뿐만 아니라 다른 장기(자궁내막, 위, 난소, 소장, 간담도, 췌장, 및 피부)에서도 암종을 일으킬 수 있다.

3) 악성종양

(1) 대장샘암종

대장암은 지역적으로 미국, 캐나다 등 선진국에 호발하고 아시아 및 아프리카에서는 발생빈도가 낮은 편이다. 하지만 최근 서구화된 식생활, 스트레스, 운동부족, 그리고 평균수명의 증가로 우리나라에서도 대장암의 발생이 매년 증가하고 있다. 식물성섬유의 함량이 낮고, 정제된 탄수화물과 지방의 함량이 높은 음식물을 섭취할 때 대장암의 발생빈도가 증가하는 것으로 알려져 있다. 대장암의 98%는 샘암종이며, 정상 대장점막에서 샘암종의 발생은 다양한 유전적 및 후성적(epigenetic) 이상을 통하여 발생한다. 대장암의 발생과 관련된 주요 유전경로(genetic pathway)는 크게 1) APC/β–catenin pathway, 2) 현미부수체 불안정성 경로(microsatellite instability pathway)가 있고, 각각의 경로에서 돌연변이가 단계적으로 축적됨으로써 궁극적으로 암이 발생한다. 후성적 이상(epigenetic abnormality) 중 가장 흔한 것은 메틸화(methylation)이며, 메틸화에 의한 특정 유전자의 발현감소 혹은 소실은 유전적 이상에 의한 발암과정을 촉진한다.

① APC/β–catenin 경로에 의한 전형적인 샘종–샘암종 과정(classic adenoma–carcinoma sequence)

산발적으로 발생하는 대장암의 80%는 전형적인 샘종–샘암종 과정(그림 12–22)을 보이며, 종양형성과정의 초기에 APC 유전자의 돌연변이가 나타난다. APC는 WNT signaling pathway의 한 요소인 β–catenin의 억제자이므로 돌연변이에 의해 APC 기능이 소실되면 세포질내 β–catenin이 축적되고 과잉의 β–catenin은 핵으로 이동하여 MYC, cyclin D1의 전사를 활성화시켜 궁극적으로 세포증식을 유도한다. 이어서 종양유전자의 활성화와 종양억제유전자의 비활성화 즉, KRAS, SMAD2, SMAD4, p53의 돌연변이가 단계적으로 누적되어 암종이 형성되는 경로이다.

② 현미부수체 불안정성 경로(microsatellite instability pathway)

DNA 복제과정의 오류를 교정하는 데 관여하는 유전자의 이상이 있을 때 현미부수체 반복단위(microsatellite repeats)에 돌연변이가 축적되어 현미부수체 불안정성(microsatellite instability)을 초래한다. 대부분의 현미부수체는 DNA 중 암호화되지 않는 부위에 있어 현미부수체 불안정성이 있더라도 실질적인 세포기능에 문제는 없으나 간혹 현미부수체 시퀀스가 제 2형 TGF–β 혹은 BAX 유전자 등의 암호화부위 혹은 촉진제(promotor)의 위치에 있게 되면 이들 유전자의 돌연변이를 일으켜 세포증식을 초래한다. 이 경로를 통한 발암과정에서도 BRAF 등 다른 종양유전자의 돌연변이와 CpG 구역 메틸화가 동반되나 KRAS와 p53 돌연변이는 없다.

맹장과 상행결장 등 우측에 있는 대장은 직경이 크므로 종양은 주로 용종형태로 내강쪽으로 자라나오고

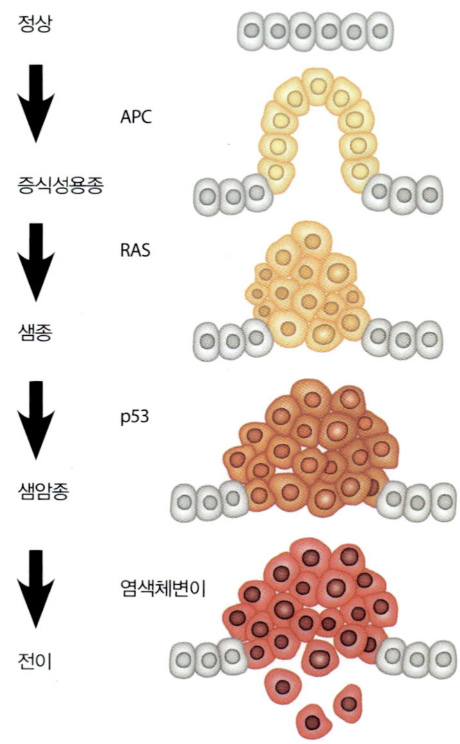

그림 12-22 샘종–샘암종 모식도
정상상피세포에서 단계적인 형태학적 이상을 거쳐 암세포로 발전함과 동시에 각 단계에서 일어나는 여러 가지 유전자 이상이 축적된 결과로 암이 발생한다.

종양으로 인해 장폐쇄가 오는 경우는 드물다. 많이 커질 때까지 증상이 나타나지 않아 늦게 발견되고 대부분은 쇠약, 권태감, 체중 감소, 원인 불명의 빈혈 등의 증상을 보인다. 하행결장, 구불결장 및 직장에 발생하는 종양은 장벽을 돌아가며 환상의(circumferential) 병소를 만들고, 협착과 내강 감소에 의해 때때로 장폐쇄를 동반하며, 배변습관의 변화와 혈변 등을 보인다. 이러한 증상들로 인해 조기에 발견할 가능성이 높지만 상대적으로 좀 더 침윤성이므로 예후는 더 나쁘다(그림 12–23). 샘암종에서 가장 중요한 예후인자는 종양의 침윤깊이와 림프절 전이 유무이다. 병기(TNM stage: tumor–nodes–metastasis)는 원발종양의 침범깊이와 림프절 전이, 원격전이에 의해 나누어진다. 특이한 점은 장간막종양결절이 종양침착(tumor deposit)으로 규정되어 N 병기에 포함되었다. 대장암이 전이를 잘 하는 부위로는 소속 림프절, 간, 폐 및 뼈 등이며, 다음으로 복강 내의 장막, 뇌 등이다. 종양 항원의 일종인 혈청 carcinoembryonic antigen(CEA)은 암 치료의 효과 판정, 수술 후 재발의 추적 조사에 유용한 종양 표지자이다. 대장암의 확진은 내시경 검사를 통한 조직검사로 암세포를 발견함으로써 이루어지는데 암의 대부분은 초기에 증상이 없으므로 50세가 넘으면 정기적으로 대장내시경검사를 받을 것을 권장한다.

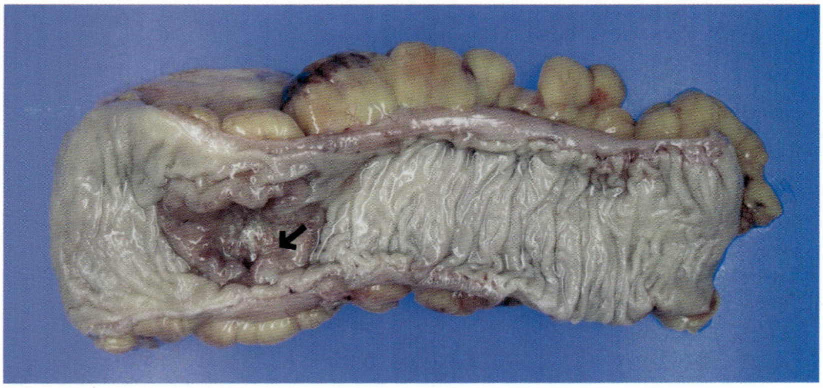

그림 12-23 대장 샘암종의 육안 소견
궤양융기형 종괴(화살표)가 내강을 완전히 둘러싸며 침범하고 있다.

(2) 신경내분비종양

신경내분비종양(neuroendocrine tumor)는 서구에서는 소장에 호발하지만, 우리나라에는 직장에서 가장 많이 발생하는 악성종양이다. 소화기계에 생기는 신경내분비종양은 대부분 증상이 없으나 드물게 증상을 나타내기도 한다. 현미경소견상 종양세포들은 기둥모양, 줄모양, 섬모양 혹은 판모양의 배열을 보이며, 종양세포 개개의 크기와 모양은 비슷하다. 신경내분비 표지자인 시냅토피신(synaptophysin), 크로모그라닌 A(chromogranin A) 등에 양성소견을 보인다. 등급은 3등급으로 나눠지며 유사분열 수(mitotic count) 및 Ki67 index가 등급을 결정한다.

(3) 기타 악성 종양

위장관 간질종양, 림프종 등이 발생할 수 있으며 편평상피암종은 항문에 주로 생긴다. 항문관(anal canal) 편평세포암종의 위험인자로 사람 유두종 바이러스(human papilloma virus)감염, 사람 면역결핍 바이러스(human immunodeficiency virus) 혈청양성에 의한 면역억제, 항문성교수용자 등이 있다.

요 약

1. 크론병은 회장에 호발하며 특징적으로 장벽 전층에 염증을 만들며, 건너뛰기 병터, 육아종을 보인다.
2. 궤양성 대장염은 주로 직장과 하행 결장 점막에 국한된 염증을 보이며 장기간 지속시 샘암종이 발생할 위험이 있으므로 정기적인 관찰이 필요하다.
3. 위막성 대장염은 광범위 항생제사용시 Clostridum difficile이 과증식하여 분비하는 독소에 의해 초래되는 급성 염증질환이다.
4. 대장암은 60~70세에 흔히 발생하며 조직학적 유형상 대부분 샘암종으로 침윤깊이와 림프절 전이 유무가 환자 예후에 중요한 인자이다.
5. 신경내분비종양의 등급은 유사분열 수 및 Ki67 index로 결정된다.

Ⅳ. 충 수

1. 충수의 정상 구조와 기능

충수(appendix)는 길이 6~7cm, 직경 0.7cm의 관 구조의 장기로 회맹판막(ileocecal valve)에 인접한 맹장(cecum)에서 기시한다.

2. 급성충수염

급성충수염(aucte appendicitis)은 어떤 연령군에서도 발생하지만 주로 청소년에 호발하고, 여성보다 남성에서 발생 빈도가 약간 높다. 환자의 50~80%에서 충수내강의 폐쇄가 관찰되며, 관련요인으로는 대변돌(fecalith)[4]이 가장 많고 그 외 담석, 종양 또는 기생충 등이 있다. 급성 염증의 일반적인 특징을 보인다(그림 12-24). 급성충수염의 조직학적 진단기준은 근층내 중성구(neutrophil)의 침윤이다. 염증이 진행하면 충수 벽이 괴사되어 천공이 생길 수 있다. 급성충수염에서 순차적으로 나타나는 전형적인 임상 증상은 다음과 같다. ① 초기에는 배꼽 주위, 후기에는 우하복부에 국한된 통증(맥버니징후, McBurney sign) ② 구역과 구토 ③ 복부압통[5] ④ 미열 ⑤ 말초혈액 백혈구 수의 증가 등이다. 그러나 이러한 일련의 전형적인 증상이 나타나는 것은 흔하지 않으며 일반적으로 동통, 구역 및 구토 등의 증상이 가장 흔하고, 압통과 미열은 없을 수도 있다. 급성충수염은 기본적으로 외과수술이 필요한 질환이다. 수술이 지연되면 염증이 진행하여 천공이 일어나고 충수주위 농양이나 복막염을 초래할 수 있다.

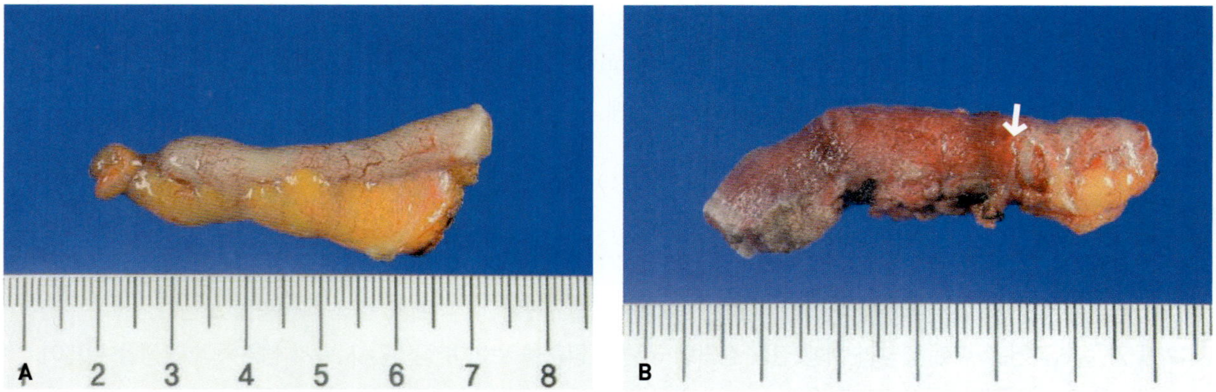

그림 12-24 급성충수염
정상적인 충수(A)에 비해 급성충수염 환자의 충수(B)는 커지고 부어 있으며, 급성화농성 염증으로 생긴 삼출물(화살표)이 충수를 덮고 있다.

4) 대변이 내강에 오랫동안 끼여 수분은 흡수되고 돌처럼 딱딱하게 굳은 것
5) 누르면 통증을 느끼는 것(특히 충수부위)

요 약

급성충수염은 충수에서 발생하는 가장 흔한 질환으로 충수 내강의 폐쇄와 밀접한 관련이 있으며, 수술적 치료가 필요하다.

V. 간

1. 간의 정상 구조와 기능

간은 무게가 1.2~1.5kg이며 복강의 우상복부에 위치하여 늑골의 보호를 받고 있다(그림 12-25). 조직학적 및 기능적 단위는 간소엽(lobule)과 간소포(acinus)이며, 간소엽은 중심정맥을 가운데로 한 육각형 구조로서 각 모서리에 문맥역이 위치하고 있으며 간세포들은 중심정맥으로부터 방사상으로 배열하고 있다(그림 12-26). 간세포 열 사이에는 혈액의 통로인 동양혈관(sinusoid)이 있고 동양혈관과 간세포 사이에는 디세강(Disse space)이 있다. 동양혈관 내피에는 쿠퍼세포(Kupffer cell)가 탐식작용을 수행한다. 간은 다른 장기와는 다르게 이중으로 혈액공급을 받는데, 간동맥을 통해 동맥혈이 들어오고 문맥을 통해서 장에서 흡수된 정맥혈이 들어온다. 간동맥과 문맥을 통해 각각 간 속에 들어온 혈액은 간의 동양혈관 속에서 섞인 후 중심정맥을 거쳐 간정맥으로 모아져 나가게 된다. 즉, 문맥역의 정맥과 간동맥에서 나온 혈액은 중심 정맥으로 흐르며 담즙은 그 반대 방향 즉 소엽중심에서 문맥역에 있는 담관으로 이동하여 배설하게 된다. 문맥과 간동맥의 분지에서 나온 혈액이 동양혈관을 통과할 때 여기서 간세포와 혈액 사이에 각종 영양소와 화학적 성분의 교환이 이루어진다.

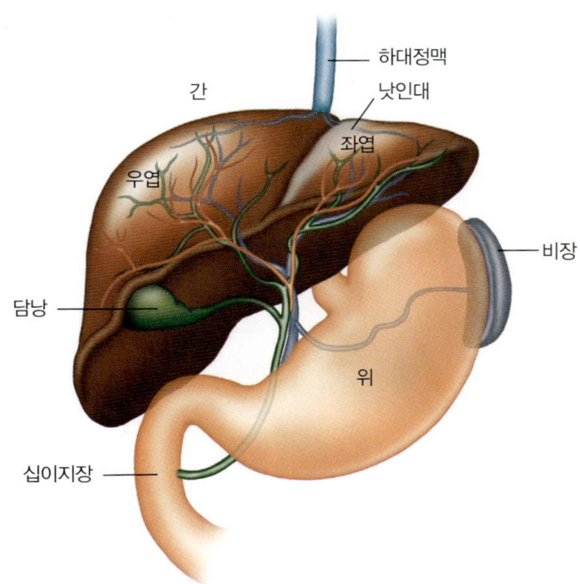

그림 12-25 간의 해부학적 구조

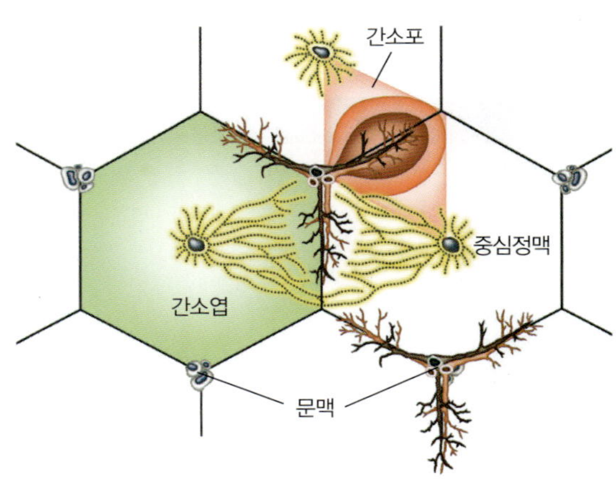

그림 12-26 간의 조직학적 구조(간소엽과 간소포)

간소엽(lobule)은 조직학적 기본단위로 6각형의 구조이다. 중앙에는 중심정맥이 있고 모서리에는 문맥이 위치한다. 간소포(acinus)는 간의 기능적 최소단위로서 두 개의 문맥과 한 개의 중심정맥을 기점으로한 삼각형 구조를 이룬다.

간은 가장 다양하고 복잡한 기능을 수행하는 장기로서 소장을 통하여 흡수된 각종 영양소의 대사, 합성, 변환, 저장 기능을 수행하며 외부로부터 섭취되는 독성 물질과 유독한 대사산물을 해독한다. 담즙의 대사와 분비 그리고 태생기에는 조혈기능을 담당한다. 간은 매우 큰 예비 능력을 가지고 있어 20%만 기능이 남아있어도 인체에서 일상적으로 필요한 기능을 수행할 수 있으며 질병에 의한 기능 저하가 80% 이상이 되어야 검사상에 비정상으로 나타난다.

요 약

1. 간은 우상복부에 위치하며 조직학적 및 기능적 단위는 간소엽과 간소포이다.
2. 간의 기능은 각종 영양소의 대사, 합성, 및 저장 기능을 수행하고 독성 물질을 해독하고 담즙을 생산하고 분비하는 것이다.
3. 혈청학적 검사, 영상의학적 검사 및 간생검을 통해 간질환을 진단할 수 있다.

2. 간 염

1) 급성 바이러스 간염

바이러스 간염(viral hepatitis)은 일반적으로 간친화성 바이러스가 간세포에 침입하여 간실질의 괴사와 염증성 변화를 일으키는 간질환을 말한다. 간에 친화성을 가진 바이러스를 간염 바이러스라고 하는데 간염 바이러스는 5종이 발견되어 있고 각 간염 바이러스에 의한 간염의 특징은 표 12-2과 같다.

표 12-2 바이러스 간염의 종류

	A형 간염 바이러스	B형 간염 바이러스	C형 간염 바이러스	D형 간염 바이러스	E형 간염 바이러스
병원체	ssRNA virus	dsDNA virus	ssRNA virus	ssRNA virus	ssRNA virus
전파	대변-경구	비경구적, 근접촉	비경구적, 근접촉	비경구적, 근접촉	수인성
잠복기	15~45일	30~180일	15~150일	30~150일	30~60일
보유자	없음	5.5%(한국) 0.1~10%(미국,유럽)	1.0%(한국) 0.2~1.0% (미국,유럽)	1~10%(약물남용자, 혈우병)	불명
만성간염	없음	5~15%	>50%	<5%,80% 중복감염	없음
분포	세계적	세계적	세계적	세계적	인도, 동남아시아,북아프리카, 중앙아메리카

6) 간조직의 대량 괴사가 일어나 간기능이 갑자기 나빠지고 치사율이 높은 간염
7) 대변으로 오염된 물이나 음식물을 통한 감염

(1) 급성A형 바이러스간염

A형 간염 바이러스에 의한 A형 간염은 예전에 유행성 간염 혹은 전염성 간염으로 불렸다. 대개 급성간염으로 발병하며 만성간염으로 진행하는 경우는 거의 없다. 전격간염(fulminant hepatitis)[6)]이나 보균자 상태를 일으키지 않으며, 치유가 잘 되고 예후가 좋다. 분변을 통한 경구 감염[7)]을 일으키며 잠복기는 15~45일이다. 황달과 임상 증상이 나타날 때 이미 대변으로 A형 간염 바이러스가 배설되고 혈청 내 IgM과 IgG 항체가 검출되며, IgG 항체는 평생 유지하여 영구면역을 갖게 된다(그림 12-27). A형 간염은 전세계적으로 퍼져 있고 한국인에게는 A형 간염 항체 양성률이 8세에서 93%이고 노년기는 거의 모두가 양성이었으나 최근에는 청소년의 항체 양성률이 낮아지고 있으며 A형 간염 발생이 증가하고 있다. A형 간염을 앓은 대다수는 임상 증상을 보이지 않는 불현성 감염에 속한다.

(2) 급성B형 바이러스간염

급성B형 간염 바이러스는 보균자에서 급성간염, 전격간염, 만성간염과 경화증에 이르기까지 다양한 간질환을 일으킨다(그림 12-28). B형 간염의 잠복기는 1~6개월이며, 임상적으로 다른 종류의 바이러스에 의한 간염과 비슷하여 권태, 피로, 오심, 구토 때로는 근육통과 관절통 등의 비특이적인 증상을 보인다. 가끔 미열이 있기 때문에 인플루엔자나 감기로 진단받기도 한다. 대부분 환자는 밥맛을 잃고, 커피와 담배가 싫어진다. 혈청 transaminase와 LDH 효소의 활성치는 증가하고 빌리루빈증을 보이며 황달과 암적색 소변을 보이고 소양증을 호소하기도 한다. 혈청에서 HBs 항원, HBc 항원, HBe 항원으로 검출되며, HBe 항원 양성은 간세포 내 바이러스가 활발하게 증식하는 것을 뜻한다. 급성B형 간염의 전형적인 혈청표지자의 변화는 그림 12-29와 같다. B형 간염은 혈액, 정액, 침을 통해 감염되며 요즘은 수혈 전 혈액의 바이러스 검사를 시행하므로 수혈로 인한 수평감염은 거의 없다. 태반을 통해 또는 출생과정에서 모체로부터 태아로의 수직감염이 일어나기도 하는데 태어난 대부분의 아기는 B형 바이러스 보균자가 된다. 대다수 급성간염 환자는 수개월 내에 간의 형태적 손상은 정상으로 복원되며 기능도 회복된다. 그러나 C형 간염보다 빈도는 낮으나 만성간염 및 간경화로 진행할 수도 있다.

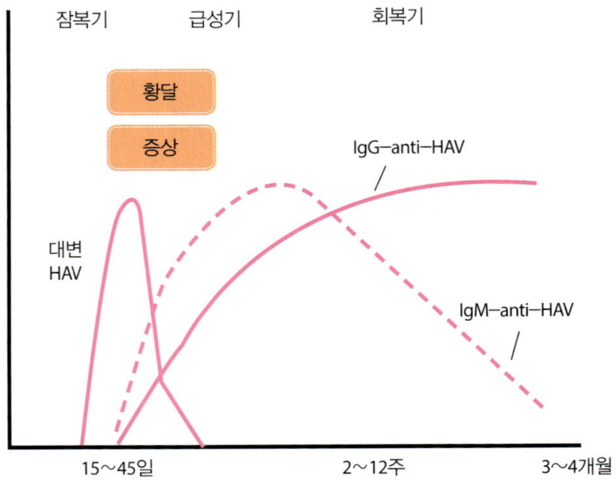

그림 12-27 A형 간염의 경과

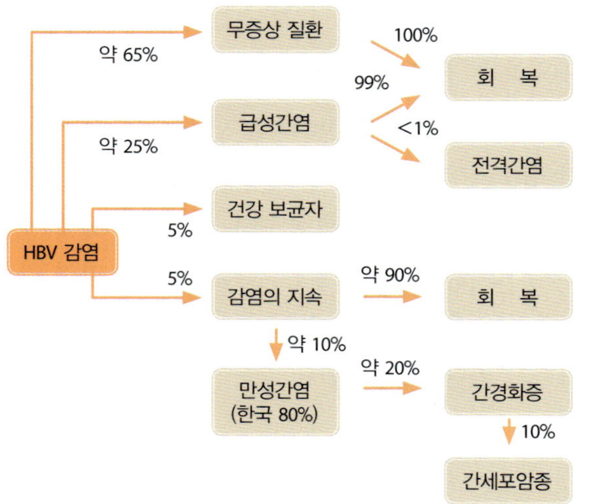

그림 12-28 B형 간염 바이러스 감염으로 인한 간질환의 다양한 임상경과

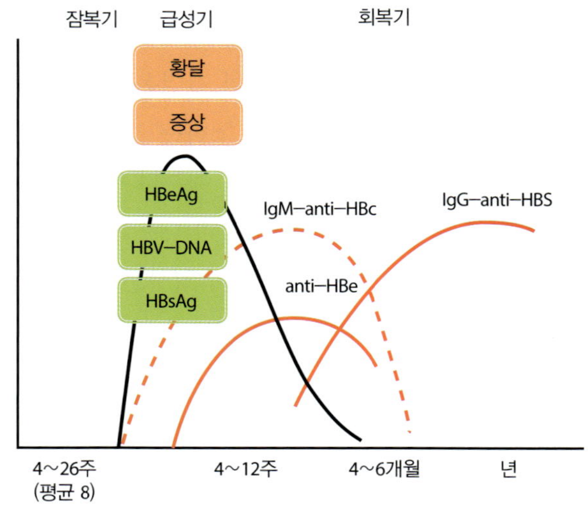

그림 12-29 B형 간염의 경과에 따른 혈청 표지자의 변화

(3) 급성C형 바이러스간염

C형 간염은 수혈이나 주사침이 감염원이 되어 발생하고 다른 바이러스간염보다 경미한 임상 증상을 보이며 혈청 검사로 확인할 수 있다. 급성 C형 바이러스 간염은 만성간염으로 이행하는 비율이 50%로 매우 높다.

2) 만성바이러스간염

임상 증상이나 혈청생화학적 검사 소견의 개선 없이 6개월 이상 괴사염증이 지속되는 간염을 **만성간염(chronic hepatitis)**이라고 한다. 한국인에서 만성 간염의 원인은 대부분 B형과 C형 간염 바이러스이다. 만성 알코올 중독, isoniazid, methotrexate, alpha-methyldopa와 같은 약물, 윌슨병, 자가면역 간염도 만성간염을 유발할 수 있다. 병리학적으로 급성간염은 간소엽을 중심으로 염증이 진행되는 것에 비해 만성간염은 문맥역에서 확산되며 간세포 파괴가 지속되고 섬유화와 구조 변형이 진행하면서 간경화증이 된다.

(1) 만성B형 바이러스간염

B형 간염 바이러스가 성인에게 감염되면 5%, 신생아에게 감염되면 90%가 만성간염에 이른다. 임상 증상은 다양하며 피로감, 권태, 식욕부진, 황달 등이 비교적 흔히 나타나는 증상이다. 한국인의 간세포암은 대부분 만성B형 간염 환자에서 발생한다.

(2) 만성C형 바이러스간염

C형 바이러스에 감염된 사람의 50%이상이 만성간염으로 이행하고 만성간염의 약 20~25%가 간경화증에 이른다. 임상 증상은 경미하며 대부분 검진에서 우연히 발견된다.

(3) 만성바이러스간염의 치료

인터페론, 리바비린(ribavirin)과 같은 항바이러스약제를 사용하고 간세포 파괴를 지연시키는 보호요법을 시행하기도 한다.

3) 전격간염

전격간염(fulminant hepatitis)이란 간조직의 대량 괴사가 일어나 간기능이 갑자기 나빠지고 심한 황달, 간뇌병증, 신기능 부전의 증세를 보이며 8주 이내 사망하는 간염이다. 전격간염은 주로 B형 간염 바이러스와 C형 간염 바이러스 감염에 의해 일어나며 사염화탄소, 버섯 중독과 같은 간독성 물질에 의해서도 발생한다. 간세포가 광범위한 괴사에 빠지므로 혈청 transaminase(AST, ALT) 수치가 현저하게 증가하며, 효소를 생산하는 간세포 자체가 급격히 감소하게 되면 오히려 transaminase 수치가 감소하기도 한다. 또한 해독기능이 저하되어 혈청 암모니아수치가 상승한다. 사망률은 25~90%로 매우 높다. 치료법으로 신선한 혈액의 수혈 및 간이식 수술이 있다.

요 약

1. 약 5종의 간세포 친화성 간염 바이러스에 의해 급성 및 만성간염이 발생한다.
2. A형 간염은 대개 급성 간염의 형태로 나타나며 대변–경구 감염을 통해 일어나고 감염된 환자의 대다수는 임상 증상을 보이지 않는 불현성 감염이다.
3. B형 간염은 급성 및 만성간염, 전격간염, 간경화 등 다양한 임상 양상으로 진행하며 혈액, 정액, 침을 통해 감염되고 만성B형 간염 환자에서 간세포암이 발생할 수 있다.
4. C형 간염은 수혈이나 주사침을 통해 감염되고 만성간염으로 이행하는 비율이 50%로 매우 높다.
5. 전격간염은 주로 B형 및 C형 간염 바이러스 감염에 의해 발생하고 간조직의 대량 괴사가 일어나므로 간기능 부전으로 인한 치사율이 높다.

3. 알코올 간질환

알코올 간질환(alcoholic liver disease)은 알코올을 섭취하여 발생하는 간질환으로 알코올 외에 다른 손상 원인이 없어야 한다.

1) 알코올 간질환의 종류

알코올로 발생하는 간질환은 형태학적으로 섬유화가 일어나지 않는 급성 알코올 간질환과 섬유화가 주된 변화인 만성 알코올 간질환으로 나누어진다. 급성 알코올 간질환은 대개 음주를 중단하면 소실되는 변화들로서 알코올지방간과 알코올간염이 여기에 속하고 만성 알코올 질환에는 만성알코올간염과 알코올간경화증이 포함된다.

2) 알코올 간질환의 병리

(1) 알코올지방간

알코올지방간(alcoholic steatosis)은 간세포의 세포질에 작은 지방방울과 지방공포가 관찰되며 지방공포는 간소엽 내에 다양하게 분포한다(그림 12-30). 섬유화가 동반되지 않은 경우에는 음주를 중단하고 정상 식이를 하면 대부분 회복된다.

(2) 알코올간염

알코올간염(alcoholic hepatitis)의 중요 소견은 간세포 괴사, Mallory 소체 출현, 염증세포 특히 중성구의 침윤 그리고 소엽에 콜라겐 침착에 의한 섬유화 등이다.

(3) 알코올간경화증

알코올간경화증(alcoholic cirrhosis)은 모든 알코올 간질환의 말기에 온다. 알코올간염이 지속되면 1~2년 내에 경화증이 발생한다.

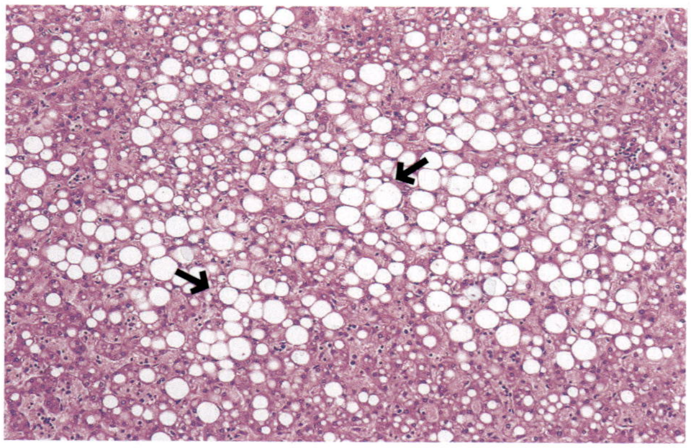

그림 12-30 알코올지방간
간세포 세포질 내에 크고 작은 지방 공포가 무수히 많이 관찰된다.

요 약

1. 알코올에 의한 간손상으로 발생하는 간질환은 섬유화가 일어나지 않는 급성 알코올 간질환과 섬유화가 주된 변화인 만성 알코올 간질환으로 나눌 수 있다.
2. 급성 알코올 간질환에는 알코올지방간 및 급성알코올간염이 있는데 알코올지방간은 음주를 중단하면 대부분 회복된다.
3. 알코올간염의 특징적인 소견으로는 간세포 괴사, Mallory 소체, 염증세포 특히 중성구의 침윤, 간소엽에 콜라겐 침착으로 인한 섬유화 등이 있다.

4. 간경화증

간경화증(liver cirrhosis)은 만성간염, 장기 음주, 담즙정체, 만성 울혈, 독극물 손상, 기생충 등 여러 가지 원인으로 초래되는 말기 질환이다. 조직학적으로 정상 간소엽 구조가 사라지고 진행성 섬유화와 재생결절에 의하여 간의 구조가 변형되는 불가역적 병변이다. 섬유조직은 간실질 손상의 상흔(scar)으로 문맥역과 주변부로 확장하여 이웃 문맥역 또는 소엽중심부 사이에 띠를 형성하기 시작하여 재생결절을 둘러싸는 격막을 이룬다. 재생결절은 간의 혈관들을 폐쇄시켜 문맥혈의 유통 장애를 일으켜 문맥압을 높인다(그림 12-31).

1) 간경화증의 임상 증상

간경화증의 병태생리는 간문맥압 항진과 간부전(hepatic failure)이며 임상 증상은 모두 여기서 이차적으로 유발된 것이다. 문맥압 항진은 비종대(splenomegaly)와 복수(ascites)를 일으키고 간문맥-체정맥 측부순환 형성(portosystemic collateral formation)을 유도한다. 측부순환의 발달은 식도정맥류, 치핵의 원인이 된다. 간부전은 대사, 해독 등 간기능의 저하에 따른 종말적 현상으로 간뇌병증과 콩팥기능상실을 동반하게 된다. 간기능검사에서는 혈청 transaminase(AST, ALT) 수치가 증가하고 혈청 알부민수치가 감소하며 ALP, 혈청 빌리루빈, 혈중 암모니아 수치가 증가한다. 알부민의 감소로 복수가 생기고 암모니아수치의 증가는 간성혼수의 원인이 된다. 간의 해독작용저하로 여성호르몬분해가 감소하여 남성에서 고환위축과 여성형유방이 생기기도 한다. 서구인의 주된 간경화증은 알코올성인 반면 한국인의 간경화증은 약 65%가 B형 간염에 의한 것이다.

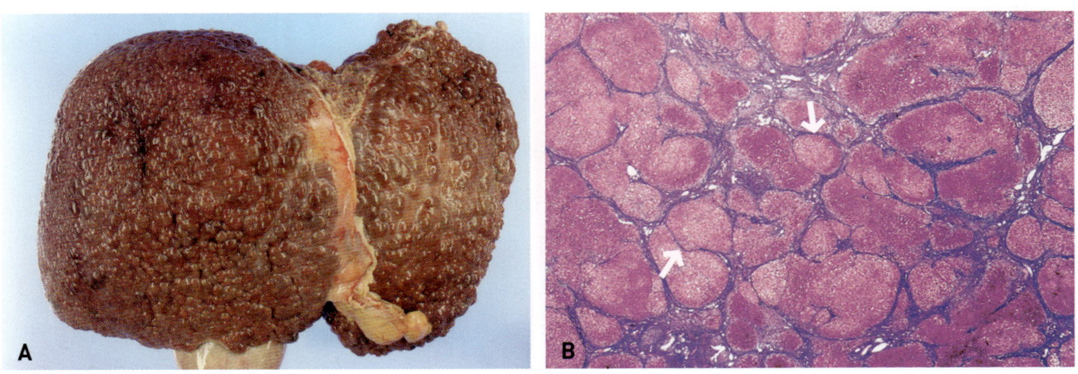

그림 12-31 간경화증
A. 간 표면이 재생결절로 덮여 있어 울퉁불퉁하다.
B. 다양한 크기의 재생결절(화살표)들이 섬유성 격막(푸른색, trichrome 염색)으로 둘러싸여 있다.

요 약

1. 간경화증은 만성간염, 장기 음주, 독극물 손상 등 여러 가지 원인으로 초래되는 말기 질환으로 진행성 섬유화와 재생결절에 의하여 간의 구조가 변형되는 불가역적 병변이다.
2. 간경화증은 간문맥압 항진과 간부전(hepatic failure)으로 인한 다양한 임상 증상이 나타나는데 문맥압이 증가하여 복수, 식도정맥류, 치핵 등이 발생하고 간기능이 저하되어 간뇌병증과 콩팥기능상실 등이 나타난다.
3. 간경화증의 원인은 한국인에서는 주로 만성 B형 간염이고 서양인은 알코올성 간경화증이 대부분이다.

5. 종 양

간에 발생하는 종양은 양성 종양과 악성 종양 또는 원발성 종양과 전이성 종양으로 분류할 수 있다. 최근 초음파와 영상진단법의 향상으로 양성 종양의 발견율이 높아지고 있다. 그러나 간의 원발성 종양은 여전히 양성 종양보다 악성 종양의 빈도가 높다. 간의 원발성 종양의 종류는 표 12-3와 같다.

1) 간세포암종

(1) 원인

간세포암종(Hepatocellular carcinoma)의 원인은 B형 또는 C형 바이러스간염, 간경화증, 아플라톡신, 피임제와 안드로겐계 스테로이드제제, 알킬로이드 화합물 등으로 알려져 있다. 간세포암종은 한국, 중국, 필리핀, 인도, 아프리카, 일본 등에서 발생률이 높은데 이는 바이러스 간염 유병률과 아플라톡신 노출 정도와 상관성이 있다.

(2) 병리 소견

간세포암종의 절단면은 대개 회백색이고 충실성이며 담즙생산에 따라 녹색, 또는 지방과 당원 양에 따라 황색을 띠기도 한다(그림 12-32). 간세포암종의 육안적 형태는 침윤형, 팽창형, 혼합형 및 미만형으로 나눈다. 간세포암종의 조직학적 특징은 종양세포가 2층 이상의 두꺼운 띠구조로 배열하며 성장하는데 그 성장 형태에 따라 섬유주형, 위선형, 충실형 및 경화형으로 분류한다.

(3) 임상 소견

만성 간질환을 앓던 환자가 복수가 생기거나 복부 통증, 간기능 저하가 동반되면 간세포암종의 발생을 의심할 수 있다. 진단 방법으로는 복부 초음파 검사, 컴퓨터단층촬영, 선택적 간혈관 조영검사 등이 있고 혈청 α-태아단백(α-fetoprotein)의 증가 또는 간생검을 통한 조직학적 검사를 통해 확인할 수 있다.

표 12-3 간의 원발성 종양의 종류

	양성	악성
상피성	간세포 샘종 담관 샘종 담관 낭샘종	간세포 암종 담관 샘암종 담관 낭샘암종 간모세포종
비상피성	혈관종 혈관근지방종	혈관육종 배아성 육종 황문근 육종
비신생물성	초점성 결절 과증식 결절성 재생 과증식 간엽성 과오종 염증성 가성종양	

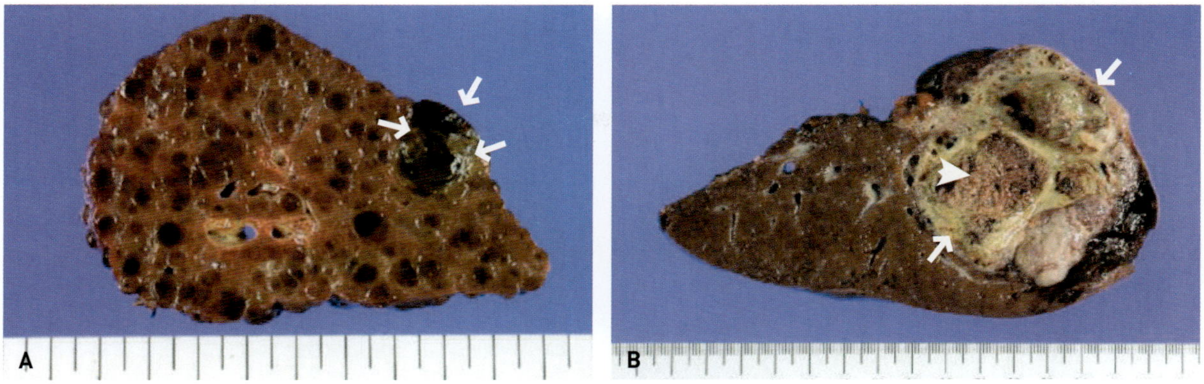

그림 12-32 간세포암종

A. 간경화증으로 인해 간은 크고 작은 재생 결절들로 이루어져 있고, 오른쪽(화살표)에 녹색을 띠는 간세포암종이 관찰된다.
B. 회백색의 큰 종괴(화살표)는 광범위한 괴사(화살표 머리)를 동반하고 있다.

2) 간내 담관암종

(1) 원인

담관세포에서 기원하는 **간내 담관암종(cholangiocarcinoma)**의 발생은 간흡충(Clonorchis sinensis) 감염(그림 12–33)과 간내결석(hepatolithiasis)(그림 12–34)과 밀접한 관련이 있다. 간흡충증은 한국, 남중국(홍콩) 등에서 빈번하게 보고되고 있다. 간내결석이 있는 환자의 약 7%에서 담관암종이 발생하고, 담관암종이 있는 환자의 27~65%가 간내 결석을 동반하였다는 보고가 있다.

(2) 병리 소견

종양의 발생 위치에 따라 간문부의 총담관이나 일차분지에서 생겨 폐쇄성 황달을 일으키는 간문형(hilar type, 또는 Klatskin tumor) 종양과, 가느다란 분지에서 다발성으로 발생하는 변연형(peripheral type)(그림 12–35)이

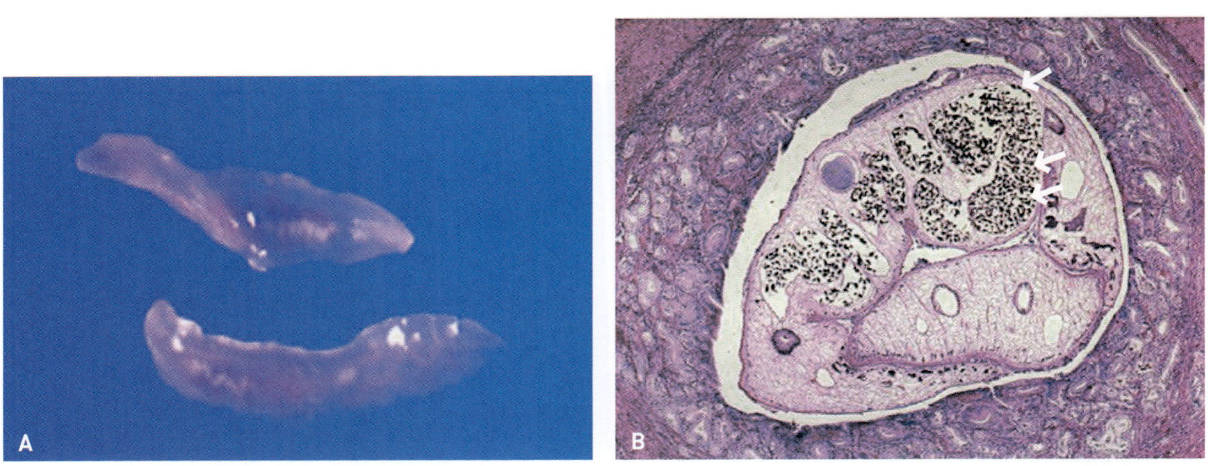

그림 12-33 간흡충증

A. 간내 담관에 기생하는 간흡충의 성충으로 나뭇잎 모양으로 넓고 평평하게 생겼으며, 길이는 10~25mm, 너비는 3~5mm 정도이다.
B. 간내 담관에 존재하는 성충의 체내에 무수히 많은 충란이 관찰된다(화살표). 성충에 의한 담도 폐쇄로 인해 담관 주위에 세관(small ductules)들의 반응성 증식이 동반되어 있다.

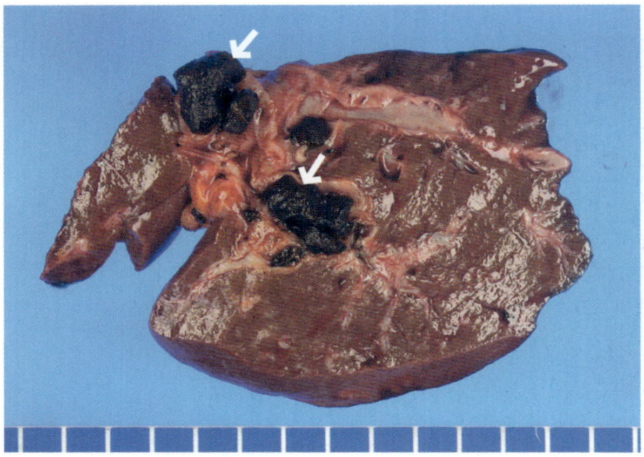

그림 12-34 간내결석
간내 담도에 여러 개의 결석이 관찰된다.

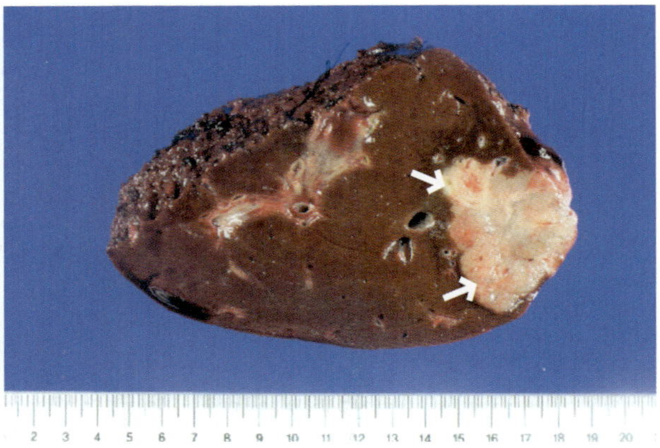

그림 12-35 담관암종(변연형)
간 피막 근처에 경계가 좋은 회백색 종괴(화살표)가 관찰된다. 담관의 분지에서 기원하는 담관암종으로 다발성으로 발견되기도 한다.

있다. 조직학적으로 담관암종은 대개 분화가 좋은 관상 구조로 된 샘암종이며 풍부한 섬유성 간질조직을 가지고 있다.

(3) 임상 소견

담관암종은 우상복부에서 덩어리가 만져지거나 복부 통증이 있어 발견된다. 담관암종은 조기에 침윤과 전이를 잘 하므로 발견당시 수술적 절제가 가능한 경우는 드물다.

요 약

1. 간세포암종은 만성 B형 또는 C형 바이러스간염이나 간경화증을 앓던 사람에게서 주로 발생한다.
2. 간내 담관암종은 간흡충증이나 간내 결석 등과 같이 만성적으로 담관상피세포를 자극하는 인자들이 있을 때 발병 위험이 높다.
3. 간은 풍부한 혈관과 이중혈관 공급을 가지고 있어 다른 장기로부터 혈행성 전이가 잘 되지만 특히 위암, 대장암, 췌장암 등과 같은 소화기계 암이 간으로 전이를 잘 한다.

Ⅵ. 담낭 및 담관계 질환

1. 담관계의 정상 구조와 기능

담관계(biliary tract)는 간세포에서 생성된 담즙이 모이는 세담관(canaliculi)에서 담즙이 배출되는 십이지장 유두까지의 통로이다. 간의 좌우엽 간관(hepatic duct)을 중심으로 그 아래로 간외 담관, 그 위로는 간내 담관으로 분류한다. 간외 담관은 간의 좌우엽 간관에서 시작하여 간문부에서 합쳐져 총간관(common hepatic

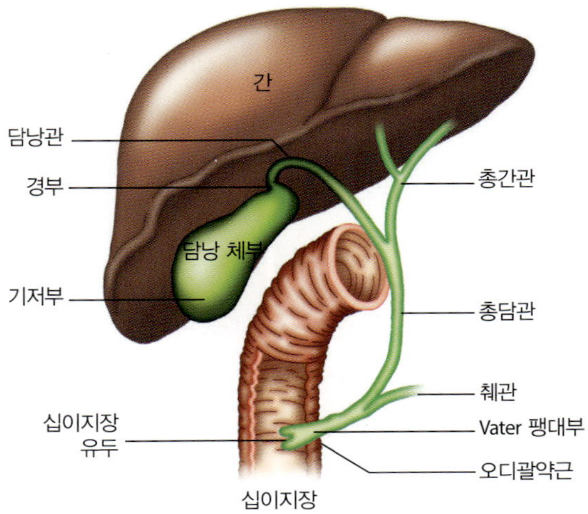

그림 12-36 담관계의 구조

duct)이 되고 나아가 담낭관과 합쳐져 총담관(common bile duct)을 형성한다. 총담관은 십이지장과 췌장 두부의 뒷면을 통과하여 췌장관과 합류하여 Vater 팽대부(ampulla of Vater)를 형성하며, 십이지장의 두 번째 부위로 개구한다. 총담관 길이는 8~15cm이고 외경은 5~10mm이다(그림 12-36). 담낭은 약 9cm 길이와 약 50 ㎖ 용적을 가지는 배 모양의 주머니로, 세 부위 즉 기저부, 체부와 경부로 구성되어 있다. 조직학적으로 담낭벽은 점막, 근층 및 장막으로 구성되어 있다.

담즙은 간에서 하루 500~600 ㎖가 분비되어 담낭으로 이동하며, 담낭은 수분과 전해질을 흡수하여 농축시켜 저장하고 있다가 십이지장에서 분비되는 콜레시스토키닌(cholecystokinin) 호르몬의 작용으로 수축하여 십이지장으로 담즙을 배출한다. 담즙은 담즙산, 빌리루빈, 인지질과 수분으로 구성되어 있으며 담즙산은 음식물의 지방을 유화하여 지질분해효소(리파제, lipase) 작용을 도와주고 지방산과 결합하여 장에서 흡수를 도와준다.

2. 담낭질환

1) 담석증

(1) 원인

담석증(cholelithiasis)은 선진국에서 성인의 약 10~20% 정도가 이환되며 약 80% 이상은 무증상이다. 40대 후반에 호발하고 여자가 남자보다 4배 정도 높은 발생률을 보인다. 서구인에게는 콜레스테롤석이 많고, 한국을 비롯한 동양인에게는 빌리루빈 색소 침전에 의한 색소석이 더 많다. 발생 빈도와 임상 증상이 지역과 인종에 따라 큰 차이를 보이는 것은 식생활과 생활양식과 밀접한 관련이 있기 때문이다. 담석의 대부분은 담낭에서 형성되지만 때로는 간내 또는 간외 담관에서도 생길 수 있다. 담석증의 원인은 인종과 지역, 환경, 후천적 질병, 유전 등으로 나누어 설명할 수 있다(표 12-4).

(2) 병리 소견

담석의 종류는 콜레스테롤, 칼슘 빌리루빈 또는 칼슘 카보네이트만으로 된 순수 담석이 있고(10%), 이들이 혼합된 혼합 담석(80%)이 있으며, 콜레스테롤 핵을 혼합 담석이 둘러싼 복합담석(10%) 등이 있다(그림 12-37).

(3) 임상 소견

임상 증상은 무증상부터 경미한 소화불량증, 또는 심한 복통에 이르기까지 다양하다. 급성 또는 만성담낭염을 잘 일으키며, 폐쇄성 황달, 상행성 담관염, 췌장염, 담관성 간경화증을 유발할 수도 있다. 담석에 의해 담낭에 궤양성 병터가 생기면 유착된 장관으로 누관을 만들기도 하며 이 누관을 통해 담석이 배출되어 담석 장폐색증을 일으키기도 한다.

2) 담낭암종

(1) 원인

발생 원인은 담석과 이에 동반된 염증이 중요한 인자이다. 담낭암 환자의 대다수에서는 담석증과 담낭염을 동반하는 반면 담석증 환자의 소수(0.5%)에서 담낭암종을 동반한다.

(2) 병리 소견

육안으로 관찰했을 때 담낭암종은 침윤형과 융기형 성장 양상을 보이며(그림 12-38), 호발 부위는 담낭의 기저부와 경부이다. 침윤형이 더 흔하며 종양의 경계가 불분명하고 담낭벽의 광범위한 비후와 경화가 있다. 덩어리는 담낭을 뚫고 간에 침범할 수도 있고 장막으로 돌출할 수도 있다. 담낭 내부는 괴사와 출혈을 보이고 궤양도 형성한다. 가장 흔한 조직학적 유형은 샘암종이다.

표 12-4 담석증의 원인

콜레스테롤석
지역별특성 : 동양권에 비해 북유럽 및 아메리카 지역에 많음 비만 : 급격한 체중감량 콜레스테롤 함량이 많은 고칼로리 음식 여성호르몬 : 여성 〉 남성, 에스트로겐 투여, 경구피임약, 임신 대사장애 : 당뇨병, 고지질혈증, 담즙산 대사이상 연령 : 특히 남자에서는 고령에 많음 Gallbladder stasis
색소석
지역별특성 : 동양권에 많고 도시보다 농촌에 많음 만성용혈성질환 담관감염 위장관장애 : 회장절제 또는 우회술, 크론병

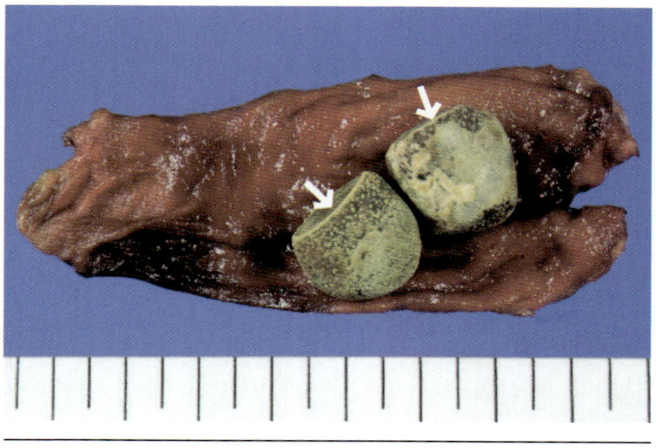

그림 12-37 담석증
담낭 내에 두 개의 큰 혼합 담석(화살표)이 들어 있다.

(3) 임상 소견

여자에서 남자보다 2배 정도 많이 발생하며 60대에 주로 나타난다. 임상적으로 담낭암종은 담낭관 및 총담관으로 확산되기 전에는 증상이 없는 경우가 많다. 가장 흔한 증상은 복통이며 황달, 식욕 부진, 체중 감소, 오심과 구토이다. 담낭조영술, 복부초음파, 컴퓨터단층촬영이 진단에 도움이 된다. 담석증이 있으면 조기에 담낭 절제술을 시행함으로써 암 발생을 예방할 수 있다.

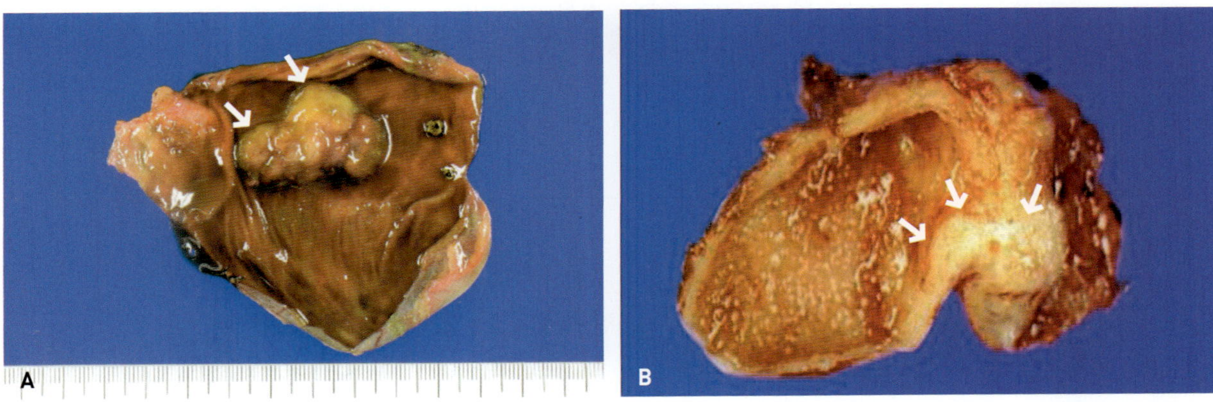

그림 12-38 담낭암

A. 융기형. 점막에서 내강으로 튀어나온 종괴(화살표)가 관찰된다.
B. 침윤형. 담낭 경부에 부분적으로 담낭벽이 두꺼워진 부위(화살표)에 종양이 침윤성 성장을 하고 있다.

요 약

1. 담낭은 간에서 생성된 답즙을 농축시켜 저장하고 있다가 십이지장에서 분비되는 콜레시스토키닌 호르몬의 자극에 의해 십이지장으로 담즙을 배출하는 기능을 한다.
2. 담석증은 남자보다 여자에게 더 많고 서구인에게는 콜레스테롤석이, 한국을 비롯한 동양인에게는 색소석이 많다.
3. 담석증은 만성 담낭염과 담낭암 발생의 위험인자이다.
4. 담낭암종은 담석을 가진 여성에게서 많이 발생하며, 무증상이 많고, 예후가 나쁘다.

Ⅶ. 췌장질환

1. 췌장의 정상 구조와 기능

췌장의 길이는 14~18cm, 무게는 60~140g이다. 췌장은 두부, 체부 및 미부로 나눌 수 있고, 조직학적으로 외분비샘과 내분비샘으로 구분할 수 있다. 외분비샘은 장기의 80~85%를 차지하고, 소포와 미세관들로 구성된 소엽으로 이루어져 있다. 소포내에서 시작하는 미세한 관들이 점차 문합하여 주췌관으로 통한다. 내분비샘은 105~106개의 랑게르한스섬(islets of Langerhans)으로 구성되어 있으며, 1개의 랑게르한스섬은 네 종류의 내분비 세포인 α(알파), β(베타), δ(델타) 및 PP(췌장 폴리펩티드)세포 1,000여 개로 구성되어 있다(그림

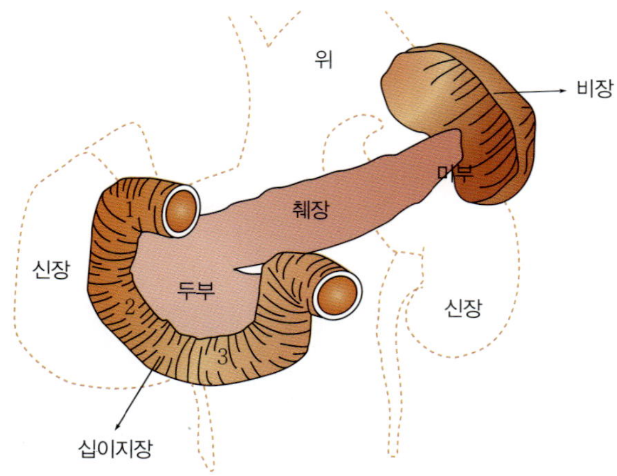

그림 12-39 췌장의 해부학적 위치

12−39). 성인의 총 랑게르한스섬 무게는 1~1.5g으로 전체 췌장 무게의 1~2%에 해당한다.

췌장은 소화효소를 포함한 알칼리성 용액을 하루 1.5~3ℓ 분비한다. 십이지장에서 생성되는 세크레틴(secretin)과 콜레시스토키닌이라는 호르몬에 의하여 분비량이 조절된다. 세크레틴은 도관세포에서 수분과 중탄산염의 분비를 촉진하며, 콜레시스토키닌은 소포세포에서 효소를 포함한 효소원 과립의 배출을 촉진한다. 외분비샘에서 생성되는 효소는 트립신, 키모트립신, 아미노펩티드분해효소, 아밀라아제, 지질분해효소(lipase), 포스포리파아제(phopholipase) 등이 있다. 랑게르한스섬을 구성하는 β−세포는 인슐린을 생성하고, α−세포는 간에서 당원을 분해하여 혈당을 높여주는 글루카곤을 분비하며, δ−세포는 인슐린과 글루카곤의 분비를 억제하는 성장억제호르몬을 분비한다.

2. 염증질환

1) 급성췌장염

(1) 원인

담관 질환과 만성 알코올중독이 **급성췌장염(acute pancreatitis)**과 밀접한 관련이 있다. 담관 질환으로 인한 급성췌장염은 여자에게서 많이 발생하고, 알코올중독에 의한 급성췌장염은 남자에게서 훨씬 많다. 이 외에 수술 후, 외상, 대사 장애, 유전적 요인, 각종 약제, 혈관염, 소화성 궤양, Vater 팽대부(ampulla of Vater) 폐색 등이 췌장염을 유발할 수 있다.

(2) 병리 소견

급성췌장염은 부적절하게 활성화된 췌장 효소에 의해 췌장 실질이 자가 분해되는 현상이다. 트립시노겐이 트립신으로 활성화되는 과정은 급성췌장염 발생에 중요한 촉발 인자로서 활성화된 트립신은 다른 효소들을 활성화시키는데 중요한 역할을 한다. 조직에는 부종, 지방 괴사, 급성염증, 췌장실질의 소화성 분해, 혈관파괴로 인한 출혈 등이 나타난다(그림 12−40).

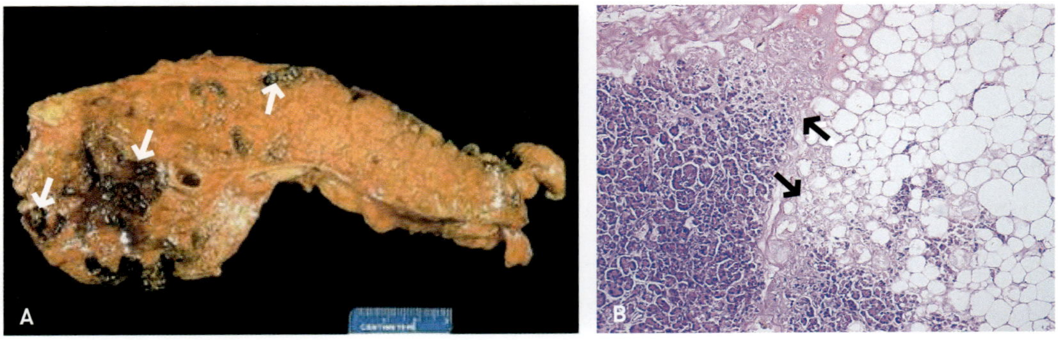

그림 12-40 급성췌장염
A. 췌장 실질 곳곳에 출혈성 병터(화살표)가 관찰된다.
B. 췌장 실질과 췌장주위 지방조직의 액화성 괴사(화살표)가 관찰된다.

(3) 임상 경과

환자는 대부분 폭음과 폭식 후에 발생된 갑작스런 복통을 호소하며, 통증은 매우 심하여 쇼크를 일으킬 수 있고, 열, 빠른 맥 및 저혈압이 동반된다. 환자 복부의 배꼽 주위에 흐린 청색이 관찰되는데 이는 복강 내 출혈에 의한 것이다. 혈청 내 아밀라아제와 지질분해효소가 증가하고 일과성 당뇨증과 황달을 볼 수 있다. 경한 췌장염은 수일 내에 회복되나 급성 출혈성 췌장염은 복통과 쇼크로 사망에 이를 수도 있다.

2) 만성췌장염

(1) 원인

만성췌장염(chronic pancreatitis)은 급성 췌장염과 비슷한 소인을 갖는 환자, 즉 알코올중독증 환자나 담관 질환을 가진 환자에서 볼 수 있다. 즉, 만성췌장염은 경한 급성췌장염의 반복으로 췌장조직의 지속적인 파괴와 수복의 소견을 보인다.

(2) 병리 소견

만성췌장염은 췌장조직의 섬유화와 석회화가 특징이다. 육안적으로 회백색의 섬유조직이 증가되고 석회화 결석들이 나타날 수 있으나 결석은 현미경으로 볼 수 있는 작은 것부터 수cm까지 다양한 크기를 가지고 있다. 분비샘의 위축, 소엽간의 섬유조직 증가, 만성염증성 백혈구의 침윤이 관찰된다.

(3) 임상 소견

임상적으로 급성췌장염과 비슷한 통증을 보이고 체중 감소, 지방변 등이 동반된다. 임상적으로 관찰되는 세 가지 징후는 췌장 부위의 석회화, 지방변과 당뇨병이며, 가성낭포, 소화 및 흡수 장애, 흉수와 복수 등의 합병증이 생긴다. 초음파나 컴퓨터단층촬영에서 팽대된 관과 섬유화가 관찰된다.

3. 당뇨병

(1) 원인

당뇨병(diabetes)은 탄수화물, 지방 및 단백질 대사의 이상을 보이는 만성 질환으로 원발성과 속발성 당뇨병으로 나눈다. 대부분을 차지하는 원발성은 β-세포의 수적인 감소로 인슐린 분비가 결핍되어 생기는 제 1형 당뇨병과 인슐린 표적세포에서의 인슐린 작용 이상, 즉 인슐린 저항으로 발생하는 제 2형 당뇨병으로 나눌 수 있다. 속발성 당뇨병은 췌장의 염증질환, 랑게르한스섬의 파괴, 췌장수술, 종양, 약물, 혈색소증 또는 유전적 내분비계 질환에 의해 발생한다.

(2) 병리 소견

인슐린 분비 장애로 인슐린 감소가 나타나고 그 결과 포도당 이용이 저하되어 고혈당증을 보이는 것이 특징이다. 인슐린은 신체의 중요한 동화작용을 하는 호르몬으로서 포도당 대사뿐 아니라 지방 및 단백질 대사에도 영향을 미친다. 인슐린이 부족하면 신체의 전체적 대사가 동화작용에서 이화작용으로 변하여 단백 분해와 지방 분해가 증가된다. 지방 분해가 증가하면 유리 지방산이 증가되고 증가된 유리 지방산은 간에서 acetyl CoA의 산화작용에 의하여 케톤체가 형성된다. 많아진 케톤체는 케톤혈증과 케톤뇨를 일으키고 전신성 대사성 케톤산증에 빠지게 한다. 장기간 당뇨병을 앓은 환자는 모세혈관병증, 망막병증, 신장병증 및 신경병증 등의 합병증을 나타낸다.

(3) 임상 소견

인슐린 분비 장애로 인한 과혈당의 결과 삼투성 이뇨에 의하여 다뇨증이 동반되면서 수분과 전해질이 소실된다. 수분 손실과 더불어 고혈당에 의한 삼투압 증가로 뇌의 갈증 중추가 자극되어 다갈증을 일으킨다. 또 식욕 증가에 의한 다음증이 생기는데 이들 다뇨증, 다갈증, 다음증을 당뇨병의 3대 증상이라고 한다.

4. 종 양

1) 췌장암

(1) 원인

췌장암은 한국에서 9번째로 많이 발생하는 암이며(2016년 전체 암 발생의 2.9%), 발생 빈도가 점차 증가하는 추세이다. 발병 위험인자로는 흡연, 알코올 섭취, 식이(지방함량이 높은 고에너지 음식), 만성췌장염, 당뇨병 등이 있다.

(2) 병리 소견

췌장암은 췌장의 외분비샘 도관 상피에서 발생한다. 췌장의 어느 부위에서도 발생할 수 있으나 두부에 가장 많이 발생한다(그림 12-41). 췌장의 경계를 넘어 십이지장과 총담관으로 뻗어나가 담도 폐쇄를 일으킬 수 있다. 현미경 소견으로 관상 구조를 보이는 샘암종이 가장 흔하고, 약 10%에서 거대세포 형성과 육종양

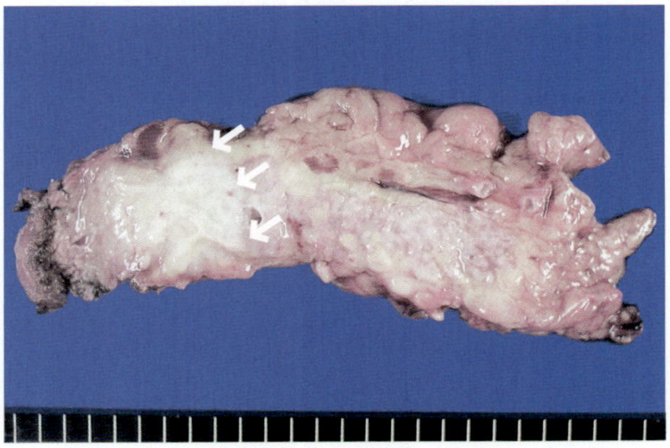

그림 12-41 췌장암
사진 왼쪽에 췌장 두부(head)에 경계가 불분명한 종괴(화살표)가 관찰된다.

조직 소견을 보이는 미분화암종이 관찰된다.

(3) 임상 경과

환자는 황달, 체중 감소, 복통, 식욕 부진, 오심, 구토, 전신 불쾌감과 허약 등의 증상을 보인다. 췌장암은 악성도가 높고 무증상으로 성장하므로 진단될 때 이미 치유가 불가능한 경우가 많다. 5년 생존율은 5% 미만이다.

요 약

1. 급성췌장염은 부적절하게 활성화된 췌장 효소에 의해 췌장 실질이 자가 분해되는 현상으로 담관 질환과 만성 알코올중독이 급성췌장염 발생의 위험인자이다.
2. 만성췌장염은 경한 급성췌장염의 반복으로 췌장조직의 지속적인 파괴와 수복의 소견을 보인다. 수복의 소견으로 분비샘의 위축과 소엽간의 섬유조직 증가 소견을 보인다.
3. 당뇨병은 인슐린 분비감소 또는 표적세포의 인슐린 저항성으로 인해 인슐린 작용 감소에 따른 탄수화물, 지방 및 단백질 대사의 이상을 보이는 만성 질환이다.
4. 췌장암은 대부분 도관 상피세포에서 기원하는 샘암종이며 발병 위험인자로 흡연, 알코올 섭취, 식이(지방함량이 높은 고에너지 음식), 만성췌장염 등이 있다.

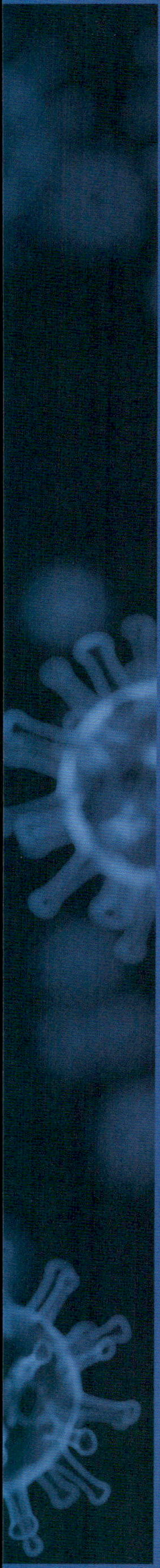

알기 쉽게 간추린 **병리학**

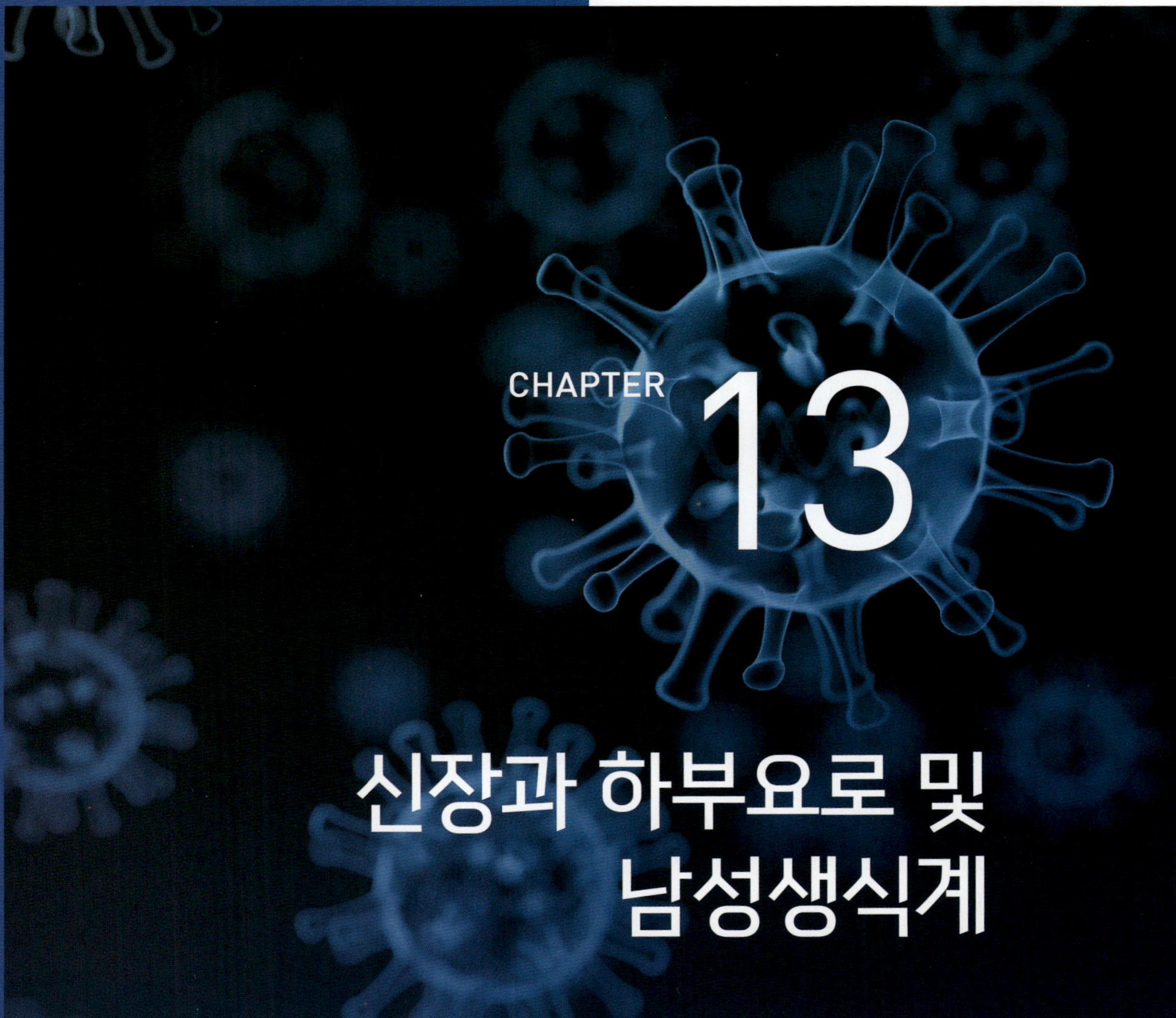

CHAPTER 13

신장과 하부요로 및 남성생식계

소변 배출을 통해 우리 몸의 항상성을 유지하는 비뇨계통은 소변을 만드는 신장과 소변의 배출 통로인 요관(ureter), 방광(urinary bladder) 및 요도(urethra)로 구성되는 하부요로로 이루어져 있다(그림 13-1).

Ⅰ. 신 장

1. 신장의 정상 구조와 기능

신장은 소변을 통해 체내 유해물질을 배설하고 체액량을 조절하며, 일부 내분비기능과 대사기능을 수행한다. 사구체와 세뇨관으로 이루어진 네프론(nephrone)이 신장의 기능을 수행하는 기본적인 단위이며, 이들은 신장의 피질에 집중되어 있다.

2. 신장질환의 원인과 임상 소견

신장질환은 병변의 위치를 중심으로, 사구체, 세뇨관, 간질 또는 혈관을 침범하는 질환으로 구분할 수 있다(그림 13-2). 그러나 신장구조의 해부학적, 기능적 상호의존성 때문에 하나의 구조가 손상되면 이차적으로 다른 구조에도 영향을 미치게 되므로, 만성적인 신장질환에 이환되면 신장의 전반적인 구조가 파괴되어 기능을 수행할 수 없게 된다.

신장질환의 진단에는 조직검사가 가장 중요하다. 침생검(needle biopsy)을 통해 얻어진 신장 조직에 광학현미경검사, 면역형광 또는 면역조직화학 검사, 전자현미경검사 등을 시행하여 종합적으로 진단을 하게 된다.

사구체질환은 주로 면역학적 기전에 의해 일어나며, 세뇨관 또는 간질질환은 독성물질이나 감염에 의해 발생한다.

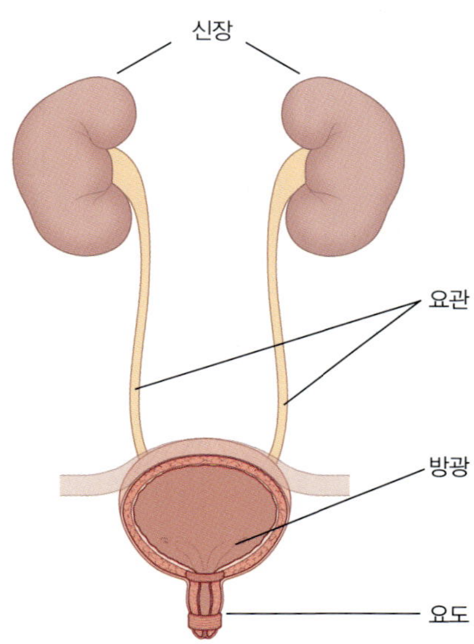

그림 13-1 비뇨기계의 구성

신장질환의 임상양상은 주로 침범한 신장의 해부학적 구조와 손상 기전, 질병의 급 · 만성 정도 등에 따라 다양하게 나타난다.

신장의 배설기능의 감소로 혈액 중에 요소질소(BUN)와 크레아틴(creatinine) 수치가 상승된 상태를 질소혈증(azotemia)이라 하며, 질소혈증이 임상적 증상 및 생화학적 이상을 동반하면 요독증(uremia)이라고 한다.

주요 임상 증후군은 다음과 같다.

- 무증상 혈뇨 및 단백뇨(asymptomatic hematuria or proteinuria) : 임상적 증상 없이 소변검사에서 혈뇨나 단백뇨 등의 이상이 발견되는 경우로, 원인을 확인하기 위해 추가적인 검사를 요한다.
- 급성 신염 증후군(acute nephritic syndrome) : 상기도의 용혈사슬알균(Streptococci) 감염 후에 사구체 신염이 나타날 수 있다. 상기도 감염 1~2 주 후에 육안적 혈뇨, 핍뇨, 심하지 않은 단백뇨, 고혈압 등을 보인다.
- 급성 신부전(acute renal failure) : 신장기능의 급속한 상실로 인해 핍뇨, 무뇨, 질소혈증을 나타낸다. 신장 자체의 원인으로는 심한 사구체손상, 간질 및 혈관손상, 급성 세뇨관괴사 등으로 발생한다. 신장 외적인 요인으로 과다 출혈 등에 의한 신장의 저관류나 하부요로의 폐쇄에 의해서도 발생할 수 있다. 치료가 적절히 이루어지면 대부분 회복된다.
- 신증후군(nephrotic syndrome)은 다량의 단백뇨(하루 3.5g 이상), 저알부민혈증, 심한 부종, 고지질혈증을 모두 나타낸다. 사구체질환 중 막사구체신염, 미소변화병, 국소분절사구체경화증 등에 흔히 동반되며, 사구체신염에서도 나타날 수 있다.
- 만성 신부전(chronic renal failure)은 요독증으로 인한 증상이 나타나며, 모든 만성 신장질환의 최종 상태로 회복이 불가능하다. 당뇨, 고혈압, 사구체신염이 가장 흔한 원인이다.

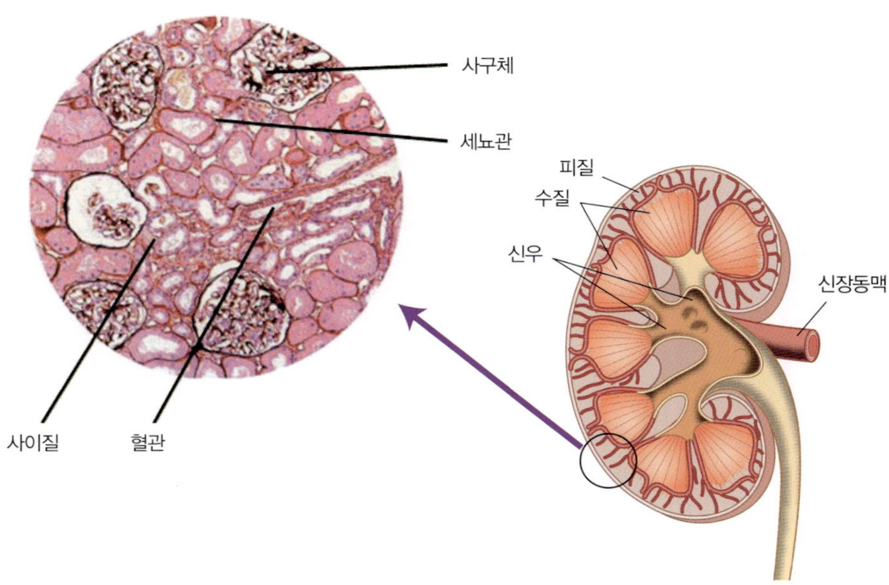

그림 13-2 신장의 정상 구조

- 요로 감염(urinary tract infection)은 세균뇨(bacteriuria)와 농뇨(pyuria)가 나타나며, 빈뇨 등의 증상이 있으나 무증상일 수도 있다.

3. 사구체질환

사구체(glomerulus)(그림 13-3)는 모세혈관이 뭉쳐져 공모양 구조를 이루며, 사구체는 보우만주머니(Bowman'scapsule)에 싸여져 있는 구조이다. 보우만주머니는 세뇨관과 연결되어 있어 모세혈관 여과액은 세뇨관으로 흘러가게 된다. 수입 세동맥(afferent arteriole)으로 들어온 혈액은 토리의 모세혈관을 거쳐 수출 세동맥(efferent arteriole)으로 흘러가게 되는데, 일정량의 혈액은 사구체의 모세혈관에서 여과장벽을 통과하여 보우만강으로 여과 된다. 혈중의 수분, 포도당 등을 포함한 여과액이 보우만 강을 지나 세뇨관을 통과하는 동안, 수분이나 전해질 등 인체에 필요한 물질은 재흡수되고 필요 없는 물질은 재분비되어, 최종적으로 소변으로 배출된다. 따라서, 사구체가 손상되면 크기가 큰 적혈구나 단백질이 소변으로 빠져 나오게 되어 혈뇨와 단백

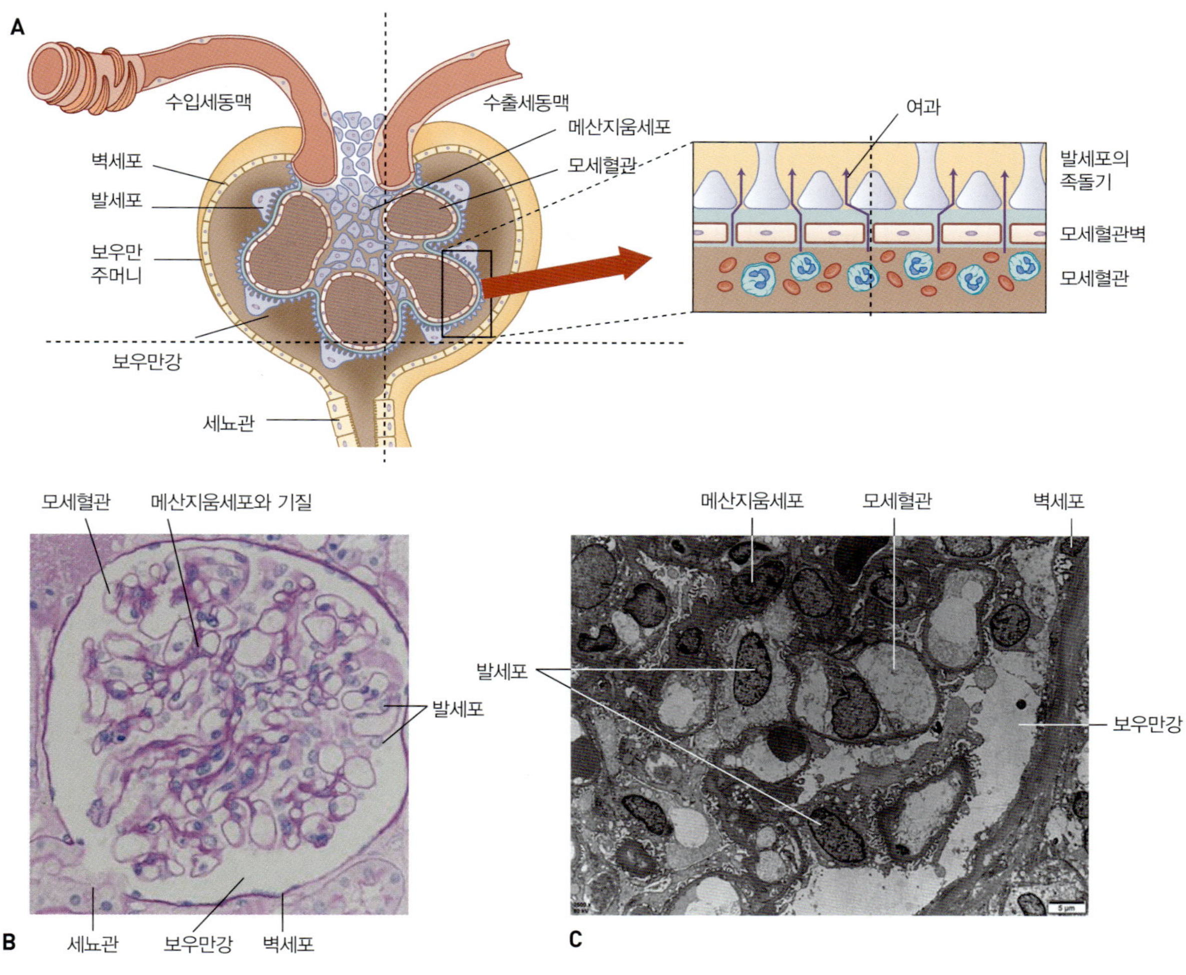

그림 13-3 정상 사구체

A. 사구체의 모식도 B. 사구체의 광학현미경 소견 C.사구체의 전자현미경 소견

뇨가 발생하게 된다.

사구체는 혈관 질환, 대사 질환 및 유전 질환 등 여러 요인에 의해 손상될 수 있으나, 비정상적 면역반응으로 인한 사구체의 파괴가 사구체손상의 주요 원인이다.

사구체질환(glomerular disease)을 임상 양상 및 원인에 따라 분류하면 다음과 같다.

1) 신염증후군

신염증후군(nephritic syndrome)의 임상 증상으로는 혈뇨, 적혈구 원주(casts), 질소혈증, 핍뇨, 고혈압이 있고, 단백뇨 및 부종은 흔하게 관찰되나 신증후군(nephrotic syndrome)보다는 경한 소견을 보인다. 사구체의 염증이 흔히 동반된다. 다음과 같은 사구체 질환이 여기에 포함된다.

(1) 급성감염후사구체신염

감염질환은 앓고 난 후, 혈뇨, 핍뇨, 질소혈증, 고혈압 등 신염증후군의 증상을 보인다. 선행된 감염질환으로는 사슬알균(연쇄구균) 감염, 포도알균 심내막염, 폐렴사슬알균 폐렴, 수막알균 혈증 등이다. 광학현미경에서 사구체의 반응성 세포증식과 염증 세포가 관찰된다.

(2) 급속진행(초승달)사구체신염

급속진행사구체신염(crescentic glomerulonephritis or rapidly progressive glomerulonephritis, RPGN)은 신장기능이 수 주-수 개월 내에 급속히 상실되는 비가역적인 사구체손상이다. 심한 핍뇨 또는 무뇨, 혈뇨, 단백뇨, 고혈압, 부종 등의 증상으로 나타난다. 광학현미경에서 다수의 사구체에 초승달(crescent)이 관찰되는 것이 특징이므로(그림 13-4) 초승달사구체신염(crescentic glomerulonephritis)이라고도 한다. 초승달이 생기는 기전은 사구체의 모세혈관벽이 파괴되어 혈액 내의 섬유소 등이 보우만 강으로 누출되면, 이에 자극받은 벽세포가 증식하여 발생한다. 초기의 초승달은 주로 세포로 구성되어 있으나 후기에는 세포는 거의 사라지고 섬유화된다.

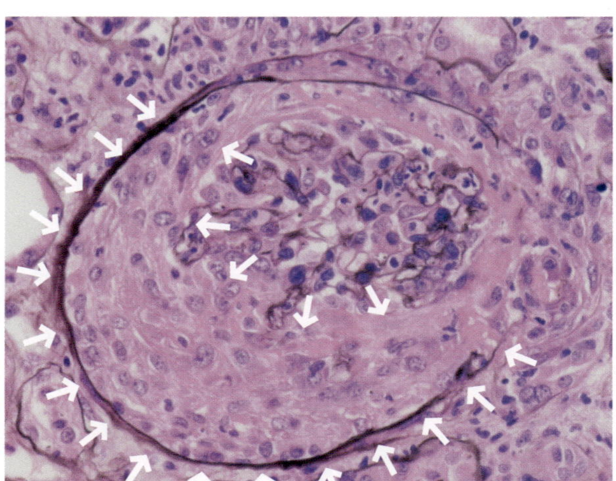

그림 13-4 급속진행사구체신염
사구체의 바깥쪽으로 초승달 모양의 세포증식(화살표)이 관찰된다.

2) 신증후군

하루 3.5g 이상의 심한 단백뇨, 저알부민혈증, 심한 부종, 고지질혈증을 특징으로 한다. 다음과 같은 사구체 질환이 여기에 포함된다.

(1) 막사구체신염

막사구체신염(membranous glomerulonephritis, membranous nephropathy, MGN)은 각각 성인 신증후군의 30%, 소아 신증후군의 5%를 차지한다. 사구체 모세혈관 벽이 두꺼워지는 것이 특징이며, 이는 사구체 기저막에 면역글로불린이 침착되기 때문이다. 임상경과는 다양하지만, 비교적 양호한 경과를 보인다(그림 13-5).

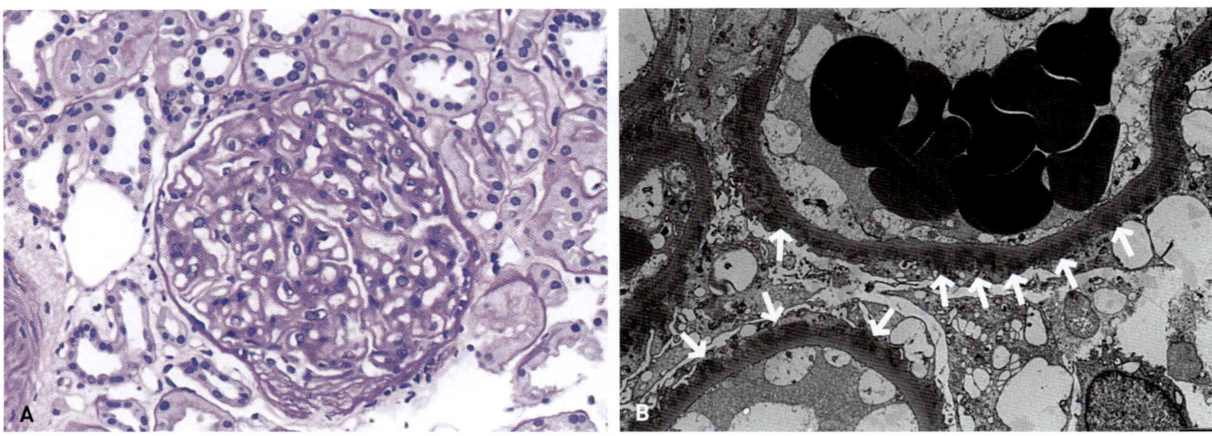

그림 13-5 막사구체신염
A. 사구체에서 모세혈관벽의 비후가 관찰된다.
B. 모세혈관벽의 사구체기저막에서 면역글로불린의 침착(화살표)이 관찰된다.

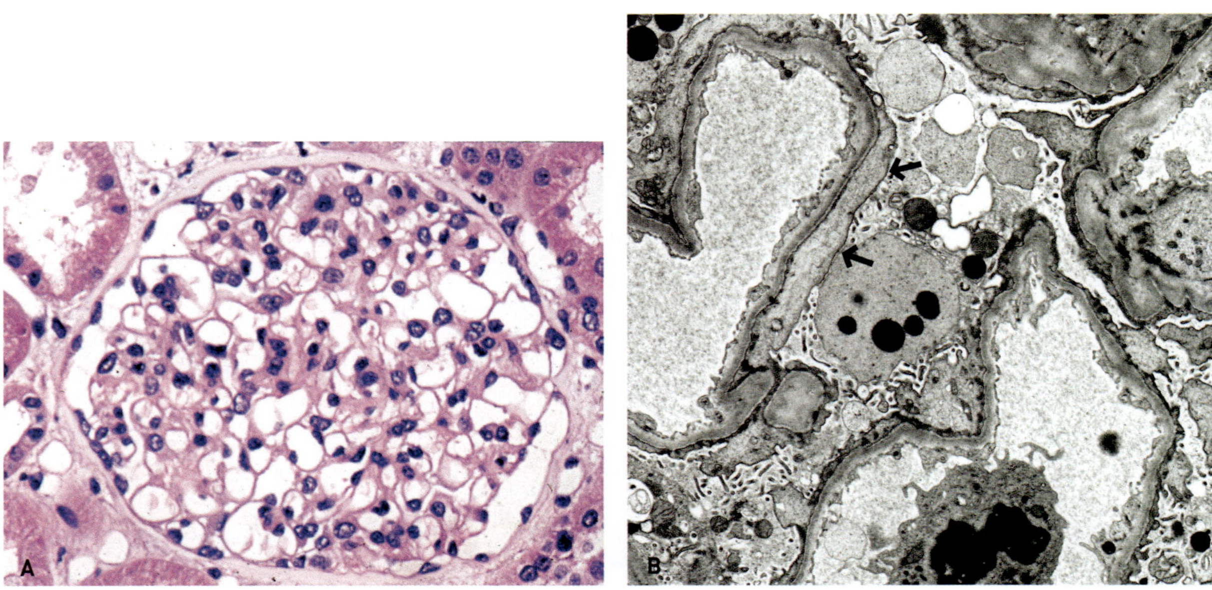

그림 13-6 미소변화병
A. 사구체는 세포의 증식도 없고 혈관벽의 비후도 없어서 정상과 같은 모습이다.
B. 전자현미경검사상 사구체 기저막 위로 족돌기(화살표)가 광범위하게 소실되어있다.

(2) 미소변화병

미소변화병(minimal change disease, MCD)은 소아 신증후군의 가장 흔한 원인이다. 광학현미경에서는 사구체가 정상이지만, 전자현미경에서 사구체 상피세포의 족돌기(foot process)가 소실되어 있는 것이 특징이다(그림 13-6). 스테로이드 치료에 반응이 좋다.

(3) 국소분절사구체경화증

국소분절사구체경화증(focal segmental glomerulosclerosis, FSGS)은 사구체의 일부에서 경화 소견(그림 13-7)을 보인다. 다수에서 만성 신부전으로 진행한다.

3) IgA 신장병증

IgA 신장병증(IgA nephropathy)은 면역형광현미경상에서 사구체 메산지움 내에 IgA 침착을 특징으로 한다(그림 13-8). 임상적으로 반복되는 혈뇨가 특징이며, 가장 흔한 사구체 질환이다. 주로 소아나 젊은 성인에서 발병하며, 신장기능은 대부분 초기에는 양호하지만 점진적으로 악화된다.

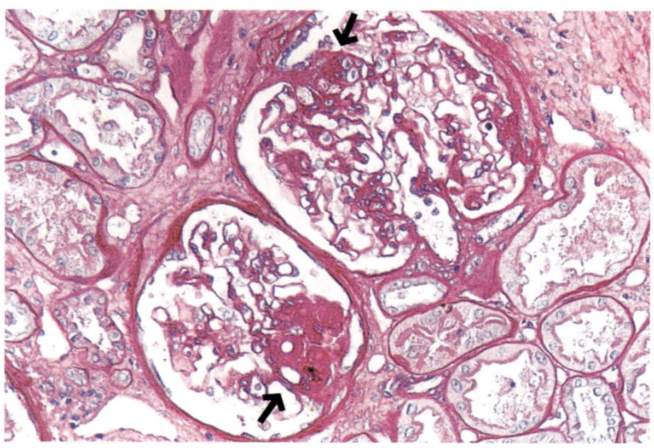

그림 13-7 국소분절사구체경화증
사구체 혈관 일부분이 경화되어 막혀 있다(화살표).

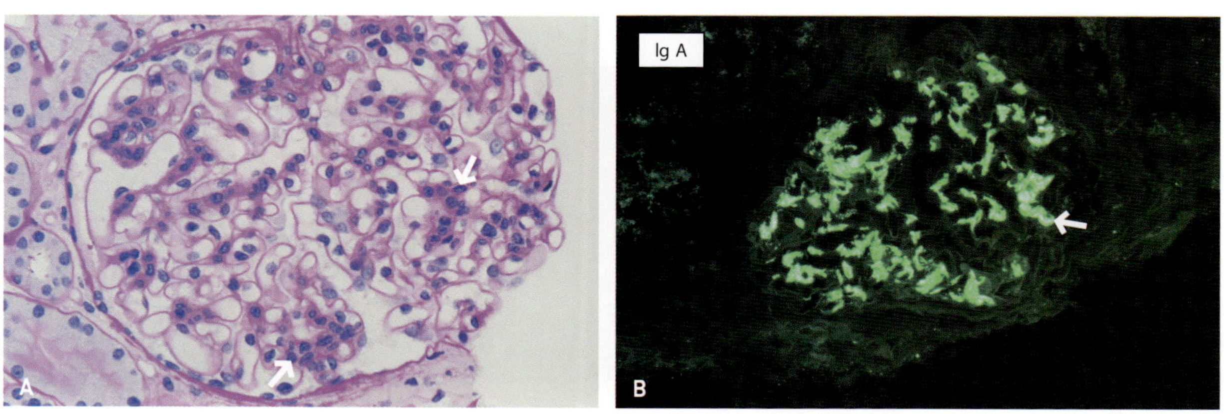

그림 13-8 IgA신장병증
A. 메산지움세포의 경한 증식(화살표)을 보이고 있다.
B. 면역형광현미경검사상 IgA가 메산지움에 침착되어 밝게 보이고 있다.

를 향상시키고 있다.

신세포암의 예후는 병리학적 병기에 따라 정확하게 예측할 수 있다. 병리학적으로 종양세포 괴사, 횡문양 또는 육종양 분화가 관찰되면 예후가 불량하다.

2) 윌름즈 종양

1~5세 소아에서 발생하는 악성 종양으로, WT1과 같은 특정 유전자의 이상과 관련이 있다. 발생기의 신장의 원시 간질세포(renal blastema)에서 유래한다. 임상적으로 커다란 복부 종괴로 발견되며, 병기와 조직양상에 따라 예후가 다르다.

요 약

1. 사구체질환은 주로 면역학적 기전에 의해 발생하며 세뇨관 또는 간질의 병터는 허혈, 독성물질이나 감염물질에 의해 발생한다.
2. 만성 신부전의 원인으로 당뇨신장병 및 사구체질환이 흔하다.
3. 소아 신증후군에서 가장 흔한 원인은 미소변화병(minimal change disease)이다.
4. 신장에서 발생하는 악성 종양 중에 성인에서 신세포암이, 소아에서는 윌름즈종양이 가장 많다.

Ⅱ. 하부요로

1. 하부요로의 정상 구조와 기능

하부요로는 요관(ureter), 방광(urinary bladder) 및 요도(urethra)로 구성된다. 하부요로는 잘 발달된 기저막 위에 여러층의 요로상피세포로 덮여 있고, 기저막 아래 점막하층이 있다. 요관과 방광에는 잘 발달된 근육층이 있다.

2. 염 증

염증은 방광에서 가장 흔히 발생하며, 급성 또는 만성방광염(acute and chronic cystitis)으로 나눌 수 있다. 주요 임상 증상으로 빈뇨, 하복통, 배뇨통 등이 나타난다. 원인으로는 대장균(Escherichia coli)이 가장 흔하고, Proteus, Klebsiella, 장내세균(Enterobacter) 순이다. 항암제나 방사선 치료에 의한 비감염성 방광염이 생길 수도 있다.

세균성 신우신염은 흔히 방광염이 선행된 후 상행 감염을 일으키며 파급되어 발생한다.

3. 종 양

하부요로의 종양은 95%가 요로상피세포에서 기원한다.

1) 요로상피세포종양

(1) 요로상피유두종

요로상피유두종(urothelial papilloma, exophytic papilloma)은 하부요로 중 어느 부위에서나 발생할 수 있는 양성 종양이다. 주로 단독으로 발견되며, 육안상 내강을 향해 유두 모양으로 자란다. 현미경적으로 요로상피세포의 증식이 관찰된다.

(2) 요로상피세포암종

하부요로암종의 대부분(90%)은 요로상피세포암종(urothelial carcinoma)이다. 육안적으로 유두 모양, 편평한 모양이 침윤성 또는 비침윤성 성장 양상을 보인다(그림 13-11, 그림 13-12). 50~80대의 고령에서 주로 발생한다. 무통성 혈뇨, 빈뇨, 긴급뇨, 배뇨통 등의 증상이 나타날 수 있다. 발생요인으로 흡연, 음주, 아릴아민(arylamines) 등의 독성 물질, 방광주혈흡충(Schistosoma haematobium)의 감염 등이 알려져 있다. 요로상피세포암종의 90%이상이 방광에서 발생하며 5-10%가 요관, 나머지가 요로에서 발생한다. 요관상피세포암은 저등급 및 고등급으로 세포이형성 정도에 따라 분류되며, 코드형, 유두형 등의 다양한 구조적변이가 관찰된다.

대부분의 침윤성 요로상피세포암종은 세포이형성정도가 고등급이며, 편평상피세포화생, 선암종화생 등이 동반될 수 있다. 치료는 부분절제, 전절제 등의 수술적 치료와 BCG 면역요법, 항암약물치료가 이용된다. 예후인자로 병기가 가장 중요하며, 재발과 관련하여 종양의 다발성, 제자리암의 존재유무, 세포이형성 등급 등이 평가된다.

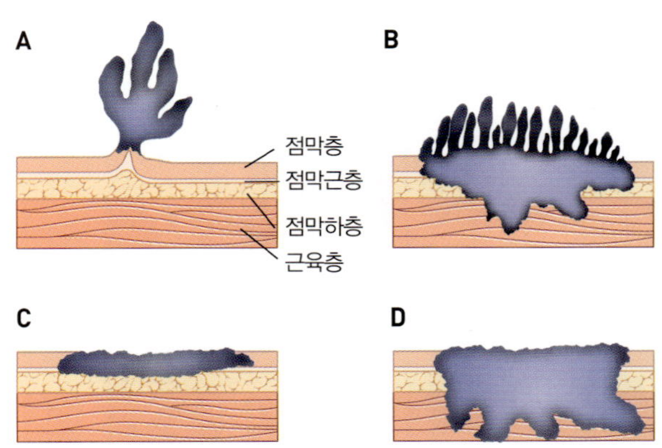

그림 13-11 방광암종의 4가지 형태적 유형
A. 유두상 비침윤성 종양, B. 유두상 침윤성 종양
C. 편평한 비침윤성 종양, D. 편평한 침윤성 종양

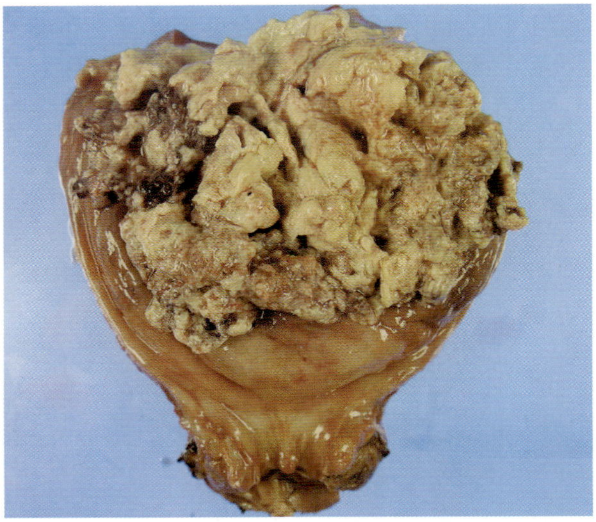

그림 13-12 방광암종
방광점막에 광범위한 유두상 종괴를 볼 수 있다.

요 약

하부요로는 요관, 방광, 요로로 구성되며, 하부요로의 종양은 95%가 요로상피세포에서 기원한다.

Ⅲ. 전립샘

남성생식계는 크게 전립샘(prostate gland), 정낭(seminal vesicle), 사정관(ejaculatory duct), 음경(penis), 고환(testis), 부고환(epididymis) 및 음낭(scrotum)으로 구성된다(그림 13-13).

1. 전립샘의 정상 구조와 기능

전립샘은 방광의 경부와 요도를 둘러싸며 치골과 직장 사이에 위치한다. 전립샘은 주변부, 중심부, 이행부로 나누어지는데(그림 13-14), 주변부에서는 전립샘암이 호발하며, 이행부에서는 전립선비대증과 같은 양성 병변이 주로 발생한다. 해부학적으로 직장이 가깝기 때문에 직장 내 촉진(rectal examination)이 용이하며 직장벽을 통하여 침생검(needle biopsy)을 실시하기도 한다.

2. 전립샘비대증

정상 성인에서 전립샘의 무게는 약 20g이다. 전립샘비대증(benign prostatic hyperplasia, nodular hyperplasia)은 50세 이상의 남자에게 흔히 발생하며, 대부분 무게가 60~100g에 달한다. 이행부와 요도 주위의 전립샘 조직이 증식하여 결절을 형성하면서, 요도를 압박하여 부분적 혹은 완전한 요도 폐쇄를 일으킨다. 요도 압박과 폐쇄에 의한 배뇨곤란, 방광 내 소변의 잔류에 의한 방광 팽창, 방광염, 신장염 등의 임상 증상을 보일 수

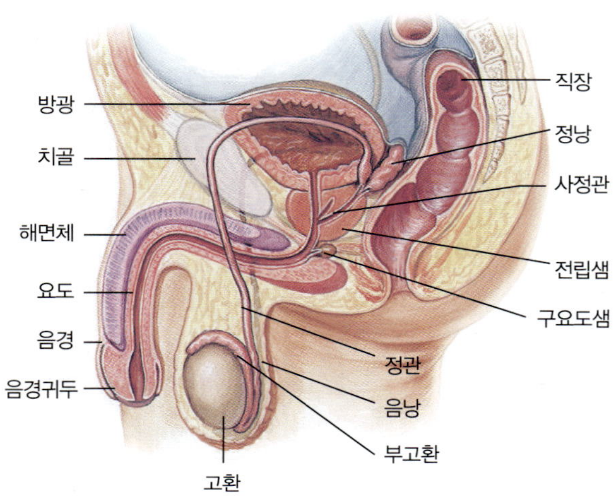

그림 13-13 남성 생식기의 해부학적 위치(옆에서 본 모식도)

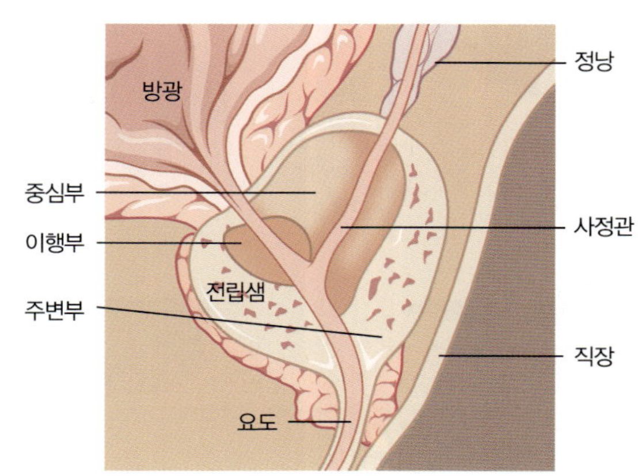

그림 13-14 전립샘의 해부학적 위치
전립샘 안으로 사정관과 요도가 지나며 뒤로 직장이 위치하고 있다.

있다. 정확한 원인은 알려져 있지 않지만 안드로겐과 같은 내분비 호르몬의 영향으로 발생한다고 여겨진다.

현미경적으로 샘의 증식이나 확장, 간질의 섬유나 근육의 증식을 보인다(그림 13-15).

3. 전립샘암

1) 빈도와 발생요인

전립샘암은 미국의 남성에서 암 발생 1위를 차지하고 있으며 암으로 인한 사망률이 폐암 다음으로 높다. 우리나라에서도 노인 인구의 증가, 평균 수명 증가, 생활양식의 서구화, 진단 기술의 발달 등으로 전립샘암의 발생이 빠르게 증가하고 있다.

전립샘암의 확실한 원인은 아직 밝혀지지 않았지만 나이, 인종, 가족력, 호르몬, 환경 등 다양한 요인이 관여하는 것으로 생각된다. 임상 소견은 암의 진행에 따라서 다양한 양상을 보인다. 진행된 경우 배뇨곤란, 빈뇨, 혈뇨 등의 요로 증상을 나타내기도 하며, 뼈로 전이된 경우 통증이 있을 수도 있다.

2) 병리학적 소견

육안적으로 전립샘암은 주위 조직과 경계가 불분명하여 병변을 확인하기 어려운 경우가 많다(그림 13-16). 조직학적으로 핵소체(nucleolus)가 뚜렷한 비정상적인 세포로 구성된 샘조직의 증식이 관찰되며, 종양의 분화정도는 글리슨 등급(Gleason's grade)에 따라 나눈다.

3) 치료 및 예후

치료는 환자의 병기, 글리슨 등급, 연령에 따라 수술, 호르몬 요법, 방사선 치료를 할 수 있다. 예후인자로 병기와 글리슨 등급이 중요하다.

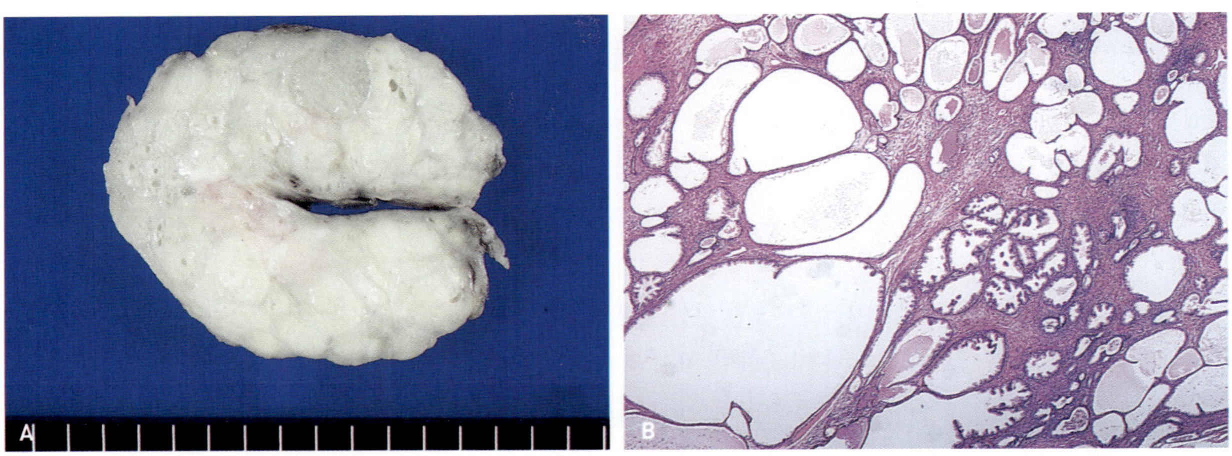

그림 13-15 전립샘비대증(결절과다형성)

A. 육안상 절단면이 여러 개의 결절성 증식으로 대치되어 있다.

B. 조직학적으로 샘의 증식이나 확장, 버팀질에 있는 섬유나 근육의 증식을 보인다. 전립샘암과는 달리 기저세포가 유지되어 있으며 분비세포에서 뚜렷한 핵소체가 관찰되지 않는다.

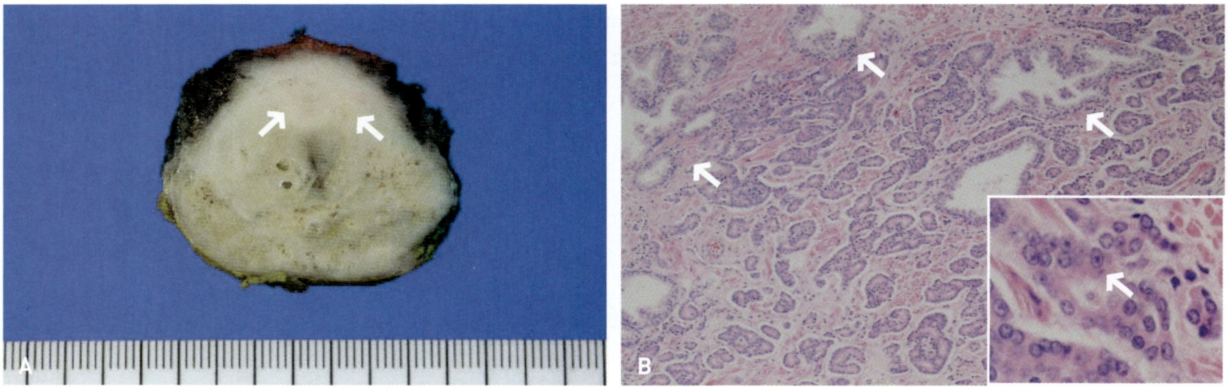

그림 13-16 전립샘암종

A. 육안상 전립샘암종은 경계가 잘 지워지지 않는 고형성 종괴(화살표)를 이룬다.
B. 조직학적으로 대부분이 샘암으로 분화가 좋은 작은 샘으로 이루어져 있다. 샘은 두 층으로 이루어진 정상 샘(화살표)과는 달리 기저세포가 없어서 한 층의 세포로만 구성되어 있고 뚜렷한 핵소체(작은 상자 내 화살표)를 특징으로 한다.

요 약

1. 전립샘비대증은 50세 이상의 남자에게 흔히 발생하는 양성질환으로 이행부와 요도 주위의 전립샘 조직이 증식하여 요도를 압박하여 부분 혹은 완전 요도 폐쇄를 일으킨다.
2. 전립샘암은 노인 인구의 증가, 생활양식의 서구화 등으로 우리나라에서 발생 빈도가 빠르게 증가하고 있다.

Ⅳ. 고환과 부고환

1. 선천성 기형

1) 잠복고환증

잠복고환증(cryptorchism)은 복강 내 고환이 음낭으로 하강하는 도중에 정체되는 경우로 그 원인은 분명하지 않다(그림 13-17). 대개 생후 1년 이내에 고환이 음낭 내로 들어가게 된다. 주기적으로 관찰하여, 가임력 회복과 암 발생 억제를 위해서 생후 2세를 전후하여 고환을 정상적인 위치에 고정하여 주는 것이 좋다. 잠복고환의 임상적 의의는 다음과 같다.

- 고환이 서혜관 내에 정체되어 있을 경우 외상을 받기 쉽다.
- 복강의 온도가 음낭보다 높아 정자생산이 억제되어 남성불임의 원인이 될 수 있다.
- 위축된 고환에서는 고환암의 발생율이 정상인보다 5~10배 높다.

2) 중성

외부 생식기의 형태가 남성인지 여성인지 모호한 경우 중성(반음양, hermaphroditism)이라고 한다.

진성 반음양(true hermaphroditism)은 내부 생식기와 외부 생식기가 남녀 성을 모두 나타내는 경우이고, 가성 반음양(pseudohermaphroditism)은 내부 생식기와 외부 생식기의 성이 서로 다른 경우이다.

2. 남성 불임

불임의 빈도는 15% 정도이며, 이 중 40~50%는 남성에게 원인이 있다. 따라서 고환생검을 하는 것은 그 원인과 예후를 아는 데 매우 중요하다. 어떤 원인이든지 배세포의 성장 및 성숙장애로 정자의 생산이 감소하여 불임이 초래된다.

3. 종 양

고환종양은 전체 남성암의 0.3%를 차지하는 드문 종양으로 소아와 젊은 성인에서 많이 발생한다. 고환종양은 생식세포에서 기원한 생식세포종양과 간질조직에서 기원한 성끈-버팀질세포종으로 나눈다.

1) 생식세포종양

생식세포종양(germ cell tumor)은 15~35세 사이의 남자에서 흔하게 발생하는 악성 종양이다. 생식세포의 발육불량을 초래할 수 있는 여러 요인들이 종양의 발생기전에 관여할 것으로 생각된다.

(1) 고환종

고환종(seminoma)은 생식세포종양 중에서 가장 흔하다(50%). 주로 30대에 발생하며 10세 이전에는 거의 발생하지 않는다. 조직학적으로 전형형이 대부분(95%)이며(그림 13-18), 방사선치료나 항암치료에 반응이 매우 좋은 편이다.

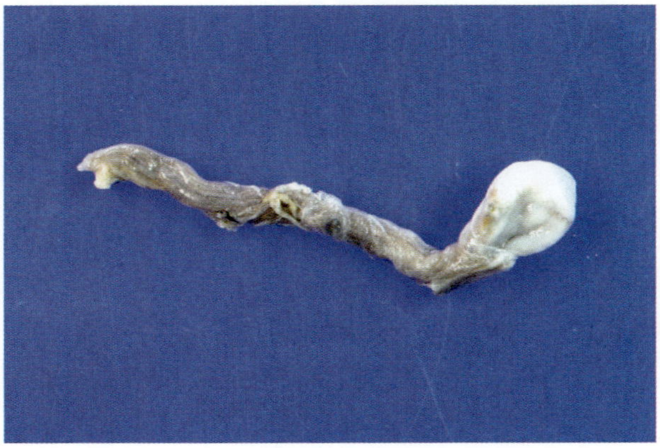

그림 13-17 잠복고환
육안으로 위축된 고환은 크기가 작고 약간 단단하다.

(2) 배아암종

배아암종(embryonal carcinoma)은 주로 20~30대에 발생하며 고환절제 및 림프절곽청술을 기본으로 하며, 항암치료를 병행하기도 한다. 예후는 매우 불량한 편이다.

(3) 난황막종양

난황막종양(yolk-sac tumor, endodermal sinus tumor, 내배엽동종양)은 대부분 유아 및 소아(4개월~3세)에서 발생하여, 이 연령층에 발생하는 고환종양의 75%를 차지한다. 육안적으로 피막이 없으며 절단면은 균질성의 회백색 또는 황백색이며 점액성이다. 낭성 변화와 출혈을 흔히 동반하고 있다.

(4) 융모막암종

종괴는 대체로 작으나 성장속도가 혈관 증식속도보다 빠르기 때문에 출혈 및 괴사가 심하다.

(5) 기형종

기형종(teratoma)은 두 가지 이상의 배아층에서 유래한 세포성분으로 구성된 종양이다. 외배엽, 중배엽, 내배엽 중 어느 조직 성분으로도 분화할 수 있는 다분화능 세포에서 기원하는 것으로 생각된다.

(6) 혼합생식세포종양

고환종양의 약 40%는 두 가지 이상의 종양 성분으로 구성되어 있다. 그 중에서 기형종과 배아암종의 혼합이 가장 흔하다. 대체로 융모막암종이나 배아암종과 같이 악성도가 높은 성분이 많을수록 예후가 나쁘다.

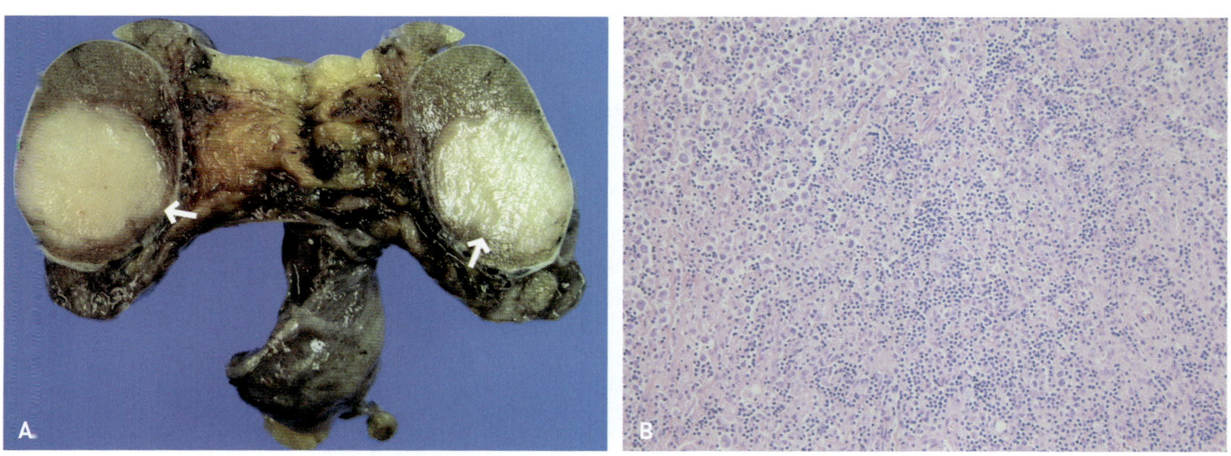

그림 13-18 고환의 고환종

A. 전형적인 고환종은 육안 소견상 대개 고환이 커지며 종괴의 절단면은 약간 부풀어 오르며 균질성의 회백색(화살표)이다. 출혈이나 괴사는 드물게 나타난다.
B. 조직학적으로는 모양과 크기가 균일하고 세포막이 분명한 구형 또는 다각형의 종양세포가 소엽을 이루며 섬세한 결합조직으로 나누어져 있다.

2) 성끈–생식샘 버팀질세포종

고환에서 생식세포와 중간엽(mesenchyme) 조직을 제외한 라이디히세포와 세르톨리세포를 생식샘 버팀질세포라고 한다. 라이디히세포 및 세르톨리세포에서 기인한 종양을 성끈–생식샘 버팀질세포종(sex cord–stromal tumor)이라고 한다. 이들은 대부분 양성이지만 약 10%에서는 악성경과를 보인다.

(1) 라이디히세포종

라이디히세포종(Leydig cell tumor)은 고환 종양의 약 2%를 차지하며 20~60세 사이에서 주로 발생한다. 조직학적으로 종양세포는 정상 라이디히세포를 닮아있다. 종양세포가 여러 스테로이드 합성에 관여하는 효소를 함유하고 있어 소아환자의 경우 조기 남성화와 같은 내분비이상을 초래하기도 한다.

(2) 세르톨리세포종

세르톨리세포종(sertoli cell tumor)은 조직학적으로 종양세포는 원주형, 입방형 또는 다각형이며 주로 정세관과 비슷한 관상배열을 한다.

3) 림프종

고환에서 발생하는 림프종(lymphoma)은 전체 림프종의 1–2%를 차지하며, 고환에서 발생하는 종양의 5% 정도이다. 50세 이상의 연령에서 발생하는 고환종양 중에서는 림프종이 가장 흔하다. 원발성 고환림프종의 80~90%는 미만성 B 세포림프종(diffuse large B cell lymphoma)이다. 대부분 단측성이며, 치료법으로는 고환절제술, 병행항암화학요법 및 방사선치료 등이 있다. 전반적으로 불량한 예후를 보인다.

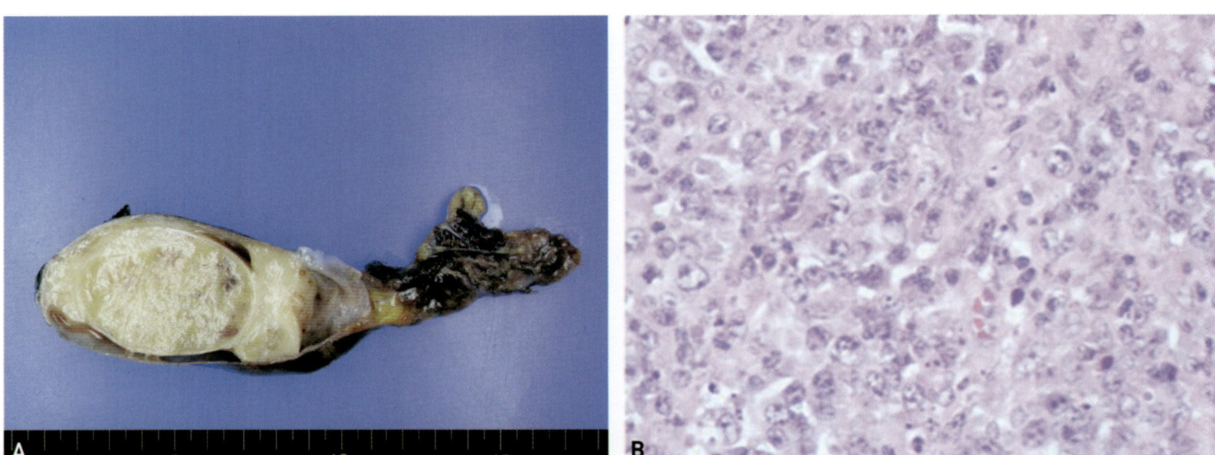

그림 13-19 고환의 림프종

A. 고환의 림프종. 밝은 회색 또는 크림색의 균질 한 단면을 보인다.
B. 현미경상에서 비정형적 림프구가 미만성으로 증식되어 정상조직을 대체하고 있다.

요 약

1. 잠복고환일 경우 외상을 입기 쉬우며, 불임의 원인이 되고, 고환암의 발생율이 높다.
2. 고환종양은 생식세포종양(germ cell tumor)과 성끈–버팀질세포종(sex cord-stromal tumor)으로 나눈다.
3. 고환종은 가장 흔한 생식세포종양으로 주로 30대에 발생한다.
4. 고령에서 발생하는 고환종양은 림프종이 가장 흔하다.

CHAPTER 14

여성생식계 및 유방

Ⅰ. 여성생식계의 정상 구조와 기능

여성생식계는 크게 난소, 자궁관, 자궁, 질 그리고 외음으로 구성된다(그림 14-1).

1. 난 소

난소의 크기는 약 4×2.5×1.5cm의 둥근 모양이며, 30세 이후 점차 작아지면서 폐경기가 되면 위축된다.

사춘기경 난소의 외피질에는 여러 성숙 과정의 난포(follicle)와 난자가 있다. 매회 월경주기 때마다 하나의 난포는 그라프 난포(graafian follicle)로 성숙되어 한 개의 난자를 배란한 뒤 황체(corpus luteum)로 되고 시간이 지나면서 백체(corpus albicans)로 전환된다.

2. 자궁관

자궁관은 난소로부터 난자를 자궁으로 운반하는 통로 역할을 하는 좌우 두 개의 관으로 길이는 약 7~10cm이며, 자궁의 뿔 부분에 붙어있다. 자궁관에 생긴 병터로 인해 난자의 운반에 방해가 되면 불임이 되거나 수정란이 자궁이 아닌 자궁관에 착상이 되면 **자궁외임신**이 발생하게 된다.

3. 자 궁

자궁은 서양배 모양의 근육성 기관으로 골반강 내 방광과 직장 사이에 위치한다. 자궁내강은 양쪽으로 자궁관과 하방으로 자궁목부(cervix)를 거쳐 질(vagina)과 통한다. 생식능력이 있는 여성에서 무게는 약 50g 내외이고 길이는 8cm, 가장 두꺼운 폭이 6cm이고 두께는 3cm 정도이다.

자궁은 해부학적 및 기능적 측면에서 자궁목부, 자궁협부 및 자궁체부(corpus)로 나눌 수 있다. 자궁목부는

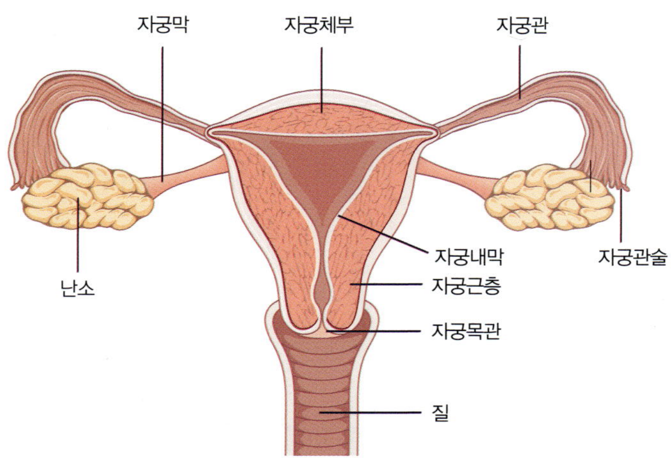

그림 14-1 여성 생식계의 주요 구조

다시 외자궁목(exocervix)과 속자궁목(endocervix)으로 나누어진다. 속자궁목의 원주상피와 외자궁목의 편평상피가 만나는 부위를 편평원주상피 접합부라 부르며, 대부분의 자궁목암이 이 부위에서 잘 생긴다. 자궁체부는 자궁내막에 의해 피복되어 있고, 월경 주기와 시기에 따라서 그 두께가 다르다. 자궁의 근육층은 평활근으로 되어 있다.

요 약

여성생식기관은 크게 자궁내막의, 자궁 및 자궁 부속기관으로 나눌 수 있다.

Ⅱ. 질과 자궁목

1. 염증질환

1) 트리코모나스질염

원인균인 Trichomonas vaginalis는 배 모양의 유동성 원충으로 긴 편모와 파동성 세포막을 갖고 있으며, 질도말표본에서 쉽게 확인할 수 있다(그림 14–2, 화살표). 질점막은 특징적으로 부종과 발적이 있어 붉은 반점과 딸기모양을 보인다.

2) 칸디다질염

가장 흔한 원인균은 Candida albicans로 임신, 당뇨병, 또는 경구피임약 복용 등의 경우에서 호발하며, 질도말표본에서 쉽게 진단이 가능하다(그림 14–3). 질분비물과 가려움증, 작열감(burning sensation) 등이 주된 증상이다.

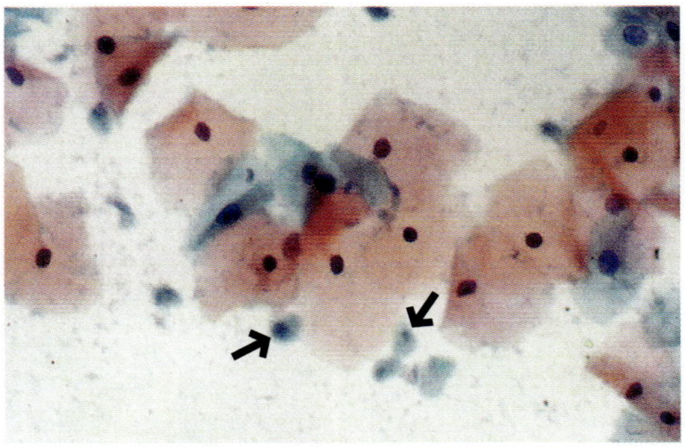

그림 14-2 트리코모나스질염의 세포도말 소견
질 도말표본에서 트리코모나스 원충(화살표)이 보인다.

3) 포진질염

단순포진바이러스(Herpes simplex virus, HSV) Ⅱ형에 의한 성 접촉에 의하여 전파되는 중요한 성병의 하나이다. 특히 산모가 이 질염에 감염되었을 때 산도를 통해 분만된 신생아는 사망 및 선천성 기형 등 여러 가지 합병증이 생길 수 있다. 질 점막의 작은 수포에서 도말표본을 만들어 상피세포의 핵 내 호산성 봉입체(acidophilic inclusion body)를 관찰함으로써 진단할 수 있다(그림 14-4).

4) 자궁목염

자궁목염(cervicitis)은 매우 흔하며 대부분은 질 내 정상 세균총에 의해서 발생한다. 급성 자궁목염은 보통 성교로 전파된 감염이며 그 원인은 임질알균, 질 트리코모나스, 칸디다 알비칸스, 단순포진바이러스 Ⅱ형 등이다.

2. 종양유사병변

1) 자궁목내막용종

자궁목내막용종(endocervical polyp)은 자궁목 점막의 융기성 비신생물성 병변으로서 임상적으로 불규칙한 질의 점상출혈 또는 질출혈로 인해 악성 병터를 의심하게 하기도 한다.

2) 유두종

유두종(papilloma)은 **뾰족콘딜로마(condyloma acuminatum**, 그림 14-5) 및 **편평콘딜로마(flat condyloma)**가 흔하며, 사람 유두종 바이러스(human papilloma virus, HPV) 감염과 관련있다. 생식기 종양에는 100종 이상의 HPV 아형이 확인되었는데, 보통 뾰족콘딜로마는 HPV 6 혹은 11형이고 대부분의 암종은 16, 18형 혹은 31형과 관련이 있다. 조직학적으로 중층편평상피세포의 수지상 증식과 핵 주위 공포형성(원반세포증, koilocytosis)이 특징적인 소견이다(그림 14-5B).

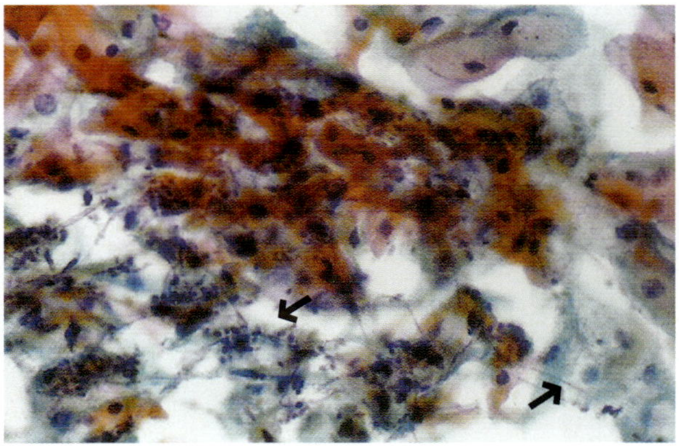

그림 14-3 칸디다질염의 세포도말 소견
질 도말표본에서 많은 균사와 포자(화살표)가 보인다.

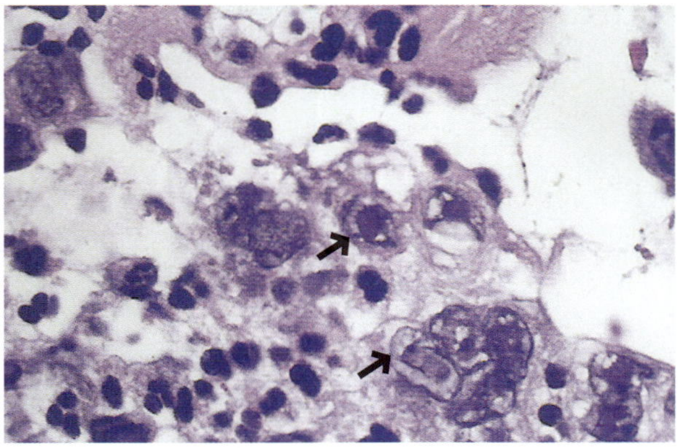

그림 14-4 포진질염의 질 도말표본
질 도말표본에서 핵 내 호산성 봉입체(화살표)가 보인다.

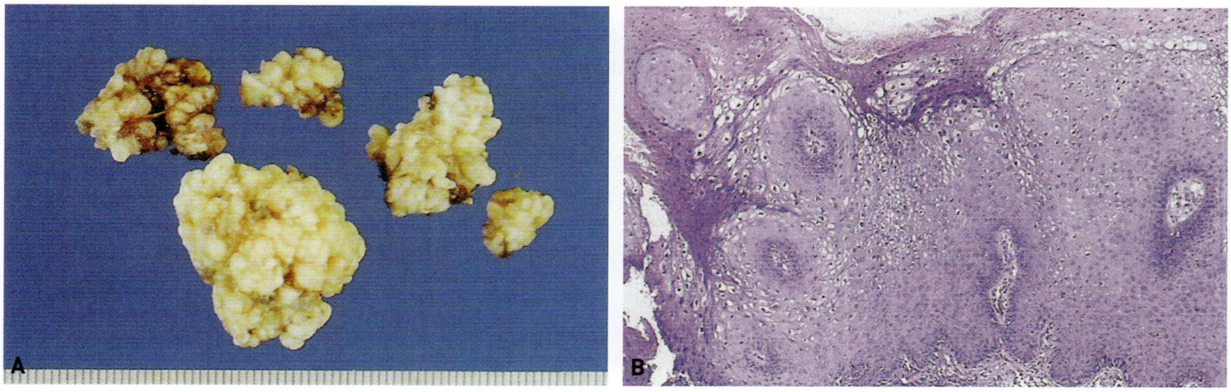

그림 14-5 뾰족콘딜로마

A. 육안 소견으로 여러 개의 사마귀 모양의 종양들이 관찰된다.
B. 현미경 소견은 중층편평상피의 유두상 증식이 보이며 극세포증, 이상각화증, 과각화증, 원반세포증 등 핵 주위 공포형성이 특징적이다.

3. 종 양

자궁목암 발생에 관여하는 많은 위험인자들이 널리 알려졌으나 이들 중 가장 중요한 것은 어린 연령의 첫 성교(20세 이하), 다수의 성교 상대자, 다수의 성교 상대자를 갖고 있던 남자에게 노출되는 것이다. 그밖에 흡연, 피임약 복용 등을 들 수 있다.

현재 성교로 전파되는 HPV가 자궁목암의 중요한 원인인자로 생각된다. HPV DNA는 DNA 제자리부합법으로 자궁목암의 약 85%에서, 또 자궁목 콘딜로마와 전암 병터의 약 90%에서 검색된다.

1) 자궁목 상피내종양

자궁목의 편평세포암종의 전암병터(precancerous lesion)는 세 가지 기준으로 분류된다. 첫째는 자궁목 편평상피의 비정형으로, 비정형 세포가 편평상피층을 침범하는 정도에 따라 경도(mild, 그림 14-6A), 중등도(moderate, 그림 14-6B), 고도(severe, 그림 14-6C)로 세분한다. 비정형 세포가 상피 전층을 침범하였을 때를 상피내암종(carcinoma in situ)이라고 한다(그림 14-6D). 둘째는 자궁목 상피내종양(cervical intraepithelial neoplasia, CIN) 분류로서 비정형의 범위에 따라 3등급으로 나누는데, Ⅰ등급은 상피층의 1/3 미만을, Ⅱ등급은 1/3~2/3를, Ⅲ등급은 2/3~전층이 비정형 세포로 대치된 것으로 여기에는 상피내암종이 포함된다. 셋째, 최근에는 3등급으로 나누던 상피내종양 분류를 Bethesda System을 따라 저등급 편평상피내병터(Low grade squamous intraepithelial lesion, LSIL)와 고등급 편평상피내 병터(High grade intraepithelial lesion, HSIL)의 2등급으로 구분한다. CIN I 등급의 병변은 저등급 편평상피내 병터로, CINII와 CINIII로 분류되었던 병변은 고등급 편평상피내병터로 나눌 수 있다.

2) 편평세포암종(squamous cell carcinoma)

고등급 상피내암종은 30대에, 그리고 침윤성 편평상피세포암(그림 14-7)은 40~45세에 많이 발생한다.

임상적 병기(clinical stage)는 국제산부인과연합(International Federation of Gynecology and Obstetrics, FIGO)

에서 아래와 같이 정의하고 있다.

① 병기 I : 암종이 자궁목에 국한된 상태

② 병기 II : 암종이 자궁목을 넘어 진행하되 아직 골반벽까지는 침범하지 않은 상태 또는 암종이 질을 침범하였으나 질 하부의 1/3은 아직 침범하지 않은 상태

③ 병기 III : 암종이 골반벽까지 퍼지면서 암종이 질 하부 1/3까지 퍼지거나 수신증 또는 비기능성 신장을 초래하는 경우 또는 골반, 부대동맥 림프절 침범한 경우

④ 병기 IV : 암종이 진골반을 넘어서 퍼졌거나 방광 혹은 직장의 점막을 침범한 상태 또는 다른 장기로 전이된 경우

조직학적으로 편평세포암종은 형태와 분화도에 따라 가장 분화가 좋은 각화성 편평세포암종과 각화되지 않고 중등도의 분화를 보이면서 가장 흔한 비각화성 편평세포암종으로 분류한다.

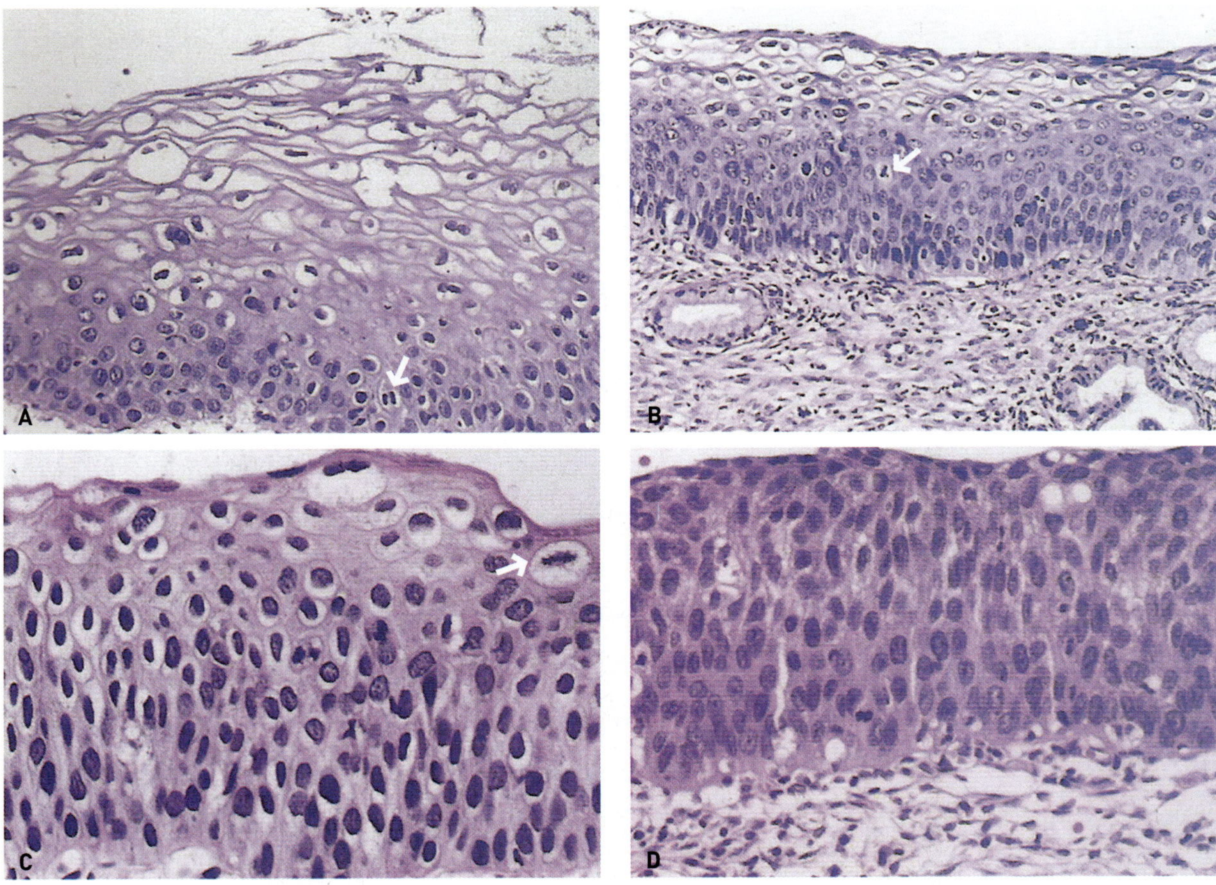

그림 14-6 자궁목 비정형 및 상피내암종의 현미경 소견

A. 경도의 자궁목 비정형 혹은 저등급 편평상피내병터 : 편평상피의 하부 1/3에서 핵의 비정형과 세포분열(화살표)이 관찰된다.
B. 중등도의 자궁목 비정형 혹은 고등급 편평상피내 병터 : 편평상피의 1/3~2/3에서 핵의 비정형과 세포분열(화살표)이 관찰된다.
C. 고도의 자궁목 비정형 혹은 고등급 편평상피내병터 : 편평상피의 상부 1/3까지 핵의 비정형과 세포분열(화살표)이 관찰된다.
D. 상피내암종 : 비정형 세포가 상피 전층을 침범하였으나 기저막은 보존되어 있다.

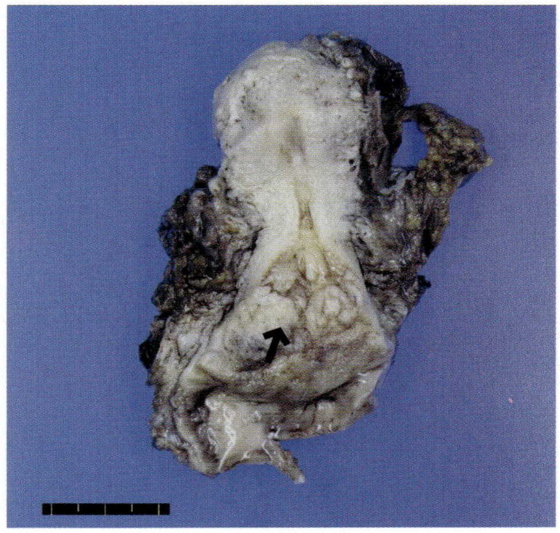

그림 14-7 편평세포암종의 육안 소견
자궁목관을 채우는 융기형 종양(화살표)이 관찰된다.

3) 자궁목 샘암종

자궁목 샘암종(adenocarcinoma of the cervix)은 육안적 소견과 임상 경과는 편평세포암종과 비슷하며, 현미경 소견으로 점액을 분비하며 자궁목내막을 닮거나 자궁내막을 닮은 유형이 많다. 전체 자궁 경부암의 5~15%의 빈도이며 점차 증가하는 추세이다.

4) 임상 소견 및 예후

침윤성 암종은 40~50대에 호발하며, 비침윤성 암종은 30대에 호발한다. 성생활이 활발한 모든 여자에게 질 도말 세포진 검사를 주기적으로 시행하는 것이 바람직하다. 그러나 확진은 역시 생검조직으로 조직학적으로 진단해야 한다.

요 약

1. 가임여성에서 가장 흔한 질염의 원인균은 트리코모나스와 칸디다이다.
2. 자궁목의 상피암종의 대부분은 편평세포암종이나, 드물게 샘암종이 있을 수 있다.
3. 자궁목 상피내종양 및 침윤성 상피암종은 사람 유두종 바이러스 감염과 관련있다.
4. 자궁목 침윤성 상피암종 중 편평세포암종이 가장 높은 비율을 차지하고 있다.
5. 자궁목의 침윤성 암종의 임상병기는 FIGO 병기를 따르며, 암종의 국소전파로 인해 사망하는 비율이 높다.

Ⅲ. 자궁체

1. 자궁내막증과 샘근증

자궁내막증(endometriosis)은 자궁이외의 부위에서 자궁 내막의 샘상피 또는 기질 조직이 존재하는 것을 말한다. 호발 부위는 발생 빈도에 따라 난소, 자궁의 인대, 직장-질 중격, 골반복막, 대장 및 소장, 충수돌기, 자궁경부, 질 및 난관, 수술 흉터 등이다. 샘근증(adenomyosis)은 자궁 내막의 샘구조가 내막과 근층의 경계를 넘어 자궁 근층으로 들어가 여러 곳에 존재하는 경우를 일컫는다. 자궁내막증은 불임, 월경 곤란 및 골반통증 등의 원인이 된다.

2. 자궁내막증식증

자궁내막증식증(endometrial hyperplasia)은 자궁내막샘과 버팀질의 증식이 특징이며 비정상적인 자궁출혈을 일으키는 원인으로 자궁내막암종과 상관성이 있다. 폐경기 전후에 호발하며, 젊은 여자에서는 지속적인 무배란과 연관되어 관찰된다.

자궁내막증식증을 야기하는 질환으로는 다낭 난소질환, 호르몬을 분비하는 난소의 과립막세포종, 난소피질의 기능 과다, 그리고 지속적으로 에스트로겐 투여를 받은 경우 등이다.

자궁내막증식증은 크게 내막샘의 증식 정도 및 비정형 세포의 유무 등을 기준으로 크게 세포이형성이 없는 증식증(Hyperplasia without atypia)과 비정형 증식증(Atypical hyperplasia)의 두 분류로 나누고 있다. 비정형 증식증은 자궁내막암종의 전암성 병터로 알려져 있다.

3. 종 양

1) 자궁내막암종

우리나라에서 **자궁내막암종(endometrial carcinoma)**과 자궁목암종의 비율이 1:10 정도 였으나, 2012년 이후 1:5 정도로 자궁내막암의 빈도가 증가하고 있다.

(1) 발생 빈도 및 병인

자궁내막암종은 40세 이하에서는 드물며, 주로 55~65세의 고연령층에서 발생한다. 비만, 당뇨, 고혈압 및 불임 등 여러 신체적 요인이나 기타 다른 요인들이 자궁내막암종 발생의 위험인자로 생각된다.

병인은 에스트로겐 자극과 자궁내막증식증이 있는 군과 이들 특징없이 고령에서 주로 발생하는 두 군으로 나누어서 설명할 수 있다. 첫 번째 군은 1군으로 분화가 좋고 정상 자궁내막샘과 유사한 자궁내막양(endometrioid) 유형이 많으며, 예후도 비교적 양호하다. 두 번째 군은 2군으로 조직학적으로 장액암종과 같은 분화가 나쁜 종양이 관찰되며, 예후가 나쁘다(그림 14-8).

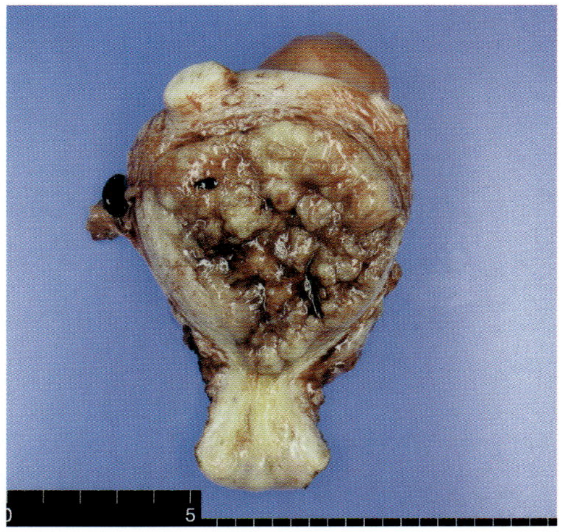

그림 14-8 자궁내막암종의 육안 소견
내막 표면을 광범위하게 침범하는 관찰된다.

(2) 임상 소견

자궁내막암종은 오랫동안 증상이 없을 수 있으나, 불규칙한 자궁출혈이 가장 흔한 증상이다.

2) 평활근종

평활근종(자궁근종, leiomyoma)은 자궁체부의 평활근에서 유래되는 양성 종양으로 여성에서 발생하는 종양 중 가장 흔하며, 여성 4명당 1명 꼴로 발생한다. 에스트로겐 반응성이 있어 임신 중에는 빨리 자라고 폐경 후에는 위축한다.

임상적으로 증상이 없는 경우가 많지만 자궁출혈, 빈뇨, 통증을 야기하거나 불임의 원인이 되기도 한다.

육안소견으로 평활근종은 경계가 명확한 둥글고 단단한 회백색의 종괴로 단면은 소용돌이로 배열되어 있어 쉽게 구별이 가능하다(그림 14-9A). 현미경 소견은 주변 자궁근층과 유사한 평활근들이 소용돌이치는 것

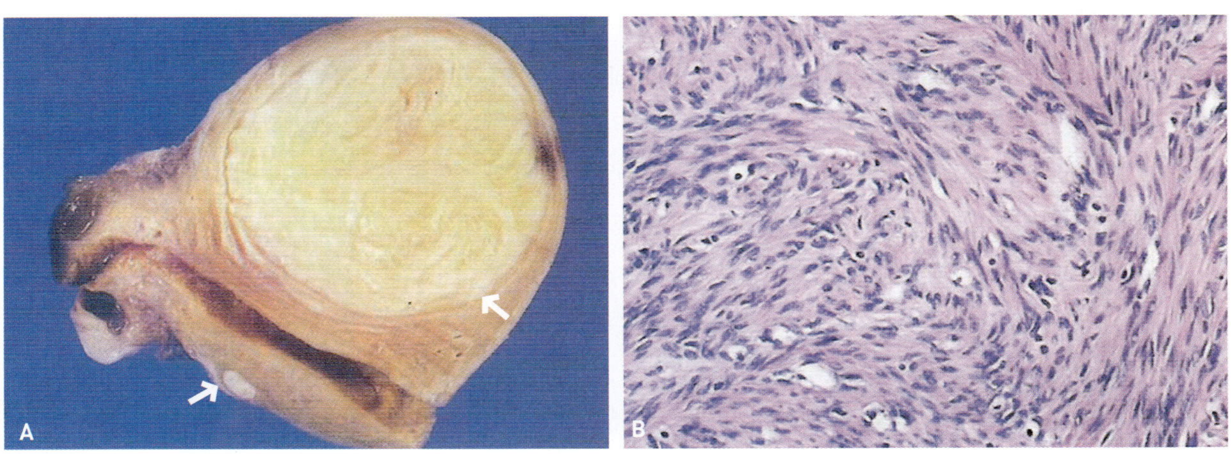

그림 14-9 자궁의 평활근종
A. 육안 소견 : 자궁근층에서 두 개의 크고 작은 종양(화살표)이 관찰된다.
B. 현미경 소견 : 균일한 방추형 세포들이 다발을 형성하고 있다.

처럼 배열되어 있다(그림 14-9B).

3) 평활근육종

평활근육종(leiomyosarcoma)은 자궁근층에서 유래하는 비교적 드문 악성종양으로 대부분 처음부터 육종으로 발생한다고 생각되며, 평활근종보다 나이가 많은 층에서 호발하여 평균 연령이 52세이다. 육안적으로 평활근육종은 침윤하는 육질양상의 종괴나 폴립 형태를 취하며 흔히 괴사와 출혈을 볼 수 있다. 현미경 소견상 양성 평활근종과의 감별은 괴사, 세포학적 비정형 정도 및 유사분열지수를 근거로 한다.

요 약

1. 자궁내막증은 자궁 이외의 기관에서 자궁 내막세포가 존재하는 병변이다.
2. 자궁내막증식증은 세포의 비정형이 동반되는 경우 자궁내막암종의 전구 병변으로 의미를 가진다.
3. 자궁내막암종은 발병 기원, 조직학적 종류 및 예후에 따라 1군 및 2군으로 구분된다.
4. 평활근종은 여성에서 가장 흔하게 발병되는 양성종양이다.

Ⅳ. 난 소

1. 비종양병터

난소에 발생하는 비종양성 낭(nonneoplastic cyst)은 난소가 커지는 흔한 원인이 되며, 비활동성 낭과 호르몬을 분비할 수 있는 낭으로 구분된다.

1) 비종양성 낭

난소의 비종양성 낭(nonneoplastic cyst)에는 난포낭(follicular cyst), 황체낭(luteal cyst) 이나 다낭난소(polycystic ovary) 등이 있다. 황체낭은 월경주기의 끝 부분이나 임신 중에 생기며 때때로 골반강 내로 파열되어 출혈을 일으키기도 하며, 비정상 자궁출혈의 원인이 된다. 다낭난소는 에스트로겐 과다 분비에 의한 증상으로 비정상 자궁출혈, 무월경 및 불임을 초래하기도 하는 Stein-Leventhal 증후군을 유발하기도 한다.

2. 종 양

난소의 종양은 여성 종양의 흔한 형태이지만 조기 진단이 어렵다. 전체 여성생식기암 중 발생 빈도는 3위를 차지하나 사망률은 여성생식기암의 사망률의 반 이상을 차지하여 치명률이 높다.

난소의 종양은 종양세포의 조직학적 발생 기원에 따라 표면상피유래 종양, 생식세포 종양, 성끈 버팀질 종양 및 전이성 암으로 나눈다.

1) 표면상피유래 종양

표면 상피에서 유래된 종양(tumor of surface or coelomic epithelium)은 전체 난소 종양의 67%를, 악성종양의 90%를 차지한다. 자궁관, 자궁목, 자궁내막의 점막을 닮은 세포로 분화하여 각각 장액 종양, 점액 종양, 그리고 자궁내막모양 종양으로 구분한다. 각 유형은 조직학적 소견에 따라 양성종양, 경계영역성 또는 저악성 종양, 그리고 침윤성인 악성종양으로 구분한다. 경계영역성 종양은 상피세포의 증식이 양성종양보다 심하지만 버팀질 내로 파괴성 침윤을 하지 않는 경우를 일컫는다.

(1) 장액 종양

① 장액낭샘종(serous cystadenoma)

장액낭샘종은 가장 흔한 난소의 낭성 양성종양으로, 육안적 소견상 낭성으로 대개 장액성 액체를 함유한다. 외면은 평활하고 매끈하며 대부분은 방이 하나이지만 때로 여러 개일 수도 있다. 내면 역시 매끈하지만 간혹 작은 유두상 돌기를 볼 수도 있고 양측성인 경우가 흔하다.

② 장액샘암종(serous adenocarcinoma)

장액샘암종은 난소의 악성종양 중 가장 흔한 것으로 40%를 차지하며, 40~60세에 호발한다. 대부분 다방성이고 쉽게 부서지는 많은 유두 모양의 돌출을 보이며, 피막으로의 침윤이 관찰되기도 하며(그림 14-10A), 사종체는 60~70% 정도에서 관찰된다(그림 14-10B).

(2) 점액 종양

① 점액낭샘종(mucinous cystadenoma)

점액낭샘종은 전체 양성 난소종양의 20%를 차지하고, 20~40대에 호발한다. 육안적으로 낭성이고 흔히 다방성으로 대개 직경이 15~30cm 정도이다. 내면은 대부분 평활하고 점액을 함유한다. 약 25%에서 거짓점액

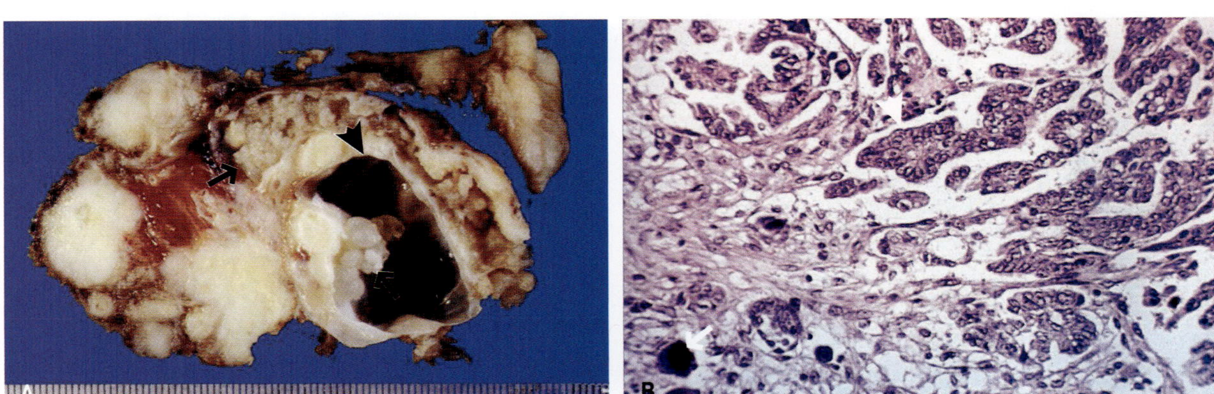

그림 14-10 장액샘암종

A. 육안 소견: 고형성이며 수많은 유두상 돌기(화살표)가 관찰되고 일부에서 낭(화살표 머리)이 보인다.
B. 현미경 소견: 많은 유두상 상피세포의 증식(화살표 머리)과 버팀질 내로 침윤이 관찰되며 사종체(화살표)도 보인다.

종(pseudomyxoma peritonei)의 합병증이 발생한다.

② 점액샘암종(mucinous adenocarcinoma)

점액샘암종은 전체 난소암의 10%를 차지하며 50대에 호발한다. 육안적으로 유두상과 고형성 부위가 많으며(그림 14-11A), 조직학적으로 확실한 간질 내 침윤이 있지만 혹자는 상피층이 4층 이상이면 침윤이 없어도 암종으로 간주한다(그림 14-11B).

(3) 자궁내막모양종양

자궁내막모양종양(endometrioid tumor)은 자궁내막의 병터와 조직학적으로 유사한 경우를 일컫는다. 전체 난소종양의 5% 이내이고 암종은 전체 난소 상피암의 20% 정도를 차지한다. 침윤성 암종은 자궁내막의 암종과 유사한 샘암으로 약 20% 정도에서 자궁내막암종을 동반하고 있다.

2) 생식세포종양

생식세포종양(germ cell tumor)은 원시 생식세포에서 유래하는 것으로, 모든 난소 종양의 15~20%를 차지하는데 이 중 95% 이상이 양성 낭성 기형종이고 나머지는 악성종양이다.

(1) 미분화배세포종

미분화배세포종(dysgerminoma)은 악성생식세포종 중에서 가장 흔한 형태로, 전체 난소암의 3~5%를 차지하고 원발성 난소 종양의 2%에 해당된다. 10~20대에 호발하며, 호르몬 분비가 없고 성 이상이 있는 경우에 발생한다. 예후는 비교적 양호하며 난소 주위로 퍼졌다 하더라도 방사선 치료에 잘 듣기 때문에 5년 생존율이 75~90%이다.

(2) 난황낭종양

난황낭종양(yolk sac tumor)은 발생 빈도가 낮지만 난소의 악성생식세포종 중 두 번째로 흔하고 주로 어린

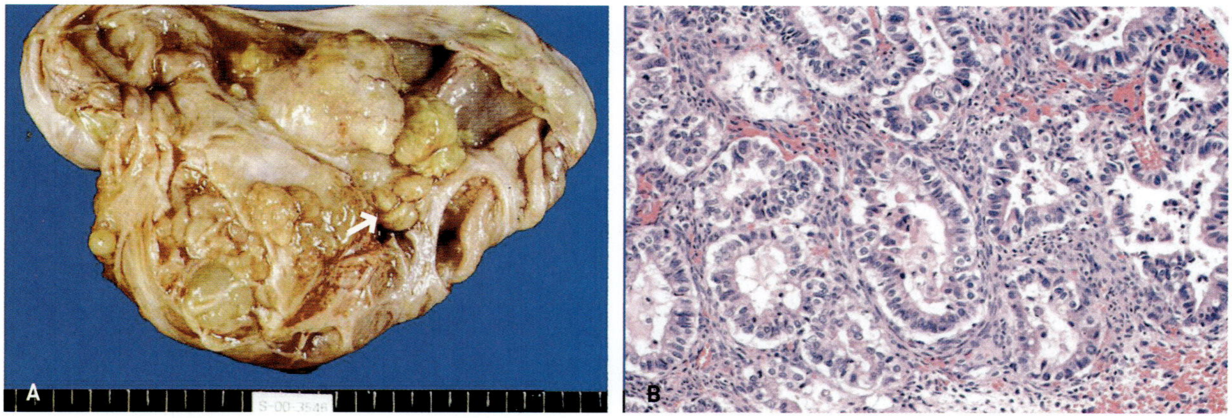

그림 14-11 점액샘암종

A. 육안 소견: 낭종 안에 고형성 종괴(화살표)가 관찰된다. 낭 내면은 점액으로 인해 미끈미끈하게 보인다.
B. 현미경 소견: 세포질을 많이 함유한 원주형 상피세포의 버팀질 내 침윤이 관찰된다.

이와 젊은 여성에 호발한다. 종양표지자로 혈청 AFP이 증가하여 전이 및 재발의 예측에 유용한 지표가 된다. 이 종양은 빠르게 성장하는 고도 악성종양으로 치명적이어서 2년 이내에 사망하지만 화학 요법을 겸하면 병기가 낮은 경우 5년 생존율이 80%에 이른다.

(3) 기형종

기형종(teratoma)은 낭종이면서 성숙조직으로만 구성된 **성숙낭기형종(mature cystic teratoma)**과 고형성이면서 미성숙조직으로 구성된 **미성숙기형종(immature teratoma)**으로 크게 나눈다.

① 성숙낭기형종

세 배엽 모두에서 유래한 분화된 조직으로 구성되나, 주로 외배엽 성분으로 구성된 경우에 유피낭이라고도 부른다. 이 종양은 생식세포종 중 가장 흔한 형이고 비교적 흔한 난소종양으로 전체 난소종양 중 5~25%에 해당한다.

절단해보면 방은 하나 또는 여러 개이고 피지가 가득 차 있으며 흔히 머리카락이 엉켜있거나, 지방, 신경조직 및 잘 형성된 치아까지 볼 수 있다(그림 14-12A). 현미경적으로 외배엽에서 유래된 성분으로 피부와 그 부속기에 해당되는 조직이 가장 흔하게 관찰되며, 위장관 점막, 호흡기 점막, 갑상샘 조직, 연골, 골 또는 신장조직 등 다른 조직들이 함께 관찰된다(그림 14-12B). 기형종에서 드물게 편평상피암종이나 샘암종 등 악성 종양이 관찰될 수 있다.

② 미성숙기형종

미성숙기형종은 성숙기형종의 조직에 완전히 성숙하지 않은 미성숙 조직이 섞여서 나타난다. 주로 사춘기 이전의 어린이나 젊은 여자에 발생한다. 이 종양은 구성하고 있는 조직 성분의 미성숙도와 신경상피조직이 많이 나타날수록 악성도가 높으며 예후가 불량하다.

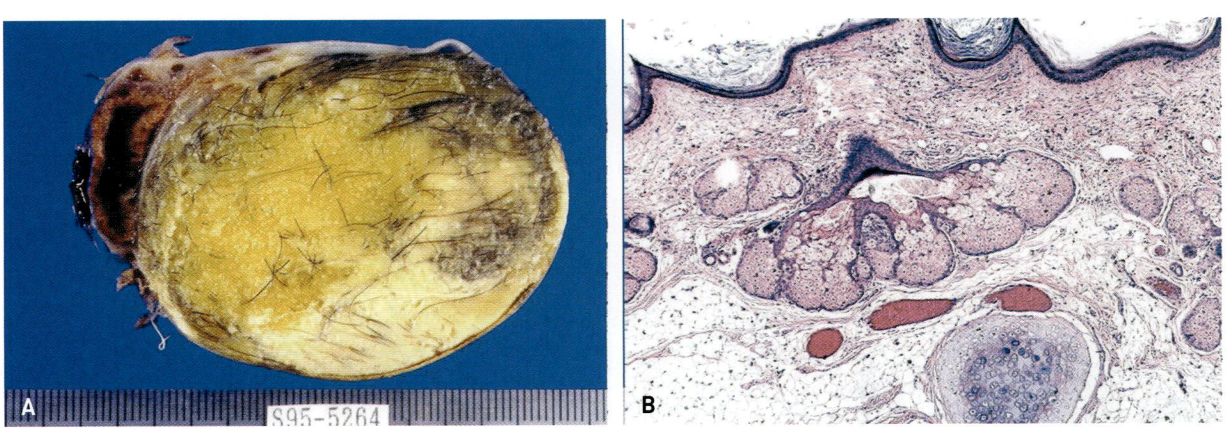

그림 14-12 성숙낭기형종

A. 육안 소견: 검은 머리카락과 노란 지방성 물질로 차 있는 낭종이다.
B. 현미경 소견: 정상 피부와 유사한 표피, 연골조직이 보인다.

3) 성끈-버팀질 종양

성끈-버팀질 종양(sex cord-stromal tumor)은 성끈과 버팀질에서 유래된 세포로의 분화를 보인다. 이 세포들의 일부는 에스트로겐(난포막세포)이나 안드로겐(라이디히세포)을 분비하기 때문에 환자에게서 여성화(과립막-난포막세포종)나 남성화(라이디히 세포종)의 증상이 나타나기도 한다.

(1) 과립막세포종

과립막세포종(granulosa cell tumor)은 과립층세포로 구성되어 있으며 전체 난소종양의 약 1.5%를 차지한다. 어느 연령에서나 발생할 수 있으나 2/3는 폐경기 후에 발생한다. 약 3/4에서 여성 호르몬 과다증이 나타난다. 임상적으로 중요한 점은 과립막세포종이 많은 양의 에스트로겐을 생산할 수 있으며 과립막세포종의 일부는 악성이라는 것이다.

(2) 난포종

난포종(thecoma)은 버팀질을 포함한 난포막세포로 구성되며 대부분 에스트로겐을 분비하나 10%는 안드로겐을 분비한다. 종양은 노란색이며 고형이고 둥글며 단단하다. 조직학적으로 종양세포는 크고 다각형이며 지방을 함유하는 투명하고 풍부한 세포질을 갖는다.

(3) 세르톨리-라이디히세포종양

세르톨리-라이디히세포종양(Sertoli-Leydig cell tumor)은 흔히 남성화를 유발한다.드물게는 에스트로겐 효과로 인해 여성화를 초래하기도 한다. 25세 전후 젊은 여성에게서 호발한다. 조직학적으로 태아 고환과 유사한 조직 소견을 보인다.

(4) 섬유종

섬유종(fibroma)은 난소 버팀질에 있는 섬유모세포에서 기원하는 종양으로 간혹 난포종과 감별이 어렵다. 대부분 40세 이상의 환자에서 발생하며, 종양이 큰 경우 복수와 흉수가 동반될 수 있는데 이를 Meig 증후군이라고 한다.

4) 전이성 암종

전이성 암종(metastatic carcinoma)은 외과적으로 제거된 악성 난소종양의 5~10%를 차지하며 자궁내막, 위장관 및 유방이 흔한 원발 병터이다. 전이성 암종에서 조직학적으로 반지모양세포암 또는 미분화샘암종이 전이된 경우 동반되는 버팀질 증식으로 인해 육종과 유사한 형태를 보이는 경우를 **Krukenberg 종양**이라고 한다. 빈도상 위장관 종양이 가장 많고, 특히 대장암은 전이성 난소암의 약 40%를 차지한다(그림 14-13).

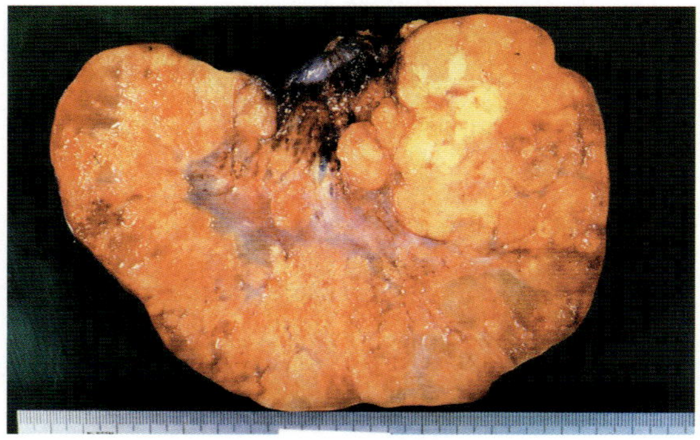

그림 14-13 전이성 난소 암종
다결절성의 충실성 덩어리로 절단면에 점액질이 묻어 있다.

요 약

1. 난소종양은 상피세포유래종양, 생식세포종양, 성끈–버팀질 종양이 있다.
2. 상피세포유래종양은 버팀질 내로 침윤여부에 따라 양성과 악성종양으로 나눌 수 있다.
3. 난소의 전이성 암종은 위장관 종양이 가장 많다.

V. 태 반

태반(placenta)은 탯줄에 의해 태아와 연결되며 태반의 융모 안에는 탯줄동맥으로부터 나뭇가지와 같이 갈라져 나온 모세혈관이 지나고 있다. 이들과 융모 간 공간을 지나는 모체혈액과의 사이에서 성인 폐의 폐포에서와 같이 산소 및 노폐물의 교환과 영양소의 공급이 이루어진다. 따라서 태반은 자궁 내 태아의 감염증 및 태아 사망, 주산기 사망, 선천성 기형, 태아의 발육 지연 등과 산전 및 산후 출혈, 임신중독증 등 태아와 산모에게 치명적인 여러 질병의 원인을 이해하는데 매우 중요한 장기이다.

1. 태반감염

태반감염은 태반 실질과 태아막 및 탯줄에서 관찰할 수 있으며, 이들의 감염 경로는 산도를 통한 상행성 감염과 모체를 통한 혈행성 감염이 대부분을 차지하지만, 이 밖에도 자궁관을 통해 산모의 복강 내 감염이 파급되거나 양수천자 및 융모막 검사를 통하여 태반이 감염될 수 있다.

2. 태반기형

1) 이상 형태

태반의 일부가 분리된 부태반(accessory placenta : placenta succenturiata)과 탯줄혈관이 태아막에 연결된 후 태반 가장자리에 이르게 되는 난막성 태반(velamentous insertion : membranous insertion of umbilical cord) 등이 있다. 난막성 태반의 경우 분만 도중 혈관의 압박이나 손상으로 인해 출혈이나 혈전이 형성됨으로써 산모나 태아에게 위험을 초래할 수 있다.

2) 이상 착상

태아막이 태아 가장자리와 탯줄 사이에 붙어 있어 태반의 가장자리가 탈락막(decidua) 속에 매몰되어 있는 융모막외 착상, 분만시 탈락막이 없어 태반융모가 자궁근층에 직접 부탁되어 자연적인 태반 박리가 일어나지 않는 유착태반 및 자궁 하부에 수정란이 착상되어 태반이 내자궁구 위를 덮는 전치태반(placenta previa) 등이 있다. 이들 병변의 경우 출산시 과다 출혈 등을 초래할 수 있기 때문에 임상적으로 주의를 기울여야 한다.

3) 쌍생아 임신

쌍생아 임신(twin pregnancy)에서 태아막과 태반의 형태는 접합자의 수, 즉 일란성 혹은 이란성 쌍생아에 따라 달라진다.

4) 자연유산

자연유산(spontaneous abortion)이란 착상된 배아가 생육 가능성을 가지기 전에 자연적으로 임신이 종료되는 것을 말하며, 대체로 임신 8~12주에 많다. 원인은 매우 다양하나, 크게 태아인자와 모체인자로 나눌 수 있는데, 임신 초기 유산의 원인으로는 태아인자가 더 빈번한 것으로 알려져 있다.

3. 자궁외임신

수정란이 자궁내막 외의 부분에 착상된 경우를 **자궁외임신(ectopic pregnancy)**이라 하는데, 이는 임신으로 인한 모체 사망의 중요한 원인을 차지하고 있다. 발생부위로는 자궁관이 90%로 가장 흔하며(그림 14-14), 그 외 난소, 복강 내, 자궁목, 자궁각 등에서 일어날 수 있다.

4. 임신중독증

임신중독증(toxemia)은 임신중 혹은 산욕기에 고혈압, 단백뇨, 부종의 증상이 복합적으로 나타나면서 전신적인 합병증을 동반하는 질병을 통틀어 일컫는다.

5. 임신성 영양막세포 질환

임신성 영양막 세포질환(gestational trophoblastic disease)은 임신으로 인한 비정상적인 영양막세포의 증식을 특징으로 하며, 양성종양에서 악성종양으로 진행할 수 있는 일련의 질환이다. 혈청 β-HCG를 측정함으로써 진단 및 치료에 도움을 줄 수 있다.

1) 포상기태

포상기태(hydatidiform mole)는 조직학적 소견상 융모의 낭부종과 다양한 정도의 영양막세포증식을 특징으로 하며 조직학적 소견과 세포유전학적 및 임상적 특성에 따라 완전 포상기태와 불완전 포상기태의 두 가지로 나뉜다. 완전 포상기태는 임신초기에 질출혈, 무태아, 정상보다 큰 자궁, β-HCG의 심한 상승, 특징적인 초음파 소견 등을 나타낸다. 완전 포상기태는 융모의 대부분이 낭포화하여 포도송이 같은 모양을 보인다(그림 14-15A). 현미경 소견상 대부분의 융모가 낭부종을 보이며 광범위한 영양막세포의 증식을 볼 수 있다(그

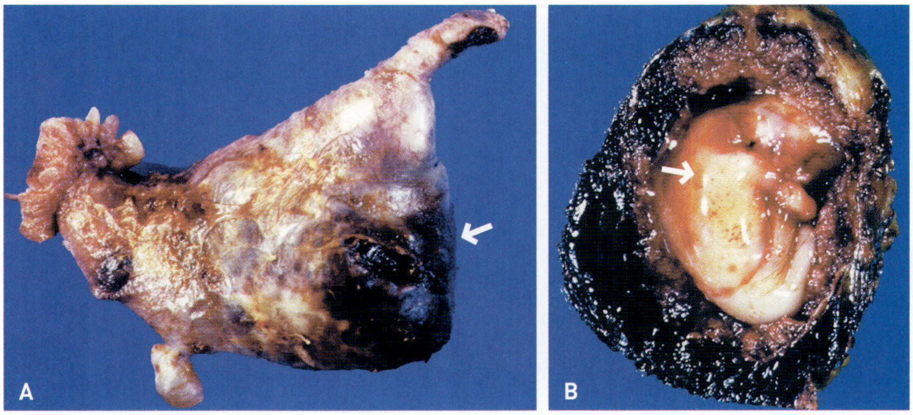

그림 14-14 자궁관임신

A. 자궁관이 심하게 확장(화살표)되어 있다.
B. 내부에서 태아(화살표)와 출혈이 관찰된다.

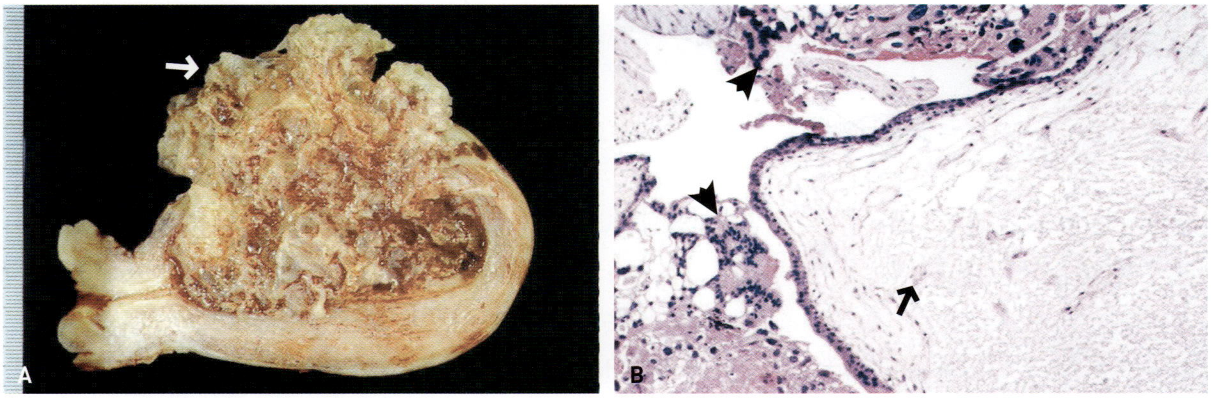

그림 14-15 포상기태

A. 육안 소견: 자궁내강이 포도송이(화살표) 같은 낭 구조로 가득 차 있다.
B. 현미경 소견: 융모가 낭부종(화살표)을 보이고 융모막 세포의 증식(화살표 머리)이 관찰된다.

림 14-15B). 이와는 달리 불완전 포상기태는 융모의 일부만이 종창을 보이며 융모막 세포의 증식도 심하지 않고 양막낭, 탯줄, 태아의 조직이 자주 발견된다.

포상기태의 80%는 자궁소파술 후 자연치유되나 15~20%는 침윤기태로, 약 2%는 융모막암종으로 진행한다.

2) 침윤기태

포상기태가 자궁벽을 침윤하여 천공을 일으키기도 하고, 폐나 뇌 등 원격 부위로 전이된 것을 **침윤기태(invasive mole)** 혹은 파괴융모막샘종이라고 한다.

3) 융모막암종

임신성 **융모막암종(choriocarcinoma)**은 정상 혹은 비정상 임신으로부터 발생된 영양막세포의 악성종양으로 대부분의 경우 자궁에서 발생한다. 이것은 급속히 전이되고 침윤되는 악성종양이지만 약물치료에 잘 반응한다. 융모막암종의 50%는 포상기태, 25%는 유산, 22.5%는 정상 임신, 그리고 2.5%는 자궁외임신에서 유래한다.

이 종괴는 자궁근육층을 침윤하고 흔히 혈관과 림프관을 침습하여 자궁 장막까지 뚫고 나오며, 주위 장기로 확산된다. 융모막암종은 광범위하게 전이되는 특징을 가지며 호발 전이 부위로는 폐(50%), 질(30~40%), 뇌, 간, 신장을 들 수 있다.

요 약

1. 포상기태는 완전포상기태와 불완전 포상기태로 나눌 수 있다.
2. 융모막암종은 영양막세포의 악성종양이나 약물치료에 좋은 효과를 보인다.

Ⅵ. 유 방

1. 유방의 정상 구조와 기능

젖샘(유선, mammary gland)은 피부의 샘분비땀샘(eccrine sweat gland)이 변형된 것이다. 배령 5주에 배아의 겨드랑이에서 서혜부에 이르는 원시유줄무늬(primitive milk streak)가 발달하고, 나중에 가슴 부위만 남고 나머지 부분은 모두 퇴화한다. 젖샘관(mammary duct)은 사춘기에 이르러 활발히 형성되며, 샘꽈리(acinus)는 초경이 있은 후 발달하여 종말관유소엽단위(terminal duct-lobular unit, TDLU)를 이룬다. 유방의 고유 기능인 젖의 생산은 종말관유소엽단위에서 이루어진다(그림 14-16, 그림 14-17).

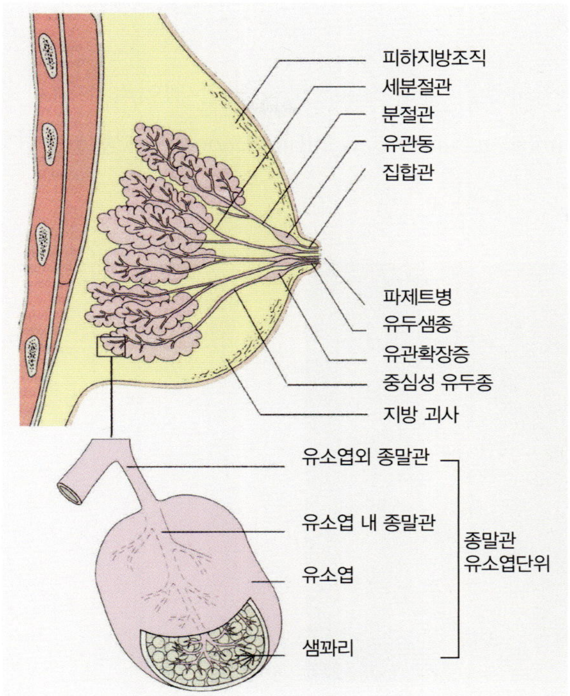

그림 14-16 유방의 정상 구조 및 질병 호발부위

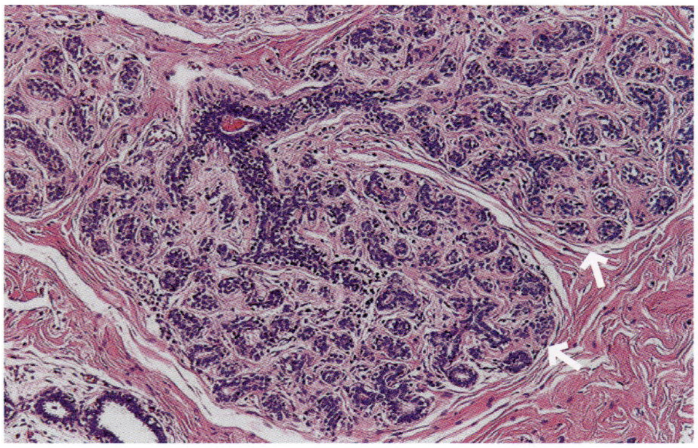

그림 14-17 종말관유소엽단위의 현미경 소견
유선의 기능적인 단위로서 종말관과 유소엽(화살표)으로 구성되어 있다.

요 약

유방조직의 중요한 단위는 종말관유소엽단위이다.

2. 염 증

1) 급성유방염과 농양

급성유방염(acute mastitis)은 주로 수유기에 유두나 유방 표피의 상처를 통한 세균 감염이 원인이 되어 발생한다. 가장 흔한 세균은 포도알균과 사슬알균이며 농양(abscess)으로 발전할 수 있다. 치료는 젖을 잘 짜내고 피부를 청결히 하며 수유를 중단하고 항생제를 투여한다. 농양이 형성되면 절개 및 배농을 한다.

2) 지방 괴사

지방 괴사(fat necrosis)는 주로 외상에 의해 발생한다. 흔히 단단하며 얕은 덩어리를 형성하고 암종과 구별하기 어려운 경우가 있다. 조직학적으로 형질세포, 림프구 및 대식세포의 침윤을 동반한 지방의 괴사성 변화, 헤모시데린의 침착 및 석회 침착과 그 주위에 섬유화를 볼 수 있다.

3) 이물질에 의한 육아종

주로 성형 목적으로 유방 내에 실리콘이나 파라핀을 주입하였을 때 부작용으로 단단한 덩어리가 생길 수 있는데 이는 이러한 이물질에 대한 만성 육아종성 염증(chronic granulomatous inflammation)이 발생하여 나타나는 현상이다(그림 14-18).

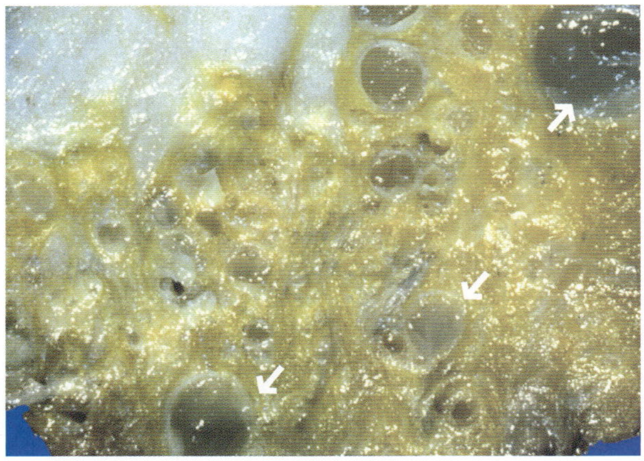

그림 14-18 파라핀종의 육안 소견
크고 작은 낭성 구조 내부에 파라핀(화살표)이 차 있다. 이 환자는 미용 목적으로 유방에 파라핀을 주입한 적이 있다.

요 약

유방에서 발생하는 염증성 질환에는 급성유방염, 농양, 지방 괴사 및 이물질에 의한 육아종 등이 있다.

3. 섬유낭변화

유방의 **섬유낭변화(fibrocystic change)**는 호르몬 불균형으로 발생하는 유방의 증식성 병변으로 30~40대 여성에게서 많이 발생한다. 다양한 조직학적 소견에 따라 낭(cyst), 버팀질의 섬유화(stromal fibrosis), 관상피증식(ductal hyperplasia), 경화샘증(sclerosing adenosis)으로 구성되며 일반적으로 이들 소견이 복합되어 나타난다.

1) 낭과 섬유화

가장 흔한 형태로 버팀질의 섬유화(fibrosis)와 샘구조의 낭성 변화가 관찰된다.

2) 관상피증식

상피세포가 증식하여 정상적인 두 층보다 층수가 많아짐을 의미하며 중등도 이상의 증식을 보이는 병터는 유방암종으로 이행할 가능성이 있으므로 주의 깊게 관찰해야 한다.

3) 경화샘증

종말관유소엽단위에서 발생하는 증식성 병터로 증식된 샘 주변에 심한 섬유화를 보인다. 덩어리를 형성하거나 석회화를 동반하면 임상적으로 암종과 구별이 어렵다.

4) 섬유낭변화의 의의

섬유낭변화가 임상적으로 중요한 것은 첫째, 이 질환이 덩어리를 형성함으로써 유방암종과 감별을 요하는 경우가 있고, 둘째, 유방촬영상에서 동반되는 미세석회화로 인해 유방암종과 감별이 필요하며, 셋째, 중등도 이상의 관상피증식은 유방암종으로 이행할 수 있다는 점이다.

요 약

1. 유방의 섬유낭변화는 호르몬 불균형으로 발생하는 증식성 병변으로 가장 흔하게 발생한다.
2. 섬유낭변화는 덩어리를 형성하기 때문에 유방암종과 임상적으로 감별이 필요하다.

4. 종 양

1) 섬유샘종

섬유샘종(fibroadenoma)은 여성 유방에서 가장 흔한 양성 종양으로 어느 연령에서나 발생할 수 있지만 20~35세 사이의 젊은 여성에게서 흔하다. 섬유샘종은 증식된 섬유성기질과 샘조직으로 구성된다. 보통 한 개의 잘 움직이는 둥근 결절로 나타나지만 다발성으로 발견되기도 한다.

육안소견에서 주위 조직과 경계가 분명하며 정상조직과 확실히 구분된다. 표면은 매끈하거나 결절성을 띠고 만지면 고무처럼 단단하다. 반으로 자르면 절단면이 회백색으로 반짝거리며 위로 불룩 솟아 오른다. 단면에서 크고 작은 눌린 관구조가 관찰된다(그림 14-19A-C). 현미경 소견에서 종말관유소엽단위의 기질과 관구조가 동시에 증식해 있으며, 기질 증식이 심하여 관구조를 압박하면 관구조가 초승달 모양으로 납작해진다(그림 14-19D).

2) 엽상종양

엽상종양(phyllodes tumor)은 섬유샘종과 마찬가지로 유소엽내 기질에서 발생하지만 섬유샘종보다 좀 늦은 나이인 50대에 주로 발생한다. 섬유샘종과 비슷하게 기질성분과 상피성분으로 구성되지만 섬유샘종과 다른 점은 대체적으로 기질세포밀도가 높고, 기질 과증식이나 기질세포가 비정형성을 보이기도 한다.

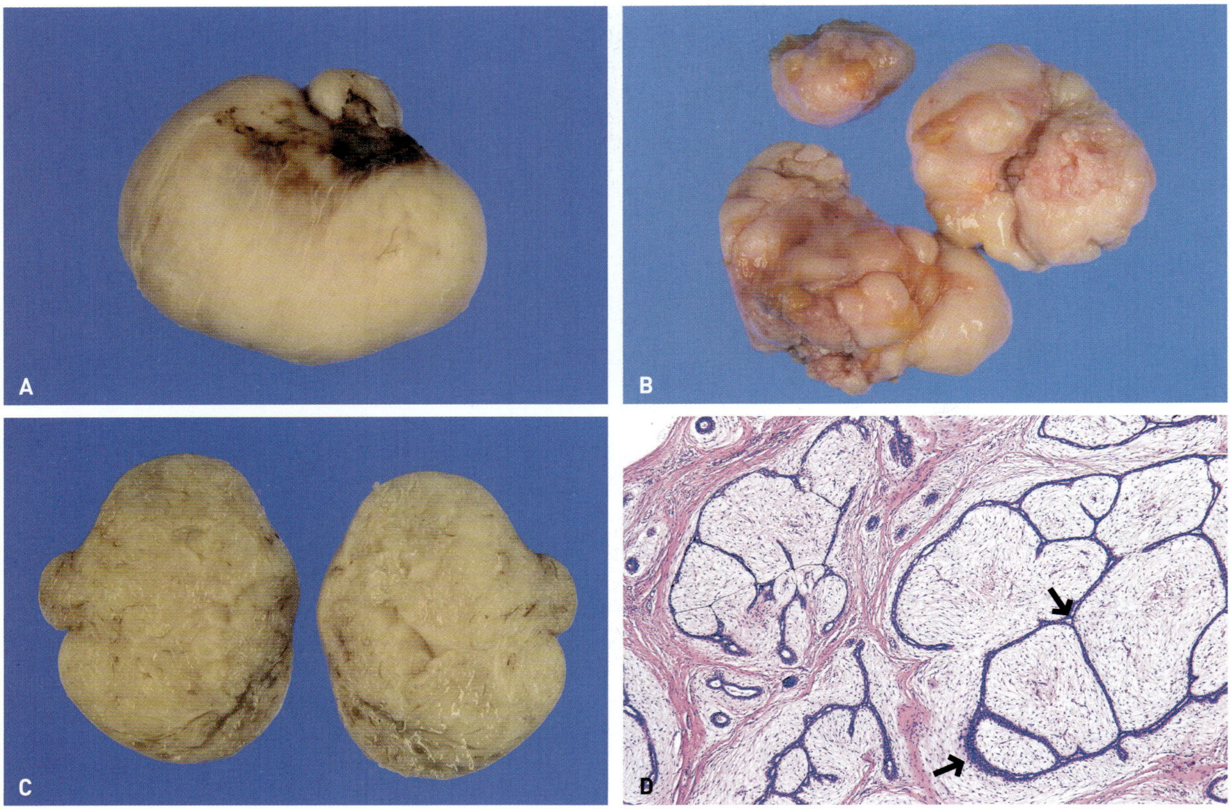

그림 14-19 섬유샘종의 육안 소견 및 현미경 소견

A. 섬유샘종의 표면이 매끈하며 주위조직과 경계가 좋아서 정상조직이 포함되지 않고 종양만 깨끗하게 제거되었다.
B. 다발성 섬유샘종으로 세 개의 종괴가 환자로부터 제거되었고, 표면은 매끈하나 결절성을 보인다.
C. 단면은 회백색으로 반짝거리고 초승달 모양의 틈은 증식한 버팀질에 눌린 관 구조들이다.
D. 현미경 소견: 유소엽 내 간질이 증식하여 관 구조를 압박하고 있고 관(화살표)은 길쭉하게 늘어나고 변형되었다.

3) 관내유듀종

관내유두종(intraductal papilloma)은 유륜하방의 비교적 크기가 큰 관에서 발생하며, 혈성유두분비물이 가장 흔한 증상이다. 크기는 대개 0.5cm 이하로 유두종이 들어 있는 관이 심하게 확장되어 낭성변화를 보일 수도 있다. 현미경 소견에서 상피세포는 유두모양 증식을 보이고 내부에 잘 발달된 섬유혈관성 줄기를 가지고 있다(그림 14–20).

4) 유방암종

(1) 발생 빈도 및 역학

유방암은 미국 및 유럽 여성에게서 가장 흔히 발생하는 암이며, 우리나라에서는 2015년 발생한 여성 암 가운데 13.6%를 차지하며 여성에서 암 발생빈도 2위를 차지하였다. 우리나라의 유방암 발생률은 1999년에 인구 10만명 당 24.5명이었으나 2009년에 50.5명으로 나타나 유방암 발생 빈도가 꾸준히 증가하고 있음을 알 수 있다. 유방암은 나이가 들수록 발생위험이 증가하며, 우리나라 유방암 환자의 진단 당시 평균 연령은 47세로 백인여성의 61세에 비해 다소 젊은 편이다. 유방암은 조기 진단의 증가 및 표적치료제 개발 등에 의

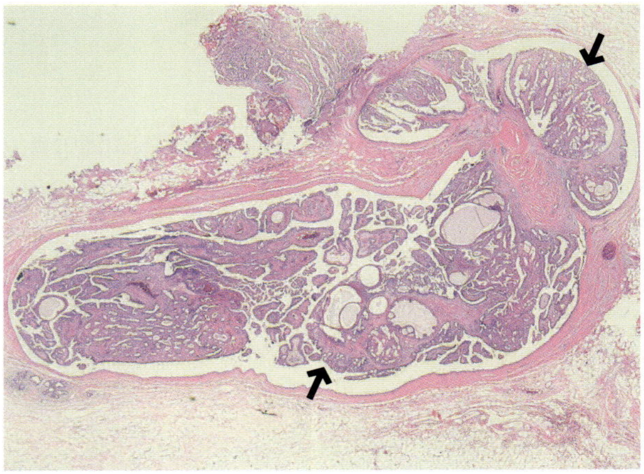

그림 14-20 관내유두종의 현미경 소견
확장된 관 내에 유두모양 증식으로 보이는 상피세포 군집(화살표)이 보인다.

해 생존율이 꾸준히 증가하고 있으며, 1993~1995년 유방암 환자의 5년 평균 생존율이 78%였던 것에 비해 2008~2012년 5년 생존율은 91.3%로 증가하였다.

(2) 병인

유전적 및 환경적 요인이 유방암 발생에 관여한다.

- **유전적 소인** : BRCA1, BRCA2 유전자 돌연변이가 있는 사람에게 유방암뿐만 아니라 난소암, 전립샘암, 췌장암 등의 발생 위험이 높다. BRCA1 돌연변이가 있는 사람의 40~90%, BRCA2 돌연변이가 있는 사람의 30~90%에서 유방암이 발생할 수 있다.
- **나이** : 나이가 증가할수록 유방암 발병위험도 증가한다.
- **내인성 에스트로겐의 영향** : 빠른 초경, 늦은 폐경, 늦은 초산, 임신의 경험이 없는 경우, 수유를 하지 않은 여성의 유방암 발생 위험도가 그렇지 않은 경우보다 높다.
- **관상피증식** : 섬유낭변화 가운데 중등도 이상의 관상피증식이 있는 경우 암 발생 위험도는 증가하며 특히 비정형관상피증식이 있는 경우 위험도가 4~5배 증가한다.
- **지리적 요인** : 미국, 유럽, 캐나다, 호주, 뉴질랜드 등 서구 선진국 여성이 아시아나 아프리카 지역보다 유방암 발생 위험이 4~5배 높다.
- **음식 및 환경적 소인** : 지방이 많은 음식이나 알코올의 중등도 섭취는 발병률을 증가시킨다.
- **비만** : 체내 지방 내의 에스트로겐이 증가하므로 발병률이 높아진다.
- **방사선 노출** : 초경 후 젊은 여성에게서 방사선에 노출된 경우 유방암 발생 위험도가 증가한다.

(3) 유방암의 임상 증상 및 징후

환자의 약 80%가 유방에서 단단한 덩어리가 만져져서 병원을 찾게 된다. 양성종양에 비해 단단하고 경계가 좋지 않으며 주위 조직에 고정되어 잘 움직이지 않는다. 대개 통증을 동반하지 않으나 진행된 유방암에서 월경 주기와 상관없이 지속적인 통증이 동반되기도 한다. 유두는 함몰되거나 혈성 분비물이 흘러나오기도 한다. 피부는 홍반, 부종, 함몰, 궤양 등을 나타낼 수 있으며, 커진 겨드랑 림프절이 만져질 수 있다.

(4) 분류

① 상피내암종

상피내암종에는 **관상피내암종(ductal carcinoma in situ)**과 **유소엽상피내암종(lobular carcinoma in situ)**이 있다. **관상피내암종**은 암세포가 관내강을 채우고 증식하지만 기저막을 침범하지 않으므로 원격전이는 일어나지 않는다. 대부분 유방조영술에서 석회화로 인해 발견된다(그림 14-21).

유소엽상피내암종은 종말관유소엽 상피세포가 증식하여 발생하며 세포들의 악성도는 낮아 매우 순하게 보인다. 그러므로 대개 다른 병변으로 생검이나 수술한 조직에서 우연히 발견된다. 유소엽상피내암종은 약 20~40%에서 양측 유방에 병변이 존재한다.

② 침윤성암종

침윤성관암종(invasive ductal carcinoma)은 유방암의 가장 흔한 유형으로 전체 유방암의 약 85%를 차지한다. 임상적으로 단단하고 고정된 덩어리로 나타나며 경계가 불규칙하다(그림 14-22). 유방에 만져지는 종괴를 가진 환자의 약 50%에서 진단 당시 겨드랑이 림프절에 전이가 발견된다. 피부 또는 유두의 함몰이 있거나 드물게는 피부 궤양을 동반하기도 한다. 현미경 소견에서 분화가 좋을수록 관 구조를 잘 형성하고(그림 14-23A), 분화가 나쁠수록 관 구조 형성이 잘 관찰되지 않는다(그림 14-23 B). **유두파제트병(Paget disease of the nipple)**은 침윤성관암종이나 관상피내암종의 종양세포가 유두와 유륜의 상피를 침범한 것으로, 유두와 유륜의 피부에 균열과 습진양 변화를 초래하며 궤양이 생기기도 한다.

침윤성유소엽암종(invasive lobular carcinoma)은 유방에서 두 번째로 흔한 조직학적 유형으로, 흔히 양측성 유방암을 보일 확률이 높다고 알려져 왔으나, 반대쪽 유방에 암을 동반할 확률은 5~10% 정도로 침윤성관암종과 큰 차이가 없다. 현미경 소견에서 종양세포가 한 줄로 길게 배열하여 섬유성 기질 사이를 파고 든다(그림 14-24).

유방암세포가 림프관이나 혈관을 따라 전이하는 양상을 살펴보면, 유방 외측 종괴일 경우는 겨드랑이 림프절로, 상부 종괴일 경우는 쇄골상부와 목의 림프절로, 유방 내측 심부 종괴일 때는 내유동맥 림프절로 주

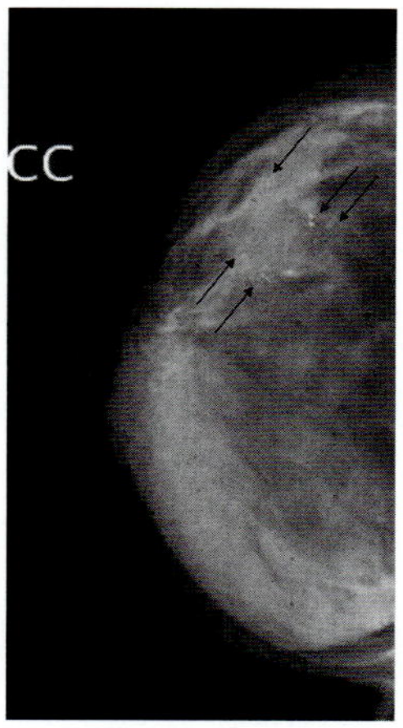

그림 14-21 관상피내암종의 유방조영술 소견
유방조영술에서 석회화 군집(화살표)이 관찰된다.

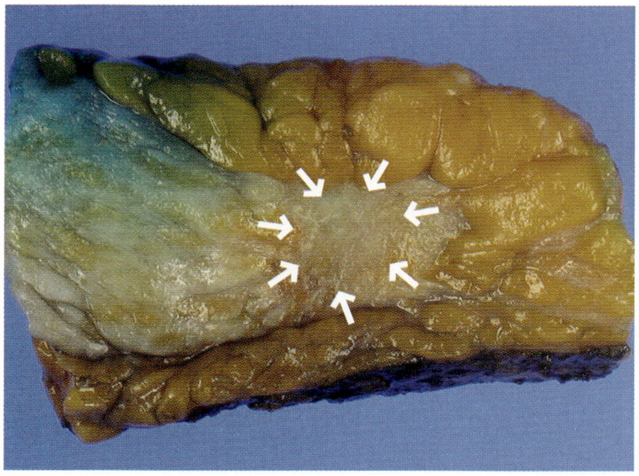

그림 14-22 침윤성관암종의 육안 소견
종괴(화살표)는 단단하고 경계는 불분명하다. 단면은 희거나 연노란색을 띠고 있다.

로 전이가 일어난다(그림 14-25).

(5) 유방암의 등급과 병기

침윤성 유방암은 관형성 정도, 핵등급 및 유사분열수에 따라 분화가 좋은 1등급부터 분화가 나쁜 3등급까지 세 등급으로 나뉘는데, 예후와 밀접한 관계가 있다.

병기는 유방암 환자의 예후를 결정짓는 가장 중요한 요소인데, 원발 종양의 크기, 림프절 전이 유무와 정도, 원격전이 유무를 고려하여 정한다(표 14-1).

(6) 유방암의 치료

국소적 치료로는 병변의 수술적 절제와 방사선치료가 있고, 전신적 치료로는 항암화학요법과 호르몬 수용체 양성 유방암 환자에게 시행하는 호르몬 치료 등이 있다. 겨드랑이 림프절 절제는 일반적으로 감시림프절 전이가 있으면 시행하고 감시림프절에 전이가 없는 경우는 시행하지 않는다. HER2 종양유전자 과발현이 있

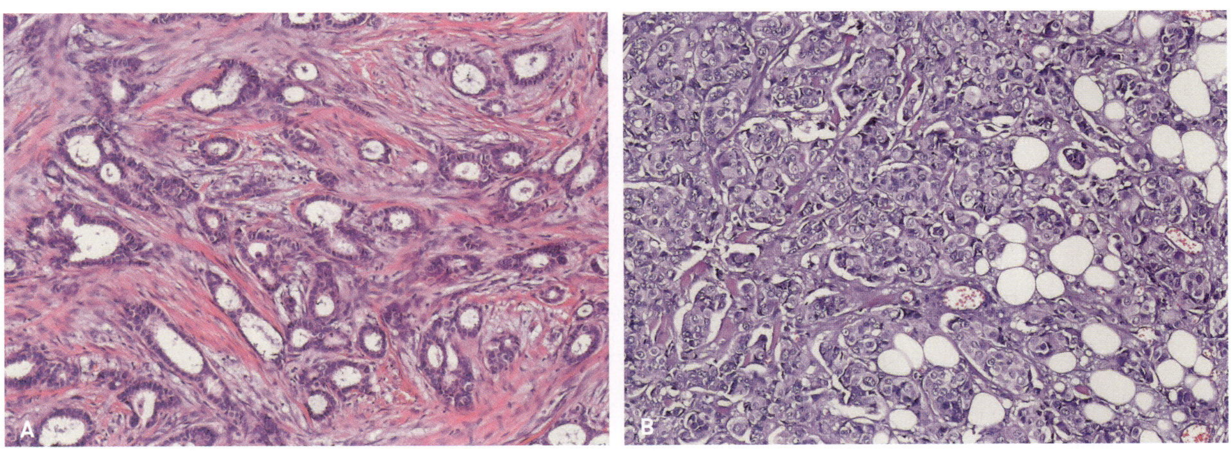

그림 14-23 침윤성관암종의 현미경 소견

A. 조직학적 등급이 낮을수록 종양세포의 크기가 작고 관 구조를 잘 형성한다.
B. 등급이 높은 침윤성관암종은 관 구조를 형성하지 않고 종양세포는 크고 다형성이 심하다.

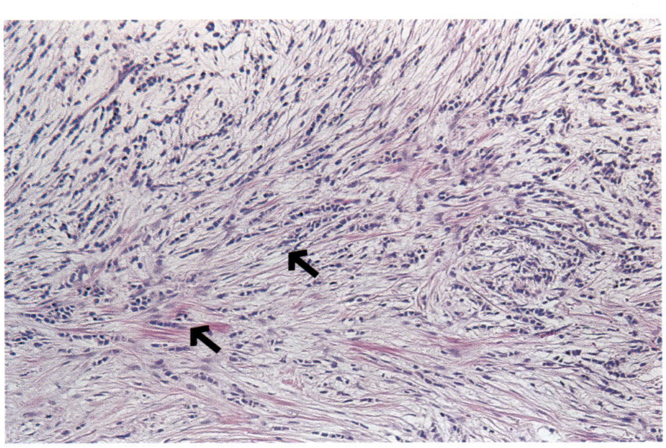

그림 14-24 침윤성유소엽암종의 현미경 소견

종양세포가 일렬종대(화살표)로 버팀질을 파고들며 침윤하고 있다.

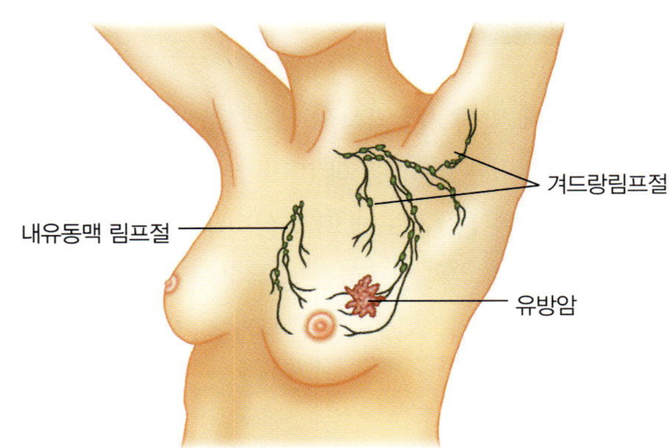

그림 14-25 유방 주위 림프절 분포

표 14-1 유방암 병기 (American Joint Committee on Cancer, AJCC staging, 7th edition)

병기		원발 종양	림프절 전이	원격전이	5년 생존율(%)
0		관상피내암종 또는	림프절 전이 없음	없음	92
I		유소엽상피내암종			
		침윤성 암종 ≤2cm	림프절 전이 없음	없음	87
II	a	침윤성 암종 >2cm	림프절 전이 없음	없음	75
	b	침윤성 암종 ≤5cm	림프절 전이 있음 (1~3개)	없음	
III	a	침윤성 암종 >5cm	림프절 전이 있음 (1~3개)	없음	46
	b	침윤성 암종 (크기 상관 없음)	림프절 전이 있음 (≥4개)	없음	
	c	피부나 흉벽을 침범한 침윤성 암종 또는 염증성 암종	림프절 전이 상관 없음	없음	
IV		침윤성 암종 (크기 상관 없음)	림프절 전이 상관 없음	있음	13

는 환자에게는 HER2 단백에 대한 표적치료제를 투여하기도 한다.

(7) 유방암의 예후에 영향을 미치는 인자

종양의 크기가 클수록 림프절 전이 위험도 증가한다. 종양의 크기가 2cm 이하이면 비교적 예후가 좋다. 원격전이가 없는 환자에서 림프절 전이가 없으면 10년 생존율이 70~80%이나 1~3개 림프절에 전이가 있으면 35~40%, 10개 이상 림프절에 전이가 있으면 10~15%로 감소한다.

- **원격전이** : 원격전이가 있으면 완치가 어렵다.
- **조직학적 등급** : 1등급이 예후가 좋고 3등급은 예후가 나쁘다.
- **에스트로겐 및 프로게스테론 수용체** : 종양세포가 호르몬 수용체를 가지고 있을 때 예후가 좀 더 좋으며, 호르몬 치료(타목시펜, aromatase inhibitors)에 반응을 잘 한다.
- **HER2** : 전체 유방암의 약 15~20%에서 HER2 종양유전자의 증폭/단백 과발현이 있으며, 이 경우 예후가 나쁘다. 하지만 과발현된 HER2 단백에 대한 단클론 항체를 이용한 표적치료제(허셉틴)에 반응을 잘 한다.

요 약

1. 유방에 발생하는 양성종양으로는 섬유샘종과 관내유두종이 있다.
2. 엽상종양은 조직소견에 따라 양성, 경계성, 그리고 악성종양으로 나누어진다.
3. 유방암은 침윤정도에 따라 상피내암종과 침윤암종으로 구분한다.
4. 원격전이 유무, 림프절 전이 유무, 종양의 크기, 조직학적 등급, 호르몬 수용체 유무나 HER2 종양유전자 변이 등이 환자의 예후와 치료방향 결정에 영향을 미친다.

5. 남성유방 질환

1) 여성형유방

남성유방은 발생 및 성장이 여성유방과 유사하나 사춘기 이후에는 여성유방과 달리 유방소엽이 형성되지 않고 관구조만 존재한다. 남성유방도 과도한 에스트로겐에 반응하여 커질 수 있다. 이런 경우를 **여성형유방(gynecomastia)**이라고 한다. 청소년기에 일시적으로 유방 양측에 발생하여 몇 개월 후에 저절로 퇴화되기도 한다. 노인에서는 고환의 안드로겐 분비 기능 저하로 부신의 에스트로겐 합성이 증가하여 여성형유방이 나타나기도 한다. 간경변증(liver cirrhosis)의 경우 간에서 에스트로겐 분해가 감소하여 여성형유방이 나타날 수 있다. 그 외에 클라인펠터 증후군, 고환종양, 갑상샘기능항진증, 알코올, 마리화나 또는 헤로인 중독자에서도 여성형유방을 볼 수 있다. 여성형 유방은 원반 모양이며, 주위조직과 경계가 잘 지어진다.

2) 암종

남성유방에서 발생하는 암종은 매우 드물어, 여성유방암 발생률의 1% 미만이다. 남성에서 유방암 발생 위험인자는 여성에서와 유사하며 가족 내 유방암 환자가 있는 경우, 고환기능감소(클라인펠터 증후군), 외인성 에스트로겐에 노출, 나이 증가, 불임, 비만, 방사선에 노출된 경우 발생 위험이 증가한다. BRCA2 돌연변이와 남성유방암 발생과는 밀접한 관련이 있는데, 가족 내 한 명 이상의 남성유방암 환자가 있는 경우 BRCA2 돌연변이가 있을 확률은 60~76% 정도이다. 남성유방암은 형태학적으로 여성의 유방암종과 유사하다. 남성은 유방조직 양이 작아서 크기가 작은 암종이라도 급속히 확산되어 피부궤양을 형성하거나 흉벽을 침범할 수 있다.

요 약

1. 남성의 여성형유방은 에스트로겐에 과도하게 반응하여 발생한다.
2. 여성에게서 발생하는 것과 동일한 암종이 남성에게도 드물게 발생할 수 있다.

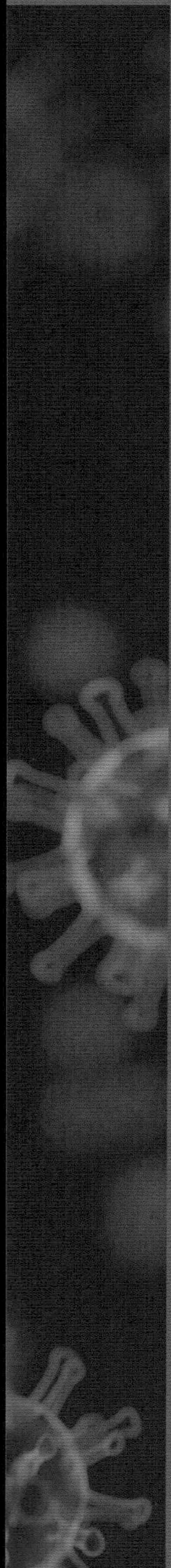

알기 쉽게 간추린 **병리학**

CHAPTER 15

내분비계

Ⅰ. 뇌하수체

1. 뇌하수체의 정상 구조와 기능

뇌하수체(pituitary gland)는 정상 성인에서 무게는 약 0.5g이고 크기가 10~15mm 이며, 전엽(샘뇌하수체)과 후엽(신경뇌하수체)으로 나누어진다. 전엽은 성장호르몬(growth hormone), 프로락틴(prolactin), 부신겉질자극호르몬(adrenocorticotropic hormone, ACTH), 난포자극호르몬(follicular stimulating hormone), 황체형성호르몬(luteinizing hormone), 갑상샘자극호르몬(thyroid stimulating hormone, TSH)을 분비한다. 후엽은 항이뇨호르몬(antidiuretic hormone, ADH)과 옥시토신(oxytocin)을 분비한다. 뇌하수체 분비기능은 주로 시상하부에 의해 조절된다.

2. 뇌하수체샘종

뇌하수체항진증(hyperpituitarism)의 가장 흔한 원인은 **뇌하수체샘종(pituitary adenoma)**이다. 종양의 크기가 1cm 이하를 미세샘종(microadenoma)이라고 하고 1cm 이상인 경우 거대샘종이라고 한다. 조직 소견은 균일한 세포가 끈, 판상, 관모양으로 배열되고 정상적으로 존재하는 레티쿨린그물(reticulin network)은 감소한다(그림 15-1). 뇌하수체샘종은 종양세포가 분비하는 호르몬의 종류에 따라 분류한다.

1) 프로락틴분비샘종

프로락틴을 분비하며, 임상적으로 여성에게는 수유중과 유사한 상태, 즉 무월경, 불임증이 나타내고 남성에게는 성욕 감소와 발기 부전이 나타난다.

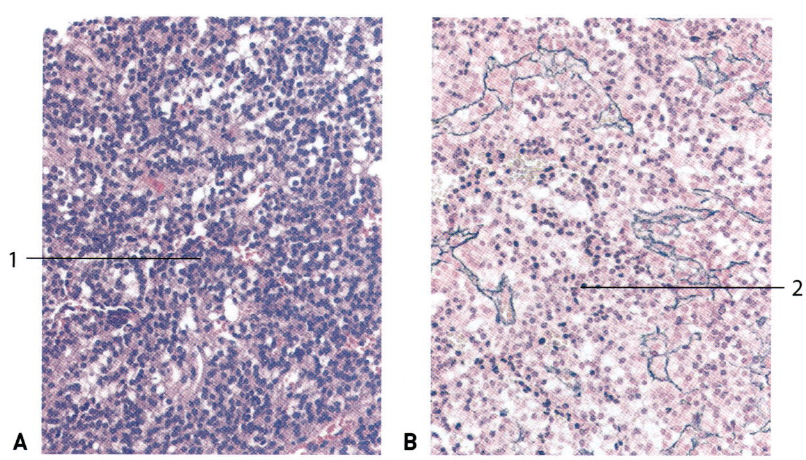

그림 15-1 뇌하수체샘종
단일형태의 종양세포(1)가 판모양으로 배열되어 있고, 레티쿨린그물이 소실(2)되어 보인다. A. H&E 염색; B. Reticulin 염색

2) 성장호르몬분비샘종

성장호르몬을 분비하며 소아기나 청소년기에 발생하면 거인증(gigantism), 성인에 발생하면 말단비대증(acromegaly)을 일으킨다.

3) ACTH 분비샘종

ACTH를 분비하여 쿠싱병을 일으킨다.

3. 뇌하수체저하증

뇌하수체저하증(hypopituitarism)은 시상하부 혹은 뇌하수체질환에 의해 뇌하수체호르몬 분비가 감소되는 질환이다. 원인은 뇌하수체호르몬을 분비하지 않는 샘종, 뇌하수체전엽을 직접 파괴하는 외상, 산후(postpartum) 뇌하수체 괴사라고 알려진 시한증후군(Sheehan syndrome) 등이 있다. 임상 증상은 결핍된 호르몬에 따라 다양하다.

4. 뇌하수체 후엽 증후군

1) 요붕증

요붕증(diabetes insipidus)은 ADH 분비의 결핍 때문에 요가 농축되지 않아 요량의 증가, 갈증과 다음증(polydipsia)을 일으키는 질환이다. 원인은 시상하부–뇌하수체를 침범하는 염증성 질환, 종양, 뇌손상, 수술 합병증 등이 있다.

2) 항이뇨호르몬부적절분비증후군

항이뇨호르몬부적절분비증후군(syndrome of inappropriate antidiuretic hormone secretion, SIADH)은 ADH의 과량 분 비로 인해 과다한 수분의 재흡수가 일어난다. 원인은 폐의 소세포암종 등 ADH를 분비하는 종양이다.

요 약

1. 뇌하수체항진증의 가장 흔한 원인은 뇌하수체샘종이다.
2. 뇌하수체 샘종은 종양세포가 분비하는 호르몬의 종류에 따라 분류한다
3. 성장호르몬분비샘종은 소아와 청소년기에는 거인증, 성인에게는 말단비대증을 일으킨다.

Ⅱ. 갑상샘

1. 갑상샘의 정상 구조와 기능

갑상샘(thyroid gland)은 인체에서 가장 큰 내분비샘으로 좌엽과 우엽, 이를 연결하는 협부(isthmus)로 이루어져 있다. 정상 성인의 경우 무게는 15~20g이다. 조직학적으로 소포세포(follicular cell)는 갑상샘호르몬인 티록신(thyroxine, T4)과 삼요오드티로닌(triiodothyronine, T3)을 분비한다. 소포곁세포(parafollicular cell)는 칼시토닌(calcitonin)을 분비한다. 갑상샘호르몬은 탄수화물과 지방의 분해를 상향조절하고 단백질의 합성을 자극하여 기초대사율을 증가시키는 역할을 한다.

2. 갑상샘 기능 이상

1) 갑상샘저하증

갑상샘저하증(hypothyroidism)의 원인은 하시모토갑상샘염(Hashimoto thyroiditis), 요오드 결핍, 방사선, 외과적 절제 등이 있다.

2) 갑상샘항진증

그레이브스병(Graves disease)은 자가면역질환으로 **갑상샘항진증(hyperthyroidism)**의 가장 흔한 원인이다. 발병기전은 TSH 수용체에 대한 자가항체인 갑상샘자극면역글로불린(thyroid-stimulating immunoglobulin)이 생성되면, 이것이 TSH 수용체에 결합하여 갑상샘을 자극해서 소포세포의 증식과 비대 및 갑상샘호르몬 분비 과잉을 일으킨다. 임상 소견으로 광범위갑상샘비대, 안구돌출, 점액부종, 체중 감소, 빠른맥, 두근거림, 더위에 민감, 식욕 증가 등이 나타난다. 검사실 소견으로 free T3와 T4 증가, TSH 감소가 특징이다.

3. 갑상샘염

1) 하시모토갑상샘염

하시모토갑상샘염(Hashimoto thyroiditis)은 갑상샘 자가항원에 대한 자가관용(self-tolerance)의 붕괴로 인해 발생하는 자가면역질환이다. 갑상샘이 파괴되고 점차 진행되어 갑상샘기능부전이 일어난다. 이 질환은 요오드가 충분한 지역에서 갑상샘저하증(hypothyroidism)의 가장 흔한 원인이다. 주로 45~65세 여성에게 호발한다. 임상적으로 갑상샘이 대칭적으로 비대해진다. 조직소견으로 림프소포, 위축된 갑상샘소포 및 휘르틀레세포(Hürthle cell)가 특징이다(그림 15-2).

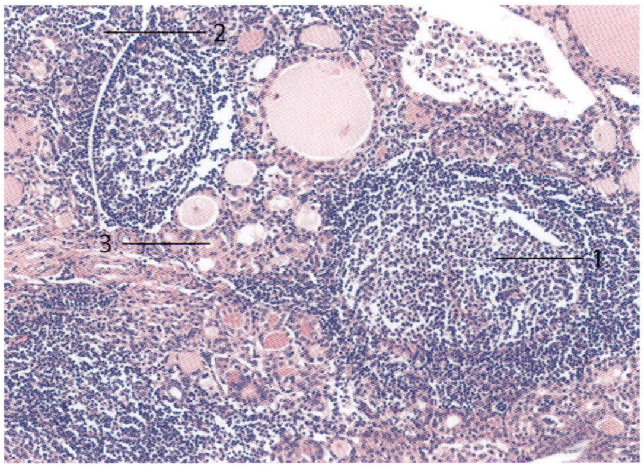

그림 15-2 하시모토갑상샘염
림프소포(1), 위축된 갑상샘소포(2)와 휘르틀레세포(Hürthle cell)(3)가 보인다.

4. 광범위비독성(단순)갑상샘종 및 다결절갑상샘종

광범위비독성(단순)갑상샘종(diffuse nontoxic(simple) goiter)는 결절 형성없이 광범위하게 갑상샘이 커진 경우이다(그림 15–3). 발병기전은 요오드 결핍에 의해 갑상샘호르몬 합성의 장애가 일어나고, 이로 인해 갑상샘자극호르몬(TSH) 분비가 증가되어 소포세포의 증식과 비대를 일으킨다. 갑상샘의 증식과 퇴화가 반복되어 일어나서 갑상샘이 불규칙하게 비대해지는 경우 **다결절갑상샘종(multinodular goiter)**이 발생한다.

5. 종양

갑상샘암은 여성암 중에서는 1위를 차지할 정도로 발생빈도가 높다. 이는 최근 작은 갑상샘결절을 찾아낼 수 있는 영상기술의 발달로 조기 발견율이 높아진 것이 영향을 미친 것으로 알려지고 있다. 갑상샘암의 원인은 크게 환경적 요인과 유전자 요인이 있다. 이온화방사선에 대한 노출이 대표적인 환경적 요인이다. 유전자 요인으로 유두암종은 첫째, 티로신키나아제수용체를 부호화하는 RET와 NTRK1(neurotrophic tyrosine kinase receptor 1) 유전자의 재배열과 둘째, BRAF 유전자의 돌연변이에 의해서 미토겐활성화단백질키나제(mitogen–activated protein kinase) 신호 경로가 활성화되어 생긴다고 알려지고 있다.

1) 소포샘종

소포샘종(follicular adenoma)은 가장 흔한 양성종양으로 소포세포 분화를 보인다. 육안소견은 피막을 가지는 경계가 좋은 종괴이고, 주로 단발(solitary)로 발생한다(그림 15–4).

2) 유두암종

유두암종(papillary carcinoma)은 전체 갑상샘 악성종양 중 약 85%를 차지한다. 어느 연령에서도 발생할 수 있으며, 주로 25~50세 여성에게 호발한다. 임상 소견은 목에 통증이 없는 결절을 보인다. 경부 림프절로 전이할 수도 있다. 육안적으로 종양은 회백색이고 단단하고 주변으로 침윤한다(그림 15–5). 종양의 크기는 다

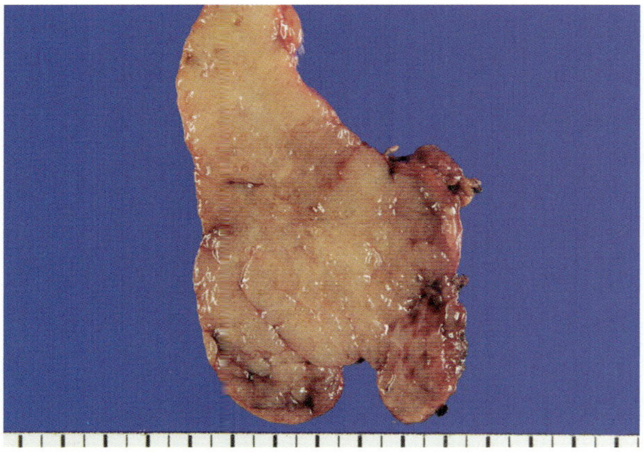

그림 15-3 광범위비독성(단순)갑상샘종
갑상샘이 광범위하게 비대해져있다.

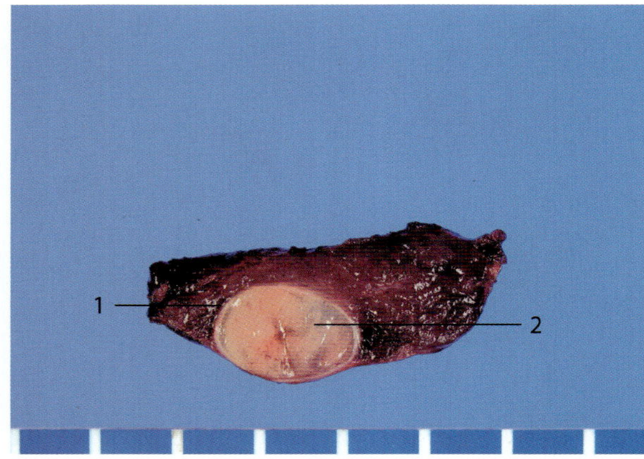

그림 15-4 소포샘종
피막(1)으로 둘러싸인 경계가 좋은 종괴(2)가 보인다.

양하다. 종양의 크기가 1cm 이하인 경우 유두소암종(papillary microcarcinoma)이라 부른다. 초음파유도 세침흡입생검을 통해 확진이 가능하다. 현미경 소견으로 유두상 구조를 보이고 종양세포의 핵은 Orphan Anni의 눈처럼 맑고 비어 있는 것처럼 보이며, 거짓봉입체와 핵내고랑이 특징이다(그림 15-6). 동심원 모양의 석회화된 물질인 사종체(psammoma body)가 발견되기도 한다.

3) 소포암종

소포암종(follicular carcinoma)은 소포세포 분화를 보이는 악성종양으로 갑상샘암종의 5~15%를 차지한다. 40~56세에 호발하며 여성이 남성보다 3배 많다. 조직학적으로 혈관침범과 피막침범을 보이는 점이 소포샘종과 다르다. 혈관을 통해 전이할 수 있으며, 예후는 유두암종보다 나쁘다.

4) 수질암종

수질암종(medullary carcinoma)은 소포곁세포 분화를 보이는 악성종양으로 갑상샘암종의 약 5%를 차지한다. 종양의 70%는 산발성, 30%는 가족성으로 발생한다. 종양세포는 칼시토닌을 분비한다.

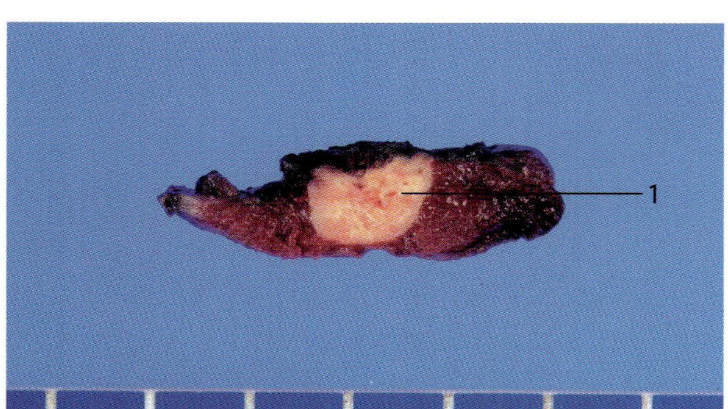

그림 15-5 유두암종
경계가 불명확한 회백색의 종괴(1)가 갑상샘의 중앙부위에 보인다.

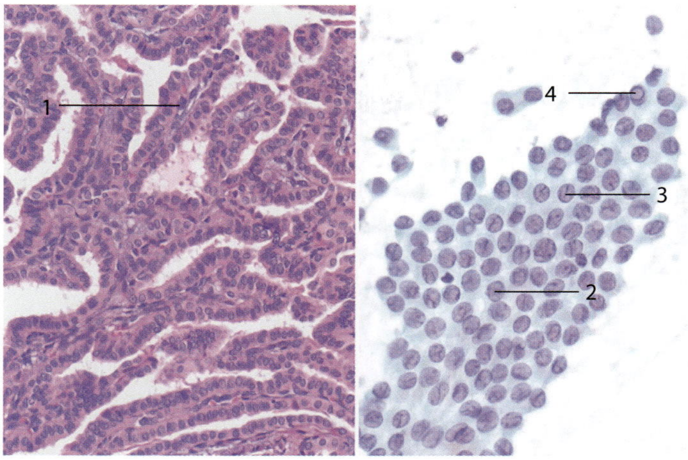

그림 15-6 유두암종
종양세포가 유두상 구조(1)를 보인다. 초음파유도 세침흡입생검소견으로 종양세포의 핵은 맑고 비어 있고(2), 핵내고랑(3)과 거짓봉입체(4)가 보인다.

요 약

1. 그레이브스병은 갑상샘기능항진증의 가장 흔한 원인이다.
2. 유두암종은 가장 흔한 갑상샘암종으로 예후는 좋다.

Ⅲ. 부갑상샘

1. 부갑상샘의 정상 구조와 기능

부갑상샘(parathyroid gland)은 갑상샘 뒤에 위치하며 4개가 있다. 하나의 크기는 4×3×1.5mm 이며, 무게는 35~40mg이다. 부갑상샘호르몬은 뼈에 저장되어 있는 칼슘을 혈중으로 이동시키고, 신장에서 칼슘의 재흡수를 촉진하고, 장에서 칼슘 흡수를 증가시켜 혈중 칼슘 농도를 높이는 기능이 있다. 부갑상샘호르몬의 분비는 혈중 칼슘 농도에 따라 조절된다.

2. 부갑상샘항진증

1) 일차성 부갑상샘항진증

일차성 부갑상샘항진증(primary hyperparathyroidism)의 원인으로 샘종이 약 80%, 증식이 약 10~15%, 샘암종이 5%를 각각 차지한다. 샘종은 4개의 샘 중 하나만 주로 침범한다. 임상 증상은 낭종섬유성골염, 신장결석, 정서적 불안, 기억력 감퇴, 근 약화, 전이성 칼슘 침착, 위장의 소화성 궤양 등을 보인다. 검사실 소견은 혈중 부갑상샘호르몬의 상승, 고칼슘혈증, 저인산염혈증 등이 특징이다.

2) 이차성 부갑상샘항진증

이차성 부갑상샘항진증(secondary hyperparathyroidism)의 가장 흔한 원인은 만성신부전(chronic renal failure)이다. 발병기전으로 만성신부전시 소변으로 인산염의 분비가 감소되고 혈중 인산염이 증가된다. 증가된 혈중 인산염은 직접 혈중 칼슘농도를 감소시킨다. 혈중 칼슘농도의 감소는 부갑상샘호르몬의 분비를 자극하여 이차성 부갑상샘항진증을 일으킨다.

3. 부갑상샘저하증

부갑상샘저하증(hypoparathyroidism)은 부갑상샘호르몬의 분비가 감소된 상태로, 주요 원인은 갑상샘 절제술시 부갑상샘까지 동시에 절제되는 경우이다. 임상 증상은 저칼슘혈증 때문에 근-신경 흥분성, 정서 불안과 정신병 등이 일어난다.

요 약

1. 일차성 부갑상샘항진증의 가장 흔한 원인은 부갑상샘샘종이다.
2. 이차성 부갑상샘항진증의 가장 흔한 원인은 만성신부전이다.

Ⅳ. 부 신

1. 부신의 정상 구조와 기능

부신(adrenal gland)은 콩팥의 바로 위쪽에 위치하며 무게가 4~5g이다. 부신은 피질과 수질로 구성된다. 피질은 사구대(zona glomerulosa), 다발대(zona fasciculata)와 그물망대(zona reticularis)로 구성된다. 사구대는 알도스테론(aldosterone)을 분비하고, 다발대는 글루코코르티코이드(주로 코티솔)와 성호르몬을 분비하며, 그물망대는 성호르몬과 소량의 글루코코르티코이드를 분비한다. 부신수질은 크롬친화세포(chromaffin cell)와 버팀세포(sustentacular cell)로 구성되어 있다. 크롬친화세포는 카테콜아민인 에피네프린과 노르에피네프린을 생성하고 분비한다.

2. 부신피질항진증 및 종양

1) 부신피질항진증

(1) 쿠싱증후군

쿠싱증후군(Cushing syndrome)은 코티솔(cortisol)의 과잉 분비 상태로 원인에 따라 뇌하수체 쿠싱증후군, 부신성 쿠싱증후군, 이소성 쿠싱증후군, 외인성 쿠싱증후군으로 분류한다. 뇌하수체 질환에 의해 ACTH가 과잉 분비되어 발생하는 뇌하수체 쿠싱증후군을 **쿠싱병(Cushing disease)**이라 부른다. 쿠싱병은 쿠싱증후군의 70%를 차지하며, 주요 원인은 ACTH 분비뇌하수체샘종이다. 부신성 쿠싱증후군은 쿠싱증후군의 20%를 차지하며 부신피질샘종 혹은 암종에 의해 발생한다. 이소성 쿠싱증후군은 ACTH를 분비하는 종양인 폐종양(특히 소세포암종), 카르시노이드종양, 갑상샘의 수질암종 등에 의해 발생한다. 외인성 쿠싱증후군은 글루코코르티코이드 혹은 ACTH를 장기간 투여함으로 인해 발생한다. 임상 소견으로 체중 증가, 달덩이얼굴(moon face), 들소형육봉(buffalo hump), 배 등에 지방축적, 복부피부에 자주색 선조(striae) 등이 나타난다. 그 외 골다공증, 고혈압, 고혈당, 정서적 또는 정신적 문제 등이 생긴다.

2) 부신피질의 종양

(1) 부신피질샘종

부신피질샘종(adrenal cortical adenoma)은 증상이 없거나 호르몬 과잉 분비로 인해 발견된다. 육안으로 보통 하나로 존재하며, 단면은 충실성의 노란색을 보이고, 괴사 및 출혈은 드물다(그림 15-7). 대개 5cm 혹은 50g을 넘지 않는다.

(2) 부신피질암종

부신피질암종(adrenal cortical carcinoma)은 드문 악성종양으로 어느 연령에서도 발생할 수 있다. 샘종보다 크고, 괴사 및 출혈을 흔히 볼 수 있다.

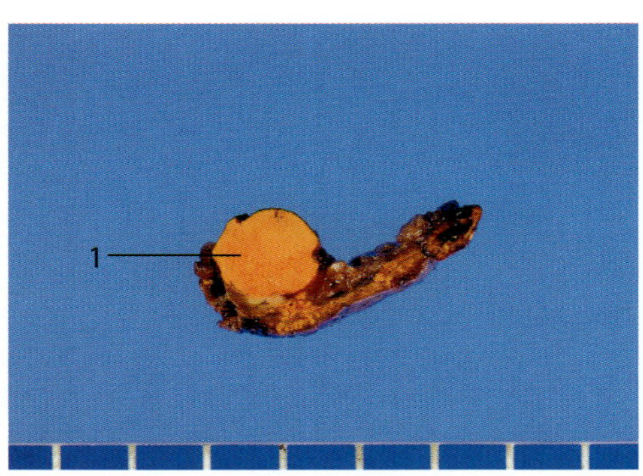

그림 15-7 부신피질샘종
경계가 명확한 노란색의 종괴(1)가 보인다.

3) 부신수질 종양

(1) 신경모세포종

신경모세포종(neuroblastoma)은 부신수질 혹은 후복막강내의 교감신경절에 발생하는 종양으로 주로 5세 이하의 소아에서 발생한다.

(2) 크롬친화세포종

크롬친화세포종(pheochromocytoma)은 부신수질에 발생하는 크롬친화세포 분화를 보이는 종양이다. 종양의 10%에서 양측 부신수질에 발생하며, 10%에서 부신 이외의 장소에 생기며, 10%에서는 악성이다. 육안적으로 피막으로 둘러싸인 종양으로 갈색을 띠며 종양이 크면 괴사, 출혈, 낭성 변화를 보인다. 임상적으로 환자는 주로 발작성 고혈압 증상을 보인다.

요 약

1. 쿠싱증후군은 코티솔의 과잉분비에 의해 생긴다.
2. 부신피질샘종은 대개 5cm 혹은 50g을 넘지 않는다.

CHAPTER 16

근골격계와 연조직

Ⅰ. 뼈 질환

1. 뼈의 정상구조와 기능

뼈는 모양에 따라 긴뼈, 짧은뼈, 불규칙뼈, 납작뼈로 분류한다. 조직학적 소견에 따라 미성숙뼈인 무층뼈(woven bone)와 성숙뼈인 층판뼈(lamellar bone)로 구분한다. 뼈를 구성하는 세포에는 골모세포, 골세포 및 파골세포가 있다(그림 16-1). 골모세포는 뼈의 표면에 위치하면서 유골(osteoid을 형성하며, 성숙하여 골세포가 된다. 유골의 90%는 아교질(collagen)로 이루어지며 아교질의 대부분은 제 I형 아교질이다. 파골세포는 골흡수에 관여한다. 뼈는 몸을 움직이고 지탱하며, 내부에 골수가 있고, 칼슘과 인산염을 저장하고 있어 무기질 항상성에 중요한 역할을 한다.

정상 성인 뼈는 골흡수와 골형성을 통하여 골조직을 일정하게 유지하는데, 이것을 재모형화(remodeling)라 한다.

2. 선천성 기형

1) 연골무형성증

연골무형성증(achondroplasia)은 섬유모세포성장인자수용체-3(fibroblast growth factor receptor-3)의 돌연변이에 의해 성장판에 있는 연골세포의 기능이 억제되어 길이 성장을 하지 못하기 때문에 발생한다. 임상적으로 난쟁이증(왜소증)이 된다.

2) 불완전골형성

불완전골형성(osteogenesis imperfecta)은 제 I형 아교질의 합성 결핍에 의해 발생하는 유전성 골질환이다. 뼈 형성이 미약하여 뼈가 쉽게 부서지기 때문에 취약뼈질환(brittle bone disease)이라고도 한다.

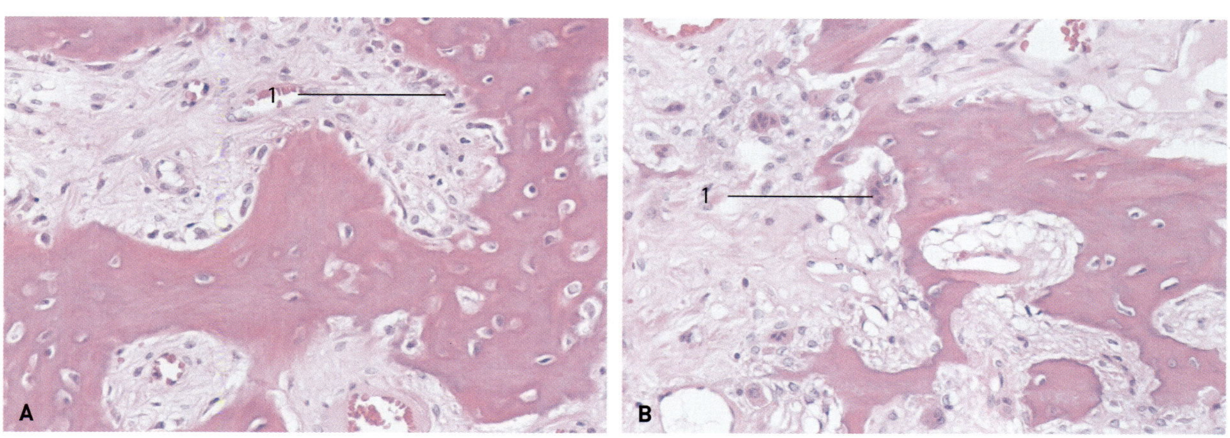

그림 16-1 골모세포와 파골세포

(A) 골모세포(1)는 뼈의 표면에 위치하면서 뼈바탕질을 합성.무기질 침착과 뼈 형성에 관여한다. (B) 여러 개의 핵을 가진 파골세포(1)는 뼈흡수에 관여한다. 뼈표면은 파골세포에 의해 흡수되어 함몰되어 보인다.

3. 비종양성 질환

1) 대사성 골질환

(1) 골다공증

골다공증(osteoporosis)은 대사성 골질환의 가장 흔한 형태로서 골질량이 감소하고 골조직의 미세구조상 다공성이 증가하고 골기둥이 가늘어져서 골절이 쉽게 유발되는 질환이다.

골다공증은 원인에 따라 원발성과 이차성으로 분류한다. 원발성에는 폐경기후 골다공증과 노인성 골다공증이 있다. 노인성 골다공증은 골모세포의 기능저하에 의해 발생하고, 폐경기후 골다공증은 에스트로겐 분비 감소에 의해 파골세포의 활성이 증가하기 때문에 발생한다.

(2) 구루병과 뼈연화증

구루병(rickets)과 뼈연화증(osteomalacia)은 비타민 D의 결핍에 의해 무기질 침착의 안되어 발생한다. 소아에게 성장판과 뼈에 이상이 오는 것을 구루병이라 하며, 성인에게 성장이 끝난 후에 뼈의 무기질화가 안되어 오는 병적 상태를 뼈연화증이라 한다.

(3) 부갑상샘항진증

부갑상샘항진증(hyperparathyroidism)은 부갑상샘호르몬이 증가하여 파골세포에 의한 골흡수가 증가하는 질환으로서 뼈의 양이 전반적으로 감소한다. 원발성 부갑상샘항진증의 원인으로 부갑상샘에 발생한 샘종, 증식, 암종 등이 있다.

2) 골절

뼈의 연속성이 완전 또는 불완전하게 소실된 상태를 골절(fracture)이라 한다. 일반적으로 강한 외력이 작용하여 발생한다. 병적골절(pathologic fracture)은 기존의 골 종양이나 비종양성 골 질환으로 인해 경미한 외력에 의해 골절이 발생하는 경우이다. 골절의 치유과정은 염증기, 수복기, 재모형기로 나뉜다. 골절 후 수복기 과정에 새로 생긴 불완전한 뼈조직을 가골(callus)이라 한다.

3) 무혈관괴사

무혈관괴사(avascular necrosis)는 혈액공급 장애를 받았을 때 발생하는 뼈의 허혈성 괴사이다. 원인으로 대퇴골 경부 골절, 알코올 중독, 스테로이드 치료 등이 있으며, 원인을 규명하기 어려운 경우도 있다. 육안적으로 관절연골하에 쐐기모양 혹은 역삼각형모양의 괴사를 보인다(그림 16-2).

4) 골수염

(1) 화농골수염

화농골수염(pyogenic osteomyelitis)은 주로 주로 소아에 발생한다. 원인균은 황색포도알균이 80~90%로서

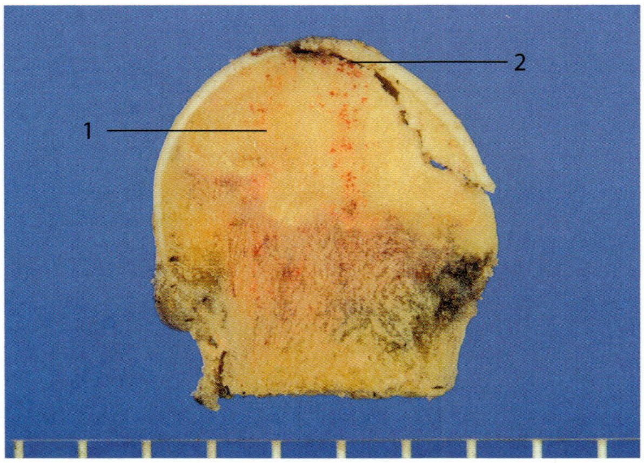

그림 16-2 무혈관괴사
대퇴골 연골 하에 노란색의 괴사(1)부분이 보인다. 연골과 괴사부위 사이에 틈(2)이 관찰된다.

대부분을 차지한다. 현미경 소견으로 화농성 염증과 뼈괴사가 일어난다. 염증에 의해 괴사가 일어난 뼈를 부골(sequestrum)이라 한다.

(2) 결핵골수염

결핵골수염(tuberculous osteomyelitis)은 결핵균(Mycobacterium tuberculosis)에 의해 발생하는 골수염이다. 호발부위는 흉추 및 요추의 체부, 무릎관절, 엉덩이관절 등이다. 조직소견은 만성 육아종성염증과 치즈괴사를 보인다.

4. 골종양

골종양은 종양의 기원세포 혹은 종양세포의 분화계열(line of differentiation)에 따라 연골형성 종양, 골형성 종양, 분화가 불분명한 종양 등으로 분류한다(표 16–1). 양성 종양이 악성 종양보다 발생 빈도가 높다. 원발성 악성 골종양 중 다발성골수종과 골수에 기원하는 종양을 제외하고 골육종(osteosarcoma)이 가장 발생 빈도가 높으며, 연골육종(chondrosarcoma), 유잉육종(Ewing sarcoma) 순이다. 전체 악성 골종양 중에는 전이종양이 가장 발생 빈도가 높다.

1) 골형성 종양

(1) 유골골종과 골모세포종

유골골종(osteoid osteoma)과 골모세포종(osteoblastoma)은 양성 골형성 종양으로, 조직학적 소견은 유사하다. 유골골종은 종양의 크기가 2cm 미만이고 골모세포종은 2cm 이상이다. 유골골종 환자는 야간에 심한 통증을 호소하며 비스테로이드항염증약제에 증상이 호전된다.

표 16-1 종양의 기원세포 혹은 분화계열(line of differentiation)에 따른 골종양의 분류

분류	행동	종양유형	호발부위	나이(세)
조혈세포	악성종양	골수종	척추, 골반	50~60
		림프종	넙다리뼈, 척추	50~60
연골형성	양성종양	골연골종	긴뼈의 골간단	10~30
		골내연골종	손, 발의 작은뼈	30~50
		연골모세포종	긴뼈의 골단	10~20
	악성종양	연골육종	골반, 어깨	40~60
골형성	양성종양	풋뼈골종	긴뼈의 골간단	10~50
	경계성종양	골모세포종	척추	10~20
	악성종양	골육종	먼쪽넙다리뼈, 몸쪽정강뼈의 골간단	10~20
척삭	악성종양	척삭종	엉치뼈, 비스듬틀	30~60
분화가 불분명한종양	양성종양	동맥류뼈낭종	정강뼈, 넙다리뼈	10~20
	경계성종양	거대세포종양	긴뼈의 골단	20~40
	악성종양	유잉육종	긴뼈의 골간, 골간단	<20
		미분화다형태육종	넙다리뼈, 정강뼈	>40

(2) 골육종

골육종(osteosarcoma)은 종양세포가 직접 뼈를 형성하는 악성종양으로 정의한다. 발생빈도는 원발성 악성 골종양 중 20%를 차지한다. 10~20세의 젊은 연령에서 긴뼈의 골간단에 호발한다(그림 16-3). 골수염, 골경색, 파제트병 등을 가진 환자에서 이차성 골육종(secondary osteosarcoma)이 발생할 수 있다. 임상적으로는 동통, 압통, 종창 등을 호소한다. 골육종 환자의 10~20%는 혈관을 통해 폐로 전이한다. 조직학적으로 골모세포형(osteoblastic), 연골모세포형(chondroblastic), 섬유모세포형(fibroblastic) 등으로 분류한다(그림 16-4). 일반적인 치료법는 화학요법과 사지보존술이다. 5년 생존율은 60~70% 정도이다.

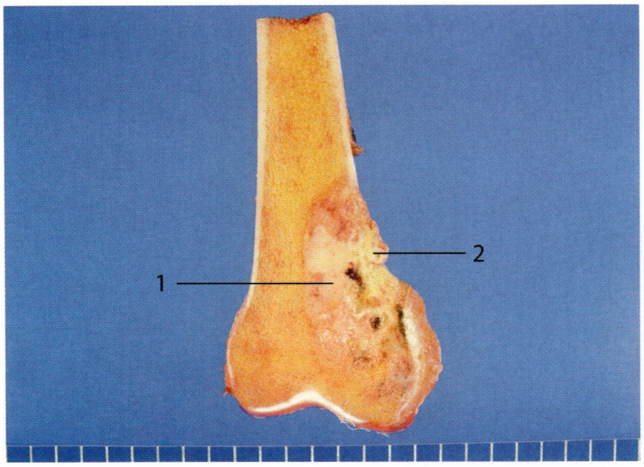

그림 16-3 골육종
대퇴골 하단의 골간단에 발생(1)하여 겉질뼈를 파괴(2)하고 있다.

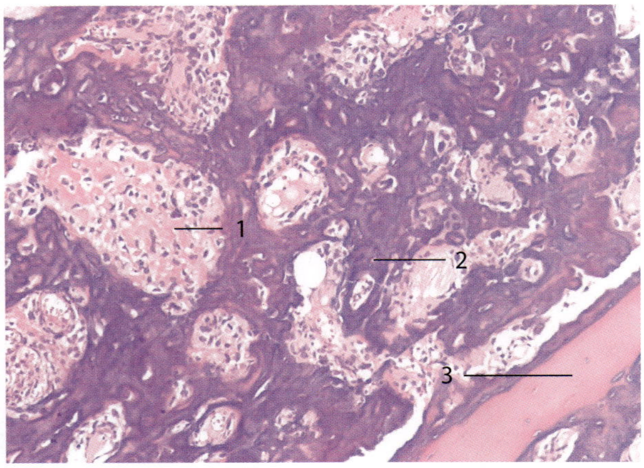

그림 16-4 골육종
악성 종양세포에 의해 종양유골(tumor osteoid)(1)과 종양골(tumor bone)(2)의 형성이 관찰된다. 종양골은 주위 정상 골(3)에 비해 매우 불규칙하고 서로 연결되어 있다.

2) 연골형성 종양

(1) 골연골종

골연골증(osteochondroma)는 가장 흔한 양성 골종양으로 단발 또는 다발로 발생한다. 긴뼈의 골간단의 표면에 발생하여 성장판에서 먼 쪽으로 성장한다. 육안적으로 표면에 유리연골이 덮여 있다.

(2) 골내연골종

골내연골종(enchondroma)은 유리연골로 구성된 양성종양으로 20~40세 중년의 손과 발의 짧은뼈에 호발한다.

(3) 연골육종

연골육종(chondrosarcoma)은 연골바탕질(cartilaginous matrix)을 형성하는 악성 종양으로 40~50세 이상에서 발생한다. 호발부위는 골반, 넙다리뼈, 위팔뼈 등이다(그림 16-5). 골연골종이나 골내연골종 등에서 발생하는 경우를 이차성 연골육종(secondary chondrosarcoma)이라 부른다. 종양세포의 세포밀도와 비정형성을 기준으로 조직학적 등급을 1, 2, 3으로 분류한다. 조직학적 등급과 예후와 관련이 있으며, 등급 1인 경우 예후가 좋다.

3) 거대세포종

거대세포종(giant cell tumor)은 다수의 파골세포형 거대세포와 종양성단핵세포(neoplastic mononuclear cell)가 특징이다. 주로 30~45세에 긴뼈의 골단에 호발한다.

4) 유윙육종

유윙육종(Ewing sarcoma)은 신경외배엽분화(neuroectodermal differentiation)를 나타내는 악성종양으로 t(11;22)(q24;q12)에 의해 EWSR1-FLI1 fusion gene을 형성하는 특징이 있다.

주로 소아 혹은 청소년에 발생하며, 긴뼈의 골간에 호발한다. 조직소견은 작고 둥근 모양의 종양세포로 이루어져있다.

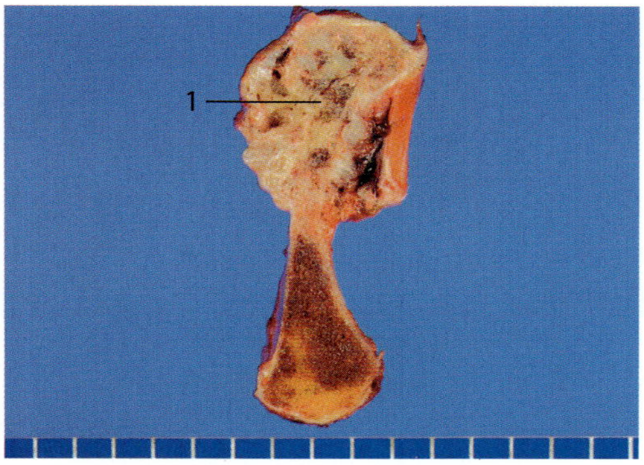

그림 16-5 연골육종
골반뼈에 발생한 연골육종으로 회백색의 유리연골(1)로 구성되며 엽상증식을 보인다.

요 약

1. 골다공증은 대표적인 대사성 골질환으로, 원발성 골다공증에는 노인성 골다공증과 폐경기후 골다공증이 있다.
2. 무혈성괴사는 순환장애로 인한 뼈의 허혈성괴사이다.
3. 골육종은 골수에 기원하는 종양을 제외하고 가장 흔한 원발성 악성 골종양으로, 주로 **10**대에 발생하며 긴뼈의 골간단에 호발한다.

Ⅱ. 관절 질환

1. 관절의 정상구조와 기능

관절은 관절공간, 섬유피막, 윤활막, 관절연골 등으로 구성된다. 관절공간의 내층은 윤활막으로 덮여있다. 관절은 뼈와 뼈를 이어주고 몸을 움직이고 지탱하는 역할을 한다.

2. 뼈관절염

뼈관절염(osteoarthritis, degenerative joint disease)은 가장 흔한 관절 질환으로 관절연골에 퇴행성 변화가 일어난다. 고관절, 슬관절, 허리척추관절 등에 잘 발병한다. 발병기전은 노화, 기계적 스트레스, 유전인자 등으로 인해 관절 바탕질(matrix)의 합성보다 파괴가 더 많이 일어나기 때문이다. 조직 소견으로 초기에는 연골세포의 배열이 불규칙하게 되고, 연골바탕질은 분리되며, 후기에는 틈새와 미란이 생기고 연골하골이 노출된다(그림 16-6).

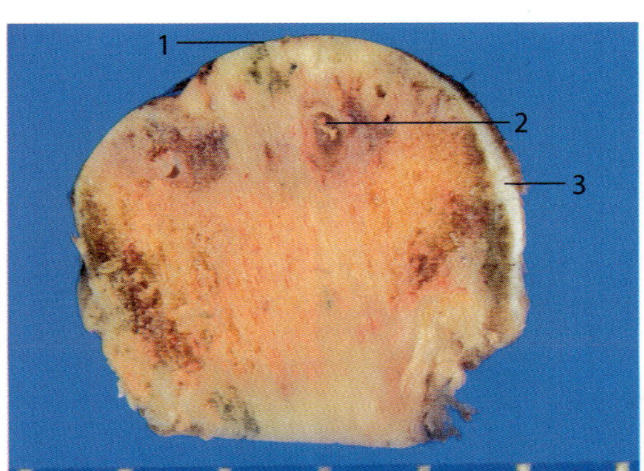

그림 16-6 뼈관절염
대퇴골 관절연골이 소실(1)되고, 연골밑 뼈가 노출되고 낭성변화(2)가 보인다. 가장자리에 관절연골(3)이 남아있다.

3. 류마티스관절염

류마티스관절염(rheumatoid arthritis)은 만성 자가면역 염증성 질환으로 여러 관절을 침범하여 비화농성 증식성 및 염증성 윤활막염(synovitis)을 유발하는 질환이다. 손, 손목, 발, 발목 등의 작은 관절에 호발한다. 자가항원에 대한 자가면역에 의해 발생하며, T 세포와 시토카인(cytokine)이 관여하여 윤활막에 염증성 변화를 일으킨다. 주로 10~30대에 발생하며, 여자가 남자보다 3배 정도 많이 발병한다.

4. 통풍

통풍(gout)은 요산(uric acid)의 과다한 축적 혹은 배설감소에 의해 발생하는 질환이다. 통풍 환자의 약 90%는 원인을 모르는 일차성 통풍이며, 약 10%는 원인을 알 수 있는 이차성 통풍이다. 원인에 관계없이 관절내 요산결정체가 침전되어 관절에 염증과 손상을 일으킨다. 엄지발가락관절에 가장 흔히 발생한다. 통풍결절(tophi)은 관절과 관절 주변조직에 볼 수 있는 요산의 침착물을 말한다(그림 16-7).

5. 감염관절염

급성화농관절염의 가장 흔한 원인은 세균에 의한 것이다. 주요 원인균은 임균, 포도알균, 사슬알균, 인플루엔자균, 그람음성막대균 등이다. 결핵관절염은 결핵균(Mycobacterium tuberculosis)에 의해 일어나는 관절염이다.

6. 관절종양

결절종(ganglion)은 관절주위 결합조직의 낭성 혹은 점액성 변성에 의해 발생한다. 호발부위는 손목관절이다. 관절에 발생하는 종양으로 국소형 힘줄윤활거대세포종양(tenosynovial giant cell tumor, localized type),

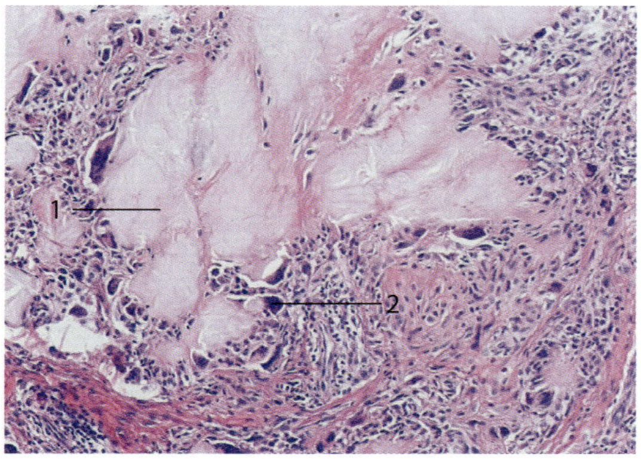

그림 16-7 통풍결절
무정형의 침착을 보이는 흰색 혹은 분홍색의 요산염결정체(1)와 주변에 염증세포와 이물다핵거대세포(2)가 보인다.

미만형 힘줄윤활거대세포종양(tenosynovial giant cell tumor, diffuse type), 윤활막연골종증(synovial chondromatosis) 등이 있다.

요 약

1. 뼈관절염은 관절에 발생하는 질환 중 가장 흔하며 관절연골의 퇴행성 변화가 특징이다.
2. 류마티스관절염은 비화농성 증식성 및 염증성 윤활막염으로 주로 작은 관절을 침범한다.

Ⅲ. 연조직 종양

연조직에는 지방조직, 섬유조직, 골격근육, 평활근육, 혈관, 림프관, 말초신경계 등이 포함된다. 연조직 악성종양의 발생빈도는 성인에서는 전체 악성종양의 1% 미만으로 낮지만, 소아에서는 혈액종양, 신경종양, 윌름즈종양(Wilms tumor)에 이어 4 번째로 발생빈도가 높다. 연조직 종양은 종양의 기원세포 혹은 종양세포의 분화계열(line of differentiation)을 기준으로 분류한다(표 16-2).

표 16-2 종양의 기원세포 혹은 분화계열(line of differentiation)에 따른 연조직종양의 분류

분류	행동	종양유형	호발부위	나이(세)
지방종양	양성종양 악성종양	지방종 고분화지방육종 점액모양지방육종	팔다리, 몸통 심부팔다리, 복막뒤공간 넓적다리, 무릎	40~60 50~60 30~40
섬유모세포/ 근섬유모세포종양	양성종양 경계성종양	결절근막염 심부섬유종증 융기피부섬유육종	팔, 아래팔 복벽 몸통, 팔다리	20~30 30~40 20~40
섬유조직구종양	양성종양	양성섬유조직구종	팔다리	30~50
골격근종양	양성종양 악성종양	횡문근종 배아횡문근육종 꽈리횡문근육종	두경부 비뇨생식관 팔다리, 부비동	0~60 1~5 5~15
평활근종양	양성종양 악성종양	평활근종 평활근육육종	팔다리 넓적다리, 복막뒤공간	20~30 40~60
혈관종양	양성종양 악성종양	혈관종 혈관육종	두경부 피부, 다리	20~50 50~80
말초신경집종양	양성종양 악성종양	신경집종 신경섬유종 악성말초신경집종양	두경부 피부 팔다리, 어깨	20~50 10~20 20~50
분화가 불분명한 종양	악성종양	윤활막육종 꽈리연부육종 미분화다형태육종	팔다리 몸통, 팔다리 넓적다리	15~40 15~35 40~70

1. 지방종양

1) 지방종

지방종(lipoma)은 연조직 종양 중 가장 흔한 양성종양이다. 인체의 어느 부위에서나 발생하며 대부분은 성인의 피하조직에서 발생한다. 육안적으로 경계가 좋으며 피막으로 둘러싸인 노란색의 지방을 보인다(그림 16-8).

2) 지방육종

지방육종(liposarcoma)은 지방세포의 분화를 보이는 악성종양이다. 대개 40~60대에 발생한다. 호발부위는 사지와 후복막이다. 조직학적으로 고분화, 점액, 다형태, 탈분화 지방육종으로 분류한다.

2. 섬유모세포/근섬유모세포종양

1) 결절근막염

결절근막염(nodular fasciitis)은 양성종양으로 팔과 몸통에 잘 발생하며 빠르게 자라는 특성이 있다. 조직학적으로 섬유모세포 혹은 근섬유모세포가 증식하며 유사분열을 흔히 볼 수 있어 육종과 감별해야 한다. 비정상적인 유사분열이 없는 점이 육종과의 감별에 중요하다.

2) 섬유종증

섬유종증(fibromatosis)은 경계가 불명확하고 주위 조직으로 침윤하는 특징이 있다. 발생부위에 따라 손바닥섬유종증(palmar fibromatosis), 발바닥섬유종증(plantar fibromatosis), 데스모이드형섬유종증(desmoid-type fibromatosis)으로 분류한다. 임상적으로 완전히 제거하지 않으면 재발을 잘 한다.

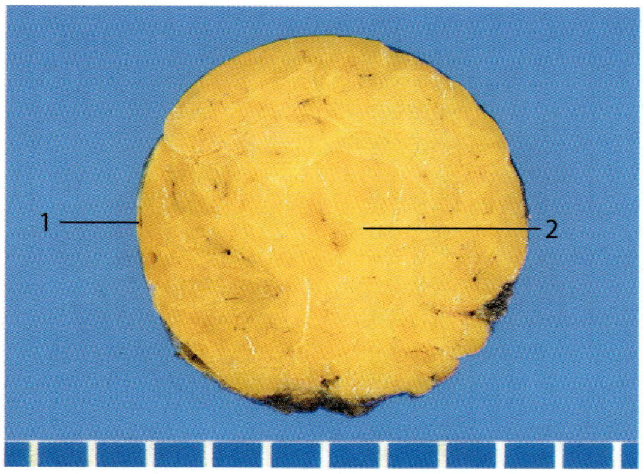

그림 16-8 지방종
얇은 피막(1)으로 둘러싸인 경계가 좋은 종괴(2)로 노란색을 띤다.

3) 융기피부섬유육종

융기피부섬유육종(dermatofibrosarcoma protuberans)은 섬유모세포 분화를 보이는 중간악성(intermediate malignancy) 종양이다. 주로 피하조직에 발생하여 국소적으로 침습하는 특징이 있다.

3. 섬유조직구종양

1) 양성섬유조직구종

양성섬유조직구종(benign fibrous histiocytoma)은 진피 혹은 피하조직에 주로 발생하며 피부섬유종(dermatofibroma)이라 부르기도 한다.

4. 골격근종양

1) 횡문근육육종

횡문근육육종(rhabdomyosarcoma)은 횡문근육 분화를 나타내는 악성종양이다. 이 종양은 소아 연령에서 가장 흔하게 발생하는 연조직 악성종양이다. 조직학적으로 배아, 꽈리, 다형태횡문근육육종으로 분류한다.

5. 평활근종양

1) 평활근육종

평활근육종(leiomyosarcoma)은 조직학적으로는 시가(cigar)모양의 핵을 가진 종양세포들이 다발로 배열한다. 유사분열이 흔히 관찰된다.

6. 혈관종양

양성 혈관종양에는 모세혈관종(capillary hemangioma)과 해면혈관종(cavernous hemangioma) 이 있다. 악성 혈관종양으로 혈관육종(angiosarcoma)이 있다.

7. 말초신경집종양

양성종양으로 신경집종(schwannoma)과 신경섬유종(neurofibroma)이 있다. 신경집종은 육안적으로 경계가 좋으며, 대부분은 피막을 가진다(그림 16-9). 악성말초신경집종양(malignant peripheral nerve sheath tumor)은 보통염색체우성질환인 제 1형 신경섬유종증(neurofibromatosis type 1) 환자에서 주로 발생한다.

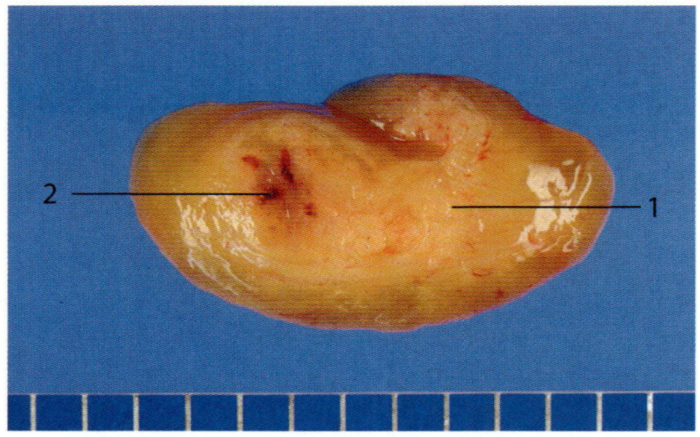

그림 16-9 신경집종
경계가 좋은 종괴(1)로 내부에 출혈(2)이 보인다.

8. 분화가 불분명한 종양

윤활막육종(synovial sarcoma)은 상피분화(epithelial differentiation)를 보이는 악성종양이다. 꽈리연부육종(alveolar soft part sarcoma)은 다각형의 종양세포가 꽈리 모양으로 배열되고 혈관이 풍부하다. 폐로 전이를 잘하며 예후가 나쁘다. 종양세포는 다형태이고, 종양세포의 분화계열을 알 수 없고, 분류가 어려운 악성종양을 미분화다형태육종(undifferentiated pleomorphic sarcoma)이라 부른다.

요 약

1. 지방종은 연조직 종양 중 가장 흔한 종양이다.
2. 결절근막염은 빠르게 자라는 양성종양으로 육종과의 감별이 필요하다.

CHAPTER 17

신경계

Ⅰ. 뇌부종, 수두증과 두개내압 상승

1. 중추신경계의 정상구조와 기능

신경계는 중추신경계와 말초신경계로 이루어진다. 중추신경계는 뇌와 척수로 구성된다. 중추신경계를 구성하는 중요한 세포는 신경세포(neuron)와 아교세포(glial cell)이다. 신경세포는 신경정보를 받아들이고, 저장하고 전달하는 역할을 한다. 아교세포에는 별아교세포(astrocyte)(그림 17-1), 희소돌기아교세포(oligodendrocyte), 뇌실막세포(ependymal cell)가 있고, 단핵포식세포계에 해당하는 미세아교세포(microglial cell)가 있다.

2. 수두증과 뇌부종

뇌부종(cerebral edema)은 뇌실질조직의 틈 사이에 조직액(fluid)이 축적되어진 상태를 말한다. 수두증(hydrocephalus)은 뇌실내에 뇌척수액(cerebrospinal fluid)의 용적이 증가한 상태를 말한다. 원인으로는 뇌척수액의 흐름 장애, 흡수 장애, 과도한 분비 등이 있다.

3. 두개내압 상승과 뇌탈출

뇌경색, 출혈, 종양 등의 원인에 의해 두개내압 상승이 일어나면 뇌탈출(herniation)이 발생한다. 뇌 조직은 소뇌천막(tentorium cerebelli), 큰구멍(foramen magnum), 혹은 대뇌낫(falx cerebri) 등을 통해서 빠져나온다.

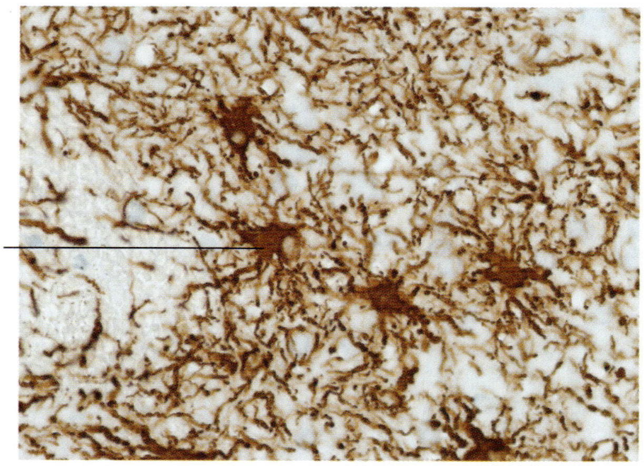

그림 17-1 별아교세포

별아교세포는 면역조직화학염색에서 세포질돌기에 중간세사단백질인 아교세포섬유산성단백질(glial fibrillary acid protein)을 발현하여 별모양(1)을 보인다(GFAP 면역조직화학염색).

요 약

1. 중추신경계를 구성하는 중요한 세포는 신경세포와 아교세포이다.
2. 두개내압이 상승되면는 뇌탈출이 발생할 수 있다.

Ⅱ. 뇌혈관 질환

뇌중풍(stroke)은 뇌혈류의 이상에 의해 뇌에 혈류공급이 부족하여 발생되는 갑작스런 신경이상을 말한다. 뇌혈관이 막혀서 발생하는 허혈성 뇌혈관 질환과 출혈성 뇌혈관 질환으로 구분된다.

1. 허혈뇌병증

허혈뇌병증(ischemic encephalopathy)은 뇌 혈류의 심한 감소 혹은 차단으로 발생한다.

허혈뇌병증에서 보이는 뇌병변은 허혈의 정도와 지속시간에 따라 다르다.

2. 뇌경색

뇌경색(brain infarct)은 혈전(thrombus) 혹은 색전(embolus)에 의해서 뇌혈관이 협착이나 폐쇄되어 뇌 조직에 응고괴사가 일어난 것을 말한다(그림 17-2). 혈전은 동맥경화증에 의해, 색전은 심내막 혈전이나 동맥경화성 혈전에 의해 주로 발생한다.

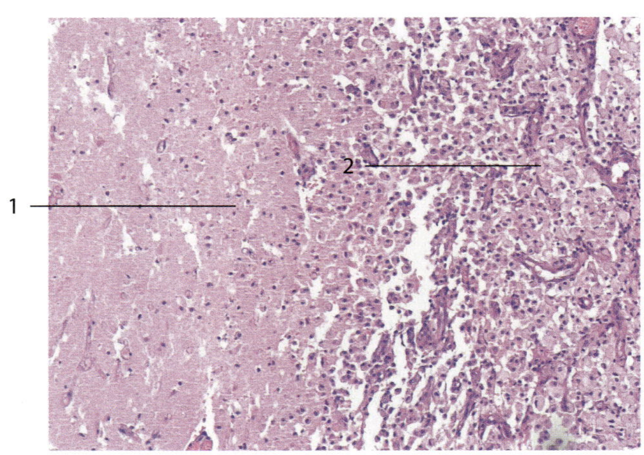

그림 17-2 뇌경색.
조직 괴사(1)와 큰포식세포 침윤(2)이 보인다.

3. 뇌실질출혈

뇌실질출혈의 주요 원인은 고혈압과 대뇌아밀로이드혈관증(cerebral amyloid angiopathy)이다.

4. 거미막밑출혈

거미막밑출혈(subarachnoid hemorrhage)의 가장 흔한 원인은 주머니동맥류(saccular aneurysm)의 파열이다. 동맥류는 윌리스고리(circle of Willis)와 그 분지에 주로 생기며 크기는 수 mm에서 2~3cm이고 얇고 투명한 벽을 가진다.

5. 고혈압에 의한 뇌병변

고혈압에 의해 뇌실질출혈, 열공경색(lacunar infarct), 틈새출혈(slit hemorrhage), 고혈압뇌병증(hypertensive encephalopathy) 등이 발생한다.

6. 동정맥기형

동정맥기형(arteriovenous malformation)은 모세혈관없이 비정상적인 모양을 가지는 동맥과 정맥이 직접 연결되어있는 혈관기형이다(그림 17-3).

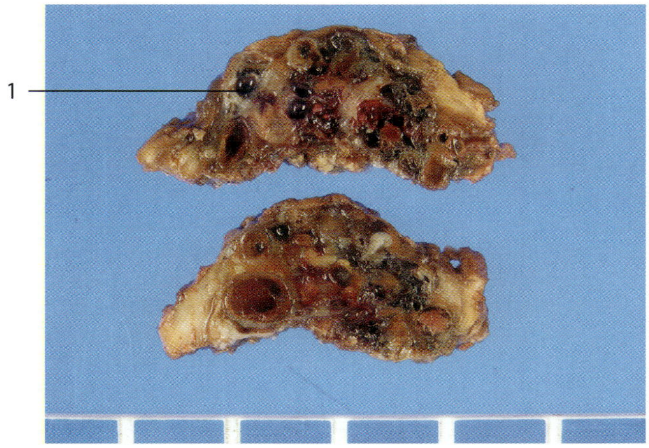

그림 17-3 동정맥기형
확장된 혈관들(1)과 출혈이 보인다.

요 약

1. 뇌경색은 혈전혹은 색전에 의해 뇌혈관이 협착이나 폐쇄되어 뇌 조직에 응고괴사가 일어난 것을 말한다.
2. 뇌실질출혈의 주요 원인은 고혈압과 대뇌아밀로이드혈관종이다
3. 거미막밑출혈의 주요 원인은 주머니동맥류이다.

Ⅲ. 외 상

1. 경막외혈종

경막외혈종(epidural hematoma)은 경막과 머리뼈 사이에 혈종이 형성된 경우로 외상에 의해 수막동맥(meningeal artery)의 파열되어 발생한다.

2. 경막밑혈종

경막밑혈종(subdural hematoma)은 외상 혹은 뇌 위축에 의해 연결정맥(bridging vein)의 파열되어 발생하며, 경막과 거미막 사이에 혈종이 형성된 경우이다.

요 약

1. 경막외혈종은 수막동맥의 파열로 경막과 머리뼈 사이에 혈종이 형성된 경우이다.
2. 경막밑혈종은 연결정맥의 파열로 경막과 거미막 사이에 혈종이 형성된 경우이다.

Ⅳ. 감염 질환

중추신경계의 감염 경로는 혈류를 통한 감염, 직접 감염, 국소 감염의 파급 및 말초신경계를 통한 감염 등이 있다.

1. 세균 감염

세균 감염으로 인해 급성화농수막염(acute pyogenic meningitis)이 발생한다. 소아의 경우 대장균(Escherichia coli)과 B군사슬알균(group B Streptococci)이 주요 원인균이다. 뇌농양(brain abscess)은 세균 감염에 의하여 뇌

의 국소적인 화농 괴사병터가 발생한 경우를 말한다. 원인균으로 사슬알균(Streptococci)과 포도알균(Staphylococci) 등이 있다. 이들 균이 세균심내막염(bacterial endocarditis), 선천심장병(congenital heart disease), 중이염, 부비강염, 폐 질환 등을 통해 뇌 에 감염되어 발생한다. 결핵균(Mycobacterium tuberculosis)에 의해 결핵수막염(tuberculous meningitis)이 발생한다. 조직소견은 만성 육아종성염증과 치즈괴사를 보인다.

2. 바이러스 감염

작은빨간집모기(Culex tritaeniorhyncus)가 사람을 무는 과정에 일본뇌염바이러스가 전염되어 뇌염을 일으킨다. 제 1형 단순헤르페스뇌염은 제 1형 단순헤르페스바이러스(herpes simplex virus type 1)에 의해 주로 소아와 청소년에 발생한다. 제 2형 단순헤르페스뇌염은 제 2형 단순헤르페스바이러스(herpes simplex virus type 2)에 의해 주로 성인에 발생한다. 거대세포바이러스뇌염은 거대세포바이러스(cytomegalovirus)에 의해 발생한다. 면역결핍 환자나 면역억제제 치료를 받는 환자에게 잘 발생한다. 회색질척수염(poliomyelitis)은 폴리오바이러스(poliovirus)에 의해 발생하며 척수의 전각의 신경세포손상을 일으킨다. 광견병은 광견병바이러스(rabies virus)에 감염된 개, 여우, 박쥐 등에 물려서 발생한다. 임상 증상으로 물을 마실 때 삼킴과 관련된 근육이 자극을 받아 심한 통증과 수축을 일으켜 물을 보면 무서워하는 증세가 나타난다.

3. 진균 감염

진균 감염 질환으로 아스페르길루스증(aspergillosis), 크립토코쿠스증(cryptococcosis), 털곰팡이증(mucormycosis), 칸디다증(candidiasis) 등이 있다. 진균 감염은 고령자, 악성종양 환자, 면역기능이 저하된 환자 등에서 기회감염으로 주로 발생한다.

4. 기생충 감염

중추신경계 기생충 질환으로 낭미충증(cysticercosis), 고충증(sparganosis), 폐흡충증(paragonimiasis) 등이 있다.

5. 프라이온병

프라이온병(prion disease)은 변형된 세포단백질에 의해 감염되는 신경계에 발생하는 특이한 질환으로 소의 해면모양뇌병증(광우병)이 여기에 속한다.

요 약

1. 세균 감염에 의해 급성화농수막염, 뇌농양, 만성뇌수막염 등이 발생한다.
2. 바이러스 감염에 의해 수막염과 뇌수막염 등이 발생한다.

Ⅴ. 탈수초 질환

탈수초 질환(demyelinating disease)은 신경전달에 관여하는 수초(myelin)가 손상을 받아 수초가 소실되는 질환이다.

1. 다발경화증

다발경화증(multiple sclerosis)는 중추신경계를 다발성으로 침범하는 자가면역성 탈수초질환이다. 주로 20~40세에 발병한다. 임상 증상은 다양하다. 감각이상, 사지의 운동능력 이상, 운동 실조 및 안구 진탕 등이 재발되거나 회복이 반복된다.

Ⅵ. 퇴행 질환

신경계의 퇴행 질환은 주로 회색질(gray matter)을 침범하며 신경세포가 소실된다. 대표적인 퇴행 질환으로 알츠하이머병과 파킨슨병이 있다.

1. 알츠하이머병

알츠하이머병(Alzheimer disease)은 퇴행성 뇌질환으로 노인에게서 나타나는 치매의 가장 흔한 원인이다. 초기에는 이름, 날짜, 장소 같은 것들의 기억이 사라지고 심해지면 화장실을 가거나, 신을 신는 일 등 일상생활조차도 잊게 된다. 우울 증세, 인격 황폐, 격한 행동 등의 정신의학적 증세도 동반하며 결국 죽음에 이르게 된다.

2. 파킨슨병

파킨슨병(Parkinson disease)은 흑색질(substantia nigra)에 있는 도파민신경세포(dopaminergic neuron)의 소실에 의해 신경전달 물질인 도파민이 감소되어 발생한다. 연령이 높을수록 발생빈도가 높다. 임상 증상으로 몸통과 무릎이 굽은 자세, 작은 보폭의 독특한 보행, 손발이 떨리고, 행동이 느린 운동 장애 등이 나타난다.

요 약

1. 다발경화증은 가장 대표적인 탈수초질환이다.
2. 알츠하이머병은 노인에게서 치매의 가장 흔한 원인이다.

Ⅶ. 종 양

중추신경계의 종양 중 두개강내에 발생하는 종양은 10만명 당 10~17명이고, 척추내에 발생하는 종양은 10만명 당 1~2명이다. 소아에서는 중추신경계 종양이 전체 종양의 20%를 차지한다. 뇌종양의 분류는 종양세포의 기원세포 혹은 종양세포의 분화계열(line of differentiation)에 따라 분류한다. 뇌종양은 WHO 분류에 의하면 종양의 생물학적행동(biological behavior)에 따라 등급 I~IV로 분류한다. 최근에 중추신경계의 종양은 형태학적 소견과 유전자이상 여부를 반영하여 분류하고 진단한다.

1. 아교세포종양

아교세포종양(glial tumor)은 원발성 뇌종양 중 가장 흔하며, 별아교세포종, 희소돌기아교세포종, 뇌실막세포종이 이에 속한다. 종양세포의 역형성(anaplasia), 괴사, 세포밀도와 유사분열이 높을수록 종양의 악성도가 높다.

1) 별아교세포종양

별아교세포종양(astrocytic tumor)은 악성도에 따라 광범위별아교세포종(diffuse astrocytoma), 역형성별아교세포종(anaplastic astrocytoma) 및 다형성아교모세포종(glioblastoma multiforme)로 분류한다. 광범위별아교세포종은 주로 30대에 발생하고 악성도가 낮다. 종양의 경계는 불분명하고 침습적으로 자라며 악성으로 진행할 수 있다. 역형성별아교세포종은 40대에 호발하며 조직소견상 세포밀도가 높고, 핵의 다형성 및 과다염색성, 유사분열 등이 나타난다. 다형성아교모세포종은 40~60대에 주로 발생하며 혈관내피세포의 증식과 거짓울타리(pesudopalisading) 모양의 괴사가 관찰되는 것이 특징이다(그림 17-4). 임상적으로 예후가 가장 나쁘다.

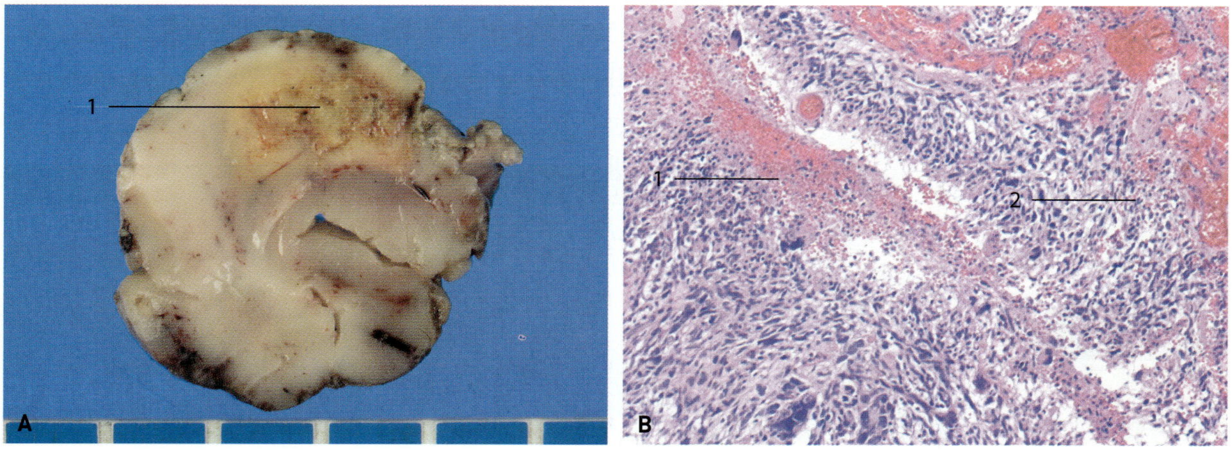

그림 17-4 다형성아교모세포종
(A) 육안상 괴사를 동반한 침윤성 종괴(1)가 관찰된다. (B) 현미경상 거짓울타리 모양의 괴사(1)가 관찰되며, 그 주변으로 악성 종양세포(2)가 관찰된다.

2) 희소돌기아교세포종

희소돌기아교세포종(oligodendroglioma)은 30~40대에 호발하며, 대뇌 백색질에 주로 발생한다. 조직학적으로 종양세포는 둥글며 핵주변에 달무리(perinuclear halo)를 보이는 것이 특징이며, 모세혈관이 잘 발달되어 있다(그림 17-5). 석회화가 흔히 보인다. 역형성희소돌기아교세포종(anaplastic oligodendroglioma)은 조직학적으로 종양세포의 심한 비정형성, 유사분열, 미세혈관 증식 등의 악성변화를 보인다.

3) 뇌실막세포종

뇌실막세포종(ependymoma)은 대부분은 뇌실내나 뇌실주위에 발생한다. 현미경 소견에서 종양세포가 혈관주위를 둘러싸는 혈관주위 거짓로제트(perivascular pseudorosette)를 보인다(그림 17-6).

2. 배아성종양

1) 속질모세포종

속질모세포종(medulloblastoma)은 주로 소아의 소뇌에 발생으로 한다. 현미경 소견으로 미분화된 둥근소세포들로 구성된 종양으로 세포 밀도가 매우 높다(그림 17-7). 호머-라이트 로제트(Homer-Wright rosette)를 보이는 경우도 있다.

3. 수막종양

1) 수막종

수막종(meningioma)은 뇌와 척수를 에워싸고 있는 수막에서 발생하며, 성인에 발생하는 가장 흔한 양성종

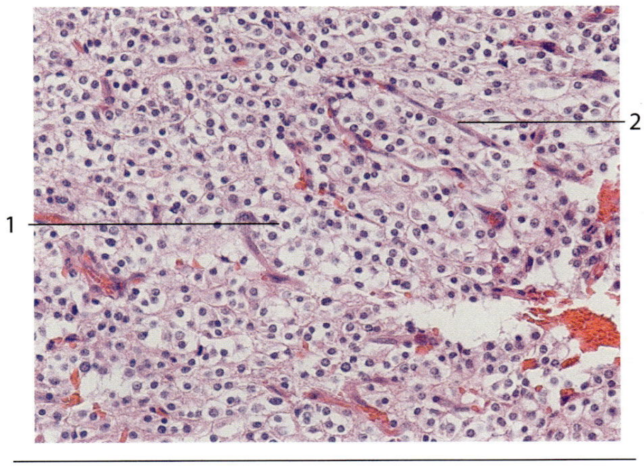

그림 17-5 희소돌기아교세포종

종양세포는 둥글며 핵주변에 달무리(1)가 보인다. 가는 분지를 가지는 모세혈관(2)이 보인다.

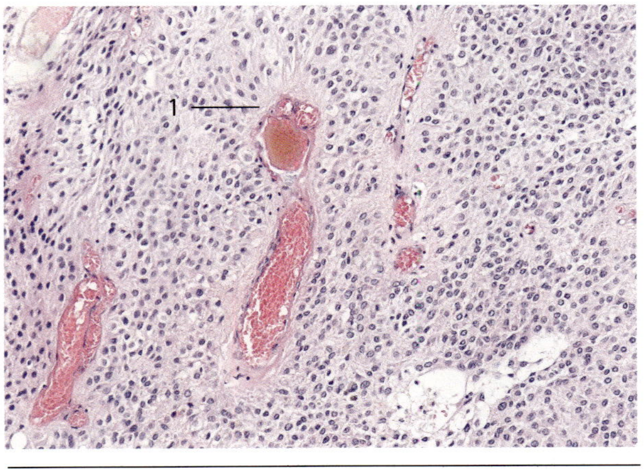

그림 17-6 뇌실막세포종

종양세포가 혈관주위를 둘러싸는 혈관주위 거짓로제트(1)가 보인다

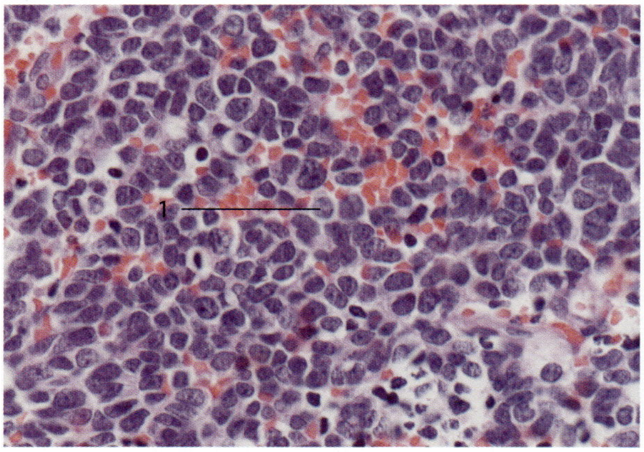

그림 17-7 속질모세포종
분화를 보이지 않는 둥근소세포(1)로 구성되어 있으며 세포밀도가 매우 높다.

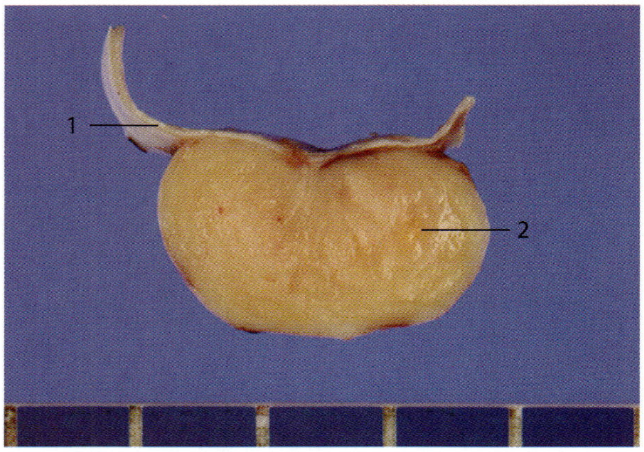

그림 17-8 수막종의 육안 소견
경막(1)에 붙어있는 경계가 좋은 종괴(2)가 보인다.

양이며, 주로 중년 여성에 발생한다. 육안적으로 경막(dura mater)에 달라 붙어 있고, 주위 뇌 조직과의 경계가 분명하다(그림 17–8). 조직학적으로 다양한 유형이 있다.

4. 악성림프종

악성림프종(malignant lymphoma)이 두개강내에 원발성으로 발생하는 경우도 있다. 광범위큰B세포림프종(diffuse large B cell lymphoma)이 가장 흔한 유형이다.

5. 전이종양

전이종양(metastatic tumor)은 신체의 다른 부위에서 발생한 종양이 뇌로 전이를 일으킨 경우이다. 뇌에 전이를 잘하는 종양에는 폐암, 유방암, 피부암(악성흑색종), 신장암, 위장관암종 등이 있다. 주로 다발성으로 발생하며, 주위 조직과의 경계가 뚜렷하고 괴사를 잘 동반한다.

요 약

1. 다형성아교모세포종은 미세혈관증식과 괴사가 특징이며 악성도가 가장 높은 종양이다.
2. 수막종은 성인에서 발생하는 가장 흔한 양성종양이다.

찾아보기

한글

ㄱ

ㅈ

영어

A

I

J

K

L

M

교정위원소개

권상민 영남이공대학교
김나현 계명대학교
김은희 대구가톨릭대학교
서영숙 대구보건대학교
이소영 경운대학교
정경순 경북보건대학교

저자와의 협의하에 인지생략

알기 쉽게 간추린 **제 2 판**

병리학

발 행 일	2022년 1월 10일 2판 인쇄 2022년 1월 20일 2판 발행
저 자	강유나 권선영 김민경 김애리 김용진 박지영 박지영(B) 박태인 서안나 성우정 신형찬 오훈규 윤길숙 이선재 이종임 이혜원 장민혜 장은정 정지윤 정혜라 조창호 최미선 최준혁 한만훈
발 행 인	김재민
발 행 처	정문각 JMK 서울특별시 마포구 백범로 104, 봉화빌딩 4층
출판등록	2011년 1월 19일 제2011–000035호
전 화	02)713-0421~3
팩 스	02)704-6265
전자우편	jmk@jmkp.co.kr
홈페이지	www.jmkp.co.kr

정 가 35,000원

ISBN 979-11-6260-217-1 93510